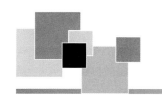

国家卫生健康委员会"十三五"规划教材

全国高等学校研究生规划教材 ｜ 供口腔医学类专业用

龋病与牙体修复学

主　　编　樊明文

副 主 编　李继遥

编　　者（以姓氏笔画为序）

马　健（同济大学）　　　　　岳　林（北京大学）

亓庆国（山东大学）　　　　　周学东（四川大学）

牛卫东（大连医科大学）　　　夏文薇（上海交通大学）

仇丽鸿（中国医科大学）　　　倪龙兴（空军军医大学）

田　宇（空军军医大学）　　　凌均棨（中山大学）

江千舟（广州医科大学）　　　郭　斌（中国人民解放军总医院）

许庆安（江汉大学）　　　　　黄　洋（吉林大学）

李宇红（武汉大学）　　　　　梁景平（上海交通大学）

李继遥（四川大学）　　　　　董　雯（首都医科大学）

吴红崑（四川大学）　　　　　樊明文（武汉大学）

吴补领（南方医科大学）

主编助理　许庆安（江汉大学）

人民卫生出版社

·北　京·

图书在版编目（CIP）数据

龋病与牙体修复学/樊明文主编. —北京：人民
卫生出版社，2024.3
  ISBN 978-7-117-36126-2

　Ⅰ.①龋…　Ⅱ.①樊…　Ⅲ.①龋齿-诊疗-教材②牙
体-修复术-教材　Ⅳ.①R781

　中国国家版本馆 CIP 数据核字（2024）第 059046 号

人卫智网	www.ipmph.com	医学教育、学术、考试、健康， 购书智慧智能综合服务平台
人卫官网	www.pmph.com	人卫官方资讯发布平台

龋病与牙体修复学
Qubing yu Yatixiufuxue

主　　编：樊明文
出版发行：人民卫生出版社（中继线 010-59780011）
地　　址：北京市朝阳区潘家园南里 19 号
邮　　编：100021
E - mail：pmph @ pmph. com
购书热线：010-59787592　010-59787584　010-65264830
印　　刷：北京华联印刷有限公司
经　　销：新华书店
开　　本：787×1092　1/16　印张：21
字　　数：511 千字
版　　次：2024 年 3 月第 1 版
印　　次：2024 年 4 月第 1 次印刷
标准书号：ISBN 978-7-117-36126-2
定　　价：188. 00 元
打击盗版举报电话：010-59787491　E-mail：WQ @ pmph. com
质量问题联系电话：010-59787234　E-mail：zhiliang @ pmph. com
数字融合服务电话：4001118166　E-mail：zengzhi @ pmph. com

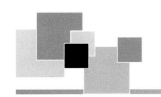

出版说明

根据国家社会事业发展对口腔医学人才的需求,以及口腔医学人才培养规律,人民卫生出版社30多年来,在教育部口腔医学专业指导委员会的指导和支持下,组织全国口腔医学专家陆续规划编辑出版了口腔医学专业的中职(第3版)、高职高专(第3版)、本科(第7版)、住院医师规范化培训(第1版)、研究生(第2版)共5个系列教材,广泛应用于口腔医学教育教学的各个层次和阶段。其中,研究生教材是目前口腔医学教育最高水平的临床培训教材,2010年出版了第1版,深受广大研究生培养单位、研究生导师、研究生以及高级临床医师的欢迎。

国家卫生健康委员会全国高等院校研究生口腔医学专业"十三五"规划教材即第2版口腔医学研究生教材是住院医师规范化培训教材的延续,也是口腔医学专科医师培训教材的雏形,更接近临床专著的水平。第2版研究生教材以"引导口腔研究生了解过去,熟悉现在,探索未来"为宗旨,力求对口腔研究生临床能力(临床思维、临床技能)和科研能力(科研思维、科研方法)的培养起到科学的指导作用,着重强调实用性(临床实践、临床科研中用得上)和思想性(启发学生批判性思维、创新性思维)。

本套教材有以下几大特点:

1. 关注临床型研究生需求 根据第1版教材的调研意见,目前国内临床型研究生所占比例较大,同时学习方向更为细化,因此作出以下调整:①调整品种,如针对临床型研究生的实际需求,将《口腔修复学》拆分为《口腔固定修复学》《可摘局部义齿修复学》《全口义齿修复学》;②大幅增加图片数量,使临床操作中的重点和难点更清晰、易懂。

2. 编者权威,严把内容关 本套教材主编均由目前各学科较有影响和威望的资深专家承担。教材编写经历主编人会、编写会、审稿会、定稿会,由参加编写的各位主编、编者对教材的编写进行了多次深入的研讨,使教材充分体现了目前国内口腔研究生教育的成功经验,高水平、高质量地完成了编写任务,确保了教材具有科学性、思想性、先进性、创新性的特点。

3. 教材分系列,内容划分更清晰 本版共包括2个系列17个品种,即口腔基础课系列3种、口腔临床课系列14种。

(1)口腔基础课系列:主要围绕研究生科研过程中需要的知识,从最初的科研设计到论文发表的各个环节可能遇到的问题展开,为学生的创新提供探索、挖掘的工具与技能。特别注重学生进一步获取知识、挖掘知识、追索文献、提出问题、分析问题、解决问题能力的培养。

正确地引导研究生形成严谨的科研思维方式,培养严肃认真的科学态度。

（2）口腔临床课系列:以临床诊疗的回顾、现状、展望为线索,介绍学科重点、难点、疑点、热点内容,在临床型研究生临床专业技能、临床科研创新思维的培养过程中起到科学的指导作用:①注重学生专科知识和技能的深入掌握,临床操作中的细节与难点均以图片说明;②注重思路培养,提升临床分析问题和解决问题的能力;③注重临床科研能力的启迪,相比上版增加了更多与科研有关的知识点和有研究价值的立题参考。

全国高等院校研究生口腔医学专业规划教材（第2版）目录

	教材名称	主编	副主编
基础课系列	口腔分子生物学与口腔实验动物模型（第2版）	王松灵	叶 玲
	口腔颌面部发育生物学与再生医学（第2版）	金 岩	范志朋
	口腔生物材料学（第2版）	孙 皎	赵信义
临床课系列	龋病与牙体修复学	樊明文	李继遥
	牙髓病学（第2版）	彭 彬	梁景平
	牙周病学（第2版）	吴亚菲	王勤涛
	口腔黏膜病学（第2版）	周曾同	程 斌
	口腔正畸学（第2版）	林久祥	王 林
	口腔颌面-头颈肿瘤学（第2版）	俞光岩	郭传瑸、张陈平
	正颌外科学（第2版）	王 兴	沈国芳
	口腔颌面创伤外科学（第2版）	李祖兵	张 益
	唇腭裂与面裂畸形（第2版）	石 冰	马 莲
	牙及牙槽外科学★	胡开进	潘 剑
	口腔种植学（第2版）	刘宝林	李德华、林 野
	口腔固定修复学★	于海洋	蒋欣泉
	可摘局部义齿修复学★	陈吉华	王贻宁
	全口义齿修复学★	冯海兰	刘洪臣

★：新增品种

赵志河　四川大学　　　　　　唐　亮　暨南大学
赵信义　空军军医大学　　　　唐瞻贵　中南大学
胡勤刚　南京大学　　　　　　黄永清　宁夏医科大学
宫　苹　四川大学　　　　　　麻健丰　温州医科大学
聂敏海　西南医科大学　　　　葛立宏　北京大学
徐　欣　山东大学　　　　　　程　斌　中山大学
高　平　天津医科大学　　　　潘亚萍　中国医科大学
高　岩　北京大学

秘　书

于海洋　四川大学

前　言

　　为适应现代临床医学需求,培养创新型高素质医学人才,在教育部和国家卫生健康委员会的领导和人民卫生出版社的指导下,我们编纂了《龋病与牙体修复学》一书。

　　《龋病与牙体修复学》是口腔医学研究生系列教材之一,主要适用于口腔医学专业型和科学型研究生及临床医师。科学学位的培养目标要求研究生在完成公共学位课程的同时,扎实地掌握本学科的基础知识和专业知识,尽量多地摄取相关学科知识,把获取知识和更新知识的能力作为重点,把创新知识的能力作为目标。专业学位的培养目标则要求研究生在掌握临床基础知识和专业知识的同时,具有较强的临床分析和思维能力。本书是适应牙体修复学的快速发展形势,在第1版研究生教材《龋病学》的基础上改编扩容而来。本书在内容上不再局限于对龋病的全方位叙述,同时也介绍了因龋病和非龋硬组织疾病造成的牙体破坏的修复技术及理论基础,包括一些创新性思维和对未来的展望。在形式上通过丰富的临床照片和示意图,形象化展示了牙体修复过程,具备了向数字化、立体化教材方向发展的基础。我们希望本书的出版能满足研究生获取知识、培养能力和提高素质的综合需求,为切实提升研究生培养质量作出贡献。

　　目前对龋病的研究和临床实践已经形成了一个建立在现代生物学基础上的专门学科。本书从多维度全面阐述了龋病学,特别在以下领域对本科教材进行了重要的补充和深化:一是牙菌斑生物膜的研究,丰富了对微生物与人类共生关系的认识;二是龋病的免疫学研究,在分子生物学基础上对龋病的发病机制进行探讨,促进了免疫防龋理论的形成;三是对宿主因素及碳水化合物在龋病发生过程的研究,深化了人们对龋病发病过程的理解;四是关于龋病的易感性和风险评估,对龋病的预防和早期诊断具有重要意义;五是微创治疗。微创治疗是外科领域发展的新理念,这一理念在口腔医学领域,特别是在龋病的早期治疗已广泛应用,减少了备洞过程的烦琐,保存了健康牙体组织,减轻了磨牙的痛苦,是一种值得推荐的治疗手段。

　　龋病的最佳归宿应该是得到良好的修复,恢复牙的正常形态和功能。要实现这一目标,可以通过两条途径,其一是利用自身因素,促进其自我修复,这在龋病发生的早期是完全可以实现的;其二是利用现代科技产生的各种材料进行修复,修复后的牙无论从形态还是功能上都可以达到以假乱真的效果。

　　研究生教材的出发点是培养学生的创新意识,将最新的科学成果引入临床。近年来发展起来的复合树脂材料不仅具有优越的粘接性能,而且其抗压强度可媲美银汞合金,色泽接近真牙,固化后体积收缩轻微,这些优良的特性推动了现代粘接修复技术的发展。CAD/

CAM 的临床应用使牙体修复进入数字化时代,以这种设备制作嵌体、牙冠不但省时省力,而且精密度高,实现了真正意义上的精准治疗。牙体修复学领域的快速发展得益于现代科学技术,特别是化工工业、材料科学、数字科技的进步,本书对相关内容略有叙述,希望能抛砖引玉,引导研究生更多地关注跨学科研究和医工结合。

本书的编撰汇聚了国内一流的牙体牙髓病学学者,但因篇幅所限,仍挂一漏万,遗漏贤达,祈谅海函。

樊明文　李继遥

2024 年 2 月

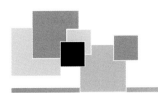

目　录

第一章　龋病与牙体修复学的研究历史与现状

　　龋病是造成人类失牙的主要原因之一,严重威胁着人群的口腔健康,其患病率居全球疾病第二位,仅次于上呼吸道感染。2015 年我国开展了第四次全国口腔健康流行病学调查,结果显示 12 岁儿童恒牙龋患率为 34.5%,比十年前上升了 7.8%。5 岁儿童乳牙龋患率为70.9%,比 10 年前上升了 5.8%,农村高于城市,儿童患龋情况呈现上升态势。因此,迫切需要寻求一种预防龋病、降低龋病患病率的有效可行的措施。

第一节　龋病学的历史回顾

　　虽然近代的龋病学研究已经经历了 1 个多世纪的努力,在预防和治疗方面也取得一些有实用价值的成果,如氟化物防龋在欧美发达国家已经取得了很好的效果,但由于地理、社会等因素的影响,这一行之有效的防龋措施在我国难以推行,龋病仍困扰着我国广大群众,因此该病的预防仍是口腔医学领域中一个尚需解决的重大问题。

　　龋病是人类历史上一种古老的疾病。自有人类以来,就有龋病流行。英国科学家E A O'Sullivan 在史前人类的头盖骨化石上已经发现了龋齿。

　　我国有关龋病的记载时间更早。在我国商朝距今 3 000 多年的武丁时代(公元前1324—公元前 1266 年)的殷墟甲骨文中,就已经有"龋"字象形文字出现,书写为,该文字由虫()和齿()两字合并而成。

　　在此后的一些中医专著如《黄帝内经》《灵枢经》《景岳全书》中都有关于龋病的描述,甚至在著名的史书中也有涉及龋病的记载,如司马迁(公元前 135—公元前 63 年)的《史记·扁鹊仓公列传》(仓公指名医淳于意)内有一段关于龋病治疗的生动记录:"齐中大夫病龋齿,臣意灸其左太阳脉,即为苦参汤,日嗽三升,出入五六日,病已"(图 1-1)。说明用针灸和苦参汤治愈了龋病。

　　我国古代有几个涉及龋病研究的报告值得引起口腔医学界重视。一为砷剂的使用;二为氟牙症的发现;三为银汞合金的临床应用。这些均有相关文献佐证。早在 1 800 多年前,公元 158 年著名医学家张仲景在《金匮要略》中就有记载(图 1-2)。现代研究证实雄黄是一种砷化合物,即三硫化砷,这应该是有关砷剂失活牙髓的最早报告。

　　公元 260 年,即距今 1 700 多年前,在三国时期嵇康著《养生论》一书中有"齿居晋而黄"的论述,指居住在今山西省的人群牙齿发黄,这应该是世界上最早的有关氟牙症的记录。虽然当时条件所限,不可能分析其发病机制,但对氟牙症临床特征的描述是准确的。时至 1901

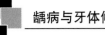

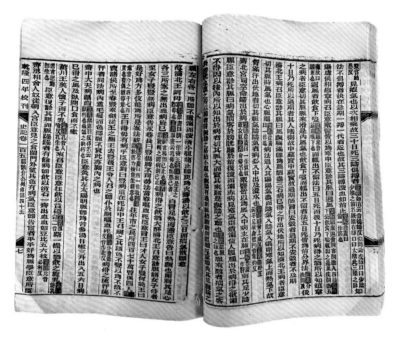

图1-1 《史记》中关于龋病的记录(青岛市口腔医院提供)

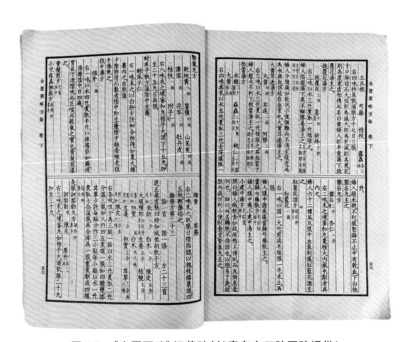

图1-2 《金匮要略》记载砷剂(青岛市口腔医院提供)

年美国人 Eager 才作了有关氟牙症的报告。不可否认,这项细致的研究报告也是属于预防医学发展史上的一项重大成就。

另一项值得推荐的成果是公元 659 年唐代苏敬出版的《新修本草》一书中关于银汞合金的记载(图 1-3)。其银膏补牙的配方含有汞、银、铜、锡等成分,与现代口腔医学临床上使用的银汞合金配方非常类似。

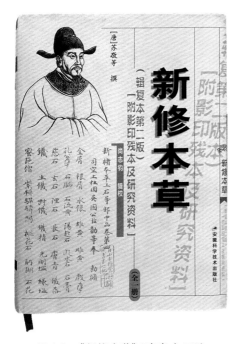

图 1-3　《新修本草》(青岛市口腔医院提供)

此外,我国古代医学文献中还有许多关于维护口腔卫生、预防龋病发生的报告。

毋庸讳言,虽然我国古代医学界对口腔医学发展做出过杰出贡献,但随着时代的进步,我们的许多发现仅仅停留在朴素的唯物主义认识层面,对疾病的实质、发病机制的认识并不深刻。随着西方社会文艺复兴后科学技术的进步,一些西方科学家对口腔医学发展也做出了巨大贡献。有关西方科学家对龋病研究的记载繁多,在此仅就其中的重要者和对口腔医学发展起到巨大推动作用的项目进行简述。

荷兰人 van Leeuwenhoek 于 1683 年首次在牙面沉积物中发现了细菌,他从自制的简易显微镜中看到了比荷兰王国人口还多的牙面微生物。显微镜的出现具有重大的历史意义,这不仅推动了口腔医学的发展,更重要的是推动了微生物学以至整个医学科学的发展。

1890 年 Miller 在德国进行了一系列细菌学研究,由此提出了著名的化学细菌学说。他的研究极大地丰富了龋病学研究的内涵,指导了临床实践,至今仍有重要的学术价值。

1891 年 G. V. Black 首次提出了窝洞分类及预防性扩展的备洞概念,使龋病治疗得到了实质性突破,其理论一直沿用至今。

此后在 20 世纪初 Eager、Mckay、Black 等就氟化物与龋病发病的关系进行了一系列研究,他们找到了一个水中含氟量相对安全又能预防龋病发生的交汇点,在这个交汇点,氟牙症和龋病发病率均很低,这一发现使氟素防龋得以推广,并在人类历史上首次出现了龋病流行的下降趋势。

1924 年,Clarke 首次从龋病损害中分离出了一种链状细菌,其形态在液体培养基和固体培养基中可发生变化,故命名为变异链球菌。但他的发现在当时并未受到学术界关注。此后一段时间学术界发现,牙面患龋产酸部位乳杆菌急剧增加,将更多注意力集中到乳杆菌与龋病的关系。直到 1960 年 Fitzgerald 和 Keyes 在田鼠实验性龋研究中证实了某些链球菌具有致龋作用及传播性,此时变异链球菌(S. mutans)再次受到学术界关注。至 1962 年 Karlsson 正式确认这种链球菌就是 Clarke 于 40 年前所描述的同类细菌,并称其为变异链球菌。现自然科学名词称其为变异链球菌,印证了实践是检验真理的唯一标准这一深刻道理。

1962 年在对龋病发病因素不断深入认识的基础上,Keyes 正式提出了龋病发病的三联因素学说,即必须在有缺陷的宿主、致龋微生物和糖类底物同时存在的条件下龋病才会发生。此后发现若有及时的卫生措施,清除牙面菌斑,龋病也不会发生,只有当微生物滞留牙面超过一定时段后,龋病损害才能形成。因此,1976 年著名龋病研究专家 Newbrun 提出应增加一个时间因素,形成了著名的龋病发病四联因素理论。

第二节　龋病学研究现状

一、致　龋　菌

目前的大量研究证实,血链球菌($S. sanquis$)和变异链球菌($Mutans. S$)是在龋病病损部位中最常分离出的菌种,虽然这两种菌都能产酸,但只有 $Mutans. S$ 能够单独在无菌动物模型上产生龋齿。在变异链球菌科(family of $Mutans. S$)中,又以变异链球菌($S. mutans$)和表兄链球菌($S. sobrinus$)与人类龋病的关系更为密切。

20 世纪 50 年代,大多数学者都认为乳杆菌($Lactobacollus$, sp.)是龋病的主要致病菌,但现代研究发现,乳杆菌在龋病发病过程中的始动作用不明显,不是首先诱发龋的病原菌,但在龋损已形成后促龋发展中起作用,尤其在牙本质深龋的发展中起重要作用。一旦龋病损害形成,病损局部和唾液中的乳杆菌计数便迅速增加,所以常通过测定唾液中乳杆菌的数量来预测龋病的发展趋势,可作为流行病学调查的"龋标志菌"。

另一类与人类龋病关系较为密切的细菌是放线菌,特别是黏性放线菌($Actinomyces\ viscosus$)与人类根面龋发病密切相关。放线菌的菌毛对牙面特别是根面有很高的亲和力,黏性放线菌可促进变异链球菌定植于根面,对根面菌斑形成及根面龋的发生有重要协同作用。

有研究发现,变异链球菌感染一般发生在儿童 3 岁之前,具体时间通常为儿童出生后12~28 个月期间,这个阶段正好与乳牙列萌出的时间一致,因而被称为龋病感染的"窗口期"。

二、细菌生物膜

G. V. Black 首先把菌斑(plaque)这个名词引入口腔医学中,把黏附在牙表面上的细菌团块称为牙菌斑。近年来,随着分子生物学技术的发展和激光共聚焦显微镜的应用,人们对于牙菌斑的结构和本质有了更深入的了解,认识到牙菌斑并不是附着于口腔硬组织表面未钙化的细菌团块,而是能容纳多种多样菌丛生存的生物膜(biofilm)。这是个有通道和空隙的开放性立体结构,所包含的各种细菌相互有序地生存于此立体空间内。一些研究已经证实,龋病只能在牙面存在的牙菌斑生物膜中发生。

三、免疫学研究

龋病是一种慢性感染性疾病,因宿主和口腔菌丛之间的失衡造成致龋菌的优势地位。目前大量的研究已经证实,用来源于变异链球菌或表兄链球菌的抗原制备的防龋疫苗免疫啮齿类或灵长类动物,可以抵御这些致龋菌在口腔中的定植,抑制龋齿的发生。而且有的实验证实,使用合适的佐剂,通过黏膜途径免疫,可以诱导长期存在的唾液特异性SIgA,并建立免疫记忆。

第三节　牙体修复学历史回顾

一、窝洞制备

牙体修复学自19世纪末由G. V. Black使之规范化并逐步形成学科,百余年来,尤其是20世纪后20年,随着材料科学、基础研究、边缘学科,以及修复技术的长足进展,使之作为一个整体,经历了一个认识深化的过程,特别是机制方面取得的成果,对学科进步起着关键性的促进作用。一些基本概念从字面上看似乎未变(如牙体修复的目的),而实际上有了新的含义;一些修复步骤和方法名称依旧,而在认识上有了质的变化。

长期以来,牙体修复,尤其是银汞合金修复都遵循着窝洞制备要求底平壁直、点线角清楚的原则,而且似乎是理所当然地把窝洞制备作为重点,认为在窝洞制备以后,清理、垫底和充填从理论到实践都比较简单,主要是操作过程。而现在,包括窝洞制备在内,都在认识上有了相当大的更新。除机械预备外,激光、喷砂与化学去龋备洞技术问世,加之微创概念的引入,操作过程有了较大的转变。

近20年来,银汞充填应用呈下降趋势,少数国家限制其应用范围。由于粘接机制研究取得突破性进展,导致对粘接的意义和用途认识上的更新,从而使牙体修复进入了一个新的时代。用嵌体修复龋病造成的牙体缺损,由于修复物是一个整体,自身折裂问题极少。采用全瓷制作嵌体,兼顾了美观和功能,并可免除汞污染,因而使嵌体修复适应面扩大。十余年来,以CAD/CAM制作全瓷嵌体,可通过口内扫描方式取得光学印模,由计算机完成修复体的设计和加工,患者只需等待几十分钟,即可试戴、粘接修复体。这种全瓷嵌体的椅旁即刻修复已在临床推广应用。

激光问世后,口腔医学领域的相关研究便已经随之开始,用激光备洞做了多方尝试。试图以激光取代涡轮机备洞的研究者不乏其人。但传统的高能量激光一般只具有良好的切割口腔软组织的功能,不能用于切割牙体硬组织,如Nd∶YAG激光和CO_2激光,因为这些激光在去除牙体硬组织时,产生的光热效应会气化牙本质,引起正常牙体组织产生熔融及炭化改变,对组织产生热损伤,难以控制和操作,因此在临床上的应用非常局限。

铒铬∶钇钪镓石榴石(Er. Cr∶YSGG)激光是一种新型水动力激光,其最显著的特性是可有效切割牙体硬组织而无热损伤。许多研究表明,Er. Cr∶YSGG激光可有效去除龋坏牙体硬组织,在切割牙釉质和牙本质时,不会引起明显的熔融和炭化。Er. Cr∶YSGG激光具有理想的牙体组织切割特性,激光波长2 780μm接近水的吸收峰值(3nm),并与羟基磷灰石的吸收带一致,因此能量可被激光照射区域组织中的水分子充分吸收(吸收程度可达90%)。激光照射时,其能量传递到同轴的空气-水混合物中,激活水雾和组织的羟基。当水分子吸收激光能量后,短时间内液化,产生可控制的微爆炸以切割牙体硬组织。在此过程中吸收的大部分热能转化为动能,同时由于水雾的冷却作用,不易引起深层组织的热损伤。Er. Cr∶YSGG激光的作用焦点在距离牙面1.5mm处,有效作用范围不超出激光探头周围0.5~3nm区域,精确度非常高。在临床应用中,Er. Cr∶YSGG激光制洞还具有无痛/微痛、震动小、舒适等优点。但也有学者的研究表明,Er. Cr∶YSGG 激光制洞后,牙体硬组织在照射后电镜下偶能见到微裂改变,而且随着 Er. Cr∶YSGG 激光输出能量的增加,根管壁牙本质炭化和裂纹程度也逐渐增大。此外,与传统涡轮手机制备窝洞相比,Er. Cr∶YSGG 激光对牙体硬组织的切割率仅为涡轮手机的1/3,速度仍有待提高。

Er. Cr∶YsGG 激光预备牙本质的特点首先是在预备过程不产生玷污层,牙本质表面不需酸蚀即有开放性牙本质小管出现;其次,激光预备不产生脱矿,没有混合层形成。激光预备后形成的树脂突形态与酸蚀后形成的形态不同,激光形成的树脂突呈圆柱形,密集,有利于增加树脂的结合力。目前的研究发现,在激光预备加酸蚀处理后形成的树脂突仍基本为圆柱形,仅根端轻度增粗,有利于抵抗充填体树脂聚合收缩力的作用,同时在树脂-牙本质界面形成混合层。因此,这些因素可能是 Er. Cr∶YsGG 激光加酸蚀处理牙本质后增强树脂-牙本质粘接强度,降低微渗漏的主要原因。

Er. Cr∶YSGG 激光可以安全、精确、快速切割牙体硬组织,而不会引起邻近组织的温度升高,对牙髓、牙周组织无不良影响。多数情况下,Er. Cr∶YSGG 激光无须麻醉即可为患者提供无痛治疗龋齿的服务。此外,该激光还可以对牙体硬组织进行蚀刻,有望取代常规的酸蚀过程。这些都将使 Er. Cr∶YSGG 激光在牙科学领域有着广阔的应用前景。尽管如此,由于涡轮机备洞具有转速快、患者感觉轻松、便于医生操作等优势,目前涡轮机备洞仍是临床上窝洞制备的主流技术。

二、粘接术的应用

20 世纪 50 年代复合树脂开始进入牙体修复领域,单纯依靠机械固位的模式开始发生根本性改变,特别是 1955 年 Buonocore 首次采用酸处理牙面,促进树脂和牙釉质粘接后,大大提高了充填体的稳定性,粘接修复的概念逐步建立。这种充填方法的问世对传统牙体修复方法及理念提出了巨大挑战。粘接材料及粘接方法的不断改进,已使更多健康的牙体组织得以保留,牙体保存修复范围不断扩大。

随着现代牙色材料的发展、粘接性能的改进、粘接强度的提高,牙体修复的概念发生了根本性转变,在保留更多牙体组织结构的基础上使粘接技术得到了广泛的应用,牙体修复学进入了粘接牙科学(adhesive dentistry)的新时代。

近年来粘接材料经过不断改进和创新,其性能已得到极大改善:不仅能粘接牙釉质,还能实现牙本质粘接;色泽种类更能满足临床需要,达到以假乱真的目的;强度已接近银汞合金水平;收缩系数更接近牙釉质和牙本质,大大减少了边缘微漏,使得这项技术日臻成熟。

粘接技术的发展使得对洞型制备的要求降低,牙体损失减少,色泽更为美观,从而减轻了患者的痛苦,满足了患者的美观需求。

目前粘接修复材料仍存在一些缺陷,随着树脂类材料的进一步改进和完善,以方便、优质、美观的粘接材料完全替代占据牙体修复领域近百年的银汞合金指日可待。

第四节　本学科发展趋势

现代生物技术正以空前的速度发展,这些技术已经或将要引入龋病研究,从而对龋病的发病机制给予了深层次诠释,同时开拓了龋病防治的新视野,这将推动龋病研究向纵深发展。

一、龋病高危人群的系统性检测及风险评估体系研究

近年来的流行病学调查表明,龋病的发病受多种因素影响,不同人群的致龋菌不同,不同的患者宿主反应性也不同,因而不同个体患龋危险性不同,即大部分龋齿发生在少数人身上,存在患龋风险较高的亚人群,即龋高危人群。龋高危人群检测的意义就是在龋病发生前,及时预防其发生。龋高危人群的检测目前有多种途径,如根据口腔内存在的龋齿数、口腔卫生状况、牙齿形状、氟化物使用情况、蔗糖摄入情况、致龋微生物计数、唾液流率、唾液钙磷浓度和缓冲力等。随着生物技术的快速发展,龋高病危人群检测方法有了较大改进,实验室的检验更加简便和实用,可采用多因素综合分析进行结果判定,使预测结果逐渐与实际情况相符。未来的研究将集中于开发新的检测方法,预测龋高危人群,在个体水平上为患者提供适当诊治,在群体水平上更有效地利用健康保健资源,因地制宜地防治龋病。

龋高危人群检测就是在龋齿发生以前,将具有高度龋危险因素的人员从普通人群中筛选出来,实施具有针对性的预防措施,从而达到有效预防龋病的目的。探索新型的龋病早期可视诊断技术,制订龋病临床诊断的标准。采用磁性纳米颗粒标记或荧光原位杂交(FISH)开发新型的简便、灵敏、准确的致龋菌检测技术。开发唾液相关指标即时检测方法。建立检测龋危险性指标并制订危险的阈值。以多因素分析和循证决策为指导,全盘分析检测数据,建立不同人群的龋病发生模式及自动化评估体系,以预测人群患龋风险等级和因果导向性诊断。该研究有助于确定龋病高中危人群,确定免疫防龋的应用对象,提高龋病预防计划的效率并降低其成本,为不同的龋危险性人群提供个性化的预防措施。

二、牙菌斑生物膜研究

牙菌斑是龋病发生的始动因子。牙菌斑聚集了多种口腔共生微生物,在龋病的发生中发挥重要作用。近年来,人类微生物组研究日益受到重视。人类微生物组是指人体内正常微生物基因组的集合。人类微生物组对人体健康极其重要,人体的健康状况发生变化,体内共生微生物的组成就会发生变化;反之,体内共生微生物组成的变化,也会导致人体健康状况的改变。科学界积极开展了相关研究,欧盟、美国和日本相继启动了人类微生物组研究计划。2008年英、美、法、中等国成立"人类微生物组国际研究联盟"。目前人类基因组研究主要集中在肠道微生物组与代谢性疾病相关性方面,而对于口腔微生物组的研究才刚开始,国内尚无口腔领域的相关研究。应用基因组学和蛋白质组学等方法深入研究在疾病发生、发展过程中菌斑微生物组的组成结构和整体性变迁,分析重要基因的功能,将帮助我们在龋齿健康评估与监测、新药研发和个体化防治,以及早期诊断与治疗等方面取得突破性进展。

三、菌斑生态防治措施研究

免疫防龋、替代疗法、天然药物防龋等生态防龋措施是当前研究的热点,但至今尚未有

效应用于临床。因此,未来的龋病防治应该是不断完善现有的防龋方法,深入研究其作用方式及作用机制,制订综合性生态防龋方案,最终研究出可应用于临床的有效的防龋措施。

四、疫苗防龋

在 20 世纪 80 年代曾有学者预言,一旦防龋疫苗问世,龋病将成为历史。经历了 40 余年的研究后发现这种设想估计过高。

首先,龋病的致病菌并非绝对单一,除变异链球菌外,还有乳杆菌、黏性放线菌等均在龋病发生发展过程中发挥作用,尽管与变异链球菌相比,其作用甚少,但毕竟具有致龋作用。目前已有学者开始探索针对一种以上细菌的疫苗,比如一种疫苗同时可针对 *S. mutans* 和 *S. sobrinus*,这类疫苗的研制应该是一个方向。

其次,疫苗的免疫原性至关重要。目前已有的防龋疫苗的免疫原性仍待加强,是否具有真正的抗龋效果需要实践验证。多种方法可用于增强疫苗的免疫反应,如:免疫佐剂的应用可促进免疫细胞募集、增殖和活化,从而起到增强免疫效果的作用;载体的研制也方兴未艾,良好的载体可以延长在黏膜局部的滞留时间或进行控制性释放。此外,同时应用 DNA 疫苗和蛋白疫苗,或用 DNA 疫苗免疫、蛋白疫苗增强等不同免疫策略也可增强免疫反应。

五、氟化物防龋

氟化物防龋效果已众所周知,它通过抑制脱矿,促进再矿化,干扰致龋菌代谢,抑制致龋菌多种代谢酶而达到防龋效果。氟化物防龋主要分为饮用水氟化和牙齿局部氟化。由于系统用氟的毒副作用日益受到人们的关注,局部用氟已逐渐成为使用氟化物的主要方式。目前认为含氟涂膜较用氟水漱口等其他用氟方法防龋效果更好,因其操作简便、经济实用,是目前群体防龋的最佳方法之一。此外,氟化物应用目前又有一些新的方法正在研究中,这些方法的目的是提高牙釉质中氟的浓度。一种方法是将氟化物与矿化物一起使用;另一种方法是将氟化物在充填时使用,以防止继发龋。此外,使用激光也可以提高牙釉质对氟化物的摄取。

世界卫生组织、国际牙科联盟以及国际牙科研究学会鼓励并督促将有关氟化物防龋的内容纳入健康交流和健康促进策略与项目中,进行有效立法、给予必要指导,开展相关口腔宣教和引导人群正确合理使用氟化物,确保弱势人群得到价廉物美的含氟产品。针对我国的具体情况,制订符合我国国情的氟化物防龋措施,确定不同地区全身或局部用氟方法和有效剂量,探索氟化物防龋机制,杜绝氟化物副作用的发生。

六、窝沟封闭防龋与预防性充填

窝沟封闭是预防窝沟龋最有效的方法,因具有操作简便、无毒副作用的特点而得到广泛应用。目前临床广泛使用的窝沟封闭剂均具有良好的机械性能和长效释氟作用,防龋效果较好。随着纳米技术的发展,防龋效果更好的窝沟封闭剂也将很快应用于临床。

预防性充填是将窝沟封闭与窝沟龋充填相结合的防止早期龋进一步发展的新方法,目前主要应用非创伤性充填。该技术使用手工器械去除龋坏牙体组织,再用高强度玻璃离子材料修复牙体。这种材料既有粘接性又能释放氟离子,可起到防龋的作用,其操作方法简单易行,尤其适用于预防和治疗儿童的龋病。

七、增加牙齿抗龋力

采用再矿化制剂使早期龋损再矿化作为一个研究项目已经有几十年了,由于新的显微分析技术及新的实验模型的采用,我们对于脱矿—再矿化过程有了更为详细的了解。美国牙医协会研究中心发展了两种卓有成效的再矿化药物系统。在一种系统中,它的活性成分是无定形磷酸钙(ACP)。ACP 在早期龋损的细微孔隙中具有转变成为羟基磷灰石的潜在能力。而在第二种系统中,以口香糖为载体加入了磷酸钙配方,其中特别有效的再矿化组合是磷酸四钙和无水磷酸二钙的混合物。

一种增加牙齿抗龋力的新技术正在发展过程中,那就是给牙冠或可进入的牙根表面覆盖一层多聚体覆盖物。现在进行的研究分为两个部分,首先使用一种可控制水溶性的单体,它可渗入水化的有机材料与牙齿表面形成化学结合;然后,用多聚体覆盖在其表面以增强其耐久性和美观性。第二阶段的多聚体正在开发中。一些类似的研究也在开展,例如此类研究可促进封闭剂与牙体之间的化学性结合,而现在的封闭剂与牙体间缺乏这种化学性结合。

激光可改变牙釉质表面结构并增强其对酸的抵抗力。尽管在早期实验中高能量激光能有效熔化和改变牙釉质结构,但其在口内使用被认为是不安全的。而低能量二氧化碳激光的使用为它带来了希望。近来的研究表明,二氧化碳激光能被牙齿中的矿物质有效吸收,迅速转化为热量,使牙齿表面形成对酸有高度抵抗力的陶瓷样表面。激光疗法对于点隙裂沟表面的处理特别有效。现在对激光的研究主要集中在确定一个合理的照射条件,以期在获得最佳效果的同时避免牙齿表面的破坏和不恰当的表层下产热。以后,随着技术的发展,对于暴露的牙根表面采用激光进行处理以保护根面也是可以接受的。

八、致龋菌引发全身性疾病的相关性机制研究

一些研究表明,变异链球菌与全身性疾病的发病密切相关。以变异链球菌可诱发较为严重的全身性疾病(感染性心内膜炎和急性风湿热、粥状动脉硬化)为研究重点,采用PAGE图谱及 DNA 指纹分析对比口腔、血液和心脏的变异链球菌分离株,阐明变异链球菌由口腔经血到病变局部的传播方式。克隆鉴定并研究变异链球菌表面受体及功能,揭示该菌在血中定植持续存留及结合宿主细胞(心内膜细胞、血管内皮细胞)的分子机制。研究变异链球菌蛋白的糖基化与构象及功能的关系,阐明蛋白糖基化在免疫识别和疾病发生中的功能和分子机制。

九、人工智能及数字化口腔医学

人工智能的应用已涉及口腔各个领域,包括口腔检查、治疗建议、口腔义齿设计及力学分析等。数字化口腔医学应用于龋病的诊断和治疗已取得较大进展,龋病的各种早期诊断

设备已经用于临床,而 CAD/CAM 的治疗更加广泛开展,使充填技术更加精准、嵌体更加贴合、抗力作用更强大,临床治疗取得良好效果。

(樊明文 周学东)

参 考 文 献

1. 王兴. 第四次全国口腔健康流行病学调查报告. 北京:人民卫生出版社,2018.

2. 樊明文. 牙体牙髓病学. 3 版. 北京:人民卫生出版社,2008.

3. 刘正. 口腔生物学. 3 版. 北京:人民卫生出版社,2007.

4. 樊明文,边专. 龋病学. 北京:人民卫生出版社,2003.

5. 岳松龄. 现代龋病学. 北京:科学技术文献出版社,2009.

6. ISLAM B,KHAN S N,KHAN A U. Dental caries:from infection to prevention. Med Sci Monit,2007,13(11):196-203.

7. BÁNÓCZY J,RUGG-GUNN A J. Caries prevention through the fluoridation of milk. A review. Fogorv Sz,2007,100(5):185-192.

8. NIEDERMAN R,GOULD E,SONCINI J,et al. A model for extending the reach of the traditional dental practice:the forsyth kids program. J Am Dent Assoc,2008,139(8):1040-1050.

9. ANUSAVICE K J. Present and future approaches for the control of caries. J Dent Educ,2005,69(5):538-554.

10. Simmonds R S,TOMPKINS G R,GEORGE R J. Dental caries and the microbial ecology of dental plaque:a review of recent advances. N Z Dent J,2000,96(424):44-49.

11. TAUBMAN M A,NASH D A. The scientific and public-health imperative for a vaccine against dental caries. Nat Rev Immunol,2006,6(7):555-563.

12. RUSSELLA M W,CHILDERSB N K,Michalek S M,et al. A Caries Vaccine? The State of the Science of Immunization against Dental Caries. Caries Res,2004,38(38):230-235.

13. ALLAKER R P,DOUGLAS C W. Novel anti-microbial therapies for dental plaque-related diseases. Int J Antimicrob Agents,2009,33(1):8-13.

14. HILLMAN J D,MO J,MCDONELL E,et al. Modification of an effector strain for replacement therapy of dental caries to enable clinical safety trials. J Appl Microbiol,2007,102(5):1209-1219.

15. LOBATO M F,CAMERIRO K G,De GOES M F,et al. Adhesive systems:important aspects related to their composition and clinical use. J Appl Oral Sci,2010,18(3):207-214.

16. IKEMURA K,ENDO T,KADPMA Y. A review of the developments of multi-purpose primers and adhesives comprising novel dithiooctanoate monomers and phosphonic acid monomers. Dent Mater J,2012,31(1):1-25.

17. 樊明文,李宗族,许庆安. 口腔诊断学. 北京:人民卫生出版社,2018.

第二章　龋病病因学的理论研究

龋病是一种人类历史上最为古老的疾病。自从人类有记载以来,世界不同地方的研究者便开始对龋病进行认识、描述和研究。在与龋病斗争的漫长历史过程中,人类对此疾病的发病病因和发展规律有了逐步深入的认识。追溯历史,人类对龋病的认识无不体现在现象观察、实验研究和理性认识三个方面。而且,随着科学的发展,这种认知过程仍将继续下去。

第一节　龋病病因学研究回顾

西方早期提出的龋病病因理论主要包括体液学说和活体学说。体液学说的代表者有希腊古代名医和哲学家 Galen 和"医学之父"希波克拉底。这些观点认为人体具有 4 种基本的液体,包括血液、黏液、黄胆汁和黑胆汁,这些体液失调可能引起龋病的发生。希波克拉底不仅赞成有关龋病发病的体液学说,同时提出口腔内食物的滞留也与龋病的发生有关,认为龋病的发生与全身和局部因素有密切关系。

体液学说在西方保持了很长时间。18 世纪以来,有学者提出了活体学说(vital theory)。其基本的观点认为牙齿也是人体活体的一个组成部分,龋病的发生首先由牙齿内部发生而逐渐发展至牙齿表面,因为有些学者观察到潜行性龋洞、口小底大的点隙窝沟龋等。但当时由于受到实验手段及科学技术的局限,人们对龋病的病因及认识还停留在表面观察和经验层面上。到 19 世纪,由于科学技术的发展及实验手段、方法的发展、显微镜的应用等,对龋病病因的研究及认识有了长足的进步与发展,归纳起来有关龋病病因理论的学说有内源性学说和外源性学说两大类。

一、内源性学说

内源性学说(endogenous theory)的观点认为龋病是由于牙齿内部或者机体内部的某些变化,如营养缺乏或者牙齿结构缺陷等因素造成的。

(一)磷酸酶学说

磷酸酶学说(phosphatase theory)的主要观点是牙齿中含有血液,血液中含有磷酸酶、蛋白酶等酶类物质,这些物质不仅在血液中存在,而且存在于唾液、牙齿硬组织中。它们的作用是使不溶性钙转变为可溶性钙。在正常情况下,血液-牙齿-唾液中的钙、磷是平衡的,而在病变时,这种平衡状态将被打破而导致牙齿脱矿。支持这类学说的学者包括 Eggers-Lura

（1949）、Csernyei（1950）。但此类学说既没有说明引发牙齿内部代谢障碍、打破平衡的原因，也解释不了为什么龋病发生发展是由外及内的，以及为什么在牙齿萌出后才会有龋齿的发生，同时他们的理论学说也得不到组织病理学的支持。

（二）糖原学说

糖原学说（glycogen theory）的观点认为龋病与进食过多的糖类物质有关。他们认为当人摄入过多的糖类物质时，可转化为糖原储存起来，包括储存在牙齿硬组织中，使牙齿硬组织中的糖原含量增加且不能带走，从而导致牙齿对外界刺激的抵抗力下降，发生龋齿。支持这类学说的学者包括Stack（1956）、Egyedi（1959）等。这类学说观察到了糖与龋病的关系，部分说明了龋病发生的内在因素，但未能说明发病的确切原因。

（三）磷酸化学说

1967年Luoma通过对磷采用放射性标记观察到菌斑细菌在代谢碳水化合物时的有氧氧化、无氧酵解及合成聚磷酸盐的过程中，有摄入磷酸盐的行为。由于在糖的磷酸化过程中及合成含能量的聚磷酸盐过程中都需要磷的参与，因此Luoma提出了磷酸化学说。他认为在口腔唾液的磷酸盐和牙釉质中矿物相的无机磷之间存在一个平衡，菌斑中的细菌在糖酵解过程中大量使用磷酸盐可导致磷酸盐平衡紊乱，从而利用牙釉质中的无机磷酸盐导致龋齿的发生，但在实际过程中这种现象是不会出现的，因此不为人们所认同。

（四）结构论

结构论第一次从牙齿的发育与结构上阐明了牙齿结构的缺陷与龋病的关系，其基本的观点认为食物中的某些要素，如钙磷的缺乏或矿物质代谢发生紊乱时，可导致牙齿结构发生缺陷，从而造成龋齿，但实际上牙齿结构的缺陷仅为龋病的发生提供了一定的条件，但不是主要条件和发病原因。

综上所述，内源性学说的提出已经观察到机体内部，也就是我们现在所说的宿主因素在龋病发生发展中的作用，但并未阐明龋病发生的其他主要原因，也不能说明为什么龋病一旦发生将会继续发展。

二、外源性学说

与内源性学说不同，外源性学说（exogenous theory）认为龋病的发生发展是由于外界因素，如酸的脱矿或腐蚀后的溶解所致。随着显微镜技术的发展和微生物学研究的发展，人们逐渐认识到龋病的发生发展是由于外界的刺激因素，如酸的刺激、微生物的存在从而导致龋病的发生，代表性的学说主要有化学细菌学说和蛋白溶解学说。

（一）化学细菌学说

化学细菌学说（chemicobacterial theory）最早由法国医师Magitot（1867）在体外研究中发现，糖发酵可以使牙齿的矿物质发生溶解，当时并没有发现细菌。同年，德国医师Leber和Rottenstein在龋坏的牙本质小管中发现了口腔纤毛菌（*Leptotrichia buccalis*），由此认为细菌可以使牙本质小管扩大，从而使酸在牙本质小管中快速渗入引起龋齿，首次提出了龋病是由于口腔纤毛菌和酸的共同作用所致。

1881年，Underwood和Miles在龋坏牙齿的组织学切片上发现了微球菌、椭圆形和圆形细菌的存在，让研究者们进一步认为龋病的发生必定有细菌的参与，是细菌的存在和代谢活动导致酸腐蚀牙齿,从而造成牙齿脱矿,发生龋齿。这些研究为后来 Miller 的化学细菌学说的提出打下了基础,也是迄今为止发现最早的有关龋病细菌和酸代谢有关的研究报道。

众所周知,对于龋病病因学的研究具有重要贡献的学说是 Miller 的化学细菌学说。Willoughby D Miller(1853—1907)师从著名微生物学家 Koch,在著名的 Robert Koch 研究室工作期间,首次将酸脱矿的理论和细菌学说结合起来,对龋病的发病原因进行了研究和探索,通过一系列微生物学实验证明了细菌代谢碳水化合物或糖产酸,酸使矿物质溶解,从而形成龋齿,并于 1883 年发表了研究结果,并在 1889 年出版了《人类口腔微生物》(德文版)。这是人类历史上第一次有关龋病病因学研究中提出的化学细菌学说,在龋病病因学研究中具有重要的里程碑意义,其经典的实验可简单地归纳如下。

牙齿+面包(或糖)+唾液→牙齿脱矿。

牙齿+肉(或脂肪)+唾液→牙齿不能脱矿。

牙齿+面包(或糖)+煮沸的唾液→牙齿不能脱矿。

同时,Miller 还从龋齿及唾液中分离出多种产酸菌,多达 30 多种,其中绝大多数是能发酵碳水化合物的产酸菌,少量为溶解蛋白的细菌。1905 年 Miller 通过研究进一步提出龋病的发生分为两个阶段:第一阶段是由产酸菌代谢糖产酸,使牙齿硬组织脱矿;第二阶段是脱矿的有机物被细菌的蛋白酶溶解,但是由于牙釉质中 97% 为无机物,有机物含量极低,迄今为止,还没有足够的证据能够说明在牙釉质龋损过程中有蛋白溶解的过程。

归纳起来,化学细菌学说的中心思想认为龋病是由于牙齿表面上细菌与口腔中的糖类物质或碳水化合物作用产酸,酸作用于牙齿,从而使牙齿中的无机物溶解脱矿,有机物分解而产生龋齿。这是人类历史上第一次阐明口腔细菌、食物、酸与龋病发生的关系,主导了 100多年来龋病病因学的研究。以后有关龋病病因学的研究都是在此基础上发展的。由于当时细菌学发展的限制,Miller 未发现引起龋病的主要细菌,同时也未阐明黏附于牙面的口腔微生物存在的形式。Oraland(1955)等学者通过经典的无菌鼠致龋实验研究,不仅证实了龋齿只有在微生物存在的情况下才能发生,而且也证实了某些特定的口腔细菌具有致龋能力,经过一系列的研究最终认识到变异链球菌是一类重要的致龋菌,目前许多的防治研究都是围绕其展开的。

(二) 蛋白溶解学说

蛋白溶解学说(proteolysis theory)的中心思想是龋病的早期损害首先从牙齿的有机部位开始,如牙釉质的釉板、釉丛、柱鞘及牙本质小管,细菌产生的蛋白酶使这些部位的有机物分解,从而为产酸菌的进一步深入打开了通道,导致无机物溶解。这类学说受到 Gottlieb(1944)、Frisbie(1944)、Applehaum(1946)、Fincus(1948,1949)的支持和证明。其主要依据包括在对牙釉质早期龋的磨片进行硝酸银染色后在有机物较多的部位有明显的病理变化。Frisbie 还发现在早期龋时,表层完整的牙釉质下方有细菌的存在,采用 X 线观察时可看到牙釉质表层有一阻射区,表层下为透射区。因此,早期龋可能是由于细菌的蛋白溶菌酶导致牙釉质内的有机基质溶解和液化,以后才发生无机盐的溶解。

蛋白溶解学说的最大贡献在于弥补了化学细菌学说的不足,即为什么有机物较多的地方龋病容易发生、发展,这同时也支持细菌产酸脱矿的观点。但二者观点的不同之处是对龋病的发生过程有分歧,且正好是相反的结果和解释。由于临床上许多现象及证据不支持这样的解释,如为什么在无菌动物中接种含有蛋白溶解能力的细菌不会发生龋齿,但是接种既含产酸又含蛋白溶解能力的细菌如变异链球菌就会发生龋齿。此外,这类学说在研究过程中缺乏病理学和生物化学证据的支持,至今为止,尚没有实验在生理条件下成功证实采用蛋白溶解作用可使牙釉质破坏,也无法证实龋病首先从釉板等处开始,以及在口腔中尚未发现可以破坏牙釉质的蛋白质的酶类,因此蛋白溶解学说虽然流行了一段时间,但现已不被认同。

(三) 蛋白溶解螯合学说

蛋白溶解螯合学说(proteolysis-chelation theory)由 Schatz 和 Martin 等人于 1935 年提出,该学说认为在龋病的发生过程中,首先由细菌将牙釉质的蛋白质破坏,而蛋白质破坏产生的螯合剂又与牙釉质的无机物相螯合,形成可溶性螯合物,导致牙齿脱矿。在口腔环境中含有大量的螯合剂,如乳酸、柠檬酸、氨基酸等,尤其是牙菌斑生物膜代谢的主要产物乳酸溶解牙釉质中的羟基磷灰石后可作为一种螯合剂存在,即使被中和后仍可以存在。这将龋病到底是先从牙釉质无机物溶解开始,还是先从有机物分解破坏开始这一一直在争论不休的问题统一起来,认为二者在龋病的发生过程中同时存在,似乎可以圆满地解释在龋病发生过程中矿物质与蛋白质破坏发生的机制,但遗憾的是迄今缺乏有力的科学依据,引起病变的螯合剂、蛋白酶等物质还有待于进一步的证据提出。目前,多数学者认为螯合可能在口腔生态膜pH 回升过程中起了一些作用,但不是决定性的。

第二节　现代龋病病因学理论

从龋病病因学的研究发展史我们可以清楚地认识到 Miller 的化学细菌学说在龋病病因学研究中的重要意义,但也有一定的局限性。随着口腔微生物学、免疫学及生物化学研究的发展,人们对龋病的认识从 20 世纪 50 年代开始又有了新的认识和发展。

一、三联因素论

1955 年,Orland 著名的诱龋实验进一步证明没有细菌的参与,龋病是不可能出现的,同时也进一步证实了糖在龋病发生中的重要作用,以及牙菌斑生物膜在龋病中的作用和地位。在此基础上,Keys 于 20 世纪 60 年代初提出了三联因素论,认为龋病是由细菌、食物及宿主三方面的因素共同作用产生的,三者缺一不可。

三联因素的核心是致龋细菌、发酵的底物(糖或碳水化合物)及易感宿主(牙齿、唾液等)。但是,任何疾病的发生发展都离不开时间的存在,尤其龋病的发生发展是一个漫长的疾病过程,三联因素的存在构成了龋病发生的高度危险及可能。但没有时间的参与,龋病是不可能发生的,必须是上述三联因素同时存在一定的时间,且是相当长的时间才能出现龋齿。为此,Newbrun 于 20 世纪 70 年代初在三联因素的基础上增加了时间因素,提出了著名的龋病病因四联因素论。

二、四联因素论

四联因素的基本观点:龋病是含糖类食物(尤其是蔗糖)进入人体口腔后在牙菌斑内由

于变异链球菌等致龋菌的作用,利用底物发酵产酸,经过一定的时间,将牙齿的无机物溶解破坏所致。尤其在牙齿发育结构薄弱的地方,如点隙裂沟处容易发生。在龋病发病过程中应具有4个必须的因素(或条件):①致龋细菌;②食物(糖类或碳水化合物);③宿主易感牙齿;④牙菌斑(牙面生物膜),并且内在的 pH 在临界 pH 以下维持一定的时间。

(一) 微生物因素

人类对龋病最主要的致病因素——细菌的认识也在经历着从现象到本质的认知过程。尤其是近一百多年以来,经过许多研究者的努力,使得人们对龋病的认识由"虫子噬坏"转变为"细菌传染所产生的疾病"。

1. 细菌学研究回顾 1676 年显微镜的出现引发了人类用现代科学的方法来探讨龋病发生的病因,越来越多的学者从龋损部位取样通过直接涂片观察和培养的方法发现微生物与龋病之间存在着一定的关系。Leeuwenhoek 于 1683 年首次发现牙齿表面有微生物。1843 年,Erdl 第一次发现龋损牙齿的表面有很多丝状寄生物。Underwood 和 Milles 于 1881 年发现在龋坏牙本质中存在球菌。这些发现为后来 Miller 的研究奠定了基础。Miller 虽然描述了一些口腔细菌比如 *Leptothrix innominata*、*B. buccalis maximus*、*Jodococcus vaginatus*、*Spirillum sputigenum*、*Spirocheta dentium*,而且并不确定是哪种或者哪类细菌起作用,但是该学说至今仍然可行,并且为后来学者的研究奠定了基础。Goadby 于 1903 年提出龋病是口腔内微生物共同作用的结果,这些微生物包括能产酸的微生物和能液化牙本质的微生物。Howe 和 Hatch(1917)在龋洞中始终能发现 *Bacillus acidophiluas*,因而认为有特异的致龋微生物存在。McIntosh、James 和 Lazarus-Barlow(1922)支持 Howe 和 Hatch 的观点,他们首次通过实验发现用 1 型或 2 型 *Bacillus acidophilus odontolyticus* 均能导致牙釉质脱矿并能渗透到牙本质中,并能从龋坏部位的健康牙本质中分离出 *Bacillus acidophilus* 且能培养。

Clarke(1924)通过自己的技术虽然没有分离出 *Bacillus acidophilus*,但发现了一种称之为 *Streptococcus mutans* 的微生物,并且发现其能"体外致龋",这也是最早发现 *Streptococcus mutans* 的学者。Bunting 和 Palmerlee(1925),以及 Bunting、Nickerson 和 Hard(1926)均认为 *Bacillus acidophilus* 是龋病的致病因素,但是不能把 *Bacillus acidophilus* 和 *Streptococcus mutans* 区分开来。而 Maclean 在 1927 年通过实验比较了 *Bacillus acidophilus* 和 *Streptococcus mutans*,二者虽然外形和产酸能力相似,但在 pH 5 以下时,*Streptococcus mutans* 很快死亡,而 *Bacillus acidophilus* 仍能生存,而且这两种菌均不能水解蛋白。Toshiki(1929)发现在患龋口腔内耐酸程度较高的细菌检出率较高,而在无龋口腔内几乎检测不到这种细菌,这说明了耐酸菌在龋病中的作用。Jay(1937)认为 *oral lactobacilli* 与龋病的活跃程度密切相关,而且其数目与饮食中碳水化合物的数量成正相关。Burnett(1951)、Burnett 和 Scherp(1951,1953)在观察了龋齿部位内的细菌后发现,细菌数目在浅层牙本质龋损部位最多,在牙釉质龋损部位细菌数目也较多,而在龋损牙本质深层部位所发现的细菌最少,这和后来很多学者的观察结果相似,在牙釉质龋损部位,比较耐酸的细菌如 *Bacillus acidophilus* 和 *Streptococci* 的数量最多,几乎占总细菌量的54%,但其中找不到能够溶解蛋白质的细菌,而在龋损牙本质的浅层部位却可以检测出很多能够溶解蛋白质的细菌。

龋病并非一种细菌感染所造成的疾病,哪些细菌究竟如何使牙齿发生龋病呢? 可以从几个经典的实验中得出一些启示。

2. 动物实验

(1) Orland 无菌动物实验：Orland 等于 1954 年首次进行了龋病研究的悉生动物实验。他们的研究表明，即使使用高碳水化合物饮食，无菌鼠并不发生龋病，然而在同样条件下饲养的动物，在饲料中加入细菌后，动物口腔就具有代谢单糖和双糖产酸的能力，并造成磨牙龋病损害。一些产酸的口腔细菌能导致无菌鼠发生龋病。由无菌鼠的实验研究证实：没有微生物存在就不会发生龋病；龋病损害只在饲以碳水化合物饮食的动物中发生；凡能造成龋病损害的微生物均能代谢蔗糖产酸；不是所有能产酸的微生物均能致龋。

(2) Keyes 动物实验：1960 年，使用田鼠进行龋病的研究获得了重大突破。Keyes 证实了抗龋动物与龋活跃动物不同，前者口腔中缺乏某些特殊微生物。他发现，只要将这两类动物置于同一鼠笼中饲养，或让抗龋动物进食龋活跃动物的粪便，这些特殊微生物就可在动物之间传播。Fitzgerald 和 Keyes 等又从抗龋田鼠中分离到与龋病发病相关的微生物，接着在田鼠模型上对各种细菌的致龋能力进行了研究，证实只有某些菌种能造成龋病。能在日常动物中造成龋病的微生物有变异链球菌、唾液链球菌、黏性放线菌、唾液乳杆菌、发酵乳杆菌及血链球菌。

大量动物试验研究结果证实：动物口腔中具有天然菌群，外源性细菌定居将很困难；能诱发动物产生龋病的微生物主要是变异链球菌，但某些唾液链球菌、黏性放线菌、发酵乳杆菌和唾液乳杆菌、血链球菌也能诱导大鼠产生龋病；这些微生物均能产酸，能与口腔中其他的天然菌群竞争，最后在牙齿表面附着；各菌种诱导龋病形成的能力存在着差异。

3. 临床试验　有关微生物在人类龋病发病中所起作用的研究比较困难，目前的研究多集中在下述两方面。其中之一是菌斑细菌产酸及耐酸能力的检测。菌斑细菌的产酸能力有很大差异，开始接触碳水化合物时，所有产酸菌均能产酸。但随着 pH 下降，越来越多的细菌失去产酸及耐酸能力，达到临界 pH，即产生的酸足以使牙釉质开始发生溶解时的 pH（5.4～5.5），仅有少数细菌能继续生存并产酸，这些细菌包括变异链球菌和乳杆菌等。

另外，牙菌斑生物膜产酸活性与龋病发病密切相关，消除这种因素则能控制龋病。由于产酸菌和耐酸菌的作用，牙齿表面局部 pH 下降，造成牙齿脱矿。大量研究注意到人类牙菌斑生物膜中胞外多糖的合成，其中 α-1,3 链的不溶性葡聚糖又称变聚糖在龋病发病过程中意义最大。龋活跃患者牙菌斑中分离出的不溶性葡聚糖较无龋患者显著增多。变异链球菌、血链球菌、轻链球菌、黏性放线菌、内氏放线菌均能合成细胞外不溶性葡聚糖。上述细菌还具有合成细胞内多糖的能力，这类细菌的比例与龋病发病成正相关。当外源性糖原长期缺乏时，这类细菌能在牙菌斑内维持并继续产酸。

对人类龋病微生物的研究还发现，产碱细菌能减轻牙菌斑生物膜中酸的有害影响。牙菌斑生物膜中的韦永菌能利用其他细菌产生的乳酸，将其转变为丙酸或其他弱酸，反应的结果导致酸分子总量降低，减少牙脱矿。牙菌斑生物膜中的微生物与龋病发生密切相关，随着龋病的发生，牙菌斑生物膜内细菌的比例可不断发生变化，某些菌种数量增加时，另一些细菌数量可能减少。

由上可知，龋病是牙齿硬组织的细菌感染性疾病。但是与大多数感染性疾病不同，龋病不是由某一种细菌所致，牙齿表面存在的多种细菌均与龋病发生相关。各种细菌的致龋能力目前只是在动物实验或体外实验中完成。人类口腔是一个复杂的生态环境，在动物或体外进行的研究并不能充分反映人类口腔中的真实状况。目前对与龋病有关的细菌进行的研究所取得的成果使得我们对龋病的微生物因素有了深刻的认识,对我们以后的研究有着深远的指导意义,并最终对龋病的预防奠定了坚实的基础,为人类最终降低甚至抑制龋病的发生提供了理论依据。

(二) 食物因素

食物作为牙菌斑生物膜内细菌代谢的底物,为细菌提供营养和能量,使它们得以在牙齿表面定植、生长、繁殖。食物的致龋性与许多因素相关,如食物的成分、物理性能、产酸性等。但在这些影响食物致龋性的因素中,无论从成分还是产酸性而言,糖是主要的致龋食物,尤其是蔗糖与龋病的关系最为密切。

蔗糖之所以在龋病发病过程中具有重要的作用,是因为它作为细菌代谢的底物,在代谢过程中为细菌提供营养,其终末产物又可造成牙齿的破坏。例如,口内主要致龋菌变异链球菌就可以通过三条途径代谢蔗糖:①将蔗糖转变为胞外多糖;②进入菌体内部,经糖酵解途径产生乳酸,并为细菌活动提供能量;③通过葡糖基转移酶(GTF)将蔗糖降解为葡萄糖和果糖并持续合成葡聚糖,作为胞内多糖贮藏。GTF 对蔗糖具有高度特异性,不能利用如葡萄糖、果糖、麦芽糖等其他单糖和双糖。只要菌斑中有蔗糖存在,GTF 将持续利用蔗糖形成葡聚糖和果糖。只要有适宜营养物质存在,微生物就能产生这种酶,不需要诱导剂。变异链球菌对蔗糖的代谢活动产生乳酸,其终末 pH 可达到 4.5 以下,大大低于菌斑中的其他链球菌。

除了蔗糖,在其他碳水化合物中,只有单糖和双糖。这类分子量小,能迅速渗入菌斑并由细菌直接利用的糖类是被认为具有致龋性的,如常见的果糖、葡萄糖、麦芽糖和乳糖等。

多糖一般不容易被细菌利用,但其致龋力是否低于蔗糖,则取决于其个别性状。比如,淀粉(糊精)和膳食纤维在致龋能力方面呈现截然相反的趋势。淀粉是 D-葡萄糖单体组成的同聚物,为植物中糖类的主要贮存形式。只有烹饪加热破坏其链状结构后,淀粉才能被唾液和细菌淀粉酶利用,水解为麦芽糖、麦芽三糖和低分子量糊精。有学者以质量分数为 5% 的蔗糖对照测试不同的淀粉食品对菌斑 pH 的影响时发现,在最初的 15 分钟,菌斑 pH 下降不及质量分数为 5% 的蔗糖,但从第 30 分钟开始,所有的食品都能导致与质量分数 5% 的蔗糖相似甚至更低的菌斑 pH。这可能是由于食物不同程度的"黏性"对细菌在口腔内产酸的滞留时间有很大影响,尤其是淀粉食物较那些仅含单糖和双糖的食物难溶于唾液,易粘在牙面上。在唾液淀粉酶的作用下,淀粉食物不断分解转化,为细菌提供条件,导致产酸增加,滞留时间延长。另外一种常见的多糖,即膳食纤维,主要来自植物的细胞壁,包括纤维素、半纤维素、树脂、果胶及木质素等。膳食纤维在 1970 年前营养学中尚不曾出现,而现在则成为健康饮食中不可缺少的物质,并且被列入七大营养素之一。膳食纤维虽然不能被人体消化吸收,但是在咀嚼过程中一方面可以加强牙齿的机械自洁作用,清除附着于牙间隙的食物残渣,而本身不易黏附于牙面;另一方面可以刺激唾液分泌,从而大大减少患龋的机会。

碳水化合物的种类和生物性状对致龋能力有影响,其摄入量和摄取频率均对龋病发病有举足轻重的影响。早期的研究者提出限制糖的摄取,就可以减少龋病的发生。Ruottinen 在 2004 年对 6 639 名儿童的调查证明,摄入糖量超过总热量 10% 的儿童的 dmft 比摄入量少者明显多。另外的研究则证明,进食频率能够促进龋病的活跃性。例如 Stephan 对大鼠饲以高糖食物,将其分为两组,一组为每年 2 次,每次 1 小时;另一组随机。随机进食组的龋病发病率显著高于前一组。究其原因可能是高进食频率能恒定地为口腔微生物提供营养,并持续维持口腔内较低的 pH,使得牙齿长时间处于脱矿状态。但 Landgqvist 列举了在 Vipeholm

的研究中,糖的致龋力与摄入糖的量关系不大,主要在于糖与牙齿接触的时间、糖制品的种类和用糖的次数。

蛋白质对牙的影响主要体现在牙萌出前的生长发育期。在此期间,缺乏蛋白质即可影响牙的形态和萌出模式,使其对龋病的敏感性增加。动物实验表明,用缺乏蛋白质的食物喂养大鼠,其子代牙的牙釉质基质缺陷,萌出模式发生改变,抗龋能力下降。这些改变一旦形成,即使以后再饲以富含蛋白质的食物也不能逆转。牙发育期蛋白质的缺乏也可造成唾液腺发育异常而使牙失掉唾液的保护作用而易患龋。牙一旦萌出后,特定氨基酸对龋病进程有一定的抑制作用。如丰富的精氨酸能为某些血链球菌和变异链球菌的精氨酸-脱亚胺酶系统提供底物,从而导致这些细菌产酸减少。

奶酪是公认的能抑制龋病的食物,因为它富含无机钙和磷酸盐。近年来研究的焦点是从奶制品中获得蛋白提取物酪蛋白磷酸肽(CPP)。CPP 包含的活性序列-Ser(P)-Ser(P)-Ser(P)-Glu-Glu 有稳定纳米级钙和磷离子的作用。Reynolds 等在无菌鼠牙上涂搽牛奶酪蛋白中的提取物——酪蛋白磷酸肽-无定形磷酸钙复合物(CPP-ACP),结果显示 1%酪蛋白磷酸肽-无定形磷酸钙复合物可降低光滑面患龋率(55%)、窝沟龋(46%),其效果与 500mg/L 氟相当。Rose 利用人工生物膜模型证明酪蛋白磷酸肽-无定形磷酸钙复合物在生物膜内形成一个大的钙储备库,限制牙齿中的钙流失,为牙齿的再矿化提供钙源。总体来说,高脂食物可以减少龋病的发生。研究证明,中链脂肪酸及其盐类在低 pH 条件下具有抗龋性质,如壬酸。Griffiths、Williams、Hayes 和 Stobert 均曾报道壬酸有抑制细菌产酸和防龋效力。此外,动物试验表明月桂酸、亚油酸与油酸能抑制牙面生物膜的形成,亚油酸和棕榈油酸能抑制变异链球菌产酸。在饲料中加入 2%甘油月桂酸酯有明显抑制鼠患龋的作用。

维生素是生物的生长和代谢所必需的微量有机物。众所周知,维生素 D 与体内钙化组织和器官的发育、代谢密切相关。研究表明,缺乏维生素 D 会使牙齿钙化发生障碍。此外,缺乏维生素 A 会影响正在发育中的牙釉质角蛋白样物质的代谢,缺乏维生素 C 则会影响牙本质中的胶原代谢。所有这些都会降低牙齿萌出后的抗龋力,但这些物质的缺乏所造成的影响只在牙齿发育时期。Salley 的动物实验表明,缺乏维生素 A 的田鼠患龋率比不缺乏维生素 A 者高 3 倍多。进一步研究发现,缺乏维生素 A 的田鼠唾液腺有萎缩性变化。吡哆醇(维生素 B_6)可转换为磷酸吡哆醛,是许多代谢反应的辅酶。Hillman 和 Caband 对 Schenone 的 540 名早期孕妇给予维生素 B_6,直到临产,发现维生素 B_6 有降低龋病发生的作用。但根据动物实验,给灵长类动物补充维生素 B_6,无法影响正常牙菌斑的代谢,对减少龋坏没有影响。

无机盐旧称矿物质。对骨和牙齿发育最重要的矿物质是磷与钙,它们是钙化组织的重要组成部分。Gustafson、Stelling 和 Brunins 采用田鼠进行的动物实验研究表明,在饲料中补充钙质可以使动物的患龋指数下降 32%。Stanton 调查了 200 人的龋患情况与钙磷比例的关系,并用图表表示,发现钙磷比例在 0.55 左右时龋最少,甚至没有龋。最近对中国台湾学生的牙科调查中,同样强调了钙、磷、镁及钙磷比的重要防龋意义。磷酸盐之所以可以控制龋病,一方面它可以缓冲菌斑内的 pH;另一方面它可以促进牙面再矿化,从而增强牙齿的抗龋能力。另外,正如前述,近年来关于无定形钙磷盐和酪蛋白磷酸肽的复合物正是用于牙面龋损再矿化的热门材料。

除了每日膳食需要量在 100mg 以上的常量元素,如钙、磷、钾、钠外,在重要的微量元素中，与龋病关系最密切的就是氟元素。

在美国及世界其他很多城市，饮用含氟水（每升中 1mg 氟）已经带来 40%～60% 的患龋率下降，其抗龋机制主要是在牙齿表面形成氟磷灰石，其具有更强的抗酸能力。在牙齿萌出后，局部用氟也有助于已经存在的牙釉质的再矿化，可降低牙齿对致龋菌的敏感性，并干扰细菌代谢，从而抑制龋病。全身用氟可能的副作用为骨骼损伤，包括骨质疏松性骨折及骨肿瘤。相较而言，局部应用氟化物的方法更加方便和安全。

很多食物中都含有低浓度的铜。大量动物实验表明，铜能抑制牙菌斑产酸。少数早期的临床调查表明，学龄儿童中患龋病多者尿中的含硒量也高。稀有元素铯与龋病有着密切关系，鸡蛋、牛奶、人奶中均含有这种元素，它可以使机体对龋病的敏感性增加。有研究表明儿童 dmft 多者，尿中铯的含量高。

（三）宿主因素

宿主因素对龋病发生的影响主要来自牙齿本身的情况、唾液、全身性的因素及易感基因。个体的患龋风险高低即对龋病的敏感性差异往往与以上因素有关。

1. 牙齿　牙齿的形态、排列、化学组成等均与其龋易感性相关。临床上常可发现磨牙咬合面沟裂易发生龋坏。Kiefer（1955）等对龋敏感鼠、抗龋鼠的牙齿形态做了研究，结果显示牙齿咬合面窝沟的形态、深度是影响牙齿龋敏感性的重要参数。Konig（1963）的动物研究也证明，开口宽而浅的窝沟不易患龋。美国第三次营养健康调查的数据也显示儿童和青少年 80% 的龋齿发生在窝沟点隙（Weintraub，2001）。

牙齿排列紊乱拥挤处也是龋病容易发生的部位。有学者曾研究了因牙位不正被拔除的牙齿，发现其中 96.5% 的牙颈部牙釉质有脱矿的现象（郭敬惠，1983）。有研究显示，牙列不整齐者的患龋率高于牙列整齐者（黄健生，1986），牙弓形状不规则、牙列拥挤或重叠牙的龋敏感性也会增加。

另一个影响牙齿龋敏感性的因素是牙齿的化学组成。Ockerse（1943）比较了非洲患龋多与患龋少人群的牙齿成分，发现两者钙、镁、磷的含量没有显著差别，但氟的含量却有明显不同。也有一些报道说明牙釉质内含有碳酸磷灰石，这种磷灰石对龋损害的抵抗力比羟基磷灰石小，如果牙齿成分中碳酸磷灰石的含量高，则这种牙齿易患龋。除了上述构成牙齿的主要物质，还有研究指出牙釉质内的微量元素可能与患龋风险有关。Curzon、Crocher（1978）对 451 个牙釉质样本进行分析后发现，牙釉质中氟、铁、硒、锶等微量元素的含量与龋病成负相关，而锰、铜、镉等元素则与龋的发生成正相关。

2. 唾液　唾液与龋病的发生有着非常重要的关系，主要体现在唾液的分泌量、分泌速度和唾液成分。唾液对牙体上附着的致龋菌有着清洁的作用，而清除致龋菌的速率则和口内唾液腺的分泌速度相关（Largerlof，1967）。在唾液流速与龋病发生关系的研究中，Mancinelli（1961）的研究发现，龋病敏感人群的唾液流速明显小于非敏感人群。动物实验的结果也证实，结扎腮腺导管或切除唾液腺会加剧龋病的病情（Bowen，1988）。临床上，头颈部肿瘤患者在接受放射治疗后，唾液腺损伤，导致唾液分泌减少，患者往往在短期内会出现大量龋坏牙齿。另一方面，Muhler、Bixler（1958）在动物实验中证明，动物在接受刺激唾液分泌的药物后，龋损会减少。

唾液中含有多种消化酶和免疫成分，这些成分同样对龋病的发生有影响。现有研究显示，碳酸酐酶（Szabo，1974；Kivela，1999）和溶菌酶（Geller Rovelstad，1959；Chantel，1964）的活性可能与龋齿的发生相关。唾液中含有很多免疫成分,其中最主要的是 IgA,而且以分泌型 IgA(S-IgA)的形式出现,在防止细菌黏附方面起重要作用。

3. 全身性因素　目前有许多关于全身性疾病和个体患龋敏感性关系的研究,主要关注全身营养状况、内分泌疾病、慢性病和精神疾病等与龋病发生的关系。

许多研究已经证实,营养不良的人群患龋率要高于正常人群,而其原因和许多因素有关。营养不良有可能造成微量元素和维生素缺乏,如维生素 B_2、维生素 D 和维生素 A 在某些研究中显示其摄入不足和患龋风险相关。同样,钙和磷作为牙体重要的构成元素,其缺乏也被部分学者认为可增加患龋风险(McClure,1960;Gutafson,1964)。

4. 易感基因　随着基因组学研究的深入及基因检测技术的发展,相关易感基因多态性的研究成为揭示疾病遗传因素的重要手段。目前发现的主要组织相容性复合体(major histocompatibility complex,MHC)上的龋易感基因中,与龋病易感性有关的基因为 *HLA-II* 类基因,其特异性由编码 β-多肽的 *B* 基因决定,具有高度多态性。Lehner 和 Wallengren 均报道了 MHC 与龋病的联系,该研究用链球菌抗原作用于龋病易感者和抗龋者,证明 DR4 抗原与变异链球菌的定植和聚集有关。另一类是与牙釉质形成蛋白相关的龋易感基因。Deeley 等首先报道了危地马拉人蛋白基因的多态性与龋病易感性的关系,结果发现成釉蛋白的编码基因(*AMELX*,C/T)存在基因多态性,与龋病的发生及其严重程度有关。此外,某些唾液蛋白的编码基因也与龋病的发生相关。其中,人 β-防御素基因存在多个基因多态性位点。Oztur 等通过对 rs11362、rs179946 及 rs1800972 等 3 个位点进行多态性分析,发现其与龋病易感性的相关性。而唾液糖蛋白 *gp-340* 基因多态性分析则发现,*gp-340 I* 基因型变异与龋病易感相关(Anett)。

(四) 时间因素

任何疾病的发生发展过程都含有时间因素,而且时间在龋病发病机制中尤其具有特殊意义。从牙菌斑生物膜的形成到出现白垩斑,或从牙釉质表面破坏到形成龋洞都需要相当长的时间。所以,尽管有了以上三个主要因素,即致龋菌、代谢产酸的底物和宿主易感因素,龋病也不会立即发生。要产生龋病,必须使以上三个因素构成的高度致龋攻击力继续存在相当长一段时间。这三个因素中,任何一个因素作用的减弱或消失,都可能导致致龋性降低,从而使龋损过程变慢或静止。

第三节　龋病研究模型

龋病是一种多因素造成的口腔常见疾病,其发病因素包括致龋细菌、食物、宿主以及全身因素等。其发病特点为慢性渐进性的牙齿硬组织损害过程,这种损害特点使人们很难单纯利用人体内研究方法来观察或研究各种致病因素与疾病发生的关系,以及进行发病机制的研究。迄今为止,龋病病因学及其发病机制的研究包括人体研究、动物实验以及实验室研究三大方面,其中龋病病因学的研究模型是一个非常重要的研究模型和手段。

一、动 物 模 型

种种因素使得在人体内进行龋病研究受到许多限制。长期以来,在动物体进行龋病病因学的研究,如在论证细菌与龋病关系的研究中,Orland(1955)等利用无菌鼠实验证实只有在细菌存在的情况下才会发生龋齿,当给无菌鼠接种革兰氏阴性杆菌和链球菌,或只接种链球菌可使鼠发生龋齿,而不接种细菌,即使用高蔗糖食物喂食无菌鼠也不会发生龋齿。这一经典的动物研究模型有力地证明只有细菌的存在才会有龋病的发生,无细菌不会发生龋齿。这平息了长达100多年的细菌与龋病关系及其作用的争论。

在目前的龋病动物研究模型中,常用的动物包括鼠和灵长类动物。

(一) 鼠

用鼠进行龋病研究已有许多年历史,也是目前在动物研究中使用最多的动物。与其他动物相比较,鼠的一生只有一副牙齿,无乳、恒牙之分,同时其磨牙的 面与人类磨牙的 面相似,具有明显的点隙裂沟,容易积聚菌斑从而发生龋齿。此外,鼠类动物价格便宜、繁殖快、饲养容易,所以常作为研究的动物。最常用的鼠种有仓鼠、大白鼠及棉鼠,但各种鼠磨牙的形态有差异,如大白鼠由于具有较深的点隙裂沟而常被用来观察点隙裂沟龋,而仓鼠则常被用来观察研究平滑面龋。常用于研究的标准鼠种类有 SD、Osborne。另外,根据有否接种细菌还可进行如下分类。

1. 无菌鼠　采用广谱抗生素或无菌接生和无菌饲养法培育出来的鼠称为无菌鼠(germ-free rat)。

2. 限菌鼠　为观察某一种细菌的致龋能力,为实验鼠接种该细菌,这种鼠称为限菌鼠(gnotobiotic rat)。

使用鼠类动物进行研究还应当注意一般选用刚断乳的鼠,鼠龄一致,其次在同一批次实验中要用同一种鼠。

(二) 灵长类动物

在种系发育上,灵长类动物更接近人类,因此其牙齿的发育、类型及形态与人类牙齿相似,具有乳、恒牙系列。目前常用的灵长类动物是猴,大多数使用的是恒河猴,但其具有实验烦琐、实验费用昂贵的缺点。由于价格昂贵,使用猴作为实验对象时常数量不多,限制了样本的可重复性。

使用动物进行龋病研究可以解释和阐明许多龋病的发病因素和发病机制,但毕竟使用的是动物,如鼠、猴等,与人相比较,在饮食习惯、生活习惯及其他许多方面均存在很大差异,在动物实验中取得的成果只能作为重要的参考价值,不能直接用于解释、处理及治疗人的龋病。

二、体 外 模 型

(一) 人工口腔

口腔是一个复杂多变的生态环境,人工口腔(artificial mouth)是模拟人类口腔的自然状态而设计的一种装置,是一种用于口腔细菌生态学研究的一套连续性培养装置,可模拟自然口腔的生态环境,对人类口腔中的多种重要因素进行调控、研究,因此可用于龋病、牙周病等口腔疾病的研究。

其实早在 1870 年就有人使用人工口腔。Magitet 将拔下来的人牙放在盛有糖溶液的容器中连续培养 2 年,观察拔下来牙齿的龋坏情况,这是迄今为止最早的人工实验龋研究。其为后来 Miller 龋病病因的化学细菌学说奠定了重要的基础。

人工口腔装置经过 Dietz、Pigman 以及 Moriyo Hinoide 等学者的一系列改进,目前人工口腔装置主要包括如下几部分。

（1）恒温培养器:供测试样本放置进行研究。

（2）培养罐:主要用于实验用细菌的培养。

（3）细菌。

（4）蠕动泵:主要用于细菌所需培养基的输送和废弃物的排放。

（5）实验所需的气体供应装置。

（6）pH 测量仪等。

研究者通过对这种人工口腔装置内 pH、温度、重要营养成分等因素的调控,以及人工口腔内细菌、培养液、代谢物的经常更新,来研究龋病的发病机制。

虽然人工口腔装置的建立为人类研究龋病的发生发展提供了一个很好的实验环境、条件,但它仍然只是被规定在一定条件、一定范围内进行的研究,与人类的口腔自然环境还是有很大差距,如细菌的种类受到限制,不能模仿人类的牙菌斑是由多种细菌构成的,也不能充分发挥人类口腔中缓冲体系的调节作用等,因此其研究结果对于龋病的研究具有重要意义及参考意义,但仍有局限性。

（二）人工生态膜

牙菌斑生物膜是指黏附于牙面或修复体表面的未矿化的细菌性沉积物,由黏性基质和嵌入其中的细菌所构成。牙菌斑生物膜与龋病的发生发展关系密切。在有糖存在的条件下,牙菌斑生物膜可以通过细菌代谢活动产生水溶性和不溶性多糖、乳酸等酸性物质,从而破坏牙齿。因此,许多学者往往采用人工生态膜模型在体外进行许多体内难以进行或无法完成的研究工作,这类模型又可称为仿生学模型。

早在 1943 年,Dietz 就首次报道利用唾液在体外形成人工生态膜（artificial plaque）,经过许多学者的不断研究改进,目前用于人工生态膜研究的载体有玻片、蜡块、树脂块及牙釉质块。建立的人工生态模型有单菌种生态膜,如 Noorda（1985）等建立的人变异链球菌 C67-1 单菌种生态膜,以及 Wanner 与 Gajer（1986）建立的多菌种生态模型。我国学者周学东等在 1991 年用变异链球菌、干酪乳杆菌、血链球菌、黏性放线菌与唾液链球菌建立了多菌种人工生态膜,同时发现建立的人工生态膜结构与自然牙菌斑生态膜相似,在第 7 天即发现人工生态膜下牙釉质出现了表层破坏,第 21 天时牙釉质又出现了表层下损害。以后又有许多学者相继建立了多菌种生态膜。

人工生态膜和人工口腔装置的联合应用,可以对牙菌斑生态膜的致龋性进行比较系统的研究,包括细菌产酸能力的测定、合成细胞外多糖能力的测定、细菌黏附能力大小的分析,以及各种防龋、抑龋食物效果的测定等。

（三）人工龋

人工龋（artificial caries）实际上属于采用实验病理学研究手段研究龋病的发生。学者 Hopkins（1899）最早提出人工龋的概念,他认为人工龋的实验研究应该在人类口腔中进行,这才算真正意义上的人工龋。使用人工龋模型可以了解某致病因素对龋病进程的影响及作用,也可以了解单种或多种干预措施对龋病病因以及龋病进程的影响及作用,对于龋病的防治具有重要的参考价值。

目前构建人工龋模型的方法主要有以下几种。

1. 人工菌斑生物膜法　首先在牙釉质上诱导建立人工生物膜,经过一定时间的培养及诱导产生典型的龋样损害。1983 年,Gallagher 采用多种细菌及 3 种不同的培养基诱导牙釉质块产生了人工龋。Kaufman 则利用变异链球菌、干酪乳杆菌和黏性放线菌产生根面龋。在研究中学者们还发现人工龋的病变程度与菌斑的湿重密切相关,与产酸菌的组成有关。

通过龋病致病菌在体外产生人工龋的方法可以了解细菌因素在龋病发生发展过程中的作用,但由于受到条件限制,无法模拟人体口腔中湿度、温度、酸度及饮食种类的变化,以及口腔卫生状态的改变与龋齿之间的关系,因此存在一定的局限性。

2. 化学物质脱矿法　在早期的人工龋制作方法中,学者们根据研究发现,在龋病的损害过程中,牙体组织溶解的始动因子是酸的积聚导致牙釉质等硬组织溶解,为此学者们常采用化学物质为主的酸蚀法进行人工龋的制作。这些化学物质酸蚀脱矿方法包括脱矿液法、脱矿凝胶法及 pH 循环方法等。Featherstone 与 Rodgers(1981)探讨了用各种酸产生人工龋的不同表现,证明强酸(盐酸)会产生直接的腐蚀,弱酸(醋酸、乳酸)产生的人工龋表层较为脆弱,容易崩裂。这些方法虽然可以产生龋损,但是受到许多因素的影响,如 pH、钙、磷离子浓度、实验牙齿硬组织面积,浸泡时间等。同时,没有细菌的参与,其产生的损害和结果与临床实际存在较大差异。

3. 电化学法　有学者提出化学方法产生的人工龋不能制成肉眼可见的龋洞。因此,1993 年我国学者黄力子在肯定 Miller 学说的基础上,提出了龋病发病机制的生物电化学理论。他认为在龋病的发生发展过程中,口腔内存在着原电池作用,其中唾液可看作电解液,牙齿为化合物电极,不断产生腐蚀电流,破坏牙体硬组织并刺激牙龈。

电化学方法是将脱矿液置于电解池内,同一牙齿接触相同的致龋凝胶,通电后发生氧化反应的阳极可促进牙齿脱矿,形成类龋洞,近似于自然龋,在显微镜下可看到牙釉质形成的表层下脱矿为主要特征的病理改变,扫描电镜下可见釉柱的核心脱矿溶解,与早期光滑面龋类似。同样存在的问题是电化学人工龋模型没有考虑龋病发生的主要致病因素——细菌,以及其他各种因素,如温度、食物、宿主因素等,虽然能在一定程度上反映龋病的一些损害特点,但仍不能全部反映龋病的自然过程中的损害。

4. 继发龋模型　Seemann 等于 2005 年初次报道了一种新的人工口腔模型,该系统由一个定制的培养室和与之相连的无菌密闭的手套箱组成。培养室内的实验样本安放于旋转传送装置上,培养实验菌的同时持续滴送蔗糖溶液、胰酪胨大豆肉汤和人工唾液等的混合物。手套箱连接着所有必需气体和液体的接口,通过两个阻隔室完成无菌条件下的实验物品交接。作者利用此模型研究了原发龋和充填物继发龋。

近年来,窝沟封闭方面的基础研究多使用电镜观察封闭剂与牙釉质界面的密合程度、微渗漏情况。临床试验多为窝沟封闭剂完整保留率和龋齿降低有效率的观察。目前尚缺乏窝沟封闭后由于微渗漏产生继发龋样病损,影响窝沟封闭防龋效果的研究。Seemann 等采用人工口腔研究窝沟封闭后继发龋损的形成,为窝沟龋防治的研究提供了新的思路。

三、临 床 研 究

临床研究是采用人为试验对象研究龋病的发生发展。在早期的龋病研究中,最为著名的是 Vipeholm 研究和 Turku 研究,他们是以人体作为试验研究对象,研究糖类食物与龋病发生的关系。

人体研究目前大致有几种方法。

(一) 口腔内致龋实验

口腔内致龋实验(intraoral cariogenicity test,ICT)的基本方法是采用人或牛的牙釉质片,包埋在戴有义齿者的义齿底板上,一面于口腔内,使其与口腔环境相接触。在试验前,先取出义齿,对附带在其上的牙釉质块进行处理,如涂防龋药物,再戴入口腔。经过一段时间与口腔环境的接触后取下,对标本进行分析。这类研究与其他动物实验、体外实验的不同之处首先是其每个研究过程都是在人体口腔内进行试验,条件与人体相似,所得结果可靠;其次,可进行多种试验,多方法试验;再次,对人体无大的危害,但受到试验对象的限制。此外,不同人群的生活习性不同、口腔卫生习惯不同、口腔内环境不同,对试验结果也会带来一定的影响。

(二) 牙釉质活检

牙釉质活检(enamel biopsy)是指在受试者的活牙上先用已知成分的磨料与甘油配制成的糊剂浸于绒毛锥尖上,在牙齿表面钻磨少许时间后,将绒毛锥尖放入测试容器内进行分析,检测牙釉质内的化学成分。有学者对这种方法进行了改进,使用一定规格的纤维素片浸上酸溶液置于牙面半分钟后取下,放置于测试小容器内在实验室进行牙釉质成分的测定。

(三) pH 遥测法

附着于牙齿硬组织表面生物膜内 pH 的大小与牙齿硬组织的溶解有密切关系。测定牙菌斑生物膜 pH 的变化对于了解龋病的发生具有重要意义,它可直接在人类口腔中进行。有学者设计了一种埋藏电极,埋置于义齿底板内或者受试者的牙表面,电板与导线相连,另一面连接到 pH 计上,从而进行牙菌斑生态膜 pH 的测定。

(李宇红　梁景平)

参 考 文 献

1. MILLER W D. Microoraganisms of the human mouth. Philadelphia:S. S. White Mfg,1890.

2. GUSTAFSSON B E,QUENSEL C E,LANKE L S,et al. The effect of different levels of carbohydrate intake on caries activity in 436 individuals observed for five years. Acta Odontol Scand,1954,11(3-4):232-264.

3. ORLAND F J,BLAYNEY J R,HARRISON R W,et al. Experimental caries in germfree rats inoculated with enterococci. J Am Dent Assoc,1955,50(3):259-272.

4. KEYES P H. The infectious and transmissible nature of experimental dental caries. Findings and implications. Arch Oral Biol,1960,1:304-320.

5. HARRIS R. Biology of the Children of Hopewood House,Bowral,Australia. 4. Observations on Dental Caries Experience Extending Over Five Years(1957-61). J Dent Res,1963,42:1387-1399.

6. NEWBRUN E. Cariology. 2nd ed. Baltimore:Williams and Wilkins,1983.

7. VANHOUTE J,SANSOME C,JOSHIPURA K,et al. Mutans streptococci and non-mutans streptococci acidogenic at low pH,and *in vitro* acidogenic potential of dental plaque in two different areas of human dentition. J Dent Res,1991,70(12):1503-1507.

8. MARSH P D. Microhial eclolgy of dental plaque and its significance in health and disease. Adv Dent Res,1994, 8(2):263-271.

9. 史俊南. 现代口腔内科学. 北京:高等教育出版社,2000.

10. MARSH P D. Are dental diseases examples of ecological catastrophes? Microbiology, 2003, 149 (Pt 2) : 279-294.

11. SEEMANN R, BIZHANG M, KLÜCK I, et al. A novel *in vitro* microbial-based model for studying caries formation-development and initial testing. Caries Res, 2005, 39(3) : 185-190.

12. SEEMANN R, KLÜCK I, BIZHANG M, et al. Secondary caries-like lesions at fissure sealings with Xeno Ⅲ and Delton—an *in vitro* study. J Dent, 2005, 33(5) : 443-449.

13. 刘正. 口腔生物学. 3 版. 北京:人民卫生出版社, 2007.

14. 岳松龄. 现代龋病学. 北京:科学技术文献出版社, 2009.

第三章　龋病微生物学

　　龋病是人类常见的微生物感染性疾病之一,不仅导致牙齿的破坏、缺失,而且可能与全身性疾病关系密切,严重影响人类健康。龋病微生物是指定植于口腔,并与龋病的发生发展有关的微生物组合。龋病微生物学的研究目的在于揭示这些微生物的组成、影响因素、在龋病发生发展中的作用及机制。

第一节　人类口腔微生物群落

　　300 多年前荷兰人 van Leeuwenhoek 利用自制的显微镜在牙齿表面的软垢中观察到微小生命,标志着口腔微生物群落研究的开始。自 1924 年 J. K. Clarke 初次分离到变异链球菌,到最近的以宏基因技术为基础的研究,人类已经从自身口腔中发现了超过 700 种细菌。这些研究说明,口腔微生物群落是人类最复杂的微生物群落之一。

一、以群为基础的口腔微生物发病机制

　　口腔微生物研究者根据 Koch 的假说(图 3-1),试图将特定的口腔微生物种属与龋病联系起来。例如,变异链球菌可导致龋病。然而,当变异链球菌与产碱菌共存于同一微生态系统中时,变异链球菌产生的酸性物质可被产碱菌合成的碱性物质中和,失去致病性。目前普遍认为,龋病不是由变异链球菌或其他任何一种口腔中的细菌单独引起的,而是各种定植于牙齿表面的口腔微生物相互作用的结果。这个以群落和微生物生态为基础的病原理论为理解口腔微生物与宿主健康或疾病的关系提供了新的视角,也为疾病预防及治疗提供了新的手段。

二、营养供给参与口腔微生物群落相互作用

　　口腔微生物群落相互作用包括竞争拮抗与互助共生。营养供给是口腔微生物群落相互作用的物质基础,也是决定口腔微生物群落组成的一个重要因素。食物的周期性摄入是口腔微生物营养供给的主要途径之一。当人类膳食中含有大量蔗糖时,变异链球菌可利用蔗糖获得在牙面定植的竞争优势。一方面,该菌可将蔗糖快速转化为乳酸,使周围环境酸化,抑制对酸不耐受的细菌繁殖;另一方面,可将蔗糖转化为黏性葡聚糖分子,促进菌体对牙齿

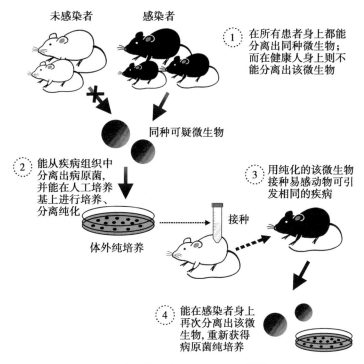

未感染者　感染者

① 在所有患者身上都能分离出同种微生物；而在健康人身上则不能分离出该微生物

同种可疑微生物

② 能从疾病组织中分离出病原菌，并能在人工培养基上进行培养、分离纯化

③ 用纯化的该微生物接种易感动物可引发相同的疾病

接种

体外纯培养

④ 能在感染者身上再次分离出该微生物，重新获得病原菌纯培养

图 3-1　感染性疾病的 Koch 假说

表面的黏附。

　　口腔微生物的另一个重要营养来源为唾液及龈沟液中的蛋白质。当蛋白质成为有限的营养来源之一时，能够水解蛋白质的微生物便具有了生存优势。牙龈卟啉单胞菌可稳定定植于龈下菌斑并导致牙周炎的原因之一就在于该菌具有高效的蛋白水解能力。其他蛋白水解能力较弱的细菌与牙龈卟啉单胞菌共生于生物膜中时，亦可受益于牙龈卟啉单胞菌的蛋白水解活动。这种基于物质代谢的共生关系在口腔微生物之间广泛存在。

三、代谢物质参与口腔微生物群落相互作用

　　微生物的代谢产物很可能对同一群落中的其他细菌发挥抑制作用。在具有高丰度变异链球菌的牙菌斑中，血链球菌的丰度会被抑制，反之亦然。原因在于，变异链球菌将蔗糖代谢为乳酸后使得菌斑内微环境酸化，相对于血链球菌，变异链球菌具有更强的耐酸性，乳酸更有利于变异链球菌的生存而抑制血链球菌。血链球菌则可以代谢产生过氧化氢，变异链球菌因没有代谢这种有毒物质的系统而被杀灭。许多厌氧菌，包括与人类牙周病相关的细菌也对过氧化物敏感。因此，血链球菌水平相对较高的牙菌斑生物膜中，牙周炎相关菌如牙龈卟啉单胞菌水平也通常较低。

　　微生物的代谢产物也可促进同一群落中的其他细菌的生长。如变异链球菌产生的乳酸可以被韦荣球菌稳定代谢。此外，一些种属的细菌可以改变局部微环境，使其有利于其他种属细菌的生长。具核梭形杆菌和中间普氏菌可在 pH 5.0~7.0 的范围内生存但牙龈卟啉单

胞菌不能在 pH 低于 6.5 的环境中生存。具核梭形杆菌和中间普氏菌可利用谷氨酸和天门冬氨酸这两种唾液中的主要氨基酸作为底物合成氨,使牙菌斑生物膜的环境接近中性,保护对酸敏感的牙龈卟啉单胞菌免于受到酸攻击。

四、口腔微生物群落研究新技术

根据 Staley 和 Konopka 的观点,低于 1% 的微生物可以在实验室环境下生长,提示以培养技术为基础研究口腔微生物群落具有局限性。非培养技术的发展使得口腔微生物群落的研究跨越了培养技术的限制,为认识群落结构、研究群落差异和功能提供了良好的契机。目前,常用的分子生物学技术包括 DNA 分子杂交技术、基因指纹图谱技术及高通量测序技术。

(一) DNA 分子杂交技术

DNA 分子杂交技术的基本原理是用带有荧光标记的、序列已知的核酸探针与样本进行杂交,通过碱基互补配对原理分析样本中的同源核酸序列,以进行特定微生物的鉴定与定量分析。人类口腔微生物组芯片(human oral microbe identification microarray,HOMIM)是一种专门用于口腔微生物组研究的 DNA 分子杂交芯片,由美国波士顿 Forsyth 牙科中心推出。此技术是将约 300 种被可探测物质标记的常见口腔细菌基因探针(根据细菌 16S rRNA 编码基因设计)按规律固定在固体载体上,然后将样品与之杂交,根据杂交信号的强度和分布情况分析样品中的微生物群落结构,其有效性已被诸多研究证实。基因芯片技术具有高精确度和高灵敏度等显著特征,但探针的设计是以已有的序列为基础的,因而容易忽略新的基因及新的物种。

(二) 基因指纹图谱技术

变性梯度凝胶电泳(denaturing gradient gel electrophoresis,DGGE)和温度梯度凝胶电泳(temperature gradient gel electrophoresis,TGGE)是目前研究微生物多样性的两种较成熟的方法,可用来对样本中的生物多样性进行定性和半定量分析。提取样本中的总 DNA,对特定的 DNA 片段进行 PCR 扩增,在含有连续变性梯度或者连续温度梯度的凝胶中加入扩增产物。这些大小相同的扩增产物的碱基排列不同,故变性时所需要的变性剂浓度或者变性温度不同,借此彼此分开。如果变性剂的浓度梯度平缓,这一技术的灵敏度足以将相差一个碱基对的 DNA 片段分开。从理论上讲,DNA 条带的数量在一定程度上代表了环境中优势微生物种群的数量,条带的相对亮度反映了种群的相对数量。将凝胶上的条带进行回收、克隆及测序,还可鉴定对应微生物的种属。

(三) 高通量测序技术

测序技术能够真实地反映基因组 DNA 的遗传信息,因而能够比较全面地揭示基因组的复杂性和多样性。针对细菌 16S rRNA 编码基因或者全基因组进行测序,通过与数据库中现有基因序列进行比对分析,不仅可对微生物的多样性和代谢功能进行研究,还可发现未知物种。高通量测序是 20 世纪 90 年代中后期发展起来的测定 DNA 分子中核苷酸精确顺序的方法,目前应用中的测序技术包括单分子实时测序、离子激流测序、焦磷酸测序、合成测序、连接测序、新型纳米孔测序等。

第二节 龋病微生物

一、龋病是微生物感染性疾病

确立细菌在龋病发生中的作用经历了相当长的时期。关于龋病微生物病因学的研究可追溯到 17 世纪。当时的一些学者发现龋损害处有微生物存在,但没有说明这些微生物在龋病发生中的作用。Miller 从唾液和龋损害内分离出 30 多种细菌并在 1881 年第一次明确指出龋病是细菌和细菌产生的酸所造成的损害。此后,大量的研究证实了细菌在龋病发生中的作用,这些证据如下。

(1) 未萌出的牙齿不发生龋病。一旦萌出,接触到口腔环境中的微生物则可能发生龋齿。

(2) 抗生素可明显降低龋病的发生和减轻其严重程度:1946 年,Meclure 和 Hewitt 进行实验鼠人工龋实验发现,在饲料和饮水中加入青霉素可明显减少鼠龋的发生及严重程度。龋病流行病学调查也发现,长期使用抗生素的患者,龋病的发病率明显低于未接受抗生素治疗者。

(3) 细菌人工龋实验:早在 19 世纪,Miller 等就在体外将牙齿、唾液和面包一起孵育,成功诱导牙齿脱矿。将加热后的唾液与牙齿、面包一起孵育,牙齿则不脱矿。此实验表明,唾液中的细菌发酵碳水化合物产酸而使牙齿脱矿。

(4) Orland 无菌动物实验(图 3-2):Orland 等人发现,接种革兰氏阴性杆菌和肠球菌,或只接种肠球菌均可使鼠发生龋,而无菌鼠即使食用高蔗糖饮食也不发生龋,第一次证明没有细菌就不会发生龋病,平息了长达 1 个多世纪的争论。

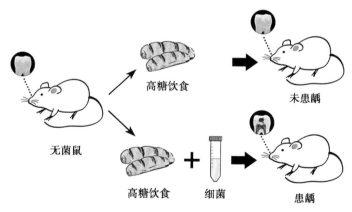

高糖饮食

未患龋

无菌鼠

高糖饮食　＋　细菌

患龋

图 3-2　Orland 无菌动物实验

(5) 龋病传播实验(图 3-3):1960 年,Keyes 将无龋仓鼠与龋活跃仓鼠合笼喂养,或将龋活跃鼠的粪便放入无龋鼠的饮水中,均使无龋鼠患龋。同时,Keyes 成功地从龋活跃鼠粪便中分离出了一种链球菌,将此细菌接种到无龋鼠,可使其患龋,并且从后者的口腔和粪便中分离出相同的菌株。动物龋病传播实验是龋病细菌学研究的重大突破。该实验结果不仅说明龋病是由细菌引起的,并证实龋病可通过细菌传播。

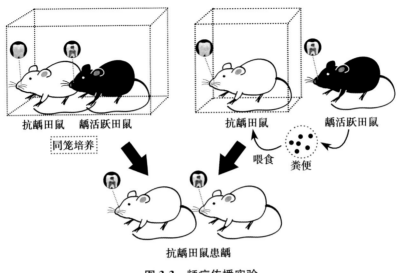

图 3-3　龋病传播实验

二、龋病微生物的基本生物学特性

不同口腔微生物具有不同的致龋能力。细菌要致龋,或被定义为致龋菌,必须符合以下基本条件:产酸能力强、耐酸能力强、可合成细胞内外多糖。

(一) 产酸性与耐酸性

各种动物实验已证实细菌的产酸性与其致龋性密切相关。人群调查研究发现,龋活跃人群与不活跃人群相比,菌斑中的产酸菌较多。缺乏乳酸脱氢酶的变异链球菌突变株失去产乳酸能力后虽仍能在动物口腔中定居,但其致龋性较亲代菌株大为降低。口腔中产酸性强的微生物有链球菌、乳杆菌、放线菌、酵母菌等。

耐酸性是指细菌在酸性环境中生长和代谢碳水化合物产酸的性能,它包括两个方面:固有耐酸性(constitutive acid tolerance)和耐酸反应性(acid tolerance response,ATR)。固有耐酸性与质子移位膜 ATP 酶的属性和最适 pH 有关。质子移位膜 ATP 酶的活性越高,最适 pH 越低,则其在酸性环境中水解 ATP,逆向将质子泵出细胞外,维持细胞跨膜 $\triangle$pH 的能力就越强,因而越耐酸。耐酸反应性即诱导耐酸性,是指处于指数生长期的细菌在亚致死性低 pH 环境生长后,对致死性酸化杀伤的抵抗性。耐酸反应性除与质子移位膜 ATP 酶活性有关外,还受酸调节蛋白、膜脂肪酸组成等因素的影响。

牙菌斑生物膜中的产酸微生物可发酵碳水化合物,产生有机酸,使菌斑 pH 下降。随着菌斑 pH 下降,一些微生物失去产酸能力。在临界 pH(5.5)时,只有少数耐酸微生物如变异链球菌、乳杆菌能生长并继续代谢产酸,使牙菌斑 pH 继续下降。因此,并非所有产酸菌都能致龋,只有既产酸又耐酸的微生物才能致龋。

(二) 合成细胞内多糖与细胞外多糖

细菌合成细胞外多糖的能力与其致龋性密切相关。细胞外多糖在龋病发生中发挥了如下主要作用。

(1) 促进牙菌斑生物膜形成:细胞外多糖,特别是水不溶性葡聚糖能促进细菌对牙齿表面的黏附以及细菌之间的集聚,加速牙菌斑生物膜的形成。

（2）参与牙菌斑生物膜基质的组成,维持牙菌斑生物膜的基本结构:细胞外多糖至少占生物膜基质组成的1/3,其中主要是葡聚糖。水不溶性葡聚糖具有强黏附凝集作用和高生物稳定性,不易被降解,在牙菌斑生物膜中既起到"粘接剂"的作用,将细菌黏附于牙面,又起"骨架"作用,有助于维持牙菌斑生物膜的基本结构。

（3）生物屏障作用:细胞外多糖,特别是水不溶性葡聚糖参与牙菌斑组成、增加牙菌斑生物膜的密度、降低牙菌斑生物膜的渗透性、限制牙菌斑生物膜内外物质交换,起到了扩散屏障的作用。牙菌斑生物膜外的大分子物质和带电荷的缓冲物质不能进入生物膜。牙菌斑生物膜内的细菌代谢产物,如有机酸不易扩散出去,也得不到唾液的缓冲。大量有机酸堆积于牙菌斑-牙釉质界面,使牙齿脱矿。

（4）细胞外贮能形式:在外源性碳水化合物缺乏时,水溶性胞外多糖在水解酶作用下降解成单糖,参与牙菌斑生物膜内产酸活动。

细菌胞内合成的细胞内多糖对龋病的发生也很重要,它可作为细胞内的一种贮能形式。在外源性碳水化合物缺乏时,细胞内多糖被降解,其降解产物作为代谢底物,继续产酸和提供能量,使牙菌斑内细菌产酸时间延长。

三、龋病微生物群落

在不同组织发生的龋损中,微生物的组成存在差异。这主要是由局部微生态环境和微生物的生物学特征所决定的。

（一）牙釉质龋相关微生物

牙釉质表面光滑,决定了只有对牙釉质有高亲和力的微生物才能在此部位定植继而致龋。在牙釉质龋病发生期间,微生物组成不断发生变化。即便在白垩斑表面形成的牙菌斑生物膜中,变异链球菌的比例都明显高于邻近健康牙齿表面的生物膜。牙齿的咬合面裂沟为细菌提供了很好的栖息场所。与光滑的牙釉质表面相比,其微生物的种类相对简单,主要由革兰氏阳性细菌组成。在裂沟龋处,变异链球菌和乳杆菌的数量较无龋裂沟者高,血链球菌则相反,在裂沟龋处的数量较正常裂沟者少。

（二）牙本质龋相关微生物

当龋病进展到牙本质时,由于局部生态环境的改变,细菌种类也随之发生改变。牙本质龋,特别是开口小的深牙本质龋中 pH 较低而牙本质所含的有机物较多,所以不仅适于耐酸菌的生长,更是溶蛋白细菌的适宜环境。牙本质龋损中的溶蛋白微生物较牙釉质龋更为常见。对牙本质龋损细菌组成的研究表明,在坏死牙本质和龋损前沿,革兰氏阳性菌占培养细菌总数的90%以上,其中革兰氏阳性杆菌占优势,特别是乳杆菌的数目较多,这与牙釉质龋是明显不同的。除乳杆菌外,常分离到的革兰氏阳性杆菌有蛛网菌属、双歧杆菌属、真杆菌属、丙酸杆菌属和放线菌属等。

（三）根龋相关微生物

牙根表面微生物种类较多。从根龋表面菌斑中可分离到大量革兰氏阳性菌,其中常见的有放线菌、变异链球菌、血链球菌、轻链球菌和乳杆菌等,也可分离到少量革兰氏阴性菌,如韦荣菌等。几乎从所有根面龋损中都能分离到黏性放线菌,其比例高达培养菌总数的

45%。变异链球菌和乳杆菌分离率高的根面发生根面龋的风险高,而黏性放线菌和内氏放线菌的分布与根龋的发生风险成负相关。此外,近期研究表明,白色念珠菌在根面龋部位定植与富集,可能与根面龋损部位微生态失衡及根面龋的发生发展有密切关系。

四、变异链球菌群

1924 年 Clarke 从人的龋损组织中分离得到了变异链球菌,但当时并未注意到它与龋病之间的密切联系。直到 20 世纪 60 年代初,该菌才被学术界重视起来。1960 年 Fitzgerald 和 Keyes 在仓鼠实验性龋中证实了某些链球菌有致龋作用,且能在动物之间传播,称为诱龋链球菌(caries-inducing *Streptococcus*)。直到 1967 年,Carlsson 确认这些链球菌与 40 多年前 Clarke 所描述的细菌同类,并称之为变异链球菌(*Streptococcus mutans*)。

(一) 变异链球菌群的基本特征

变异链球菌因在不同培养基中生长时形态发生变异而得名。该菌革兰氏染色呈阳性,球形菌体,直径为 0.5~0.75μm。在偏酸性的肉汤培养基中生长,菌细胞呈短杆状或球杆状。其成对或链状排列,链长中等或短,不活动。菌落形态变异较大,受培养基种类、培养条件等因素的影响。在轻唾琼脂平板上生长形成的菌落大多数呈粗糙型,高凸、坚硬、嵌于琼脂内,边缘不整齐,色淡蓝或灰蓝,直径 1mm 左右,表面呈玻璃样,顶端有圆形透明的细胞外多糖水珠,久放后,菌落周围有多糖外溢。少数菌落呈光滑或黏液型。血清型 d、g 的变异链球菌菌落以光滑型多见。在血琼脂平板上菌落呈圆形、乳白色、稍凸起、表面光滑、直径 0.5~1mm,周围有窄的 α(绿色)或 γ(无色)溶血环,偶尔产生 β 溶血环。

变异链球菌系兼性厌氧菌,在含 5% CO_2 和 95% N_2 的大气条件下生长良好,最适生长 pH 为 7。与其他口腔链球菌相比,变异链球菌更耐酸,pH 4.3 时也可生长。耐盐实验发现只能在 4.5% NaCl 中生长,6.5% NaCl 可抑制其生长。多数变异链球菌不受杆菌肽(bacitracin)和磺胺噻唑的抑制作用。变异链球菌是化能异养菌,生长的营养要求较高,通过分解碳水化合物获得主要能源。另外,其还需要特殊生长因子对氨基苯甲酸。

(二) 变异链球菌群的分类

根据变异链球菌细胞壁碳水化合物抗原成分的不同,变异链球菌可分成 8 种血清型(a~h)。Zinner(1965)首先证明了变异链球菌血清学上的异源性。1970 年,Bratthall 将变异链球菌分为 a~e 5 种血清型。1974 年,Perch 等又发现了 2 种新的血清型,定为 f、g 血清型。1981 年,Beighton 将从猴口腔中分离出的变异链球菌定为 h 型。

根据 DNA 中鸟嘌呤(G)和胞嘧啶(C)含量的不同,Coykendall 将变异链球菌分为不同遗传型。DNA 碱基顺序同源性的分析表明,同一遗传型中的菌株 DNA 同源性值可达 90%以上,而不同遗传型之间 DNA 同源性值就比较低。

(三) 变异链球菌群的分布

各类变异链球菌在人和动物中的检出率存在差异。在人的口腔中主要为变异链球菌和远缘链球菌,其中以 C 血清型变异链球菌检出率最高,约 80%,而其他几种主要存在于啮齿类动物或猴口腔中。变异链球菌群的命名、分类、血清型与遗传型之间的关系及其宿主见表 3-1。通常所称的变异链球菌仅是变异链球菌群中的一种菌种。各种变异链球菌有其各自的特征,它们的特征与其致龋性密切相关。

表 3-1 变异链球菌群的命名、分类及其宿主

命名	血清型	(G+C)/mol%	宿主
变异链球菌(S. mutans)	c、e、f	36~38	人、猴
鼠链球菌(S. rattus)	b	41~43	大鼠
远缘链球菌(S. sobrinus)	d、g、h	44~46	人、猴
仓鼠链球菌(S. cricetus)	a	42~44	仓鼠
野生鼠链球菌(S. ferus)	c	43~45	野生鼠
猴链球菌(S. macacae)	c	35~36	猴
道勒链球菌(S. downei)	h	41~42	猴

（四）变异链球菌群的致龋性

1. 产酸性和耐酸性 变异链球菌群能发酵多种碳水化合物产酸,其产酸力与乳酸脱氢酶活性密切相关。变异链球菌群的产酸速度较其他口腔细菌,如血链球菌、轻球菌、黏性放线菌、内氏放线菌等快(表 3-2)。

表 3-2 口腔不同细菌的产酸速度

细菌	在不同 pH 产生的酸/$\times 10^{-8}$mol · min^{-1} *			
	6.0	5.5	5.0	4.5
变异链球菌群				
血清型 a	63	48	26	13
血清型 c	55	31	27	16
血清型 d,g	68	26	4	—
血链球菌	28	17	8	2
轻链球菌	36	14	9	3
粪链球菌	26	34	18	4
黏性放线菌	5	—	4	
内氏放线菌	3	—	3	
衣氏放线菌	3	—	3	

* 在 2% 葡萄糖溶液中产生的酸。

变异链球菌群不仅产酸力强、产酸迅速,且耐酸,其耐酸性较其他口腔链球菌强。该菌生长最低 pH 约为 5.0,酵解最低 pH 为 3.5,仅次于乳杆菌。在经 pH 3.8 的酸冲击后仍有 2/3 的细胞存活下来。变异链球菌群的耐酸性使它能在菌斑的酸性环境中生存并代谢产酸,发挥其致龋作用。在 pH 4.5 时,变异链球菌群产生的酸依然为其他口腔链球菌的 3~8 倍。变异链球菌群的耐酸性是其致龋的重要因素之一,其耐酸性是由菌细胞高水平的质子移位膜 ATP 酶及最适 pH 决定的。变异链球菌细胞膜蛋白中 ATP 酶的水平(1.8U/mg)较血链球菌高(1.1U/mg),最适 pH(pH 6.0)较血链球菌(pH 7.0~7.5)和唾链球菌(pH 7.0)低。

胞外 pH 为 5.0 时,变异链球菌胞内 pH 为 6.44,而血链球菌为 5.97,故变异链球菌能维持较大的跨膜 pH 梯度($\triangle pH$)。在胞外 pH 4.0 时,变异链球菌有质子流动和 ATP 合成,仍能进行糖酵解。变异链球菌群 ATP 酶的低 pH 适应性使其在低 pH 时仍能持续将质子泵出细胞外,维持跨膜$\triangle pH$,并伴有酶的合成增加,为变异链球菌群的高耐酸性提供了重要的物质基础。变异链球菌群不仅具有强的耐酸性,且在低 pH 下酸耐受性增强,以继续生长和进行糖酵解,使其在低 pH 环境下更具生存优势和致龋性。

2. 合成细胞外多糖和细胞内多糖 变异链球菌能以蔗糖为底物合成细胞外葡聚糖和果聚糖。除合成细胞外多糖外,大部分变异链球菌还能合成细胞内多糖。水不溶性葡聚糖介导变异链球菌在牙齿表面的蔗糖依赖性黏附、参与牙菌斑生物膜基质的形成,促进菌斑成熟,是变异链球菌的重要毒力因子。水溶性葡聚糖、果聚糖和细胞内多糖则作为代谢底物,提供能量和产酸、延长产酸时间从而增加其致龋性。

3. 对牙齿的黏附作用 牙齿是变异链球菌在口腔内的主要定居部位,变异链球菌对牙齿有很高的亲和力。变异链球菌对牙齿的选择性黏附与其细胞壁的成分密切相关。细胞的脂磷壁酸通过带负电的磷酸根基团结合到细胞壁的蛋白上形成复合物,此复合物与变异链球菌的疏水性密切相关。疏水性越强,黏附性也越强。脂磷壁酸带负电荷的终末磷酸基团可通过钙桥与获得膜上带负电荷的磺酸基、羧基结合,使细菌黏附于牙齿表面。脂磷壁酸是葡糖基转移酶(GTF)在变异链球菌细胞表面的受体,可促进葡糖基转移酶结合到菌细胞表面,从而调节对牙齿的黏附。

尽管变异链球菌群与龋病有着极为密切的关系,但很多问题值得进一步探讨。动物致龋实验发现,除了变异链球菌可诱发龋病,肠球菌、轻链球菌、黏性放线菌和唾液链球菌等也可诱发动物龋病。目前认为,变异链球菌群是主要致龋菌,与龋病发生密切相关,但不是唯一的致龋菌。变异链球菌的检出率和数量与龋病活跃性的关系不是恒定不变的。在龋病的不同时期,变异链球菌的检出率是波动的,说明变异链球菌的致龋作用极其复杂。

第三节 牙菌斑生物膜

牙菌斑生物膜是一个以细菌为主的、定植于牙面的微生态环境,是细菌在牙面上生存、代谢、致病的环境。1840 年,Buhlmann 将牙菌斑生物膜命名为 Buhlmann 纤维膜。1847 年,Fioinus 称其为牙面薄膜。1897 年,Williams 在显微镜下观察了 400 余例牙釉质切片,发现牙齿表面存在一层厚的、纤毛状的微生物团块,提出牙菌斑这一名称,并推测牙菌斑生物膜内的微生物可能产酸,导致龋损。1937 年,Forsdick 提出牙面上的微生物必须在牙菌斑生物膜这个特定环境下代谢产酸,并使酸维持一定的浓度,不被唾液所稀释和长久作用于牙表面,引起龋损。1963 年,Dawes 提出牙菌斑生物膜是附着在牙面上不易被漱口液清洗的软而黏的物质。但这一定义未能科学地说明牙菌斑生物膜的本质,对牙菌斑生物膜的性质、代谢、危害也均缺乏深刻认识。

一、牙菌斑生物膜的组成

牙菌斑生物膜的组成包括微生物群体和基质。微生物群落构成牙菌斑生物膜的主体,而基质则是微生物群落赖以生存的环境。由于牙菌斑生物膜的组成受环境影响较大,不同部位的牙菌斑生物膜的微生物和基质组成存在差异。

（一）牙菌斑生物膜微生物的组成特点

牙菌斑生物膜是以细菌为主体的微生态环境,细菌占牙菌斑生物膜容量的60%~70%。研究表明,每毫克湿牙菌斑生物膜含有 $1×10^8$ CFU 以上的微生物。此外,牙菌斑生物膜内还有少量的酵母菌、霉菌、病毒和支原体。

1. 微生物种类繁多　牙菌斑生物膜内的细菌种类有200~400种,仅1%~10%的细菌是可培养的,其中以厌氧菌占优势。

2. 微生物组成存在时空差异性　受年龄、健康状况、饮食习惯、口腔卫生、牙齿萌出与替换及牙菌斑生物膜的成熟程度等因素的影响,牙菌斑生物膜中的微生物组成在个体之间、同一个体的不同位点及时间点上均可存在差异。

（二）牙菌斑生物膜的化学组成

牙菌斑生物膜的化学组成包括水、蛋白质、糖、脂类及无机盐。水在牙菌斑生物膜中的体积分数为30%~50%,而质量分数高达80%。蛋白质占牙菌斑生物膜干重的40%~50%,主要来自宿主的唾液和龈沟液,少量来自细菌。牙菌斑生物膜中的糖类包括低分子可溶性糖和多糖,可来源于食物或细菌。脂质多位于牙菌斑生物膜的基质中,主要有磷脂、糖脂和中性脂。主要的无机盐有钙、磷、镁、钠、钾及少量的铜、铁等。

（三）影响牙菌斑生物膜组成的因素

1. 微生物之间的相互作用　微生物是牙菌斑生物膜生态系的主体部分,微生物之间的共生、竞争和拮抗必然会影响正常菌群的生态平衡关系。

共生是指多种微生物共同栖于同一生态环境中,彼此联系、彼此获益的生态关系。牙菌斑生物膜内微生物之间的共生作用调节菌斑的生态组成。生物膜中兼性厌氧菌和需氧菌对氧的利用有利于专性厌氧菌的生长。韦荣球菌将其他细菌产生的强酸转化为弱酸,缓解了生物膜内的酸性环境,有利于非耐酸菌的生长。血链球菌在生长过程中合成对氨基苯甲酸正是变异链球菌生长所必需的。拮抗作用是指微生物生长在同一环境时,一些微生物抑制另一些微生物生长的现象,即微生物之间相互制约。

2. 牙菌斑生物膜内的pH　pH是调节菌斑生态平衡的重要因子。当菌斑 pH 4.5 以下时,乳杆菌、酵母菌能生存;pH 5.0 时,放线菌、链球菌可以生存;pH 6.0~8.0 时,几乎所有的菌斑细菌都能生存;pH 9.0 时,乳酸杆菌和奈瑟球菌不能生存;pH 9.5 时,放线菌、韦荣球菌、梭杆菌、酵母菌和一些链球菌可以生存,但数量较少。

3. 微生物代谢物质　牙菌斑生物膜中的一种微生物可以产生不利于另一种微生物生存的代谢产物,这些产物可以改变其生长环境,例如:改变氢离子浓度、渗透压、氧和二氧化碳张力,或产生毒素样物质,干扰某些微生物的生长和代谢等。过氧化氢(H_2O_2)是一种非特异性抗菌药物,低浓度时有抑菌作用,高浓度时能杀菌。血链球菌产生的 H_2O_2 可以抑制变异链球菌的生长。唾液链球菌、缓症链球菌也可以合成 H_2O_2,在调节牙菌斑生物膜生态平衡中起到一定的作用。

4. 微生物合成产物　细菌素是细菌合成的一种杀菌能力极强的蛋白质。牙菌斑生物膜中既有产细菌素的细菌,又有对细菌素敏感的细菌。例如,黏性放线菌对变异链菌的细菌素十分敏感,因而变异链菌细菌素能有效地阻止黏性放线菌对牙齿表面的黏附;血链球菌产生的细菌素对非溶血性链球菌、乳杆菌、棒杆菌和放线菌的生长有明显的抑制作用;各血清型变异链球菌都可以合成细菌素,并且能抑制血链球菌、放线菌,因此牙菌斑生物膜中变异链球菌增加常伴有血链球菌的减少。变异链球菌血清 C 型是主要的致龋菌,其产生的细菌素最多,这可能是变异链球菌血清 C 型最多见的原因之一。

5. 宿主因素　唾液是影响牙菌斑生物膜组成最重要的宿主因素。唾液中既含有丰富的氨基酸、蛋白质、碳水化合物、维生素和微量元素,又有适宜的 pH、温度、湿度,为口腔微生物的生长及牙菌斑生物膜的形成提供了最佳的环境条件。唾液中也还存在一些物质可调节牙菌斑生物膜的组成,包括乳过氧化物酶系统、溶菌酶、免疫球蛋白和乳铁蛋白。唾液乳过氧化物酶系统包括乳过氧化物酶、硫氰酸盐和过氧化氢,其催化产生的亚硫氰酸盐是一种毒性产物,可以使细菌糖代谢所需的酶失活,有效中止糖代谢,干扰有机酸的产生。唾液溶菌酶是一种相对分子质量较低的酶,可以水解细菌细胞壁的乙酰胞壁酸和乙酰葡糖胺之间的 β-1,4 糖苷键,具有选择性抑菌作用。唾液中的免疫球蛋白通过影响牙菌斑生物膜中各细菌之间的平衡,参与牙菌斑生物膜细菌生态组成的调节。乳铁蛋白是唾液中的一种热稳定蛋白质,对大多数细菌有抑制作用。该蛋白质有较强的螯合铁能力,能摄取细菌细胞中的铁,抑制细菌生长。

6. 营养物质　碳水化合物是牙菌斑生物膜代谢的主要物质基础。细菌利用碳水化合物产生酸,进而导致局部微环境中的 pH 改变,导致牙菌斑生物膜内耐酸菌与非耐酸菌的比例发生改变。

二、牙菌斑生物膜的物质代谢

牙菌斑生物膜的物质代谢是指发生在牙菌斑生物膜内的各种生物化学代谢活动。一个成熟的牙菌斑生物膜除具有一定的形态结构外,还可以进行各种复杂的代谢活动。

（一）糖分解代谢

牙菌斑生物膜内的糖代谢十分活跃,其代谢产物,包括有机酸和多糖在龋病发生中均具有重要作用。牙菌斑生物膜内的糖代谢过程十分复杂,需经过许多的中间过程。在细菌体内进行糖分解代谢的一个共同过程是产生丙酮酸盐。在新形成的牙菌斑生物膜中,由于结构疏松,氧容易扩散进入内部,丙酮酸盐可完全氧化生成水和二氧化碳。在此过程中产生的 ATP 是细菌的生长繁殖和代谢活动的能量来源。

成熟的牙菌斑生物膜结构致密,氧不易进入牙菌斑生物膜的深层结构,加上外层的需氧菌消耗氧,使深层成为乏氧环境。因此,定植于牙菌斑深层的细菌以糖作为代谢底物时多经无氧酵解过程产生各种有机酸,如乳酸、甲酸、乙酸、丙酸、丁酸和戊酸。

（二）糖合成代谢

糖的合成是牙菌斑生物膜内重要的代谢活动,包括细胞内多糖合成和细胞外多糖合成。在牙菌斑生物膜内的细菌多可将糖类转化为细胞内多糖,以糖原的形式贮存(图 3-4)。细胞内多糖的合成往往是在外源性糖供给充足时发生。一旦外源性能源供应不足而难以维持牙菌斑生物膜的需要,细菌便可以利用贮存的多糖,以保证细菌代谢所需的能源、碳源的持续供给。

牙菌斑生物膜中的部分细菌分泌糖基转移酶至胞外,以糖类为底物,在胞外催化合成细

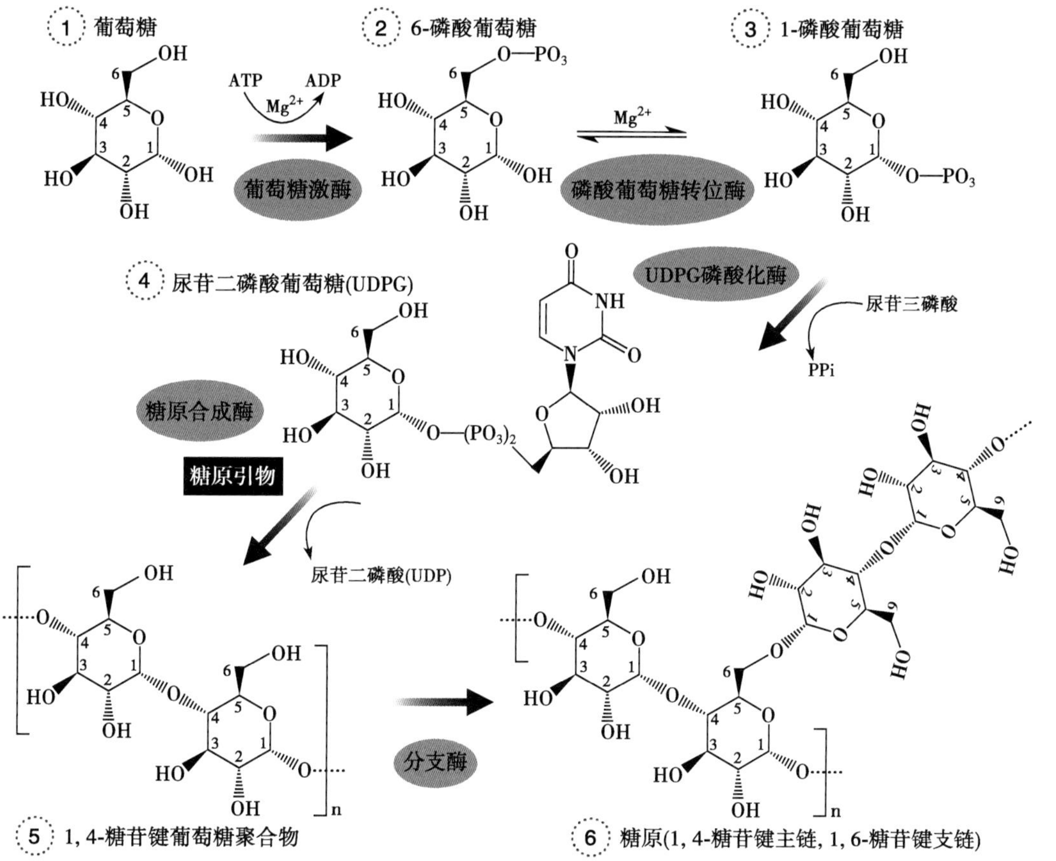

图 3-4 牙菌斑生物膜糖原合成示意图

胞外多糖(图 3-5)。细胞外多糖可分为水不溶性及水溶性细胞外多糖。水不溶性细胞外多糖参与生物膜基质的形成。这类多糖分子量大、结构高度分支、互相交链、黏性大,对细菌在牙齿表面的黏附,以及细菌之间的黏附起十分重要的作用。水不溶性细胞外多糖包括 α-1,3 糖苷键葡聚糖(glucan)、变异链球菌合成的变聚糖及 β-2,1 糖苷键。水溶性细胞外多糖易溶于水,被细菌利用,作为外源性糖供应不足时牙菌斑生物膜持续代谢的底物,其作用如同细胞内多糖,是牙菌斑生物膜内能源和碳源的贮存形成,包括 α-1,6 糖苷键葡聚糖(右旋糖酐)、β-2,6 糖苷键果聚糖(左旋糖酐)。

牙菌斑生物膜内的糖类代谢相当活跃,这些代谢归纳起来有以下主要作用:①作为细菌细胞的组成部分;②为细菌体内能源贮存,当牙菌斑外源性糖供应不足时可被细胞分解利用,维持代谢的持续性;③构成牙菌斑基质,对细菌黏附、集聚及生物膜形成起重要作用。

(三) 氨基酸代谢

牙菌斑生物膜中存在氨基酸的合成及分解代谢。例如,生物膜中的细菌利用尿素和葡萄糖合成丙氨酸,其中尿素提供氨基,葡萄糖提供丙酮酸分子。此外,口腔链球菌、乳杆菌能够产生精氨酸脱氢酶系统(arginine deiminase system,ADS),使精氨酸水解产生鸟氨酸、CO_2 和氨。在外源性碳水化合物供给不足时,具有精氨酸脱氢酶系统的细菌可以利用精氨酸替

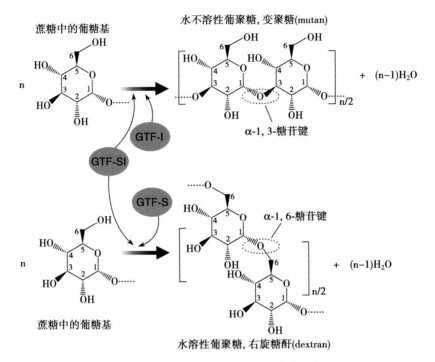

图 3-5 牙菌斑生物膜细胞外多糖合成示意图

代糖进行能源供给。

牙菌斑生物膜中主要有 3 条分解代谢产碱途径,包括尿素代谢、精氨酸代谢及精胺代谢途径。尿素是机体氨基酸代谢过程中的重要代谢产物,可在细菌尿素酶的作用下快速分解产生氨、二氧化碳及 ATP,是口腔细菌主要的产碱代谢途径。口腔中具有尿素酶活性的细菌主要包括唾液链球菌和内氏放线菌等。另一条产碱途径为精氨酸代谢途径。口腔中的精氨酸也主要来源于唾液,通常以多肽形式存在于口腔。精氨酸在精氨酸脱亚氨酶系统的作用下分解产生氨、二氧化碳及 ATP。口腔中具有 ADS 的细菌主要包括戈登链球菌、大鼠链球菌和嵴链球菌等。精氨酸代谢被认为是决定牙菌斑酸碱平衡的重要机制。口腔细菌的第三条产碱途径是精胺代谢途径。口腔中精胺主要来源于精氨酸代谢的中间产物,也可来源于一些食物,如牛奶和啤酒。精胺在精胺脱亚氨酶系统(agmatine deiminase system,AgDS)作用下最终分解产生氨、二氧化碳及 ATP。口腔中具有 AgDS 的细菌主要包括变异链球菌和大鼠链球菌。由于口腔中精胺浓度和细菌精胺脱亚氨酶活性较低,精胺代谢被认为对于影响口腔酸碱平衡只起较弱的作用,但与变异链球菌的耐酸性密切相关。

(四)无机盐代谢

牙菌斑生物膜中的无机盐主要是钙、磷、氟、镁、钠、钾等,其含量均高于唾液中的含量。牙菌斑生物膜中矿物含量高的原因之一在于牙菌斑生物膜起着阻挡牙齿表面离子扩散至口腔的屏障作用,使大量矿物质堆积其中。值得注意的是,这些无机盐本身又是牙菌斑生物膜细菌代谢的产物。体外实验发现,变异链球菌和血链球菌能形成细胞内的羟基磷灰石,一些口腔链球菌还能合成磷酸盐的聚合物。

三、微生物种群间相互作用对牙菌斑生物膜毒力的影响

细菌间的相互作用可以影响一种细菌或一组细菌的生长,也可改变生物膜成员的毒力特性,进而改变生物膜的总体致病性。牙菌斑生物膜中的产碱菌代谢产物可中和变异链球菌的酸性产物,降低生物膜的致龋性。韦荣菌通过代谢变异链球菌产生的乳酸同样可降低生物膜的致龋性。变异链球菌合成的变链素可以抑制非致龋菌的生长,而变链素的合成依赖于感受态刺激肽(competence stimulating peptide,CSP)的相对浓度。由于非致龋菌戈登链球菌可使变异链球菌的 CSP 失活,因此可抑制变链素的产生,进而降低生物膜的致龋性。

四、牙菌斑生物膜控制新方法

通过控制牙菌斑生物膜来实现龋病的防治,需要充分理解口腔微生物群落及口腔微生物之间的相互关系,才能达到调节牙菌斑生物膜的微生物构成、控制群落口腔微生物致病性的目的。

(一)拮抗性黏附抑制

由于变异链球菌与龋病的相关性,减少其在牙齿表面的定植数量可有效防治龋病。变异链球菌对牙齿表面的黏附涉及多种机制,包括非特异性黏结、表面物理性捕捉、与获得性膜成分的特异性相互作用,以及食物中的蔗糖介导的葡聚糖强化黏附。变异链球菌细胞表面蛋白抗原为一种黏附素,可以与牙面获得性膜相互作用。利用一种与细胞表面蛋白抗原活跃黏附部位相似的十二肽,可以竞争性抑制细胞表面蛋白抗原与牙面的结合位点,从而减少变异链球菌的黏附。

(二)替代疗法

龋病替代疗法的基本思路是在口腔中引入一种非致龋性的变异链球菌菌株,其产生的细菌素会抑制口腔内致龋性变异链球菌在牙齿表面定植。体外实验和动物模型显示此方法可有效减少致龋性变异链球菌菌株定植,但体内验证有待进行。

(三)益生菌

益生菌是指能改善宿主微生态平衡而发挥有益作用,达到提高宿主健康水平和健康状态的活菌制剂及其代谢产物。防龋口腔益生菌主要指可代谢精氨酸或尿素产碱的口腔链球菌。动物模型显示,接种产碱性口腔链球菌可有效降低大鼠龋病的发生率。此外,唾液链球菌 K12 菌株作为一种广泛用于婴幼儿咽峡炎的口腔益生菌,可产生具有抑菌作用的唾液素(salivaricin),除抑制病原微生物生长外,有望应用于牙菌斑生物膜相关口腔感染性疾病的防治领域,促进口腔健康。

(四)干扰信号传导机制

由感受态刺激肽 CSP 介导的群体感应机制是变异链球菌的重要毒力因子。干扰这种信号传导的微生物可能控制变异链球菌毒力,从而降低龋病风险。戈登链球菌可以通过灭活 CSP 而干扰变异链球菌的群体感应作用,有望成为控制龋病的有效益生菌。

(五)STAMP 靶向抗菌治疗

传统抗菌药物对口腔细菌的杀灭不具有选择性,导致生态紊乱。研究者们开发出了一

种新型抗菌药物称为特异性靶向抗菌肽（specifically targeted antimicrobial peptide，STAMP）。STAMP 是一种由两部分组成的结合性多肽，杀菌部分为非特异性抗菌肽，靶向部分则为种属特异性结合多肽。靶向部分提供了与病原菌特异性结合的能力，并促使抗菌肽靶向作用于病原菌。STAMP 对浮游及生物膜状态下的变异链球菌均有明显的特异性抑制作用，能从多生物膜中特异性消除变异链球菌而不影响其他非致龋性口腔链球菌，提示其可作为"益生抗菌药物"。

第四节 口腔生态平衡与龋病

口腔生态学是生态学的一个分支学科，该学科通过研究口腔微生物与人体口腔这一特定环境的相互关系，旨在阐明口腔组织器官与口腔微生物群之间维持生理平衡态和出现病理失调态的机制，以提出维持口腔生态平衡、防止生态关系失调的措施和方法。该学科建立在口腔解剖生理学、口腔微生物学、口腔生物化学及生态学等多学科的基本原理基础上，既是人体生态学的重要部分，也是口腔医学基础学科中的一门新兴学科。

一、口腔生态区

生态系统（ecosystem）是指在一定空间内生物与环境构成的统一整体。在这个统一整体中，生物与环境之间相互影响、相互制约，并在一定时期内处于相对稳定的动态平衡状态。生态系统的空间层次称为生态区，即生物体生存的环境。生态区包括一些次空间层次或亚结构，称为生境。生境的亚结构或次空间称为生态点。生态位则是生态点内更小的亚结构或空间层次，在生态学中又称为小生境或生态灶、生态龛。这些空间层次的划分是区域和解剖部位划分的相对概念，是为了更直接、更真实地反映空间层次的生态学特点，更有利于揭示生物体与空间层次关系的本质。

口腔生态区是人体生态系统中重要的空间层次之一，由牙齿、牙龈、牙槽骨、唇、舌、颊、腭、唾液等组成，这些组成部分均可视为不同的小生态区。对特定个体而言，口腔生态区还可能包括修复体（活动或固定义齿、种植牙）及矫治器等。

1. 牙齿生态区　牙齿包括牙冠和牙根。牙冠暴露在口腔中，牙根包埋在牙槽骨中。牙冠表面可简单分为光滑面、咬合面。光滑面如靠近口唇和颊侧黏膜的唇面及靠近舌和上腭的舌面。光滑面属于自洁区，容易受到唾液、食物摩擦和口腔卫生措施（含漱刷牙等）的清洁作用。凡能在光滑面上定植的微生物群落必须具有特殊的抗脱离力。牙冠的咬合面表面呈凹凸状，有形态各异的点隙沟裂，属于口腔的非自洁区，各种生理的或机械的自洁作用均不易达到。咬合面的这一特殊生态条件，为细菌定植创造了良好的环境，成为口腔微生物的易集聚点。

2. 牙周生态区　牙周膜、牙槽骨、牙龈及牙骨质统称为牙周组织。游离牙龈和牙面之间存在一个环状狭小的空隙，称为龈沟，是口腔细菌的定植位点之一。一旦出现牙周疾患，龈沟出现病理性加深（>3mm），即牙周袋。牙周袋使牙周生境发生较大的变化，如氧化还原电势由+100mV 降低至−300mV，成为口腔内专性厌氧菌数量最多的生态区。

3. 口腔黏膜生态区　口腔黏膜生态区包括唇、颊、腭、舌和牙龈。口腔黏膜表面上皮具有持续脱落再生的特性。上皮的这种快速新陈代谢使在口腔黏膜表面定植的微生物不断地经历吸附、脱落、再吸附的定植过程。口腔黏膜生态区的另一特性是紧邻唾液、易清洁、氧化还原电势较高。

4. 唾液生态区　唾液是由下颌下腺、舌下腺、腮腺及无数个小唾液腺共同分泌形成的,主要生物学作用包括润滑、保护、缓冲、清洁、营养及抗微生物等。正常人每天分泌唾液1 000~1 500mL。唾液进入口腔后,脱落黏膜上皮细胞、白细胞、细菌和食物残渣混入其中,使其成为口腔微生物群落定植的又一重要生态区。

5. 其他生态区　牙列发育畸形、排列不整齐或形态异常,以及各种原因造成的牙列缺失都可以形成特殊的生态区。义齿修复和各类矫治器的使用也将形成新的滞留区和生态区。由于齿科材料的性质不同,在这些新的生态区定植的细菌种类和数量均有可能存在差异。

二、口腔生态区的基本特征

口腔中不断分泌和流动的唾液维持了口腔生态区的湿度和 pH。口腔生态区温度的恒定(36~37℃)则来源于全身体温的调节。口腔除了组织表面上皮细胞的代谢、死亡脱落更新,还存在食物咀嚼、吞咽、刷牙、漱口、唾液和龈沟的流动洗刷作用等。这些使口腔微生物脱落的脱离力是影响口腔生态区微生物定植数量的重要因素之一。

在生态区中容易贮留食物和细菌的区域被称为滞留区。滞留区多是口腔生态区的一个重要特点,包括龈沟、牙邻面间隙、𬌗面的窝沟、义齿卡环和基托与牙面或牙龈、颊黏附的接触区等。在滞留区,唾液的冲洗作用较弱,口腔卫生措施也不易到达或不够完善,致使食物容易滞留,其微生物脱离力明显小于其他非滞留区。此外在滞留区,氧化还原电势(Eh)较低而有益于厌氧菌的生长繁殖。由于滞留区为微生物的定植及生长繁殖提供了很好的保护作用,故滞留区又称为保护区。

口腔生态区内存在的明显的 Eh 差异和变化是口腔生态区的又一特点,是口腔微生物种类复杂、数量多的重要原因之一。唾液的 Eh 较高,可达+309mV 左右,龈沟的 Eh 低一些,在+100mV 左右,深牙周袋(袋深6~7mm)的 Eh 可低至−300mV。不同牙齿表面的 Eh 也存在差异,通常牙邻面的 Eh 低于舌侧、唇侧和颊侧面。口腔生态区中影响 Eh 不断变化的因素:①牙齿萌出、牙齿丧失及修复体的戴用。无牙口腔 Eh 较高、牙齿萌出,特别是磨牙的萌出使口腔生态区的 Eh 变低,并呈现各生境及生态位点 Eh 的差异。此外,牙齿丧失及修复体的使用也是影响口腔生态区 Eh 的因素之一。②牙菌斑生物膜。牙菌斑生物膜是口腔生态区中一个重要的生态系统,也是反映口腔微生物生态学特点的重要生态系。牙菌斑生物膜形成初期 Eh 高(+200mV 左右),随着牙菌斑生物膜不断发育、成熟,牙菌斑增厚,Eh 可降低至−140mV。

三、口腔生态平衡与龋病

口腔生态平衡是指口腔生态系在一定时间内结构与功能的相对稳定状态,是口腔微生物和宿主(口腔)生理功能高度统一的平衡状态。影响口腔生态平衡的因素来自宿主、微生物及外环境,这些因素均被称为生态因子,它们可以单独作用,也可以协同作用。龋病发生发展过程中口腔微生态发生显著改变,包括口腔菌群组成、结构及功能的显著变化。更为重要的是,口腔微生态的改变在龋病临床症状出现之前。奶瓶龋临床症状出现前,患儿牙面口腔微生态 α 及 β 多样性显著增加,与龋洞已形成的儿童口腔微生物群落相似性增加,而与健康儿童口腔微生物群落相似性减低。成年患龋者健康牙面口腔微生态物种间共现关系(co-occurrence)明显异于无龋者,微生态群落拓扑结构复杂程度显著降低。

(一) 口腔生态平衡的评价标准

1. 微生物标准　微生物的定位、定性和定量指标是口腔生态平衡评价的三个微生物指标。考虑口腔微生物评价时应注意,微生物的定位、定性和定量标准是微生物评价标准的三个方面,不是独立的单一标准。从理论上讲,口腔生态区定位界线的划分可依据口腔解剖结构而定,但在实际检测中,定位特别是生态位点的准确定位存在一定的难度。由于口腔微生物数量多、种类复杂,其中占优势的厌氧菌中还包括一些分离培养较难的细菌,定性标准方面也待探讨。定量标准是指一定生境内微生物的数量,通常用生境内标本的重量(每克菌斑)或体积(每毫升唾液或龈沟液)或面积(每平方厘米舌黏膜或颊黏膜)作为计量的基础,每克或每毫升或每平方厘米标本中细菌的数量(菌落形成单位,CFU)作为定量的计量方法。在一些生态位点,由于标本量极小(如牙齿沟裂菌斑)或定量的准确性误差较大,给细菌的定量检查带来一定的困难时,可采用优势菌的百分组成比作为定量的计量方法。优势菌的百分组成比是指各生境或生态位点可培养口腔优势菌的组成分布(%),在评价口腔生态区或其生境、生态位点的细菌生态平衡上已成为一种有意义的定量标准。

2. 宿主评价标准　口腔生态平衡的另一个重要的评价标准是宿主。各种临床指数,如菌斑指数、龈炎指数、出血指数、龈附着水平、口腔临床检查(牙齿、牙髓、牙周、口腔黏膜等)和实验室检查(如唾液流速、pH、组分分析等)等均可作为宿主方面有关的评价标准。宿主评价标准的确定必须考虑宿主在不同发育阶段生理功能变化所引起的生态平衡动态变化和暂时生态失调。宿主年龄是口腔生态平衡标准的重要参数。此外,宿主评价标准还应考虑宿主个体间的一些差异。

(二) 影响口腔生态平衡的因素

1. 宿主因素　影响口腔生态平衡的宿主因素可归纳为两方面。

(1) 宿主生理功能:既包括增龄引起的口腔组织器官及口腔生理功能的变化,也包括影响宿主生理功能的其他因素,如吸烟、饮食习惯、口腔卫生习惯、免疫、遗传、激素分泌等。宿主生理功能对口腔生态平衡的影响通常是暂时的,并以建立新的口腔生态平衡为特征。

(2) 宿主病理改变:包括口腔疾病(口腔感染性疾病、口干症等)、全身性疾病(糖尿病、白血病等)及外源性治疗手段的干预(抗生素、放化疗等)。这些病理改变对口腔生态平衡的影响很明显,所致的生态平衡失调常常是不可逆的,但是一些治疗措施可能使口腔重建新的生态平衡。

2. 口腔微生物的相互作用　牙菌斑生物膜中的各类微生物彼此接近,相互作用。这种相互作用会影响群落的微生物组成、代谢活动及基质构成,是维持口腔微生态平衡的重要因素。

3. 其他因素　在牙菌斑生物膜中,碳水化合物代谢所致的 pH 改变是影响生态平衡的一个重要因素。很多细菌能造成低 pH 环境,但其极少能在此环境下生存。低 pH 可破坏牙菌斑生物膜的生态平衡,导致牙菌斑生物膜中产酸耐酸菌增加,如变异链球菌、乳杆菌富集,而产碱共生菌如血链球菌等减少,促进龋病的发生。

(三) 龋病微生态研究展望

近年来,龋病微生态学研究开始从探索单一微生物的致龋行为,逐渐过渡到基于群落的微生物致病机制及龋病防治措施的研究,具体包括:①探究龋病微生态环境中的未知物种,以及龋病发生发展过程中微生物组成变化、宏基因组组成改变。②"不可培养"微生物的致龋性研究。对于新的、可疑的、尚未被培养的致病菌(群),目前的研究策略主要包括"不可培养"微生物的可培养化(新型培养基的研发),以及绕过分离培养难关直接进行菌群功能/状态实时识别(如单细胞拉曼光谱技术)。③龋病微生态改变在疾病风险评估中的运用。由于微生态内的菌群变化早于龋病临床症状的出现,通过对龋病微生态的动态监测,有望实现龋病的早期诊断、早期干预,降低龋病患病风险。④基于微生态理论的龋病治疗策略研究,如拮抗性黏附抑制、替代疗法、益生菌、干扰信号传导机制、STAMP 靶向抗菌治疗等。

(周学东)

参 考 文 献

1. 周学东. 实用口腔微生物学与技术. 北京:人民卫生出版社,2009.

2. 肖丽英,肖晓蓉. 实用口腔微生物学图谱. 北京:人民卫生出版社,2009.

3. 王翰章,周学东. 中华口腔科学. 2 版. 北京:人民卫生出版社,2010.

4. 周学东. 龋病学. 北京:人民卫生出版社,2011.

5. 周学东,施文元. 口腔微生态学. 北京:人民卫生出版社,2012.

6. 周学东,徐健,施文元. 人类口腔微生物组学研究:现状、挑战及机遇. 微生物学报,2017,57(6):806-821.

第四章 龋病免疫学

龋病是细菌感染性疾病,变异链球菌属与人类龋病密切相关,其中变异链球菌和表兄链球菌是最重要的致龋菌。免疫学是一门研究抗原性异物、免疫应答规律,以及免疫应答产物与抗原反应的理论和技术的科学。免疫的现代概念可以概括为机体识别和排除抗原性异物的功能,即机体区分自身与异己的功能。细菌等传染因子是抗原性异物中的一类。龋病与其他细菌感染性疾病的相同之处在于一方面依赖于细菌的侵袭;另一方面宿主发挥防御作用,通过识别抗原性异物并加以清除,保持自身的动态稳定。然而,龋病的细菌侵袭和宿主防御更为复杂,往往不能仅因发现某种特定的致病微生物就认为受到细菌的感染。同样,尽管变异链球菌属已被确认是人类龋病的重要病原菌,龋病仍可能在没有该菌属存在的情况下继续发展。食用糖的种类直接影响变异链球菌和其他牙菌斑细菌的产酸量和致龋力。而宿主的非特异性免疫和特异性免疫、口腔环境的缓冲能力、牙釉质的理化性质和界面、牙菌斑生物膜中的嗜酸菌等因素也会影响龋病的发生发展。

第一节 口腔免疫系统

口腔是人体消化道和呼吸道的起端,作为一个开放的环境,时常受到外来抗原的侵袭,在这个特殊的环境中,机体建立了一套既作为全身免疫体系的一部分,又具有口腔特异性的免疫体系。人类口腔免疫系统主要由三道防线构成,分别是免疫组织与免疫器官、免疫细胞与免疫分子及口腔黏膜免疫系统,三个系统相互协作,保护机体组织抵抗抗原的侵入,防止疾病的发生发展,维护机体的健康。

一、口腔免疫组织与免疫器官

口腔免疫器官隶属于周围免疫器官,主要包含淋巴组织。在胚胎发育过程中,造血干细胞在中枢免疫器官(胸腺和骨髓)增殖分化为 B 淋巴细胞和 T 淋巴细胞并将其送到周围免疫器官,淋巴细胞在中枢免疫器官内不需抗原刺激即可增殖,而周围免疫器官中的淋巴细胞则须受到抗原刺激才能增殖,故其增殖是抗原依赖的,免疫反应即在此发生。在周围免疫器官,抗原首先被巨噬细胞吞噬或吞饮,巨噬细胞将抗原消化处理,然后将抗原决定基部分分泌到表面,这种经过巨噬细胞处理加工的抗原才能被淋巴细胞识别,进而引起免疫反应。

口腔淋巴组织依据解剖部位和引流排泄部位的异同分为口内和口外两部分,包含淋巴组织和扁桃体两种类型的免疫组织。口外淋巴组织包括下颌下、颏下、颈深、咽后壁等淋巴结群,分别分布于相应的解剖部位。口内淋巴组织则包含4类淋巴结群,分别为黏膜下淋巴组织、唾液淋巴组织、牙龈淋巴组织和扁桃体。黏膜下淋巴组织位于软腭、口底、舌前部表面,唾液淋巴组织位于大小唾液腺内,牙龈淋巴组织则位于牙龈组织下和组织中,这些分散各处的淋巴结、淋巴组织、扁桃体等构成相互连接的网络化淋巴循环通路,发挥免疫功能。

淋巴结为豆状,沿淋巴管分布于与之相连的淋巴器官,外覆结缔组织被膜。在淋巴结内,B淋巴细胞和T淋巴细胞各有其特殊的定居部位,皮质浅层部位的生发中心是B细胞区,在皮质与髓质之间的副皮质区即T细胞区,髓质内充填着大量网状结缔组织,因此得以更密切地接触及处理抗原和传递抗原的巨噬细胞,这种组织结构有利于捕捉抗原,并使之与淋巴细胞相互作用,高效触发免疫应答(图4-1)。扁桃体是淋巴组织与上皮紧密联结构成的淋巴上皮器官,表面覆以黏膜上皮,深层密集分布淋巴小结和弥散淋巴组织,其中含有较多的浆细胞,可分泌IgG、IgA及IgM等,参与机体的体液免疫和细胞免疫。

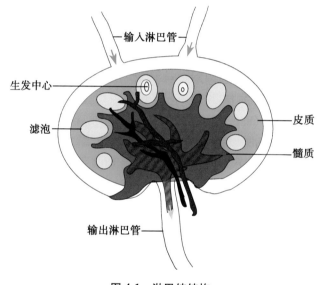

图 4-1 淋巴结结构

（一）口外淋巴结

颈部、口周淋巴结如颏下淋巴结、下颌下淋巴结、颈深上淋巴结、咽后淋巴结等收纳舌、口底、腭、颊、唇以及牙龈和牙髓的淋巴回流(图4-2)。因此,微生物抗原可通过上皮到固有层,直接进入淋巴管或被巨噬细胞捕获,转送到相关淋巴结,诱导相关淋巴结发生免疫应答。

（二）口咽淋巴组织环

口腔与肠道不同,没有确切的淋巴组织,但它有独特的腭扁桃体、舌扁桃体和咽扁桃体,构成口咽部淋巴组织环,在口腔免疫中发挥重要作用。

1. 腭扁桃体 腭扁桃体是一对扁卵圆形的淋巴器官,位于口咽交界的舌腭弓和咽腭弓之间。6岁以前发育快,青春期后开始萎缩,到老年仅残留少量淋巴组织。其表面鳞状上皮向内凹陷,形成10~20个隐窝。在上皮下及隐窝周围密集分布着大量B细胞形成的淋巴小结。未受抗原刺激时,淋巴小结内无生发中心,受抗原刺激后,出现生发中心。淋巴小结周

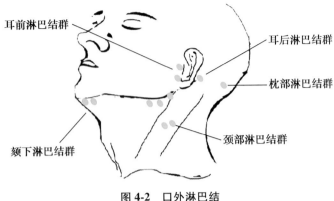

耳前淋巴结群　　　　　　　　　　　耳后淋巴结群

枕部淋巴结群

颈部淋巴结群

颏下淋巴结群

图 4-2　口外淋巴结

围是胸腺依赖区,为 T 细胞居留地。在胸腺依赖区外侧朝向上皮处有一帽状结构,称小结冠,含有大量 B 细胞或浆细胞,由生发中心内 B 细胞受抗原刺激后增殖分化为浆细胞转移至此。

扁桃体可对抗原产生初次应答和再次应答。其中,产生 IgG 的细胞数目最多,其他依次为 IgA、IgM 和 IgD。扁桃体缺乏 J 链和分泌片,只能产生 IgA 单体,不产生分泌型 IgA。扁桃体没有输入淋巴管,只有输出淋巴管。局部抗原是通过扁桃体上皮特别是腺上皮进入扁桃体内的,而抗体和致敏淋巴细胞则可穿越扁桃体进入口腔,发挥局部防御功能。

2. 舌扁桃体　舌扁桃体位于舌轮廓乳头后面的两侧,表面被覆复层扁平上皮,上皮内有淋巴细胞浸润,固有层内含有一些淋巴小结和弥散的淋巴组织,常使舌黏膜向表面隆起呈结节状,其鳞状上皮凹陷进入组织形成隐窝。它的结构与腭扁桃体相似,具有淋巴小结,功能也与腭扁桃体相似。

3. 咽扁桃体　咽扁桃体是单一的淋巴组织块,位于鼻咽部黏膜下。虽然处于口腔之外,但它参与构成口咽淋巴组织环。咽扁桃体表面被覆假复层纤毛柱状上皮,无隐窝。黏膜形成一些纵行皱襞,固有层内有许多淋巴组织,上皮内也常见淋巴细胞浸润。

(三) 口腔淋巴样组织

1. 唾液腺淋巴样组织　大唾液腺(腮腺、下颌下腺、舌下腺)及口腔黏膜下的小唾液腺中含有淋巴细胞和浆细胞,淋巴样细胞位于导管附近或腺泡间,散在分布。大多数浆细胞合成分泌 IgA,少数为 IgM 或 IgG。

2. 牙龈淋巴样组织　牙龈中常见白细胞与淋巴细胞。当炎症发生时,浆细胞(B 细胞为主)首先出现在牙龈组织中,而后转移至连接上皮附近与血管旁,最终弥漫浸润于牙龈结缔组织中,产生大量 IgG。牙龈中还发现吞噬菌斑抗原的巨噬细胞对菌斑抗原进行识别和处理,并致敏 B 细胞,转化为浆细胞,产生特异性抗体,因此牙龈结合上皮中的抗体包括来自全身的抗体和局部合成的抗体。

二、免疫细胞与免疫分子

免疫系统是人体防护系统,承担着防御、监视和消除外源性物质(抗原),以及监视、清除身体内衰老细胞及突变细胞的生理作用,并稳定维持机体内环境的平衡统一,即在体内实现免疫防御、免疫监视和免疫稳定等三大功能。免疫应答时可由免疫细胞直接发挥作用如吞噬、杀伤异物，也可以在抗原刺激下产生蛋白质类的免疫分子，通过各种免疫分子间接发挥免疫作用。

（一）口腔免疫细胞

免疫细胞包括淋巴细胞系和固有免疫细胞系。淋巴细胞系是免疫系统的基本成分，在体内分布很广泛，主要是 T 淋巴细胞、B 淋巴细胞，受抗原刺激而被活化，分裂增殖、发生特异性免疫应答。固有免疫细胞系是执行固有免疫的主要成分，包括吞噬细胞、NK 细胞、肥大细胞及抗原提呈细胞等。

1. 胸腺依赖淋巴细胞　胸腺依赖淋巴细胞简称 T 细胞，是由胸腺内的淋巴干细胞分化而成，是淋巴细胞中数量最多、功能最复杂的一类细胞，在抗原刺激下，T 细胞经过多次分裂增殖，形成效应 T 细胞。效应 T 细胞的存活期短，具有杀伤靶细胞的能力，但必须与靶细胞结合才能产生免疫效应，这种以细胞直接作用的免疫形式称为细胞免疫。

2. 骨髓依赖淋巴细胞　骨髓依赖淋巴细胞简称 B 细胞，由骨髓中的淋巴干细胞分化而成。B 细胞受到抗原刺激后，增殖分化为大量浆细胞。浆细胞可合成和分泌抗体，抗体在血液中循环，通过结合抗原可中和毒素，抑制细菌或靶细胞代谢，溶解靶细胞，从而清除相应抗原，并促进巨噬细胞吞噬抗原。由 B 细胞产生的免疫应答称为体液免疫。

3. 吞噬细胞　吞噬细胞包括中性粒细胞和单核巨噬细胞。吞噬细胞在固有免疫中的作用包括：迁移到感染位点，识别病原体并活化，吞噬、杀灭病原体。此外，吞噬细胞可通过与其他细胞直接接触及分泌细胞因子，调节免疫反应。

4. 自然杀伤性淋巴细胞　自然杀伤性淋巴细胞简称 NK 细胞，是由骨髓中的淋巴细胞分化而来。NK 细胞无须抗原激活和抗体协助即可直接杀伤靶细胞，是非特异性杀伤靶细胞的重要成分。单核巨噬细胞系属抗原提呈细胞，具有捕获、保留抗原并将抗原呈递给淋巴细胞，发挥传递抗原的作用。此类细胞包括巨噬细胞、朗格汉斯细胞等，这类抗原提呈细胞广泛分布于人体与外界接触部位及淋巴组织内，被认为是免疫系统的前哨细胞。

5. 肥大细胞　肥大细胞来源于骨髓干细胞，在其祖细胞时期迁移至外周组织，就地发育成熟，主要分布于皮肤和黏膜上皮的血管周围。肥大细胞与嗜酸粒细胞、嗜碱粒细胞均含有胞质颗粒，颗粒中含有多种炎症因子和抗菌物质，它们均参与抗寄生虫免疫并与超敏反应性疾病密切相关。

6. 抗原提呈细胞　抗原提呈细胞（antigen-presenting cell, APC）是指能捕获抗原，将抗原信息提呈给淋巴细胞，刺激淋巴细胞增殖和分化的一类细胞。根据 APC 表达的分子及功能的不同可分为专职 APC 和非专职 APC 两类。前者包括树突状细胞、单核巨噬细胞、B 细胞等。后者包括血管内皮细胞、成纤维细胞、上皮细胞等。一般认为，APC 是给 T 淋巴细胞提呈抗原的细胞，是联系固有免疫与适应性免疫的枢纽。

（二）口腔免疫分子

口腔免疫分子主要包括免疫球蛋白、补体和各种细胞因子，在人体抵抗外源性物质侵入的体液免疫与细胞免疫中具有重要的作用。

1. 免疫球蛋白　B 淋巴细胞在抗原刺激下转变为浆细胞，其产生的免疫分子即为抗体，又称免疫球蛋白（immunoglobulin, Ig）。免疫球蛋白有五类，分别为 IgG、IgM、IgA、IgE 和 IgD。每种免疫球蛋白可特异性结合相应的抗原，促使抗原凝集、沉淀或溶解，称为特异性免疫。

IgG 是血清免疫球蛋白的主要成分,它占总的免疫球蛋白的 75%,能够促进单核巨噬细胞的吞噬作用,中和细菌毒素的毒性,结合病毒抗原使病毒失去感染宿主细胞的能力。IgA 分血清型和分泌型两种,血清型 IgA 可介导调理吞噬抗体依赖细胞介导的细胞毒(antibody dependent cellmediated cytotoxicity,ADCC)作用。外来抗原经由口腔进入呼吸道,局部免疫系统受到刺激后,无需中央免疫系统的参与,自身即可进行免疫应答,产生分泌型抗体,即分泌型 IgA(secretory IgA,SIgA)。SIgA 是机体黏膜防御系统的主要成分,覆盖在口腔、鼻、咽、气管的表面,它能抑制微生物在黏膜上皮的附着,减缓病毒繁殖,是黏膜的重要屏障,同时对某些病毒、细菌和一般抗原具有抗体活性,是防止病原体入侵机体的第一道防线。IgM 是抗原刺激诱导体液免疫应答中最先产生的 Ig,主要分布于血清中,可结合补体,在机体早期防御中具有重要作用。

2. 补体 补体是血清中存在的一组具有酶活性的、不稳定的能帮助抗体溶解靶细胞的一组蛋白,称补体系统。补体激活途径包括经典途径、替代途径和凝集素途径,具有溶解细胞与杀菌效应、促炎及中和溶解病毒的作用。

3. 细胞因子 细胞因子是指由活化的免疫细胞和某些基质细胞分泌的,介导和调节免疫应答及免疫反应的小分子蛋白类因子。为了维持机体的生理平衡,抵抗病原微生物的侵袭,机体的许多细胞特别是免疫细胞合成和分泌多种微量的多肽类因子,它们在细胞之间传递信息,调节细胞的生理过程,提高机体免疫力。细胞因子包括淋巴因子和单核因子,已鉴定的细胞因子达百种以上,通常分为下列 7 类:白介素、干扰素、肿瘤坏死因子、集落刺激因子、转化生长因子、趋化因子及其他细胞因子(表皮生长因子、血管内皮细胞生长因子、血小板衍生的生长因子、成纤维细胞生长因子等)。其功能包括:介导天然免疫应答和效应功能、免疫调节功能、调节炎症反应、刺激造血细胞增殖和分化成熟的功能、抗肿瘤生长的功能。

三、口腔黏膜免疫系统

口腔黏膜是指与外界相通的体腔表面衬覆的组织。在生理功能上,口腔黏膜不仅具有湿润、分泌、排泄、消化、语言等功能,而且承担了口腔组织的特异性和非特异性免疫功能,是外源性物质入侵的天然屏障。口腔黏膜防御屏障包括物理化学屏障,以及黏膜内和黏膜表面特异的、非特异的体液和细胞屏障。

(一) 口腔黏膜的物理化学屏障作用

口腔黏膜的物理化学屏障作用包括黏膜本身的完整性所具备的机械阻挡作用及上皮内屏障和基底膜滤过屏障。根据口腔系统不同部位黏膜的功能,可将其分为咀嚼黏膜、被覆黏膜以及特殊黏膜。咀嚼黏膜分布于牙龈和硬腭,上皮表面角化。被覆黏膜为一般保护性覆盖黏膜,包括唇、颊、牙槽黏膜、软腭、口底、舌腹及口腔前庭黏膜,其上皮无角化。特殊黏膜是指舌背黏膜,与口腔任何部位的黏膜都不同,呈角化或非角化。不同黏膜具备适应其部位结构特征的生理特性,共同维持口腔黏膜的完整性,组成天然生理屏障,阻挡细菌对口腔的侵袭,维持正常功能。上皮内屏障是上皮细胞成熟过程中所排出的进入细胞外间隙的膜被颗粒,它与细胞膜相连形成一系列平行的板层结构,从而阻挡微生物入侵。基底膜是位于上皮与结缔组织交界处的一层连续无结构物质,厚约 1μm,主要成分为糖蛋白、糖胺聚糖和蛋白质。基底膜不仅发挥支持、连接和固定作用,同时也是一种屏障结构,具有选择性通透大分子的滤过特性,便于血液和上皮细胞间进行物质交换。

(二)口腔黏膜淋巴系统

口腔黏膜上皮内存在丰富的淋巴组织,大小不等的淋巴小结和散在的淋巴构成了黏膜淋巴系统,其中的 B 细胞多为 IgA 型,散在细胞中有丰富的 CD4$^+$ T 细胞,而且大约有 50%带有 γ/δ 型 T 细胞抗原受体(T cell receptor,TCR)。在细菌入侵时,淋巴细胞即可发生反应,发挥免疫功能,亦可通过浆细胞分泌抗体,阻止细菌、异物入侵,构成抵御外源性致病菌的第一道防线。

黏膜相关淋巴组织(mucosal associatied lymphoid tissue,MALT)和全身系统免疫之间在形态和功能都存在着差别,口腔、胃肠道、呼吸道、泌尿生殖道及其他外分泌腺的黏膜中存在大量的淋巴组织和散在的淋巴细胞。黏膜相关淋巴组织在接受抗原刺激后,致敏淋巴细胞通过游走、归巢到达其他部位的黏膜组织,并合成分泌特异性抗体。这些淋巴组织在功能上的联系,是不同部位的黏膜组织中的淋巴组织相互作用,共同构成黏膜淋巴网络,这一网络成为一个相对独立的免疫体系,称为共同黏膜免疫系统(common mucosal immune system,CMIS)。黏膜免疫系统是预防微生物引起感染性疾病的重要生理基础,SIgA 是黏膜免疫应答中最重要的免疫分子。由于共同黏膜免疫系统的存在,实验动物口服变异链球菌后,唾液、泪液和乳汁等体内所有外分泌液中都能检出 SIgA,可见机体对变异链球菌抗原的免疫反应性和抗龋能力。

个体发育早期,口腔免疫系统发展快速。出生时,唾液和其他分泌物中基本检测不到 SIgA,但这时期唾液中有包含 IgM 和 IgA 的免疫细胞。出生后,细菌、病毒和食物中的抗原成分引起黏膜固有层中 IgA 浆细胞快速增加,母乳中的免疫调节因子也加强了这种作用。研究发现,母乳喂养的新生儿唾液中 SIgA 显著高于其他喂养方式的新生儿,并且母乳喂养新生儿的 SIgA 浓度在出生 6 个月后增长率也高于奶瓶喂养的新生儿。儿童时期,黏膜免疫系统已经发育完成,大多数儿童对早期变异链球菌的短暂感染或持续定植均有反应,可诱导产生唾液 SIgA。

口腔黏膜免疫系统接触变异链球菌后,对其产生免疫反应。通常在 2 岁后期,当变异链球菌开始在乳牙表面聚集时出现免疫反应。免疫反应主要是针对在定植和聚集过程中有重要作用的变异链球菌成分。这些成分中与 IgA 反应明显的有表面蛋白(Ag I / II)、葡糖基转移酶(glucosyltransferase,GTF)和葡聚糖结合蛋白 B(glucan-binding protein B,GbpB)。研究变异链球菌在乳牙定植(5~13 个月)或恒牙定植(10~12 岁)时对葡糖基转移酶和葡聚糖结合蛋白 B 的先天免疫反应发现,所有组中唾液抗体水平与 GTF 葡聚糖结合区域相关多肽的水平基本一致,并在 GTF 酶中心活性相关部位检测到唾液 IgA 易感表位,而且 GbpB 氨基末端 1/3 处的抗原决定簇在唾液 IgA 对该蛋白的免疫反应中的作用最明显。

Nogueira 等研究发现,对定植/聚集重要抗原的有效免疫反应可延迟一定环境中变异链球菌的感染。将有或无变异链球菌感染的 5~13 月龄的儿童按年龄、牙数、IgA 水平和人种配对,在大多数儿童中均检测到 GTF 和 Ag I / II 的抗体活性。然而,只在 38%感染儿童中观察到抗 GbpB 的 IgA 活性,而 76%非感染儿童都有抗 GbpB 的 IgA 活性。此外,在抗 GbpB 阳性的儿童中,IgA 抗体滴度比非感染儿童组要高,说明在变异链球菌感染水平可检测前 GbpB 是免疫显性的,先天免疫反应的特异性可影响致龋菌的定植。研究影响 GbpB 先天免疫反应的因素为研发针对 GbpB 的防龋疫苗提供了重要切入点。

第二节 免疫系统与龋病

一、龋病免疫的抗原

抗原(antigen,Ag)是一类能与相应克隆的淋巴细胞上独特的抗原受体特异性结合,诱导免疫系统发生免疫应答的物质,其能与免疫应答产物和致敏淋巴细胞发生特异性反应。抗原具有免疫原性和反应原性两种性质。免疫原性是指抗原刺激机体后,机体免疫系统能形成抗体或致敏 T 淋巴细胞的特异性免疫反应。反应原性是指产生的抗体或致敏 T 淋巴细胞能与抗原进行特异性结合的免疫反应。

变异链球菌是龋病的重要致病菌,与人类龋病相关的细菌还有黏性放线菌和乳杆菌等。这些细菌作为龋病免疫的抗原,能够引起机体产生相应的抗体。细菌均为多种抗原组成的复合体,它们的细胞壁、菌体、鞭毛等不同结构分别由不同抗原成分组成,而每一具体结构(如细胞壁)又由多种抗原组成。变异链球菌的细菌壁主要由多糖、肽聚糖、磷壁酸和表面蛋白组成,胞壁多糖的特异性决定了菌株的抗原性。变异链球菌的致龋毒力主要包括在牙菌斑生物膜中黏附聚集、产酸耐酸等。与变异链球菌在牙菌斑生物膜中黏附聚集有关的三种主要抗原包括表面蛋白抗原、葡糖基转移酶和葡聚糖结合蛋白。

(一)表面蛋白抗原

变异链球菌表达一组表面蛋白,根据分离菌株或菌种的不同,这些蛋白有不同的名称,变异链球菌来源的 Ag I / II、Sr 和 PAc,表兄链球菌来源的 SpaA,大鼠链球菌来源的 PAa 和戈登链球菌来源的 SspA 和 SspB。Ag I / II 多肽结构复杂,具有不同的结合特性和多种活性,介导与宿主唾液中凝集素、纤维结合蛋白和胶原的相互作用,与可溶的细胞外基质糖蛋白及宿主细胞受体结合,与其他细菌共聚及活化单核细胞等。口腔链球菌属在人类宿主中定植和存活与 Ag I / II 有关,通过 N 末端的富丙氨酸重复区域与富含脯氨酸区域的构象决定簇,变异链球菌表面蛋白 Ag I / II 与高分子量糖蛋白 gp340 结合。Ag I / II 是防龋疫苗的有效抗原,用 Ag I / II 主动免疫或抗 Ag I / II 单克隆抗体被动免疫能预防龋病,Ag I / II 基因缺陷株的疏水性和对鼠的致龋性均低于野生株。Ag I / II 的基因表达受到环境的影响。变异链球菌和戈登链球菌缺乏或低表达 Ag I / II 的等位基因突变株黏附到唾液包被表面及与唾液凝集素糖蛋白作用的量比野生株降低。

Ag I / II 的结构包括氨基末端的信号序列、富丙氨酸重复区域(A 区域)、可变区、富脯氨酸重复区域(P 区域)、羧基末端的细胞壁和细胞膜的跨膜区域、LPXTG 细胞壁锚定区域(图 4-3)。P 区域在口腔链球菌属 Ag I / II 家族中的高度保守区域,在不同细菌蛋白中具有相似的高度重复富脯氨酸序列。研究发现,P 区域对 Ag I / II 的稳定性和表面定位是必需的,同时也是决定 Ag I / II 黏附活性的关键部位。P 区域还与 Ag I / II 的其他片段包括 A 区域相互作用。抗 Ag I / II 的单克隆抗体活性必须同时存在 A 区域和 P 区域。去除 Ag I / II 的 A 区域会导致依赖 P 区域的抗 Ag I / II 单克隆抗体活性丧失,A 区域与 P 区域的相互作用也消失。与富脯氨酸区域一样,富丙氨酸区域对于 Ag I / II 的稳定性和穿透性是必需的。A 区域在细菌黏附到牙面中起重要作用,该区域缺失突变株对唾液包被羟基磷灰石的黏附水平降低。

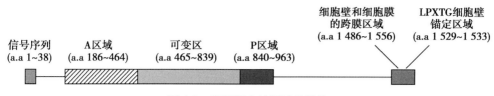

图 4-3 表面蛋白抗原线性结构

AgⅠ/Ⅱ多肽的结合活性与特定区域有关。AgⅠ/Ⅱ和唾液凝集素的作用与复杂的构象决定簇有关,不同区域分别与可溶性或不可溶性唾液凝集素结合。AgⅠ/Ⅱ与唾液包被羟基磷灰石的结合作用由两个位点介导,A区域的重组多肽片段能结合唾液凝集素或唾液糖蛋白。含 AgⅠ/Ⅱ第200~481氨基酸残基多肽片段的特异性抗体能阻止唾液中的成分与AgⅠ/Ⅱ结合,含 AgⅠ/Ⅱ第816~1 213氨基酸残基的多肽片段能阻止变异链球菌黏附到唾液包被的羟基磷灰石上,含有 AgⅠ/Ⅱ第1 005~1 044氨基酸残基和第1 085~1 114氨基酸残基的多肽片段阻断了变异链球菌与唾液糖蛋白的黏附。因此,无论是线性结构,还是更为复杂的三维结构,AgⅠ/Ⅱ的多个区域均与其生物学活性密切相关。

（二）葡糖基转移酶

葡糖基转移酶(GTF)催化蔗糖来源的葡萄糖合成细胞外基质,对变异链球菌在生物膜中的聚集发挥关键作用。葡聚糖转移酶是细胞外酶,分子量为140~175kDa,作用是水解蔗糖成为果糖和蔗糖部分,然后聚合葡萄糖生成葡聚糖。在口腔链球菌中,合成的葡聚糖含有不同比例和分布的 α-1,3糖苷键和 α-1,6糖苷键,每一种糖苷键的分布和比例决定了葡聚糖的水溶性。GTF在不同链球菌中的数目不同,变异链球菌含有大量编码水溶性和水不溶性葡聚糖的GTF。变异链球菌中串联排列的 *gtfB* 和 *gtfC* 基因分别编码GTFB和GTFC,远侧的 *gtfD* 基因编码GTFD,三种GTF产生的葡聚糖的水溶性不同。GTFC合成富含 α-1,3糖苷键的水不溶性葡聚糖,GTFD合成富含 α-1,6糖苷键的水溶性葡聚糖,GTFB合成两种葡聚糖的混合物。表兄链球菌也表达一系列与变异链球菌具有同源性和水溶性葡聚糖的GTF。研究发现,三种GTF的功能不尽一致,GTFC对唾液包被的羟基磷灰石的亲和力远高于其他二者,可促进葡聚糖合成,诱导变异链球菌对牙表面获得性薄膜的黏附;GTFB可促进变异链球菌细菌间、变异链球菌与其他菌种细菌的联结和聚集;GTFD合成的水溶性葡聚糖可作为GTFB的反应底物。

链球菌GTF酶的一级结构同源性很高。其二级结构提示GTF是 α-淀粉酶超家族成员,含有环状交替(α/β)的桶状基序。GTF具有两个功能区域:N末端中间区的催化区域和C末端1/3处的葡聚糖结合区域。其中,N末端中间区的催化区域能够结合环境中的蔗糖分子并将其水解为葡萄糖和果糖,然后葡萄糖单体被转运至C末端1/3处的葡聚糖结合区域,葡萄糖单体在此不断连接形成葡聚糖。葡聚糖结合区域含有与其他革兰氏阳性菌相似配体结合域的重复氨基酸,是催化活性的必需区域。该区域的重复数目影响葡聚糖的结构,减少重复数目能降低甚至灭活GTF的活性并影响葡聚糖产物的结构,从而改变其黏附特性。

（三）葡聚糖结合蛋白

在变异链球菌与细胞外葡聚糖基质的相互分子作用研究中发现了一组能结合葡聚糖的同源蛋白,被命名为葡聚糖结合蛋白(Gbp)。变异链球菌定植到细胞表面时有许多蛋白参与致病过程,葡聚糖结合蛋白介导了由细胞相关葡聚糖转移酶和无细胞葡聚糖转移酶催化蔗糖合成葡聚糖与其的结合。变异链球菌至少表达 4 种不同的 Gbp（GbpA、GbpB、GbpC 和 GbpD），字母代表发现的顺序。每种蛋白具有不同的生物学功能和对葡聚糖不同的亲和力。GbpA 由 *gbpA* 基因编码表达，与变异链球菌 GTFB 和 GTFC 具有相同的葡聚糖结合区域，参与变异链球菌黏附到牙面的过程，与变异链球菌的致龋性相关。GbpB 与其他葡聚糖结合蛋白区域没有同源性，*gbpB* 基因的功能包括维持细胞成型、细胞壁稳定和细胞壁的完整性。GbpB 能促进变异链球菌形成生物膜，与革兰氏阳性菌的肽聚糖酶有同源性，能诱导保护性免疫。GbpC 是一种锚定蛋白，属于链球菌蛋白 Spa 家族，在渗透压的环境中表达，对 GTFD 合成水溶性葡聚糖介导的蔗糖依赖性黏附有重要作用。GbpC 在葡聚糖存在时，参与变异链球菌聚集和黏附到唾液包被牙表面的过程。GbpD 与 GbpA 有高度同源性，具有葡聚糖结合活性和脂肪酶活性，在生物膜形成过程中细菌间的竞争发挥作用。

二、龋病免疫的抗体

抗体（antibody，Ab）指机体在抗原刺激下，由 B 细胞分化成的浆细胞所产生的可与相应抗原特异性结合的免疫球蛋白。抗体是免疫应答的重要产物，具有免疫功能，主要存在于体液中。按理化性质和生物学功能，可将其分为 IgM、IgG、IgA、IgE 和 IgD 五类。

龋病免疫相关的抗体有循环系统来源和局部分泌的抗体。在唾液和血清中均可检测到抗变异链球菌相关抗原的抗体活性。抗变异链球菌 SIgA 或 IgG 抗体水平增高，能提高口腔清除变异链球菌的能力并抑制链球菌致龋活性。唾液中 IgM、IgG、IgA 的比例与其在血浆中的比例几乎一致，但与 SIgA 相比所占比例较小。

（一）SIgA

IgA 分布在黏膜表面，包括呼吸道、消化道等管道的黏膜，能中和感染因子，可通过母乳的初乳把这种抗体输送到新生儿的消化道黏膜中，是母乳中含量最多、最为重要的一类抗体。唾液中占优势的免疫球蛋白是 IgA，SIgA 是唯一被主动分泌到口腔中的免疫球蛋白。IgA 包括血清型 IgA 和 SIgA。血清型 IgA 以单体形式存在。唾液及其他外分泌液中的 SIgA 以二聚体形式存在。二聚体由两个单体 IgA 分子经连接链（J 链）以共价键方式由二硫键连接，与分泌片结合组成。SIgA 分别由两种细胞产生，J 链和二聚体 IgA 由大小唾液腺内的浆细胞分泌，在二聚体 IgA 通过分泌性上皮细胞进入腺体管腔的转运过程中，共价结合分泌片（图 4-4）。分泌片除了作为免疫球蛋白分子通过分泌上皮时主动转运工具，还使 SIgA 比血清 IgG、IgA 和 IgM 更能抵抗蛋白水解酶的降解作用。这种相对较强的抵抗力使 SIgA 比血清中的免疫球蛋白更能适应口腔及其他黏膜表面富含水解酶的环境。

SIgA 经由一个或多个特殊解剖位置即黏膜相关淋巴组织的免疫反应诱导产生。经口途径进入的抗原，如吞咽的细菌被回肠下段集合淋巴小结中特异的上皮微褶细胞（microflod cell，M 细胞）吸收，M 细胞将抗原成分呈递给树状突细胞、巨噬细胞和 B 细胞。这些细胞将抗原呈递给 CD4[+] 辅助 T 细胞并将其激活，同时释放出细胞因子引起黏膜 B 细胞分化。活化的 B 细胞通过淋巴循环迁移到肠

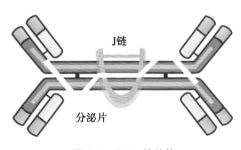

图 4-4　SIgA 的结构

系膜淋巴结,然后通过胸导管到达外周循环。已接触过抗原的记忆/效应 B 细胞最终迁移至黏膜,一旦在局部黏膜中定植,活化 B 细胞逐渐分化为 IgA 二聚体分泌型浆细胞,随后在黏膜上皮固有层中合成 IgA 二聚体分子。IgA 二聚体结合至腺状上皮中的多聚免疫球蛋白受体(polymeric immunoglobulin receptor,pIgR),通过胞吞作用最终以 SIgA 形式分泌到腺腔中,进而发挥生物学效应。

IgA 有 IgA$_1$ 和 IgA$_2$ 两个亚类,在血清型 IgA 中 IgA$_1$ 占 80%～90%,而在外分泌液中 IgA$_1$ 的比例因黏膜部位不同而异。在鼻腔黏膜中,IgA$_1$ 占 SIgA 的 90% 以上,而在下消化道中 IgA$_2$ 占主导地位(50%～60%)。唾液 SIgA 中 IgA$_1$ 通常占 65%～75%,但有明显个体差异。区分两种 IgA 的重要性在于 IgA$_1$ 对 IgA$_1$ 蛋白酶敏感。IgA$_1$ 蛋白酶由口腔链球菌、轻型链球菌和血链球菌等菌斑细菌形成。产黑色素 G$^-$ 杆菌和二氧化碳嗜纤维菌亦能合成类似作用的酶类。IgA$_1$ 蛋白酶等酶类可将 IgA$_1$ 重链铰链区水解,并使 IgA$_1$ 失去正常的抗体功能,分泌片不能保护 IgA$_1$ 对抗 IgA$_1$ 蛋白酶的作用。IgA$_1$ 蛋白酶水解 SIgA$_1$ 之后,许多菌斑细菌仅被 Fab 片段所包绕。这些 Fab 片段是无功能的,因此 IgA$_1$ 水解对局部免疫系统作用的生物学意义和影响尚未定论。

SIgA 性质稳定,局部浓度高,主要功能包括:①免疫排除功能,SIgA 与黏蛋白的协同作用干扰细菌黏附在黏膜表面,抑制细菌对牙面和上皮细胞的黏附定植,利于清除细菌,并能阻止黏膜摄取细菌毒素和其他有害分子;②在巨噬细胞和淋巴细胞的参与下,介导抗体依赖的细胞介导的细胞毒作用(antibody-dependent cell-mediated cytotoxicity,ADCC);③不激活补体和淋巴因子而引起炎症;④抑制变异链球菌葡聚糖转移酶的活性,使葡聚糖合成减少,影响牙菌斑形成。

(二) IgG

唾液腺分泌的 IgG 很少,全唾液中的大部分 IgG 来自龈沟液。腮腺组织内产生 IgG 和 IgM 的淋巴细胞数目几乎相等,但腮腺分泌液中的 IgG 与 IgM 之比却比血清中二者之比低,因此认为 IgG 是被动转运到唾液中的。IgG 可激活补体,中和多种毒素,持续时间长,是唯一能在母亲妊娠期穿过胎盘保护胎儿的抗体。IgG 还可从乳腺分泌进入初乳,使新生儿得到保护。在一定条件下,龈沟液或牙本质小管中浆细胞来源的 IgG 具有防龋的免疫保护作用。Ag I／II 的 IgG 调节中性粒细胞的吞噬作用,能与胶原结合并介导变异链球菌侵入牙本质小管。牙髓毛细血管释放出的 IgG 抗体能特异性中和这一过程。由于抗原抗体胎盘转移和母体感染变异链球菌,在婴儿血清中可检测到抗变异链球菌的 IgG 抗体。儿童时期即开始合成抗变异链球菌抗原的血清抗体,血清 IgG 抗体水平在儿童期开始上升并持续终身。研究青年人群血清抗变异链球菌抗体和牙疾病关系时发现,IgG 抗体与牙疾病水平成负相关。而老年人群的研究数据显示,血清 IgG 水平与变异链球菌水平及过去的患龋经历成正相关,认为血清 IgG 有调节口腔细菌形成牙菌斑生物膜的聚集作用。IgG 免疫复合物能激活补体,并促进细菌的吞噬和杀伤。

(三) IgM

IgM 是人类胎儿最早合成的免疫球蛋白,大约在胚胎期第 20 周即能合成,是免疫应答中首先分泌的抗体,与抗原结合后启动补体的级联反应。IgM 还有调理作用和补体介导的溶菌作用,但由于唾液中补体含量少,限制了 IgM 的这一活性。唾液 IgM 由腺体组织局部合成,各唾液腺分泌的 IgM 含量很少,其中,腭部小唾液腺分泌的 IgM 最多。唾液 IgM 主要以五聚体形式存在,IgM 的聚合也有分泌片的参与。与 SIgA 不同的是,分泌片与 IgM 以非共价键结合。唾液 IgM 在 SIgA 不足时有着突出作用,即 IgM 的代偿作用。刚出生时,IgA 合成能力低下,而 IgM 已能针对环境中的抗原发挥作用。在选择性 IgA 免疫缺陷的情况下,由局部产生的 IgM 代偿其功能,发挥局部免疫保护作用。致龋实验发现,IgA 缺乏而有 IgM 代偿者不易发生龋齿,而 IgA 和 IgM 同时缺乏者易形成龋齿。

(四) IgE

IgE 的尾部与嗜碱性粒细胞、肥大细胞的细胞膜结合。当抗体与抗原结合后,嗜碱性粒细胞与肥大细胞释放组胺类物质促进炎症发展,是引发速发型过敏反应的抗体。

(五) IgD

IgD 主要分布在成熟 B 淋巴细胞表面,可能与 B 细胞的分化有关。成人腮腺组织中 IgD 产生的细胞约占总免疫球蛋白产生细胞的 2.5%。然而,唾液中几乎检测不到 IgD,唾液中 IgD 的功能尚不清楚。

第三节 龋病的免疫应答

龋病是一种细菌感染性疾病,致龋菌在牙面的黏附及代谢产酸是造成龋病发生的关键因素。当病原微生物侵入时,机体自身的天然屏障和免疫功能状态是防御、抵抗病原微生物的重要方法。与其他细菌感染性疾病相似,机体的免疫系统能识别致龋性抗原,启动机体免疫应答,清除抗原性异物。机体的抗感染防御机制包括非特异性及特异性免疫应答两种。感染早期,机体的非特异性免疫应答起主要作用。随后,特异性免疫应答启动,并逐渐在抗感染免疫中占主导地位。

一、非特异性免疫

非特异性免疫(nonspecific immunity)是动物在长期进化过程中形成的一系列天然防御功能,又称先天性免疫(innate immunity)。非特异性免疫是抵御外来病原微生物的第一道防线,是机体实现特异性免疫的前提和基础。

非特异性免疫的特点:①无特异性,作用快、范围广泛,对各种病原微生物都有防御作用;②先天具备,不须经过外来或潜在病理性抗原刺激;③具有遗传性及相对稳定性;④缺乏免疫记忆性,维持时间短,再次遇到相同的病原微生物时,免疫功能不增强。

非特异性免疫主要由屏障结构、吞噬细胞、正常体液和组织免疫成分构成。牙齿处于唾液及口腔微生态环境中,在龋病的非特异免疫应答中,牙组织结构屏障、唾液屏障及口腔天然菌群都发挥抑菌、杀菌或溶菌等抗微生物作用。

(一) 牙

牙组织结构屏障具有阻止细菌黏附及抵抗细菌酸性代谢产物侵蚀的作用。

1. 牙的解剖形态及排列　良好的牙解剖形态、光滑的牙体外形、整齐紧密排列的牙列有利于增强牙的自洁功能,减少致龋菌及代谢底物的滞留。

2. 牙的化学组成及结构　牙的组织结构,特别是牙釉质的矿化程度能影响牙的抗龋能力。在牙发育期间由于全身性疾病、营养障碍或严重乳牙根尖周炎可导致牙釉质发育不良或矿化不全。矿化程度差的牙表面粗糙,微孔多,表面自由能高,利于菌斑聚集、细菌黏附,易被细菌的酸性产物腐蚀。乳牙及新生恒牙的牙釉质表面微孔较多,同样易患龋。

(二) 唾液

口腔全唾液由腮腺、下颌下腺、舌下腺三大唾液腺和小唾液腺分泌物,以及龈沟渗出物混合组成。其中,水分占唾液成分的99%以上,无机物、唾液蛋白质和酶类占 0.5% ~ 0.7%。唾液在龋病的非特异性抗感染免疫中起着机械冲刷、缓冲稀释、抑菌抗菌的作用。

1. 机械冲刷、稀释作用 成年人每日唾液分泌量为 0.7 ~ 1.5L,其分泌量受饮水、进食、生理心理状态的影响而变化。正常的唾液分泌量对维持口腔微生态平衡起重要作用,唾液分泌减少被认为是诱发龋病的重要因素。头颈部肿瘤患者在接受放射治疗后,常造成照射野内腮腺、下颌下腺、舌下腺等唾液腺不可逆的损伤,唾液分泌量减少。自身免疫性疾病舍格伦综合征(SS)主要侵犯唾液腺等外分泌腺,导致唾液腺分泌功能减弱或丧失。口腔唾液分泌量下降将减弱唾液对食物残渣、细菌及酸性物质的机械冲刷和稀释作用,从而引发多发龋、猛性龋等严重龋病。

2. 缓冲作用 唾液的缓冲体系包括磷酸盐缓冲系统和碳酸盐/重碳酸盐缓冲系统。重碳酸盐是重要的缓冲系统,唾液的缓冲能力取决于唾液中重碳酸盐的含量和缓冲体系对菌斑酸性产物的中和能力。缓冲能力下降,患龋风险升高。

3. 抑菌抗菌作用 唾液中存在具有抑菌抗菌作用的成分,如无机离子氟,有机成分富脯蛋白、富酪蛋白、富组蛋白、黏蛋白等,以及抗菌蛋白质溶菌酶、乳铁蛋白、过氧化物酶等。

(1) 氟(fluorides):氟在唾液中的含量为 0.01 ~ 0.05mg/L,主要来源于饮水、食物、茶叶、含氟牙膏等外界氟。氟的抑菌作用表现在抑制细菌的生长、解除细菌或蛋白质对牙釉质表面的黏附。同时,氟能置换牙釉质羟基磷灰石中的羟基,形成氟化磷灰石,增强对酸的抵抗力。

(2) 溶菌酶(lysozyme):溶菌酶广泛分布于血清、唾液、泪液、乳汁、胃肠道和呼吸道分泌液及吞噬细胞的溶酶体颗粒中。溶菌酶的抗菌作用方式主要有两种:①胞壁质酶依赖型,在唾液中,溶菌酶能水解 G^+ 菌细胞壁中的肽聚糖,导致细菌崩解。若在补体和 Mg^{2+} 等协同作用下,溶菌酶可破坏 G^- 菌的脂多糖和脂蛋白从而溶解 G^- 细菌。②阳离子依赖型,正常情况下细胞能排出 H^+ 储存 K^+ 形成细胞内外浓度梯度,以维持细胞的通透性,活化胞浆内酶。溶菌酶的阳离子特性改变了细胞内外浓度梯度,使细胞通透性增强,进而导致胞内失钾及渗透压改变,使细菌死亡。此外,溶菌酶可干扰细菌细胞膜葡萄糖转运机制,抑制糖酵解,减少有机酸的产生。

(3) 乳铁蛋白(lactoferrin):乳铁蛋白为一种铁结合糖蛋白,主要存在于乳汁中。唾液中的乳铁蛋白抑菌机制主要有两种:①铁剥夺机制,乳铁蛋白对铁有高亲和力,能结合细菌生长代谢所需的铁,从而抑制细菌生长;②膜渗透机制,乳铁蛋白可直接与细菌细胞壁结合造成胞壁损伤,对变异链球菌、唾液链球菌、轻型链球菌及白色念珠菌等口腔细菌有直接杀菌作用。此外,乳铁蛋白与溶菌酶联合可增强抑菌效果,溶菌酶能水解细菌细胞壁,乳铁蛋白使水解的细菌胞体凝聚起到协同作用。

(4) 唾液过氧化物酶(salivary peroxidase):唾液中的过氧化物酶由腮腺和下颌下腺产生的唾液过氧化物酶及龈沟内白细胞来源的髓过氧化物酶(myeloperoxidase)组成。唾液过氧化物酶和髓过氧化物酶在过氧化氢存在的条件下,能催化硫氰酸盐离子产生次硫氰酸盐等强氧化剂,阻断细菌己糖激酶、6-磷酸葡萄糖脱氢酶等代谢通路,抑制细菌生长。这一抗菌体系称为过氧化物酶-硫氰酸盐-过氧化氢抗菌系统(salivary peroxidase-thiocyanate-hydrogen peroxide system,SPS)。变异链球菌等多种口腔细菌均对该系统敏感,SPS 与 IgA 和溶菌酶之间的协同作用能增强抗菌效应。

(5) 黏蛋白(mucin):黏蛋白为唾液中最重要的糖蛋白,由下颌下腺、舌下腺和腭腺等小唾液腺的黏液细胞分泌,包括高分子黏蛋白 MG1 和低分子黏蛋白 MG2,二者的组成、结构及生物学功能不同。MG1 与获得性膜的形成有关。MG2 能与口腔内许多细菌和菌体成分直接结合,促使细菌凝集,利于从口腔中清除。另外,MG2 可与唾液中的大分子物质结合,如与 IgA 结合可增强 IgA 与抗原结合的能力。

(6) 富组蛋白(histidine-rich protein,HRP 或 histatin):HRP 是一组富含组氨酸的低分子阳离子多肽,主要包括 12 个组分,即 HRP1~HRP12。其中,HRP1、HRP3、HRP5 被称为主要 HRP,其他的称为次要 HRP。富组蛋白有抑菌杀菌作用,可抑制变异链球菌和白色念珠菌生长,亦可与细菌细胞膜结合,引起细胞膜通透性改变导致细胞死亡。此外,富组蛋白对变异链球菌的凝集作用有助于清除口腔致龋菌。

(7) 富酪蛋白(statherin):富酪蛋白为富含酪氨酸和脯氨酸的磷蛋白,能促进放线菌在牙面的黏附,从而影响变异链球菌对牙面的定植,抑制龋病的发生。

(8) 龈沟液的抗菌成分:正常人的龈沟液约为全唾液的 1%,龈沟液的非特异性抗菌成分包括中性粒细胞、淋巴细胞、单核细胞、巨噬细胞和补体等,具有溶菌杀菌、趋化调理、促进特异性抗感染免疫建立等作用。

(三) 正常菌群的拮抗作用

口腔为有菌环境,各种微生物定植于口腔各部位或表面构成口腔正常菌群(normal flora),形成保护性的微生物屏障,与机体处于平衡状态,一般情况下对机体无害。口腔正常菌群通过降低 pH、氧化还原电势(Eh),以及对空间、营养的争夺,抵御外界微生物的侵入,并且可刺激人体的免疫系统,增强非特异性和特异性抗感染免疫功能。血链球菌产生的 H_2O_2 是唾液过氧化物酶系统中 H_2O_2 的重要来源。口腔中的卟啉单胞菌和普雷沃菌可产生细菌素样物质——黑色素菌素,具有抑制唾液链球菌的作用。变异链球菌具有与口腔其他天然菌群竞争附着牙面的特性。正常菌群对维持口腔正常生态环境具有重要作用,当这种平衡状态被破坏,如接受大剂量放射线照射、过量激素或长期服用抗生素,可导致口腔菌群比例发生改变,致龋菌活跃而发生龋病。

二、特异性免疫

特异性免疫(specific immunity)是人出生后经主动或被动免疫方式获得的,在生活过程中接触某种病原体及其产物而产生的特异性免疫,又称获得性免疫(acquired immunity),其在抗感染免疫中的作用举足轻重。

特异性免疫的特点:①特异性,即机体受某一种病原微生物刺激后产生的免疫力,只能对该病原微生物起作用,而不对其他无关的病原微生物起作用;②后天获得,即出生后经抗原刺激(感染或接种疫苗)后才能产生,并非人人都有,也不遗传;③有记忆性,再次遇到相同的病原微生物时,其免疫功能增强。

特异性免疫在抗微生物感染中起关键作用,其效应比非特异性免疫强,后者只能识别自身和非自身,对异物缺乏特异性区别作用,缺乏针对性。因此,要特异性清除病原体,须在非特异性免疫的基础上,发挥特异性免疫的作用。

特异性抗感染免疫包括体液免疫和细胞免疫(图4-5)。细胞免疫主要对抗胞内菌,体液免疫主要防御胞外菌。在龋病的抗感染免疫中,体液免疫起主要作用。

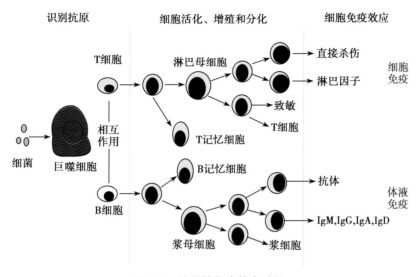

图 4-5　特异性免疫基本过程

（一）体液免疫

体液免疫的主要免疫效应细胞有 B 细胞、T 细胞、浆细胞、巨噬细胞、树突状细胞等,龋病的抗感染免疫主要是通过这些效应细胞产生的特异性抗体来实现。

1. 唾液抗体 SIgA　SIgA 是唾液中最重要的免疫球蛋白,在防止龋病发生中起重要作用。婴幼儿出生 6 个月后,唾液中可检测出抗唾液链球菌 SIgA。牙萌出后血链球菌及变异链球菌等致龋菌在牙面定植,唾液中出现抗变异链球菌的 SIgA,如抗变异链球菌葡糖基转移酶、表面蛋白抗原、脂磷壁酸和葡聚糖等特异性 SIgA。唾液 SIgA 与龋病关系密切,在龋活跃期,SIgA 浓度升高,与患龋程度成正相关,但也有二者成负相关的报道。

唾液 SIgA 的抗菌机制主要表现在:①抑制细菌黏附,SIgA 可与病原菌表面结构或抗原成分特异性结合,封闭细菌黏附因子的结合位点,阻止病原菌对牙面、牙菌斑和上皮细胞的黏附。SIgA 与黏蛋白协同作用,有利于病原菌凝集成团从口腔中清除。②抑制细菌酶,SIgA 可抑制变异链球菌葡糖基转移酶的活性,减少葡聚糖生成,影响致龋菌的代谢及牙菌斑生物膜的形成。③溶菌作用,SIgA 本身无直接杀菌作用,但可与溶菌酶、乳铁蛋白、补体等成分共同作用引起细菌溶解。

2. 血清抗体 IgG、IgM、IgA　来源于血清的免疫球蛋白 IgG、IgM 和 IgA 主要存在于龈沟液中。IgM、IgG 具有调理细菌吞噬、中和细菌外毒素的作用,IgG 在补体(C3b)参与下对病原微生物起溶解作用。研究表明,血清抗体对牙颈部及牙根面细菌的黏附、增殖及产酸有一定的抑制作用。

（二）细胞免疫

细胞免疫是以 T 淋巴细胞为主的免疫应答。在抗感染免疫中,细胞免疫主要参与针对胞内病原微生物及肿瘤细胞的免疫应答,引起迟发型变态反应和自身免疫性疾病,参与移植排斥及对体液免疫的调节。胞外菌的特异性细胞免疫 T 细胞主要是 CD4⁻Th2 细胞。它们除协同 B 细胞产生抗体外,尚能产生一些细胞因子,引起局部炎症,促进巨噬细胞吞噬和杀伤作用,指引并活化中性粒细胞等。齲病的细胞免疫作用主要是牙髓组织免疫防御细胞的免疫应答。齲源性刺激引发的牙髓免疫应答可能分两个阶段:早期阶段以 T 细胞介导的细胞免疫在始动牙髓特异性免疫应答中起关键作用,进展期以 B 细胞介导的体液免疫应答进一步增强。正常牙髓中,T 细胞和牙髓树突状细胞群同时散在分布于整个冠髓。牙髓树突状细胞群能辅助经有丝分裂原刺激的 T 细胞增殖,二者相互作用在抗原入侵时发挥细胞免疫作用,以抵御有害刺激对牙髓的侵袭,在牙髓局部免疫应答中起重要作用。有研究表明,齲病时 CD45RO 阳性 T 细胞可识别、接受源于牙本质小管的外界抗原刺激,进而迁移至齲坏区而活化增殖分化,引发局部特异性免疫应答。细胞免疫在齲病的进展过程中亦有一定作用,主要是协助 B 淋巴细胞分化为可分泌特异性抗体 SIgA 的浆细胞。同时,在变异链球菌的刺激下,淋巴细胞能迅速增殖并释放巨噬细胞移动抑制因子等细胞因子参与齲病抗感染免疫。

第四节　齲病的免疫预防

一、免疫预防

（一）人工免疫防齲

免疫预防包括自然免疫(natural immunization)和人工免疫(artificial immunization)。在自然免疫条件下,人类可以产生抗变异链球菌的体液免疫和细胞免疫。齲病为多因素感染性疾病,致齲菌的数量、微生态环境、牙菌斑结构及组成是致齲的重要因素。同时,牙状况、唾液防御能力、口腔卫生、进食糖的种类和频率等宿主因素均可影响特异性抗体的免疫作用。建立在自然免疫条件下的齲病特异性抗体作用弱、维持时间短,不足以清除致齲菌阻断齲病发生。人工免疫是根据特异性免疫原理,采用人工接种的方式使机体产生或直接获得针对病原体的特异性抗体,从而达到预防疾病的目的。

（二）免疫防齲原理

齲病是一种细菌感染性疾病,其中变异链球菌和表兄链球菌是重要的致齲菌。致齲菌黏附定植于牙体硬组织表面,发酵蔗糖等底物产酸并耐酸,从而造成齲病的发生。致齲菌的黏附定植是齲病发生的前提条件。与黏附定植有关的抗原包括变异链球菌表面蛋白抗原、表兄链球菌表面蛋白抗原,以及两种细菌的葡糖基转移酶和葡聚糖结合蛋白。这几种抗原是目前研究较为明确的齲病毒力因子,也是制备防齲疫苗的重要候选抗原。

免疫防齲包括防齲疫苗和人工抗体。防齲疫苗可通过黏膜免疫刺激共同黏膜免疫系统(common mucosal immune system,CMIS),使效应部位的唾液腺分泌致齲菌特异性抗体分泌型 IgA,是致齲菌的有效抗体。人工抗体则是通过给予特异性的抗体,局部作用于牙面或口腔,以阻止致齲菌黏附定植,达到预防齲病的目的。

随着对黏膜免疫系统研究的深入,现已证实免疫防齲与黏膜免疫密切相关。黏膜免疫系统是执行局部特异性免疫功能的主要场所,它在结构和功能上均有别于传统的全身免疫系统。机体的黏膜免疫应答通过共同黏膜免疫系统实现。抗原通过接触肠相关淋巴组织(gut-associated lymphoid tissue, GALT)、鼻相关淋巴组织(nose-associated lymphoid tissue, NALT)、支气管相关淋巴组织(bronchus-associated lymphoid tissue, BALT)等诱导部位,不仅可在原部位激发免疫应答,而且可在远离诱导部位的局部黏膜如唾液腺、泪腺和乳腺等外分泌腺产生免疫应答。

全身免疫途径预防龋病的安全性差,可能诱发人类自身免疫性疾病,产生组织中 IgG 应答的炎症反应。共同黏膜免疫系统的存在为免疫防龋选择免疫途径提供了必要的理论基础。通过刺激口腔局部或口腔外黏膜相关淋巴组织,可在唾液中检测到不同程度的 SIgA 升高。由于不同黏膜部位的共同黏膜免疫系统可能存在差异与方向性,须寻找能使效应部位产生有效保护性抗体的最佳疫苗摄入途径。经口肠道免疫和经鼻腔免疫是目前防龋疫苗研究较多的两个免疫途径。经口肠道免疫方便、安全,但胃酸及胃肠道的各种酶类可能会破坏抗原。经鼻腔免疫能诱发黏膜局部免疫应答和共同黏膜免疫应答,且鼻腔内抗原竞争少,蛋白溶解活性低,有利于抗原摄入的有效性,效果可能优于口肠道途径。

(三) 免疫防龋的研究

1969 年 Bowen 采用变异链球菌全细胞静注免疫实验猴,结果显示免疫猴龋病发病率下降,从而提出了免疫防龋的观点。40 多年来,国内外学者从免疫原、免疫途径、免疫载体和佐剂、免疫时间和频率等探索免疫防龋的效果,从最初的全菌细胞到当前的基因工程亚单位疫苗,均取得了可观的研究成果。

二、防龋疫苗和主动免疫

(一) 主动免疫原理

主动免疫(active immunization)是用人工接种的方法给机体输入抗原疫应答,从而提高机体的抗病能力。用于主动免疫的人工生物制品即疫苗。理想的防龋疫苗应该具备:①有效诱导保护性的免疫反应;②诱导的抗体与宿主抗原无交叉反应;③有限的多态性,以防破坏口腔正常菌群的生态平衡。

(二) 防龋疫苗分类

1. 全菌细胞疫苗 自 20 世纪 60 年代末至 80 年代初,早期的免疫防龋研究主要采用了全菌细胞疫苗,包括灭活疫苗(inactivated vaccine)和减毒活疫苗(attenuated live vaccine)。由于变异链球菌细胞壁抗原与人心肌抗原具有交叉反应,其中链球菌细胞壁 C 抗原(糖蛋白)引起的抗体可与心脏瓣膜发生交叉反应,链球菌细胞壁 M 抗原(蛋白质)的抗体可引起心肌交叉反应,采用全细菌疫苗存在导致自身免疫性疾病的风险,从而限制其临床应用。但早期的学者们通过上述方法,在实验动物或志愿者的唾液中检测出抗变异链球菌抗体,或检测出抗体浓度升高,证实了通过主动免疫刺激局部免疫应答的可行性。

2. 纯抗原亚单位疫苗(subunit vaccine) 采用物理或化学的方法保留有效的免疫原成分,去除对激发免疫应答无用甚至有害的成分。1978 年,Russell 等分离出变异链球菌表面蛋白抗原。1979 年,Smith 等分离出表兄链球菌 GTF。1982 年,Russell 等分离出变异链球菌两种胞壁蛋白抗原 A 和抗原 B。随后的动物实验表明,采用上述抗原制成的制剂可诱导动物血清特异性抗体产生。2002 年,Childers 等提取变异链球菌 GTF 蛋白制成亚单位疫苗,对 21 名志愿者予鼻黏膜和腭扁桃体免疫,研究显示在受试者唾液及鼻黏膜可诱导产生特异性 SIgA,且鼻腔途径免疫效果优于腭扁桃体途径。2 年后该实验组对同一批志愿者再次免疫,可诱发免疫记忆。但心脏交叉抗原的诱导、风湿因子的产生与人类 IgG 的抗原拟态(mimicry)等,限制了纯抗原亚单位疫苗发展。

3. 基因工程疫苗

(1) 重组亚单位疫苗(recombinant subunit vaccine):采用基因重组技术,将 *PAc*、*PAg*、*GTF* 等抗原基因片段克隆到原核高效表达载体中(如大肠埃希菌),表达产物提纯后得到只含免疫原性抗原的纯化疫苗。1991 年,Takahashi 等采用变异链球菌 PAc 的多丙氨酸部位 301~319 肽段在皮下注射免疫鼠,结果显示变异链球菌在牙面的定植受到抑制,提出采用抗原亚分子免疫防龋的策略。由于在重组疫苗设计时避开可能引起机体交叉反应的区段,产物不含其他有害的细胞产物或感染因子,安全性高。重组亚单位疫苗可为含 PAc、PAg、GTF 的完整蛋白,也可只包含与唾液结合、蔗糖催化或葡聚糖结合的功能相关表位,或可设计含多个表位的疫苗以增强免疫原性。2002 年制备的融合变异链球菌 PAc 蛋白 SBR 区和 GTF 蛋白 GLU 区的重组蛋白,免疫无菌鼠,诱导产生的抗体在体外可抑制变异链球菌黏附。免疫定菌鼠亦可抑制变异链球菌定植于牙面。2006 年,王小华等构建变异链球菌 GTF 蛋白葡聚糖结合区段 *GBR* 基因的重组蛋白,皮下注射诱导免疫小鼠产生血清抗 GBR 特异性 IgG。2009 年,Dinis 等合成远缘链球菌烯醇酶(enolase)的重组蛋白疫苗(rEnolase),辅以佐剂免疫实验小鼠,结果表明免疫组唾液特异性 IgA 升高,龋齿计数降低,诱导产生的特异性抗体与人烯醇酶不发生交叉反应。

(2) 重组载体疫苗(recombinant vector vaccine):采用基因重组技术将致龋菌的抗原基因片段克隆到原核表达载体质粒中,再将质粒克隆到安全无毒的载体菌,由载体菌在人体内携带及表达。该策略的特点是组合两种疫苗的优势,减毒活疫苗强有力的免疫原性和重组亚单位疫苗的科学准确性。常用的载体有减毒鼠伤寒沙门菌和乳链球菌。减毒鼠伤寒沙门菌能在体内外稳定表达高水平克隆基因,且重组后仍保持对 GALT 中 Peyer 结的黏附与定植。1994 年、1995 年 Redman 等构建表达表兄链球菌表面蛋白抗原(SpaA)的重组沙门菌,口服免疫小鼠,在免疫组血清和唾液中可检测抗 SpaA 和抗沙门氏菌载体的抗体,鼠患龋率下降。2002 年,凌均棨等采用携带变异链球菌 PAcA 区片段的减毒鼠伤寒沙门氏菌 SL3261 (pET-17b/A)防龋疫苗,经口服、皮下、黏膜下等途径免疫定菌大鼠,研究表明重组减毒鼠伤寒沙门氏菌可在大鼠肠道较持久寄生,并能较稳定地携带质粒,刺激血清 PAc-IgG 及唾液 SIgA 水平升高。1990 年,Iwaki 等将携带变异链球菌 PAc 的重组乳链球菌口服免疫鼠,结果显示鼠唾液特异性 IgA 及血清内特异性 IgG 升高。樊明文等将携带变链 PAc 的重组乳链球菌防龋疫苗 HL107,口服免疫孕兔,结果显示孕兔血清和乳汁中特异性 IgG 水平明显升高。将 HL107 免疫定菌鼠,发现免疫组龋齿计数降低,唾液特异性 IgA 及血清内特异性 IgG 升高。

4. 多肽疫苗(synthetic peptide vaccine) 多肽疫苗是在已知有效免疫原氨基酸序列的基础上,采用化学合成或基因工程合成法人工合成的抗原性多肽。它由十个到数十个的氨基酸组成,目的是以最小的免疫原性肽来诱导机体有效的免疫应答。通过对 *PAc* 和 *GTF* 基因序列进行分析,PAc 唾液黏附区(SBR)、黏附功能区(816~1 213 位残基)、A 区的 T 细胞和

B 细胞抗原决定簇,GTF 的催化区(CAT)、GTF 的葡聚糖结合区(GLU)、高度保守的酶活性片段(GGY 和 AND)都是理想的候选多肽。肽段的选择是多肽疫苗抗龋作用的关键,必须考虑其稳定性、免疫原性和抗原性等。此外,单纯以多肽为抗原,免疫原性差,体内停留时间短,不能产生有效的免疫效果,容易出现免疫耐受,需要适当的载体或佐剂制成合成疫苗,或采用多抗原肽(multiple antigenic peptide,MAP)的形式增强免疫效果。2003 年,Smith 等合成了表兄链球菌 GTF 的 CAT 区和 GLU 区的多肽 GTF-MP,在鼠动物实验中采用鼻腔途径单独使用 GTF-MP 或辅以佐剂直肠免疫,均可使唾液特异性保护抗体升高,降低动物龋病的发生。Peacock 等合成编码变异链球菌 GbpB 序列 113~136 肽段的 SYI 多肽疫苗,予以聚交酯-乙二醇微囊投递系统,可诱导实验动物唾液特异性 GbpB 抗体升高。Smith 等合成 SYI-CAT 和 SYI-GLU 双表位多肽疫苗,实验表明 SYI-CAT 可显著降低致龋菌多糖合成,抑制变异链球菌和远缘链球菌。Culshaw 等筛选变异链球菌 GTF 中的活性片段,合成 20 种线性多肽 1~20 及多价抗原性多肽 MAP7、MAP11 和 MAP16。动物实验显示,MAP6、MAP11 可使实验小鼠血清内特异性 IgG 抗体水平升高,MAP6、MAP9、MAP11 和 MAP16 可诱发 T 细胞增殖,MAP11 和 MAP11+16 可减少致龋菌数量,降低龋齿发生率。刘建伟、凌均棨等以 PAc 多肽(301~319)抗原辅以 PBLG-PEG-PBLG 载体制备防龋微球疫苗,口服免疫 SD 大鼠,能减少龋模型大鼠龋齿的发生,其中以光滑面龋的减少更显著。

5. 核酸疫苗(nucleic acid vaccine) 将携带抗原基因的真核表达载体直接导入宿主细胞,诱导宿主免疫系统对抗原基因所表达的蛋白发生免疫应答,达到预防和治疗疾病的目的,又称 DNA 疫苗(DNA vaccine)或基因疫苗(genetic vaccine)。核酸疫苗实质上是带有病原体抗体的目的基因重组质粒,通过确定为宿主提供免疫保护的多肽或抗原表位,选择相应编码基因,在体外与一个携带强启动子的高效表达载体质粒进行 DNA 重组。此外,还可以将免疫原全基因或多个免疫活性肽段的 DNA 片段构建在同一嵌合载体质粒中,实现多价疫苗。

DNA 疫苗的优点:①相对于其他免疫疗法,DNA 疫苗较少引起过敏反应;②DNA 疫苗生成后稳定,大量的变异可能性很小,易于控制质量;③体内表达目的抗原,省略了传统疫苗复杂的体外表达、纯化和加工的过程;④可同时诱发持久的特异性体液免疫和细胞免疫;⑤表达的抗原空间构象与天然抗原更接近,免疫原性更强,并且可以通过连接一种或多种质粒的混合物或者构建复杂的质粒来实现多价疫苗;⑥DNA 疫苗表达的细菌糖蛋白的糖基化与细菌直接编码的不同,可减少与病原体的交叉抗体反应;⑦DNA 疫苗的细菌部分富含未甲基化的 CpG 序列,该序列可直接活化单核细胞、巨噬细胞、树突状细胞,产生各种细胞因子,包括 IFN-α、IFN-β、IFN-γ、IL-18、IL-12 等;⑧可用于儿童早期免疫。

DNA 疫苗存在的问题:①对 DNA 的自动免疫,或作为免疫调节结果之一对抗原表达细胞的破坏,导致胞内抗原释放,激活自身免疫质粒 DNA 与宿主发生基因整合;②持续长时间的小剂量抗原刺激可能导致免疫耐受;③可能存在的致癌性及其他毒副作用;④接种方式需用基因枪或注射器注射,属于侵入性操作,对于群体免疫来讲存在困难,另外儿童可能对这些接种方式存在畏惧心理。

目前已有 HIV、HBV、单纯疱疹病毒、流感病毒、结核病毒、疟原虫、T 细胞淋巴瘤等 DNA 疫苗经美国食品药品管理局(FDA)批准进入临床试验。研究表明,DNA 疫苗可诱导实验动物机体特异性的黏膜免疫应答,抵御相应致龋菌在口腔定植,抑制龋病发生。Han 等构建了编码变异链球菌壁相关蛋白 A(wall-associated protein A,WapA)的 DNA 疫苗 pcDNA-wapA,采用 pcDNA-wapA 辅以 DMRIE-C 投递系统,pcDNA-ctb 佐剂鼻腔免疫大鼠,与未添加 pcDNA-ctb 组对照,前者可诱发大鼠更长时间的免疫应答。我国学者先后研制出针对变异链球菌 PAc、GTF、GBP 以及 GTF-PAc 等多种免疫原的 DNA 疫苗。樊明文等将 PAc、gtfB-GLU 和靶向片段 CTLA4-Ig 整合至 pCI 质粒及 pVAX1 质粒,构建能引导质粒与树突状细胞表面 B7 分子结合的靶向融合 DNA 疫苗 pGJA-P 及 pGJA-P/VAX,通过一系列啮齿类或灵长类动物实验研究(2007—2009),靶向融合 DNA 疫苗可使血清及唾液特异性抗体水平升高,龋病患龋率下降。

6. 转基因植物疫苗(transgenic plant vaccine) 用转基因的方法将编码有效免疫原的基因导入可食用植物细胞的基因组中,使免疫原在植物可食用部位稳定表达积累,机体可通过食用植物达到主动免疫的目的。1990 年,Curtiss 等报道利用转基因烟草表达变异链球菌的 SpaA 蛋白,其含量占烟草蛋白总量的 0.02%,口服免疫小鼠可检测到唾液中抗 SpaA 的 SIgA。

目前已有诺沃克病毒衣壳蛋白(norwalk virus capsid protein,NVCP)、乙型肝炎表面抗原(HBsAg)、大肠埃希菌热敏肠毒素 B 亚单位(escherichia coli heat labile enterotoxin B subunit,LT-B)、霍乱毒素 B 亚单位(cholera toxin B,CT-B)、变异链球菌 SpaA 蛋白、麻疹病毒血凝素蛋白(MVH)等编码细菌和病毒抗原的基因在植物中成功表达,受体植物包括番茄、土豆、玉米、大豆、大米、莴苣等。其中,NVCP、HBsAg、LT-B 等转基因植物疫苗已进入临床试验,在人体中显示了一定的免疫效果。2000 年,凌均棨课题组将变异链球菌 PAc 蛋白唾液黏附区 P1 片段(184~1 946bp),与植物的高效表达质粒 pROKCP 结合,构建表达质粒 pROP1,再将该质粒与 Bar 基因(抗除草剂基因)连接,构成表达质粒 pRPB1。之后将携带编码嵌合体 SBR-CT$^{\triangle A1}$ 基因和 bar 基因的片段转入番茄,获得转基因番茄植株,免疫鼠后可诱导实验动物产生免疫应答。对转基因番茄子代植株进行检测,结果表明含编码变异链球菌表面蛋白唾液黏附区片段基因的子代植株能表达外源蛋白,该蛋白含量占番茄可溶性总蛋白的 1.2%。

转基因植物疫苗具有安全、口服、易被人们接受的特点,筛选高表达植株后可形成产业化规模,降低成本,对发展中国家具有广泛的应用前景。目前制约植物基因工程疫苗开发的因素包括:①基因沉默,在进行植物遗传转化时,由于基因沉默现象和位置效应的影响,使得外源基因在转基因植株中的表达水平低下。②口服免疫耐受,人体的黏膜免疫系统一方面可以识别非己抗原,诱导非特异性和特异性免疫应答;另一方面,可以区分食物性抗原和病原性抗原,对食物性抗原容易产生免疫耐受。影响免疫耐受的因素包括抗原性质、抗原剂量、免疫时机及机体因素等。如何提高转基因植物的抗原蛋白表达量,最大限度地发挥抗原激活免疫系统的效率是今后研究的重点。植物细胞内外源蛋白的稳定性、转基因植物疫苗的免疫记忆效果等也是待解决问题。

7. 抗独特型抗体疫苗 抗独特型抗体(anti-idiotypic antibody,Anti-Id)的研发作为一种免疫原替代技术,是近年来生物技术研究的一个热点。该技术源于 1974 年 Jerne 在 Burnet 的细胞克隆选择学说基础上提出的免疫网络学说。抗原可刺激机体产生抗体 Ab1,抗体 Ab1 的独特型决定簇又可刺激机体产生一系列的抗独特型抗体 Ab2。Ab2 中能有效模拟外源抗原的 Ab2β,可结合 Ab1 的互补位,引发与正常抗原相似的特异性免疫应答。该技术以一种具有确定保护作用的抗体为靶子,用单抗技术制造大量抗 V 区(独特型)的抗独特型抗体。经适当选择的抗独特型抗体 Ab2β 与原始抗原具有彼此相通的三维结构,因此可用于代替原始抗原诱导特异性免疫应答。当原始抗原本身不适用或难以获得,如碳水化合物及糖类等无免疫原性,以及抗原成分未知时,采用抗独特型抗体具有一定的实际价值。1990年,Jackson、Michalek等人报道将变异链球菌的抗独特型抗体作为疫苗免疫鼠,结果显示唾液抗变链IgA升高,变异链球菌对牙面的黏附减少,龋计数降低。

抗独特型抗体目前主要应用于肿瘤免疫,根据Anti-Id的抗原模拟特性,当抗原不易获得或宿主已对其产生耐受时,可用抗独特型抗体疫苗免疫个体,诱导相应的细胞免疫和体液免疫。此外,可制备针对肿瘤细胞表面Ig的Anti-Id,与抗肿瘤药物结合定向作用于肿瘤细胞,起到生物导弹的作用。目前已有Ab2β模拟肿瘤抗原如卵巢癌、鼻咽癌、乳腺癌、黑色素瘤、结直肠癌、B淋巴细胞瘤和胰腺癌等肿瘤相关抗原,部分已进入临床Ⅱ、Ⅲ期研究,取得了一定疗效。

三、人工抗体和被动免疫

(一) 原理

被动免疫(passive immunization)是直接应用特异性抗体中和、对抗特异性致病菌的致病作用。人工抗体被动免疫不激发系统免疫反应,可避免主动免疫对人体产生的副作用,安全性高,但无法诱导免疫记忆,易被清除,维持时间短。

(二) 分类

1. 单克隆抗体 单克隆抗体(mononclonal antibody,MAb)采用杂交瘤技术,利用小鼠骨髓瘤细胞和经变异链球菌某一抗原免疫的小鼠脾细胞进行融合,融合后的杂交瘤细胞可以无限增殖传代。单克隆抗体的被动免疫防龋机制是:附着在牙面获得性膜上的MAb识别变异链球菌,二者以疏水键结合,MAb调理、趋化变异链球菌,使其被牙龈来源的中性粒细胞和补体吞噬、杀灭或移走。

自20世纪80年代起,Hughes等学者先后合成了针对变异链球菌PAc、GTF、胞壁多糖抗原等致龋毒力因子的单克隆抗体。动物实验和人体实验表明,采用杂交瘤技术合成的防龋MAb可有效抑制宿主口腔内相应病原体的黏附和定植,减少龋病发生。但杂交瘤技术制备工艺复杂、费时、价格较高,且合成的单克隆抗体反应强度不及多克隆抗体。随着基因工程技术的发展,采用杂交瘤技术与基因工程技术相结合可制备新型单抗,包括双特异性单抗、嵌合单抗、具有其他活性功能区的单抗和单域抗体。基因工程技术通过基因改造,可降低或消除人体对抗体的排斥反应。采用原核细胞、真核细胞和植物等多种载体,大量表达抗体分子,从而降低生产成本。Tagawa等合成抗变异链球菌GTF-I的单链可变段(single-chain variable fragment,ScFv)抗体,实验表明可识别GTF-I并抑制其合成水不溶性葡聚糖的能力。

2. 牛奶抗体 牛奶中含有丰富的免疫球蛋白,如IgG、IgM和IgA。选取适当的免疫原免疫奶牛可获取含特异性抗体的牛初乳,然后应用于人体可作为预防龋病的一种手段。自从1982年Michalek等首先使用免疫的牛奶多抗进行龋病免疫研究以来,许多研究均表明针对致龋菌特异抗原的牛奶抗体可使人体获得相应的抗龋免疫力。Shimazaki、Mitoma等合成含抗变异链球菌PAc的富丙氨酸唾液黏附区(saliva-binding alanine-rich region of PAc,PAcA)与GTF-I葡聚糖结合区(glucan-binding domain,GB)的融合人工抗体PAcA-GB牛奶,志愿者含漱PAcA-GB牛奶,可延长致龋菌再定植牙面的时间及降低唾液变异链球菌/总链球菌的比值,在动物实验中,PAcA-GB可有效降低大鼠的龋发生率。Wei等研究证明含人工抗体的防龋牛奶在5℃、21℃和30℃存储2个月,抗龋活性不变。经乳酸菌发酵后的人工抗体牛奶抗龋活性降低,但在保质期内仍可抑制致龋菌黏附。

3. 鸡卵黄抗体 将某种抗原免疫产蛋的母鸡,鸡可产生多克隆抗体并储存在鸡卵黄中,这种免疫球蛋白称为鸡卵黄抗体(immunoglobulin of yolk,IgY)。采用致龋菌抗原免疫母鸡,经适当提取工艺获得的IgY可应用于人群的龋病预防。1991年,Otake、Hamada等学者尝试用灭活的变异链球菌或变异链球菌GTF免疫母鸡提取IgY,实验表明其可抑制水不溶性多糖合成、细菌黏附和聚集并使动物龋发生率下降。Smith等用对变异链球菌葡聚糖结合蛋白B产生的IgY对大鼠进行短期饮食控制,显示菌体聚集减少,磨牙牙面龋发生率降低。Krüger等采用含抗变异链球菌GTF的IgY鸡卵黄饲养切除唾液腺的定菌鼠,结果显示可明显降低光滑面龋的发生,提示对龋病高危人群可采用IgY预防龋病发生。樊明文等采用变异链球菌GTF过表达株IgY抗体喷雾剂和非特异性IgY抗体喷雾剂对志愿者实验前、实验后1周、4周进行观察,发现GTF过表达株IgY抗体可明显减少人牙菌斑内的变异链球菌数,改变牙菌斑微生物的组成。1999年,美国第一代含抗变异链球菌IgY的牙膏问世。

4. 转基因植物抗体 采用基因工程技术,将特异性抗体分子编码基因整合到植物基因组中,再用转基因植物表达的抗体进行局部免疫治疗。1998年,Ma等在烟草植物中表达抗变异链球菌PAc蛋白的分泌型抗体SIgA-G抗体,经重新组装的抗体活性可保持3天,用其刷牙2周,抗变异链球菌定植效果可维持至少4个月。其应用于志愿者,龋活性明显降低。之后美国利用转基因烟草生产抗变异链球菌PAc特异性SIgA生物制剂,目前已被批准为医疗器械类产品并在欧洲上市。

四、研究方向与发展趋势

(一) 联合疫苗

DNA疫苗辅以佐剂并采用黏膜途径免疫,能诱导全面的免疫应答反应,激活特异性CD8$^+$细胞毒性T淋巴细胞反应和活化巨噬细胞,产生特异性抗体,引起长期的免疫记忆。然而,DNA疫苗临床Ⅰ期实验研究发现,DNA疫苗在人体内诱导的抗体水平较弱,保护效果不够理想。目前采用单价DNA疫苗与细胞因子表达质粒的联合免疫、多价DNA疫苗的联合免疫,以及DNA疫苗和蛋白疫苗联合免疫等方法均可提高DNA疫苗的免疫效果。2004年,国内学者采用重组质粒pcDNA3-gtfB和pcDNA3-pac免疫定菌鼠,结果发现联合基因疫苗免疫效果最佳。樊明文课题组采用DNA防龋疫苗pCIA-P联合重组变异链球菌PAc蛋白质疫苗rPAc,辅以黏膜佐剂rCTB经鼻腔滴注免疫小鼠,结果显示pCIA-P与rPAc联合免疫可有效增强DNA防龋疫苗免疫效果。该课题组在靶向pGJA-P/VAX疫苗上融合远缘链球菌的gtf-I催化域基因,构建新型融合疫苗,研究表明该疫苗可增强抑菌效果,特别是对表兄链球菌的抑制作用较为明显。该团队研发出新型防龋疫苗pGJA-P/VAX的纳米微粒运载投递系统AL/CS/DNA。研究表明,该系统具有较高的DNA运载率,能保护DNA不被核酸酶降解,与传统的CS/DNA运载系统相比具有高转染效率、显著诱导SIgA持续高水平分泌、诱发较长时间免疫应答的特点。

（二）免疫时间和频率

龋病是一种慢性、进行性、以细菌感染为主的多因素疾病，在人的各个年龄阶段均可能发生。免疫防龋疫苗的长期有效保护和免疫记忆激活是两个重要的问题。研究证实，在正常饮食、环境条件下婴儿 18～32 月龄是变异链球菌定植的高峰期，称为感染窗口期，之后定植将变得困难。Russell 等指出，在感染窗口期提高体内特异性抗体水平，特别是唾液 SIgA 水平，干扰或阻止变异链球菌、表兄链球菌致龋菌于牙面或口腔内的定植，有可能产生较长时间的保护作用。此外，在初次免疫后寻找适合时间点加强免疫以激发免疫记忆对提高免疫具有重要的作用。同时，变异链球菌可由母体唾液传播给婴儿，对母亲进行主动或被动免疫也有积极意义。

多年来，许多学者致力于免疫防龋的研究，尝试用免疫学的方法来预防龋病，阻止致龋菌对宿主的黏附定植，从而减少龋齿的发生。虽然病因学研究已基本明确龋病是一种细菌感染性疾病，但致龋菌微环境特别是牙菌斑生物膜的复杂性、感染途径的多样性、正常口腔菌群的存在等增加了免疫防龋的困难。大量的动物实验和小样本的人体实验均证实免疫防龋的可行性，但实际应用仍需要更多的实验研究及大样本的人体临床研究对疫苗的安全性及有效性进行评价。防龋疫苗尚未应用于人类龋病的预防，以此为目标的研究探索将不断向前发展。

（凌均棨）

参 考 文 献

1. 樊明文. 防龋疫苗研究的现状和思考. 中华口腔医学杂志, 2009, 44（2）: 65-68.

2. 郝钰, 关洪全, 万红娇, 等. 医学免疫学与病原生物学. 3 版. 北京: 科学出版社, 2013.

3. 王翰章, 周学东. 中华口腔科学. 2 版. 北京: 人民卫生出版社, 2009.

4. BRANDTZAEG P. Induction of secretory immunity and memory at mucosal surfaces. Vaccine, 2007, 25（30）: 5467-5484.

5. LI Y, JIN J, YANG Y, et al. Enhanced immunogenicity of an anti-caries vaccine encoding a cell-surface protein antigen of Streptococcus mutans by intranasal DNA prime-protein boost immunization. J Gene Med, 2009, 11（11）: 1039-1047.

6. MATSUMOTO M, FUJITA K, OOSHIMA T. Binding of glucan-binding protein C to GTFD synthesized soluble glucan in sucrosedependent adhesion of Streptococcus mutans. Oral Microbiol Immunol, 2006, 21（1）: 42-46.

7. MESTECKY J, RUSSELL M W. Specific antibody activity, glycan heterogeneity and polyreactivity contribute to the protective activity of S-IgA at mucosal surfaces. Immunol Lett, 2009, 124（2）: 57-62.

8. PARISOTTO T M, KING W F, DUQUE C, et al. Immunological and microbiologic changes during caries development in young children. Caries Res, 2011, 45（4）: 377-385.

9. NIU Y, SUN J, FAN M, et al. Construction of a new fusion anti-caries DNA vaccine. J Dent Res, 2009, 88（5）: 455-460.

10. RUSSELL M W, CHILDERS N K, MICHALEK S M, et al. A Caries Vaccine? The state of the science of immunization against dental caries. Caries Res, 2004, 38（3）: 230-235.

11. SENPUKU H, MIYAUCHI T, HANADA N, et al. An antigenic peptide inducing cross-reacting antibodies inhibiting the interaction of Streptococcus mutans PAc with human salivary components. Infect Immun, 1995, 63（12）: 4695-4703.

12. SHAH D S, RUSSELL R R. A novel glucanbinding protein with lipase activity from the oral pathogen Strepto-

coccus mutans. Microbiology,2004,150(Pt6) :1947-1956.

13. SMITH D J. Dental caries vaccines:Prospects and concerns. Crit Rev Oral Biol Med,2002,13(4) :335-349.

14. BOWEN W H,KOO H. Biology of Streptococcus mutans-derived glucosyltransferases:role in extracellular matrix formation of cariogenic biofilms. Caries Res,2011,45(1) :69-86.

15. TAUBMAN M A,NASH D A. The scientific and public-health imperative for a vaccine against dental caries. Nat Rev Immunol,2006,6(7) :555-563.

16. WEI H,LOIMARANTA V,TENOVUO J,et al. Stability and activity of specific antibodies against Streptococcus mutans and Streptococcus sobrinus in bovine milk fermented with Lactobacillus rhamnosus strain GG or treated at ultra-high temperature. Oral Microbiol Immunol,2002,17(1) :9-15.

17. YANG Y P,LI Y H,ZHANG A H,et al. Good manufacturing practices production and analysis of a DNA vaccine against dental caries. Acta Pharmacologica Sinica,2009,30(11) :1513-1521.

18. SHI W,LIU F,YANG J,et al. Flagellin enhances saliva IgA response and protection of anti-caries DNA vaccine. J Dent Res,2012,91(3) :249-254.

19. LIU J,LIU S,CAO X. Highlights of the advances in basic immunology in 2011. Cellular & Molecular Immunology,2012,9(3) :197-207.

20. CHEN L,ZHU J,LI Y,et al. Enhanced nasal mucosal delivery and immunogenicity of anti-caries DNA vaccine through incorporation of anionic liposomes in chitosan/DNA complexes. PLoS One,2013,8(8) :e71953.

21. HUANG L,XU Q A,LIU C,et al. Anti-caries DNA vaccine-induced secretory immunoglobulin A antibodies inhibit formation of Streptococcus mutans biofilms in vitro. Acta Pharmacol Sin,2013,34(2) :239-246.

22. YAN H. Salivary IgA enhancement strategy for development of a nasal-spray anti-caries mucosal vaccine. Sci China Life Sci,2013,56(5) :406-413.

23. JIANG H,HU Y,YANG M,et al. Enhanced immune response to a dual-promoter anti-caries DNA vaccine orally delivered by attenuated Salmonella typhimurium. Immunobiology,2017,222(5) :730-737.

24. BAI G,TIAN Y,WU J,et al. Construction of a fusion anti-caries DNA vaccine in transgenic tomato plants for PAcA gene and cholera toxin B subunit. Biotechnol Appl Biochem,2019,66(6) :924-929.

25. LIU Z F,CHEN J L,LI W Y,et al. FimH as a mucosal adjuvant enhances persistent antibody response and protective efficacy of the anti-caries vaccine. Arch Oral Biol,2019,101:122-129.

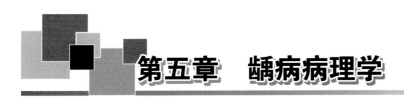

第五章　龋病病理学

龋病的主要病理表现是牙齿硬组织的破坏。在多种致龋因素作用下牙齿表面脱矿,无机物溶解,并伴随着表层的再矿化。随着病程的发展,脱矿加重,有机物分解,形成龋洞。龋病的病理改变是脱矿与再矿化动态交替发生的缓慢过程,具有特殊的病理组织特征。临床上根据累及的牙体组织不同,分为牙釉质龋、牙本质龋和牙骨质龋,随着龋病的进一步发展,牙髓组织也会发生反应性改变。

第一节　牙 釉 质 龋

牙釉质龋(enamel caries)是指发生在牙釉质内的龋病病损。除根部龋外,绝大部分龋损都从牙釉质开始。因此,研究牙釉质龋病变的特征和发病机制对进一步探索龋病的防治措施十分重要。

牙釉质是机体中最坚硬、致密、矿化程度最高的组织。虽然牙釉质龋是一种细菌感染性疾病,但由于其结构和化学组成的特殊性,使其病变不同于任何其他器官的感染,在病变过程中无细胞参与,是一种非细胞反应性病变。其基本特征是酸渗透入牙釉质后,其中的羟基磷灰石晶体相对不易渗入,但包绕晶体的部分牙釉质有机基质含水量高,可使氢离子渗入,引起一系列微观结构改变。由于缺乏细胞修复机制,龋病的发生及逆转都取决于获得性薄膜与牙菌斑界面的物理化学反应。

一、牙釉质龋的病理特征

龋病的发生总是从牙齿表面开始向深部进展,进展的速度取决于内外因素。内在因素主要包括晶体间的空间关系和紧密度、组织结构的致密度、有机物及无机物间的相对比例等,而外在因素则与菌斑、食物、宿主等紧密相关。病损进展方向不仅取决于食物发酵产酸的部位,而且取决于牙齿硬组织的细微结构、孔隙的大小。由于釉柱方向不同,平滑面龋与点隙窝沟龋的形态有极大区别。在牙釉质平滑面处,釉柱从釉牙本质界向表面呈放射状排列,故平滑面龋病损呈尖端向内底向外的锥体状(图5-1)。点隙窝沟龋形成的圆锥形病损正好与平滑面龋相反,尖向点隙沟窝,基底部向着釉牙本质界,与釉柱排列方向一致,呈口小底大的潜行性龋损(图5-2)。龋病在肉眼、X线及光镜下的表现除与龋病发生的部位有关外,还与病变进展类型、致龋因子破坏力、破坏的范围和时间、发病过程中口腔和牙面环境的变

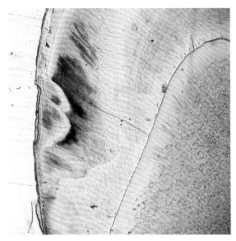

图 5-1　光镜观察平滑面早期牙釉质龋

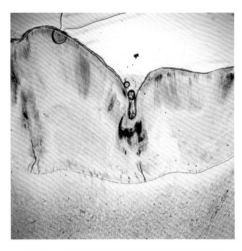

图 5-2　光镜观察点隙窝沟早期牙釉质龋

化(口腔卫生、相邻牙的缺失等)有关,从而出现范围不等、深浅不同、形式各异的损害。由于窝沟龋解剖结构复杂,组织易溶解形成窝洞,病理学上能观察到的组织结构很少,干扰人们对牙釉质龋组织形态学的观察,目前牙釉质龋的病理学研究多为早期平滑面龋。

(一) 早期平滑面龋

早期平滑面龋(smooth surface caries)多见于牙邻接面接触点下方、颊舌面近牙颈部。其临床表现为牙齿表面出现白垩色不透明的斑块,无光泽,但牙齿自然表面外形仍然完整,未形成龋洞或缺损。探针检查病变区牙釉质硬度与正常牙相近,显微硬度检测显示病变区硬度比正常牙釉质低。早期龋损不是细菌侵入所致,而是由于细菌产生乳酸或其他酸导致牙釉质不同程度的脱矿及再矿化,使其折射率改变所致。如果采取有效措施去除病因,并给予再矿化治疗,可终止龋病的发展。

牙釉质龋的早期病理改变具有典型的特点,由于釉柱从釉牙本质界向表面呈放射状排列,致使病损呈三角形,顶部向着釉牙本质界。其典型的病损从深层至表层可分为四层,即透明层、暗层、病损体部及表层(图 5-3)。

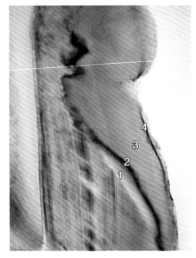

图 5-3　牙釉质早期平滑面龋
1. 透明层;2. 暗层;3. 病损体部;4. 表层。

1. 透明层　透明层(translucent zone)位于病损的最前沿,是牙釉质早期龋损的最初表现,也是最早观察到的变化。当磨片用树脂或喹啉浸渍时,此层呈透明状。

透明层主要是由于牙釉质发生少量脱矿使晶体间孔隙及其他界面(如 Retzius 线)间的孔隙较正常牙釉质增大所致。正常牙釉质孔隙容积只有 0.1%,而龋坏时透明层的孔隙容积达到 1%。当用树脂或喹啉作为介质浸渍标本时,这些大分子物质可进入孔隙中。由于这些介质的折光率与正常牙釉质相似,在光镜下观察时呈透明状,与深层的正常牙釉质及位于透明层表层的暗层分界清楚。在偏光显微镜下观察,透明层表现为负双折射(透光)。显微放射摄影显示透明层较正常牙釉质透射,证实有轻度脱矿。

用红外光谱和电子探针等手段对早期牙釉质龋病变组织进行分析,透明层内的镁和碳酸盐类物质比正常牙釉质有所减少,提示在此层富于镁和碳酸盐的矿物质易于溶解。Silverstone采用显微解剖技术结合高分辨扫描电子显微镜观察到透明层的磷灰石晶体直径为25~30nm,而正常健康牙釉质中磷灰石晶体直径为35~40nm,提示由于矿物质晶体边缘溶解导致晶体直径变小。釉柱边界相对富于蛋白质,氢离子、移出的镁及碳酸盐等矿物质可重新进入,再沉积于釉柱边缘的晶体表层。

透明层是牙釉质龋的最初表现,由牙釉质少量脱钙造成。透明层并非在所有的病变中都存在,或只存在于病变的部分区域。这与病变的进展方式和观察的方法有关。在进展性龋中透明层较宽,在静止龋或发生再矿化的病变中透明层较窄或不存在。

2. 暗层　暗层(dark zone)位于透明层的浅面,是早期牙釉质龋经常可见到的病变,有85%~90%的标本可见到暗层,在乳牙中有85%的标本可见到。当磨片用树脂或喹啉浸渍时,此层呈暗黑色。

暗层是由于脱矿产生的不同大小的孔隙同时存在所致。在牙釉质龋中,此层的孔隙容积增至牙釉质体积的2%~4%,大小不一,部分孔隙较大,部分孔隙较透明层小。暗层的病变组织好似一个分子筛,树脂或喹啉分子较大,不能进入这些较小的孔隙中。小孔隙由空气占据,空气的折光率为1.0,与正常牙釉质及充满于较大孔隙中的树脂分子的折光率相差较大,当偏光透过此层时,产生了更大的散射,故呈暗黑色(图5-4)。

显微放射摄影证实暗层较透明层有更大程度的脱矿,但将早期牙釉质龋标本放入唾液或再矿化液内处理一段时间以后取出标本,在偏光显微镜下观察,可见暗层加宽。电镜检查证实暗层中一些晶体的直径达50~100nm,较透明层晶体显著增宽。大量的研究支持暗层中存在矿物盐的再矿化区,再矿化的部分矿物盐来自透明层脱矿游离出的矿物离子。暗层中小孔隙的产生不仅是脱矿形成一些新孔隙,也可能是较大孔隙中发生了无机盐的再沉积,使部分孔隙变小,树脂或喹啉不能进入这些小孔所致。暗层是同时存在脱矿与再矿化的区域。在快速进展的急性龋中暗层较窄,在缓慢发展的慢性龋或静止龋中由于再矿化的发生导致暗层较宽。

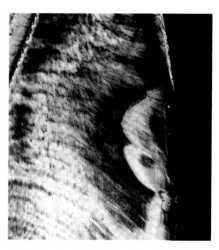

图5-4　偏光显微镜下的牙釉质早期平滑面龋

3. 病损体部　病损体部(body of lesion)是牙釉质龋病变的主体部分,位于表层与暗层之间。病损体部脱矿程度较为严重,孔隙增大,孔隙容积周边为5%,中心区逐渐增加可达25%。当用树脂或喹啉浸渍病变标本时,在透射光显微镜下观察,可见病损体部比健康牙釉质更透明,与暗层有明显分界(图5-3)。

早期病损体部可见牙釉质生长线和釉柱横纹,在偏光显微镜下观察时较为清楚(图 5-5)。其形成机制尚不完全清楚,有人认为是这些条带系再矿化所致,但用电子探针、显微放射摄影、透射电子显微镜、能谱分析等手段测定这些条带内的钠与氯含量,结果与健康牙釉质者相似,从而认为条带不是再矿化造成的。也有学者提出条带是由于矿物质丢失导致有机结构更为突出而出现的视觉现象。

当龋病继续发展,牙釉质深层受累,病损呈三角形,基底部位于牙釉质的表面,顶部朝向釉牙本质界,为病变最早最活跃的部位,病损体部为牙釉质龋中脱矿最严重的层次,存在于所有病损中,在快速进展的急性龋中较宽大,在慢性龋或静止龋中则被宽大的暗层所替代。

4. 表层 表层(surface zone)位于牙釉质龋的最表面,厚度相对恒定,平均约 30μm,静止龋或有再矿化的慢性龋此层增宽,老年人龋损害的表层较厚。牙釉质龋早期,此层相对完整而未受影响。在较长时期内,表层的组织结构和理化性质均与正常牙釉质较为相似,脱矿程度明显较病损体部轻(图 5-6)。

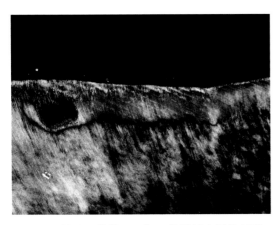

图 5-5 偏光显微镜下早期牙釉质龋病损体部纹理明显

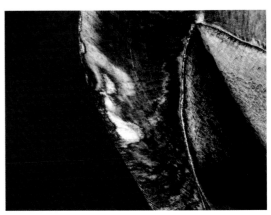

图 5-6 偏光显微镜下早期牙釉质龋在表层下脱矿,表层完整

龋病发生时首先受酸侵蚀的部位是牙釉质表层,表现为表层大致正常,表层下脱矿。表层的存在,一方面与牙釉质表面自身的结构特点有关。牙釉质表层氟化物含量多,牙釉质的溶解度比较低,不溶性蛋白质较多,这些特性使表层具备较强的抗酸能力,还有人认为表层受到沉积在牙齿表面的唾液蛋白质或牙面遗留的釉小皮的保护之故。另一方面与深层溶解物质在此处的再沉积相关。将正常牙釉质表层磨去后置入人工龋的酸性缓冲液中,结果形成的人工龋病变仍然可见一层相对完整的表层。将人工龋浸入再矿化液中,可见明显增厚的表层。实验提示早期龋损害之所以有一表层,是由于龋损害表面发生再矿化的缘故。再矿化离子可来自表面唾液和菌斑中的矿物质,也可由深层病损脱矿后释放出的矿物离子向外弥散并在表层重新沉积所致。超微结构观察表层,一些羟基磷灰石晶体直径达 40~75nm,大于正常牙釉质(35~40nm),进一步证实了表层有再矿化现象的存在。

表层是早期牙釉质龋病变的一个重要特征,也代表了牙釉质龋最重要的变化之一。在临床探及并检测出牙釉质龋损之前,表层下龋可能已存在 3~4 年,尤其是邻面龋。龋损过程是脱矿和再矿化不断交替的过程。在形成龋洞前的早期龋,如菌斑恢复到中性 pH,局部钙、磷酸盐达到一定浓度,就趋向于晶体形成和稳定,病损再矿化,部分脱矿的晶体可以被修复或形成新晶体,病变可以消失,阻止和控制疾病发展。

人工龋研究显示,尿素可使牙釉质内蛋白质溶解,将其与未用尿素处理的牙釉质均置于人工龋环境中,扫描电子显微镜和显微放射摄影观察分析各样本的变化,结果发现经尿素处理的牙釉质无表层形成,矿物质损失量多(25%~40%);而未用尿素处理者则有表层形成,矿物损失量只有10%。这说明表层的形成仍然与脱矿有关,而蛋白质的存在起到一定的保护作用。

(二) 窝沟龋

窝沟龋(pit and fissure caries)多发生在牙齿的咬合面、磨牙的颊舌面、上颌前牙的舌侧面。这些部位自洁作用差,不易清洁,是食物和菌斑的滞留区。窝沟龋的进展较快,早期即可到达釉牙本质界,形成临床上不易发现的隐匿性龋。

窝沟龋的病理特征与平滑面龋相似,但是由于窝沟龋的解剖特点,釉柱的排列方向与平滑面牙釉质不同,形成的窝沟龋的形态与平滑面龋不同,为基底部朝向釉牙本质界、顶部朝向窝沟的倒三角形。病损从窝沟底部开始,呈环状围绕着窝沟壁进展,并沿着釉柱长轴方向向深部延伸,窝沟两侧均可见平滑面龋所见的分层结构。当病变进展超过窝沟底部时,侧壁病损相互融合,形成与釉柱方向一致的龋损形态,即口小底大的三角形潜行性龋损(图5-7)。

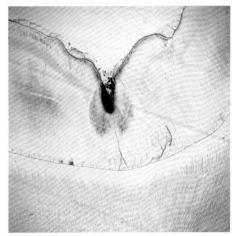

图 5-7 窝沟龋

窝沟龋的进展较快,早期即可到达釉牙本质界,此时尽管临床检查时可能无明显的龋洞,但其深层已有较大范围的破坏。由于牙釉质在窝沟底部较薄,窝沟龋的病变很容易进展到牙本质。与平滑面龋相比,窝沟龋进展快,程度严重。

二、牙釉质龋的超微结构变化

牙釉质的基本结构是釉柱,电镜下观察釉柱的横断面呈球拍样,有一个近乎圆形的较大头部和一个较细长的尾部,相邻釉柱均以头尾相嵌形式排列。每一釉柱由大量的羟基磷灰石(hydroxyapatite,HAP)晶体构成,晶体有一定的排列方向,呈扁六棱柱形,每一个HAP晶体又由大量呈蜂房状排列的晶胞构成。在牙釉质矿化过程中,组织液和晶体间进行着快速的离子交换,牙釉质成熟以后仍存在缓慢的离子交换。在致龋的酸性环境中,晶胞的内部化学组成可能直接影响其稳定性,实际上大多数矿化晶体有一定比例的替代物,钙可以被镁、钠、锌、锶、硒替代,磷酸盐可以被碳酸盐和磷酸替代,氟可替代羟基,可稳定矿物晶体,其他替代物如镁、钠、硒、碳酸盐、磷酸使晶体不稳定,导致龋易感性增加。

(一) 透射电子显微镜观察牙釉质龋

透射电子显微镜(transmission electron microscope,TEM)是一种高分辨率、高放大倍数的显微镜,透射电镜的分辨率为 0.1~0.2nm。目前多采用氩离子减薄技术制作硬组织的超薄切片标本,可以观察到牙釉质中晶体内部晶胞结构的变化。

晶体的溶解首先从釉柱边缘开始,使釉柱柱间距增宽,以后釉柱中心部开始出现晶体溶解,提示矿物质的溶解主要从釉柱和釉柱间隙的结合部、釉柱横纹及生长线处开始,此时釉柱间及晶体间的孔隙增大。有些病例早期改变可见釉柱末端粗糙,釉柱内的晶体被破坏而形状不规则。垂直于牙齿表面方向制作样本,透射电子显微镜观察显示不仅在牙齿表面晶体密度减少,而且在表层下受累范围更大。

观察龋损害内的晶体变化,可见到两种形式的破坏,一种是中心性破坏,一种是周围性破坏。近年的研究表明酸的溶解过程开始是溶解羟基磷灰石晶体核心,然后溶解晶体周围鞘。羟基磷灰石晶体含有一定量的碳酸根离子和镁、钠等离子。研究表明碳酸含量增加,则晶体结构的稳定性差,溶解度相应增加。羟基和磷酸根沿羟基磷灰石晶体中央长轴即 C 轴排列,故晶体中央溶解是沿晶体 C 轴进行的。溶解的最初表现是检测到一个中心侵蚀点,在 HAP 晶体末端存在一小切迹,继续沿核心溶解,导致 HAP 晶体变空,穿孔周围晶体可见不规则形亮斑,亮斑区晶格条纹模糊不清,弯曲变形。晶体周缘溶解造成晶体边缘不规则,晶体变小,晶体间微隙增大。在实验室研究中,乳酸可在几分钟之内迅速溶解核心,晶体残存的外壳需要相当长的时间才能被溶解。随晶体溶解区不断扩大,相邻晶体的穿孔溶解区相互融合,最终可造成大面积的晶体结构崩解。

在牙釉质早期龋的暗层及表层结构中可见部分牙釉质晶体较正常牙釉质晶体的体积有所增大,电子密度增大,可能是再矿化的结果。

(二) 扫描电子显微镜观察牙釉质龋病变

扫描电子显微镜(scanning electron microscope,SEM)是一种研究物质表面细微形态结构的工具,如将病变组织标本剖开,也可观察到内部形态的变化。在扫描电子显微镜下观察的形态具有立体效果,而且供扫描电子显微镜观察的标本制作技术简单,不需将标本制成超薄切片,因而其应用范围很广泛。

虽然牙釉质早期龋的表层存在矿化,但还是有病理损害的。扫描电子显微镜观察可见早期牙釉质龋的表层有许多蜂窝状的凹陷、较为严重的白垩斑损害。蜂窝状凹陷更为明显,每一凹陷代表一个釉柱末端的破坏。加深的凹陷或孔状结构可相互融合,形成更大的不规则裂隙或微腔。

若沿牙齿长轴方向剖开病变标本并在扫描电子显微镜下观察,可见到典型的表层下破坏。在损害区周围,可见到釉柱外形的破坏,釉柱体的一侧呈陷窝缺损。还可观察到晶体表面的溶解和晶体间间隙的加宽,形成离子向周围扩散的重要途径。

三、牙釉质龋的研究

牙釉质龋的病理研究是有趣而又困难的过程,这是由于牙釉质组织结构的特殊性,矿化程度极高,硬度大,组织标本的制备技术要求特殊。常规切薄片所必需的脱矿过程常导致牙釉质结构完全丧失,所以一般多制备成均匀厚度的牙釉质磨片进行病理研究。过去用手工法磨制组织片,费时易碎裂,现在多采用硬组织切片机树脂渗透包埋技术制作磨片。

研究方法主要包括普通光镜、偏光显微镜、显微放射摄影、显微硬度检测、透射电镜、扫描电镜、化学分析、氩离子减薄技术、组织化学研究及放射线同位素技术等。应用普通光学显微镜可见病损区色暗，吸光度明显增加。显微放射摄影可观察各分层结构的脱矿程度。在偏光显微镜下观察牙釉质龋病变组织切片时，可以清楚看到牙釉质龋病变的层次更为分明，这是因为偏光的振动方向是单一的，不像一般透射光的振动方向那样复杂。单一方向的偏光进入病变牙釉质后，可将病变尚不严重的牙釉质内的变化显示出来。

（一）牙釉质早期龋的破坏途径

牙釉质早期龋病变的特点之一是损害发生于表层下部位，牙釉质表层似乎"完整"，无论是自然龋病还是人工龋病都是如此。后来，国内外许多学者的研究都充分说明所谓"完整"表层实际并不完整。扫描电子显微镜下直接观察早期龋病变的表面，可以清楚见到这些"完整"的表面存在有各种形状的破坏，有的呈凹坑状，有的呈裂隙状。由于过去在较长时间内对表层"完整"性的认识不充分，从而提出牙釉质龋破坏途径的问题。

早在20世纪50年代中期，Darling就提出龋病破坏途径的问题是一个重要问题，这对阐明龋病破坏的机制并进而解释龋病发病的原因都是很重要的。用偏光显微镜和显微放射摄影观察牙釉质早期龋病变标本时，提出牙釉质龋的破坏是沿釉柱间质和生长线开始的，沿牙釉柱方向进行，在生长线内则向侧面扩展。大量的观察发现龋病的破坏最早是通过一些小裂缝或缺损进入生长线区域，以后侵入釉柱横纹，最后破坏牙釉柱本身。

细菌产生的有机酸渗透入牙釉质，首先通过包绕晶体的含水量较高的部分牙釉质有机基质，氢离子渗入，羟基磷灰石晶体相对不易渗入，从而引起一系列微观结构改变。在扫描电子显微镜下观察，可以见到釉柱破坏与牙釉质表面的灶性孔相连续。当龋病病变进入到接近生长线时，破坏就顺着生长线向深处发展。观察病变牙釉质的横断面，可以发现釉柱的柱心部首先被破坏。同时，釉柱间质内的晶体也被破坏，但牙釉柱周边部分的晶体仍然保留。

在牙釉质形成过程中，牙釉质晶体间含有较多的水分和牙釉质基质，随牙釉质发育成熟，牙釉质基质和水将逐渐减少，酸对牙釉质的破坏逐渐减轻。这可以解释为什么刚萌出的牙齿易患龋病。

（二）牙釉质龋发生的动态过程

牙釉质龋的初始阶段，氢离子经牙釉质表面结构中的有机基质渗透至牙体组织，损害羟基磷灰石晶体表层。个别晶体变小、变短是脱钙的最早证据，显微解剖结合高分辨扫描电子显微镜观察显示磷灰石晶体的直径由正常健康牙釉质的 $35\sim40nm$ 降至透明层的 $25\sim30nm$，病损体部降至 $10\sim30nm$；反之，暗层的牙釉质晶体直径增至 $50\sim100nm$，表层为 $40\sim75nm$。这提示在病变过程中，晶体的脱矿及再矿化是一个交替过程，形成了一系列不同透射性的层次变化，透明层及病损体部主要表现为脱矿，牙釉质晶体相对较小，牙釉质多孔，暗层及表层中的牙釉质晶体增大，有明显的再矿化过程。

牙釉质龋各层的形成是一个动态的过程。最早在牙釉质表面的下方出现透明层，此时临床检查和 X 线检查尚无异常表现。随着病损的发展，再矿化发生，即暗层出现。随着病变区域的扩大，更多的矿物盐丢失，暗层的表面出现病损体部，病损体部可见较明显的生长线和釉柱横纹，此时牙齿表面可见白垩色斑块。当龋坏继续发展形成潜行性破坏，可导致组织缺损、龋洞形成。龋病的进展多为缓慢的过程，在龋洞形成前需要数年的时间。

用化学方法分析龋坏牙釉质分层，透明层内的矿物质损失为 1.2%，暗层损失 5.6%～

7.6%,病损体部损失 18%~33%,表层损失 8.3%~11.5%。各层中的镁含量也明显减少,透明层减少 11.9%,暗层减少 9.1%~17.1%,病损体部减少 4.8%~32.8%。随着病变发展,当脱矿提供足够大的通路后,细菌进入牙釉质,加速病变进展。

牙釉质齲发生的过程最初包含脱矿和再矿化交替过程,而不是持续性脱矿。当脱矿和再矿化过程不能保持动态平衡,而以脱矿为主,则齲洞形成。

第二节　牙　本　质　齲

牙本质齲(dentin caries)多由牙釉质齲向深层发展所致,也可由牙根部牙骨质齲发展而来,或者牙颈部牙本质直接暴露进而发展为齲坏。

牙本质结构与牙釉质不同,因而牙本质齲有其自身特点。牙本质也是一种矿化组织,但其矿化程度不如牙釉质,并能接受感觉。有机质大约占重量的 20%,当牙本质发生齲病时,其变化更为复杂。除无机晶体溶解外,还存在有机基质分解破坏。牙本质全层均存在牙本质小管,内含成牙本质细胞突起,齲损沿牙本质小管这一天然通道进展,病程进展较快。此外,由于牙髓牙本质复合体的特殊性,在牙本质齲的早期,成牙本质细胞下方能观察到炎症细胞浸润,牙髓组织发生防御反应,形成修复性牙本质和硬化牙本质。

一、牙本质齲的病理特征

当牙釉质齲、牙骨质齲向深部进展到达牙本质时,病变首先沿釉牙本质界、牙骨质牙本质界向两侧扩展,而且沿釉牙本质界的侧向扩展速度比沿牙釉质侧向扩展更快。同时,病变沿牙本质小管深入,这样,牙本质齲一开始就累及比较大的范围,形成尖端向着牙髓腔、底向着釉牙本质界的近三角形病变(图 5-8)。

早期细菌并未侵入,但细菌产酸的扩散较早就使位于病损前沿的牙本质发生脱矿,脱矿后释放的钙、磷离子向周围扩散,在脱矿层深部区域 pH 相对较高,在此环境中矿物离子可重新沉积,使牙本质小管内矿化。这种再矿化现象发生于齲病进展较慢时,其形成有助于阻止外来有害物质进入,并在一定程度上起到保护牙髓的作用。病变早期阶段,维持胶原基质完整,无细菌侵入。随着齲病进一步进展,细菌通过牙本质小管这一天然通道侵入,充满牙本质小管,并向侧支扩展,除进一步产酸使管周及管间牙本质脱矿外,其产生的蛋白溶解酶使牙质中的有机物分解,小管扩张,邻近相对感染不重的小管扭曲变形,以后小管壁破坏,相邻小管相互融合,形成不规则的液化坏死灶。坏死灶继续扩大,大片结构崩解,最终齲洞形成。一般可将牙本质齲的病理变化由病损深部向表面分为 4 层结构。

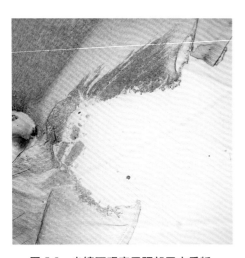

图 5-8　光镜下观察牙颈部牙本质齲

（一）透明层

透明层是牙本质龋损害最深处的一层高矿化的区域，呈均质透明状，又称为硬化层，其中的牙本质小管变窄，管腔内有矿物晶体沉积，使得管腔内折光率与周围相近。电子衍射显示其晶体为白磷钙石或磷酸八钙。这些矿物晶体可来源于其表面脱矿层游离出的无机盐离子的再矿化，同时成牙本质细胞也分泌一定的钙、磷离子沉积于此区域，该层的形成在一定程度上可以阻挡外界的刺激性物质或细菌侵入。当用显微放射摄影检查时，可显示出此层对 X 线阻射增加。

透明层是牙本质龋深部病变的一部分，显微硬度分析显示此层硬度较正常牙本质低，表明此层存在一定程度的脱矿。观察还发现，透明层内的管周牙本质和管间牙本质存在无机盐溶解现象。部分区域牙本质小管内的成牙本质细胞突起在细菌酶的作用下可发生脂肪变性，光镜下呈云雾状，此区域曾称为脂肪变性层。在脂肪变性的基础上，可发生矿物晶体沉积，形成透明层。

（二）脱矿层

脱矿层（zone of demineralization）位于透明层的表层，是在细菌侵入前，酸已扩散至该区域所引起的改变。此层的牙本质小管形态仍然比较完整，牙本质小管内基本无细菌侵入，胶原纤维结构基本完好，但管周及管间牙本质磷灰石数目减少，说明有脱矿存在。此外，管周有时可见比正常牙本质大的晶体，表明同时有再矿化现象发生。

在脱矿层，部分牙本质小管由于深部透明层的形成堵塞了小管营养来源，远端成牙本质细胞突起变性，小管内空虚，内含空气和死亡的成牙本质细胞突起残余。透射光下观察牙磨片，此区呈暗黑色，不透光。有学者认为此层尽管已脱矿软化，但无细菌侵入，在备洞时应予以保留。尽管目前有各种龋检测染料用于区分受细菌感染和未受细菌感染的牙本质层，但是准确性尚须进一步研究证明。在临床操作时医生主要根据牙本质的硬度和色泽判断去腐，较难准确掌握此层的去留。

（三）细菌侵入层

细菌侵入层（zone of bacterial invasion）位于脱矿层的表层，其中有大量细菌侵入牙本质小管，甚至进入牙本质小管分支。细菌在牙本质小管内向下延伸并繁殖。细菌的侵入可能分为两个阶段：第一阶段主要以产酸菌为主，例如乳酸杆菌，细菌产生的酸向深层扩散达脱矿层；第二阶段由产酸菌和蛋白溶解菌混合组成，进一步引起牙本质小管壁脱矿和蛋白溶解。分析牙本质龋中细菌的种类发现，在病损的主体部分细菌构成复杂，为需氧菌、微需氧菌、厌氧菌的混合。在深层病变则以厌氧菌为绝对优势，其中乳酸杆菌最多，乳酸杆菌在牙本质龋的发生发展过程中起着非常重要的作用。

随着细菌在牙本质小管内的繁殖，细菌团块增多，压迫局部牙本质小管肿胀、扩张变形，管周牙本质和管间牙本质脱矿加剧，胶原纤维变性分解，相邻小管相互融合，呈串珠样外观（图 5-9）。病变进

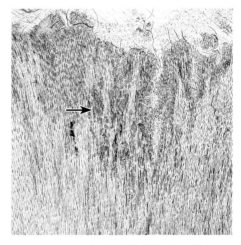

图 5-9 牙本质小管呈串珠状改变（箭头示）

一步发展,管周牙本质破坏,破坏区内充满坏死的基质残屑和细菌,形成椭圆形的坏死灶,坏死灶与牙本质小管平行呈多灶性。部分坏死灶与牙本质小管垂直形成横向裂隙,可能是由于细菌沿牙本质小管侧支扩展所致,也与脱矿后基质中有机成分收缩相关。脱矿后的牙本质也可在小管周围发生再矿化,此时形成的晶体由原来的针形变为多边形片状。这一层质地软,色泽暗,由于有细菌存在,临床上应使用手用器械或机用器械将此层去除,以免发生继发龋。

(四) 坏死崩解层

细菌侵入层表面是坏死的牙本质,称为坏死崩解层(zone of destruction)。随着液化坏死灶扩大,数量增多,细菌侵入管周牙本质、管间牙本质,牙本质结构广泛崩解破坏,镜下可见残留的坏死崩解组织和细菌(图 5-10)。这一层组织很容易用挖器去掉。

随着致龋环境或致龋因素的消除,牙本质龋可以停止发展,成为静止龋,此时牙本质的病变就只有脱矿层和透明层了。

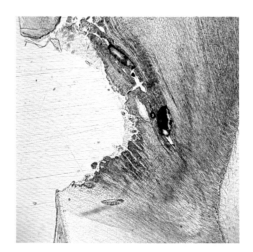

图 5-10　牙本质坏死崩解组织

二、牙本质龋的超微结构变化

在电镜下观察牙本质龋发现病变自牙本质小管开始,先发生脱矿,以后发生基质溶解。在病变进行过程中,可能发生再矿化现象。龋坏牙本质中,近牙本质小管处微晶密度最大,在管间区发生严重脱矿,但个别微晶很大,有的基质完整且可见到胶原纤维上的横纹。这说明牙本质龋病变时,先发生脱矿,以后再发生基质溶解。

在透射电镜下观察,小管内矿物晶体为针形或方形。Hallsworth 等(1979)观察分析发现,透明层最外层见不到牙本质小管,不透明,称原发性暗带。此层的内侧层为透明牙本质层。再往浅层方向还有一个不透明层牙本质层,称继发性暗带。电子显微镜下发现透明层的变色区见不到晶体,未变色区可见到菱形晶体,管间牙本质和管周牙本质内的晶体有周边性溶解。越靠近牙本质小管中心,体积越大。暗层一般没有这种晶体。

脱矿层牙本质小管完整,扫描电镜下可见管周牙本质、管间牙本质脱矿现象,未见胶原纤维溶解,无细菌,纵剖面小管管周牙本质轻度脱矿,略增宽,有断裂类管状矿化结构填塞在小管中。

在细菌侵入层,牙本质小管内可见大量细菌入侵,扫描电镜下观察牙本质表面附着大量的球菌和杆菌,向内则微生物数量减少。牙本质小管管周、管间脱矿、胶原纤维溶解消失,纵剖面小管脱矿增宽、融合崩解。

观察早期牙本质龋病变发现,牙本质小管管腔内有无机物结晶。据分析这些晶体多为β-磷酸三钙。当封闭管腔的物质和管周物质崩解后,微生物即可进入小管。在有机物被溶解之后,可见管间牙本质发生弥散性脱矿,逐渐形成充满细菌的大洞。龋坏牙本质的浅层已无成牙本质细胞突,但深层可见到。

有学者用电子显微镜观察龋齿的超微结构,提出牙本质二层龋的诊断和治疗,从而突破了依靠光镜和电镜将牙本质龋分为 5 层与 4 层的概念。近年来也有学者提出用图像增强技术观察牙本质结构,认为该技术可明显改善牙本质电镜照片质量,可为研究牙本质的显微结构提供高质量的图像。

三、牙本质龋的研究

牙本质内的磷灰石晶体比牙釉质中的小得多。当发生龋病时,晶体从表面开始溶解,晶体愈来愈小而不规则,释出的钙与磷酸根离子顺着浓度梯度离开脱矿层前沿,通过细菌侵入层及坏死层向外移动。病变牙本质的外层多系碱性或中性,钙离子和磷酸根在此处可沉淀下来,在成牙本质细胞突起或成牙本质细胞突周围间隙中可见矿化晶体沉积。电子衍射法表明,小管中最初形成的细颗粒矿化沉积物是晶相结构较差的白磷钙石。随着矿化晶体逐渐增多,白磷钙石与羟基磷灰石混合存在于小管中,小管最终被致密的矿化物完全堵塞(图5-11)。同时,管周的胶原纤维也发生变形,使小管和周围间质的折光率没有明显差异,难以区分管周牙本质与钙化的小管,在磨片上呈透明状而称之为透明牙本质(transparent dentin),又称硬化牙本质(sclerotic dentin)。

硬化牙本质的形成是牙髓-牙本质复合体的防御和反应性改变。牙本质透明层的磷灰石矿物成分除羟基磷灰石$[Ca_{10}(PO_4)_6(OH)_2]$外,还有白磷钙石$[Ca_3(PO_4)_2]$和透钙磷石$(CaHPO_4 \cdot H_2O)$。采用 X 射线能谱分析牙本质透明层与正常牙本质,发现牙本质透明层的 Ca/P 值明显高于正常牙本质。透明牙

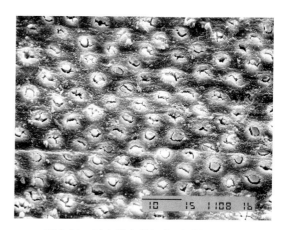

图 5-11　牙本质小管钙化(扫描电镜)

本质和正常牙本质无机物的主要成分都是磷酸钙类矿物质,透明层 Ca/P 值增高提示其矿化程度高于正常牙本质。

牙本质对龋病的反应性变化除上述小管硬化形成透明层,在相对应的牙髓腔侧还可形成修复性牙本质(reparative dentin)或反应性牙本质(reaction dentin)。龋损的刺激促使相应靠近牙髓腔壁的成牙本质细胞受到损伤,部分发生变性。牙髓内的未分化间充质细胞移向该处分化为成牙本质细胞,并与尚有功能的成牙本质细胞共同合成和分泌牙本质基质,继而矿化,在相应的牙髓腔侧沉积一层牙本质小管较少、排列不规则的修复性牙本质。修复性牙本质小管数目明显少于正常牙本质,同时小管弯曲明显,其形成增加了龋坏牙本质与牙髓之间组织的厚度。同时,反应性牙本质小管减少,在一定程度上阻碍了牙本质龋的进展,并可保护牙髓。若刺激较重,则牙本质小管数目少而不规则,甚至无小管结构,包埋在快速形成间质中的成牙本质细胞变性后,形成的空隙犹如骨样组织,又称为骨样牙本质。

较重的龋损刺激可造成牙本质小管中的成牙本质细胞变性、分解,小管内充满空气,在

透射光显微镜下观察,这部分牙本质呈黑色,称为死区。

第三节 牙 骨 质 龋

牙骨质龋(cementum caries)是指牙颈部龋或者根部龋。严格地说,牙颈部龋包括牙颈部的牙釉质、牙骨质和牙本质的龋病。根部龋是指发生于牙根部的牙骨质和牙本质的龋病。牙骨质龋的发病率随年龄增长而增加,与牙龈退缩、牙周手术或其他原因导致牙根面暴露有关。近年来牙骨质龋的患龋率出现上升趋势,这一方面是由于人类平均寿命延长,社会人口呈老龄化趋势;另一方面由于口腔健康水平提高,失牙数减少,老年人中牙龈萎缩、根面暴露的牙齿明显增多。目前,对牙骨质龋的研究已越来越为人们所重视。

牙骨质龋只有在牙龈萎缩后牙根暴露在口腔内,牙骨质堆积菌斑的情况下才能发生。其早期病变表现为表层下脱矿,病变初期牙菌斑细菌产酸,pH 降低并持续一段时间后,牙骨质发生脱矿。脱矿后释放的无机盐离子和口腔内的矿物离子可重新沉积于牙骨质表面,显微放射摄影显示表层下脱矿,而表层 X 线阻射,矿化较高,其中矿物盐可能由来自唾液或表层下脱矿游离出的矿物离子重新沉积而成。

随着病变进一步发展,菌斑内细菌产生的酸及代谢产物沿穿通纤维进入深层牙骨质,导致牙骨质脱矿,有机基质溶解破坏。病变可沿牙骨质的生长线向上下扩展,当病变破坏到牙骨质的板层带(lamella)时,就可以沿此带侧向扩展,可形成牙骨质潜行性龋,最终牙骨质结构崩解,龋洞形成(图 5-12)。由于牙骨质组织矿化程度低、质地较软,病变较牙釉质、牙本质进展快。对根部牙骨质龋的细菌分析表明,其中含大量放线菌,表明放线菌与根龋的发生关系密切。同时,其他细菌如变异链球菌、乳酸杆菌等也与牙根龋形成有关。

偏光显微镜下观察早期牙骨质龋的表层呈正性双折射,而损害体部呈负性双折射。电子显微镜下观察牙骨质龋,牙骨质表面有很多浅而小的凹陷,其中充满细菌和有机物碎片。在龋损区,牙骨质中胶原纤维凝成细丝状。透射电子显微镜下观察牙骨质龋的病变,在牙骨质的陷凹(成牙骨质细胞遗留的痕迹)内有很多细菌。有些地方可见牙骨质中磷灰石晶体溶解、破坏,胶原纤维断裂消失,残留的基质中有大量细菌繁殖。

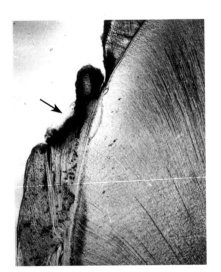

图 5-12　牙骨质龋(箭头示)

牙颈部的牙骨质很薄,而且是无细胞牙骨质,其发生龋病后,很快就发展到牙本质。当牙骨质龋破坏到牙本质时,其病变和牙冠部的牙本质龋一样。但由于牙骨质发生龋病前,牙根的暴露使牙颈部的牙本质内部已经发生了一些变化,如牙本质小管的钙化等,从而使根部牙本质龋的进展较冠部者慢,当然这种情况也有例外。当牙骨质龋进展缓慢时,在相应的髓腔侧也可出现类似于冠部牙本质龋发生时的修复反应,即形成修复性牙本质。

第四节 龋病引起的牙髓反应性变化

由于牙本质与牙髓的胚胎发生、组织结构及功能相互关系密切,许多口腔病理生理学专家都认为牙本质与牙髓是一个复合整体,称为牙本质-牙髓复合体(dentino-pulp complex)。牙本质-牙髓复合体对龋病产生的一系列反应包括龋病对牙髓组织的直接和/或间接损伤、牙本质-牙髓复合体的防御反应及损伤修复,反应程度与龋病的严重程度和机体代谢情况有关。

牙釉质本身具有微孔结构,年轻恒牙尤为明显,牙釉质龋时釉柱矿物质的溶解使组织中微孔增大,渗透性提高。一旦龋损接近釉牙本质界,刺激物就可通过牙本质小管引起牙髓反应。有研究表明,牙釉质龋引起的牙髓反应主要发生在急性龋。急性牙釉质龋时牙本质-牙髓复合体可以出现光镜下的损伤性改变,主要表现为成牙本质细胞体积减小、排列紊乱、细胞质减少、浆核比变小、细胞核向细胞突的方向移动。这种细胞质减少的变化是细胞损伤、代谢水平和分泌功能下降的表现。但在慢性牙釉质龋中,细胞浆核比、前期牙本质面积与正常牙髓相比均无明显变化。慢性牙釉质龋时调动其防御机制,病损部位少细胞层可见到成纤维样细胞侵入、毛细血管轻度扩张,以及少量炎症细胞浸润。轻微的炎症可认为是牙髓的防御反应,有利于将外界刺激物尽快清除,从而促进牙本质-牙髓复合体的恢复。

牙本质龋时牙髓内的变化就更为明显。龋源性刺激可以通过牙本质小管、成牙本质细胞突或其他感受器传到牙髓组织,诱导牙髓的成牙本质细胞或未分化间充质细胞活跃起来,引起牙髓腔侧牙本质一系列反应性变化。研究证明,在病损相应的牙髓腔侧形成修复性牙本质,成牙本质细胞层明显增厚,染色增强,细胞核染色数目比正常组增多,有些细胞排列紊乱或空泡性变。修复性牙本质的形成在一定程度上阻碍了牙本质龋的进展,保护了牙髓。组织学检查发现不同程度的牙本质龋,其牙髓反应具有各自的特点。龋损进展到牙本质浅层时,成牙本质细胞数目减少,浆核比缩小,前期牙本质明显缩窄。牙本质龋的病理性刺激强烈时,可造成牙髓组织血管扩张充血、炎症,甚至有出血、坏死现象,特别是在深龋时,牙髓的反应都比较重,成牙本质细胞层空泡变性,在细胞数目减少的同时,细胞形态也与正常成牙本质细胞完全不同,呈短柱状甚至扁平状,只有一层扁平的成牙本质样细胞,没有明显细胞突起与牙本质相连。这说明深龋对牙髓造成的损伤是广泛而严重的。因此,在治疗龋病时应当考虑牙髓状态,特别是在治疗深龋时,必须加以适当的处理后才能进行修复。

牙本质-牙髓复合体对龋病的防御反应主要表现为炎症反应,反应程度与牙本质的通透性相关。浸润的炎症细胞包括淋巴细胞、浆细胞和巨噬细胞。细菌产物(如脂多糖)作为抗原启动牙髓组织的免疫监视系统。大鼠浅龋模型中牙髓的初期反应有Ⅰa抗原和巨噬细胞相关抗原表达。T淋巴细胞介导的免疫反应在牙髓的特异性免疫反应中起主要作用,T淋巴细胞将信号传递至其他抗原特异性效应细胞(如B淋巴细胞)。龋损区牙髓组织中出现表达HLA-DR和ⅩⅢa因子的树突状细胞是对细菌抗原的积极反应,而树突状细胞和T淋巴细胞之间复杂的交互作用将对激活牙髓组织的免疫应答反应产生重要影响。

牙本质中存在多种生长因子,在龋坏引起的牙齿硬组织脱矿过程中,生长因子从牙本质中释放出来,刺激成牙本质细胞合成和分泌牙本质基质成分。分子标记物能为我们从分子水平揭示更细微的细胞变化。

转化生长因子β(transforming growth factor-β，TGF-β)超家族的变化是细胞对龋病的反应之一，在牙髓损伤修复过程中具有重要作用。牙本质基质中含有 TGF-β1，当牙体损伤如龋坏、酸蚀、磨损时，可以释放 TGF-β1，作用于成牙本质细胞，刺激成牙本质细胞合成和分泌牙本质基质成分，参与反应性牙本质形成。龋坏引起牙齿硬组织脱矿时，TGF-β 会按照一定比例从中释放出来。刺激较弱时，释放出来的 TGF-β 作用于尚完好的成牙本质细胞，促进修复性牙本质的形成。较强的刺激则导致成牙本质细胞死亡，此时 TGF-β 会诱导牙髓干细胞向成牙本质细胞分化，使之形成修复性牙本质。用浸有 TGF-β1 的微孔滤膜置于暴露的实验犬磨牙牙髓 42 天，发现有一厚层管样牙本质基质形成并衬有一层高柱状的极化细胞。盖髓剂作用于未用 TGF-β 抗体中和的脱矿或未脱矿牙本质，可以诱导管状牙本质形成并衬有极化的成牙本质细胞样的细胞；而作用于 TGF-β 抗体中和的脱矿牙本质上则完全丧失了诱导活性。这说明 TGF-β1 对修复性牙本质的形成具有肯定的作用，牙本质基质诱导牙本质形成的能力很可能与含有 TGF-β 分子有关。

骨形态发生蛋白(bone morphogenetic protein，BMP)家族是 TGF-β 超家族的重要成员之一，具备广泛的生物学活性，在机体多种组织和器官，尤其是在硬组织的发育、病变和再生中发挥重要的调控作用。已有文献报道，从人及动物牙本质基质中纯化出具有类似 BMP 活性的牙本质 BMP，提示 BMP 参与了牙本质的形成，与牙髓组织的自身修复有一定关系。BMP 还参与牙髓细胞的诱导分化和第三期牙本质的形成，促进牙髓细胞 DNA 和基质黏多糖合成，提高其碱性磷酸酶的活力。BMP 刺激培养的牙髓细胞，可促进牙髓细胞由低分化态向高分化态转化，这种高分化态牙髓细胞具备产生牙本质基质的功能。犬牙 BMP 盖髓术后修复性牙本质研究发现，术后 6 周可见骨样牙本质形成，8 周时有管状牙本质形成。BMP 的这些生物学特性与牙髓组织的损伤修复密切相关。

然而，TGF-β 与 BMP 必须通过其下游的信号转导分子 Smad 将信号由细胞质向细胞核传递，作用于相应靶基因而发挥其功效。Smad 家族共有 9 个成员，分别命名为 Smad1～Smad9。其中，Smad2、Smad3 特异地转导 TGF-β 的信号，Smad1、Smad5、Smad9 特异地转导 BMP 信号，Smad4 作为共用中介物协助上述分子完成信号转导过程，而 Smad6、Smad7 则对 TGF-β 超家族的信号转导起抑制作用。当 Smad2 或 Smad3 与 Smad4 形成的异源寡聚体转位至细胞核内后，作用于相应靶基因，能调节牙髓细胞的增殖和分化，以及细胞的表型和功能改变，从而促进成牙本质细胞分化和修复性牙本质形成。Smad1、Smad5 或 Smad9 作为 BMP 特异的细胞内信号转导分子，可被 BMP 受体磷酸化而活化，分别与共用中介分子 Smad4 结合，形成异源寡聚体并向细胞核聚积，进而调控纤维粘连蛋白、骨钙素 I 型和 III 型胶原、碱性磷酸酶等与成牙本质细胞分化相关基因的表达。

热休克蛋白(heat shock protein，HSP)是在应激状态下由特殊基因编码合成的蛋白质，能保护和促进细胞从生理和病理性刺激中恢复。正常牙髓组织中，成牙本质细中 HSP70 高表达，个别细胞核内表达 HSP70，在成纤维细胞、血管内皮细胞及管壁平滑肌细胞胞浆中也有表达。HSP70 的表达与它们的重要生理功能密切相关。成牙本质细胞含有大量的微管和微丝，而 HSP70 直接参与细胞骨架中微管和微丝的构建，与微管的稳定有关。在细胞内蛋白质形成的过程中，其正确装配与构建需要分子伴侣 HSP70 的参与。故推测 HSP70 在成牙本质细胞和成纤维细胞中的表达，在维持细胞形态上起重要作用。正常牙髓细胞中 HSC70 的表达能使牙髓抵御冷、热、过大应力等急性刺激。研究表明，龋损区牙髓细胞和成牙本质细胞都表达热休克蛋白,可以增强细胞对外力的耐受并上调细胞的修复反应。

钙结合蛋白(calcium binding protein,CaBP)以多拷贝形式存在并选择性地与 Ca^{2+} 高亲和性结合。其中,Calbindin-D28 K(CaB)是钙结合蛋白家族的成员之一,与钙平衡密切相关,在细胞的特定分化时期合成,并受 VD_3 及其代谢产物的影响。CaB 具有运输、缓冲 Ca^{2+} ,以及激活细胞内与 Ca^{2+} 有关的多种酶活性的作用,与牙本质矿化过程中 Ca^{2+} 转运及基质分泌密切相关,在反应性牙本质和修复性牙本质形成中起重要作用。在龋病刺激因素的作用下,成牙本质细胞大量表达 CaB。深龋牙髓中成牙本质细胞空泡变性、死亡,牙髓成纤维细胞和未分化间充质细胞分化为成牙本质样细胞,同样具有较高的 CaB 含量,并且观察到中龋及深龋都出现个别牙髓细胞 CaB 染色阳性。这种牙髓细胞细胞核变大、细胞极化,已部分具有成牙本质细胞的表型,为前成牙本质细胞。这说明 CaB 介导 Ca^{2+} 在牙髓细胞和未分化间充质细胞向成牙本质细胞分化过程中起作用,并可作为成牙本质细胞分化的指标。通过图像分析系统检测成牙本质细胞中 CaB 的含量,结果显示中、深龋组明显高于正常组,而血管内皮细胞无明显变化,提示 CaB 在修复性牙本质形成中起重要作用。

牙本质基质蛋白 1(dentin matrix protein-1,DMP1)是近年来发现的一种重要的非胶原基质蛋白,其主要表达于成牙本质细胞,可能参与成牙本质细胞诱导分化和牙本质矿化过程。DMP1 是 George 等在筛选大鼠成牙本质细胞和牙髓细胞 cDNA 文库时发现的一种新的富有丝氨酸的酸性磷酸化蛋白,并命名为 AG1。随后,他们又用核酸标记的核酸探针研究 AG1 的染色体定位,发现其基因位于 5 q21。为了符合染色体命名规则,AG1 更名为牙本质基质蛋白 1。DMP1 的氨基酸组成中富含丝氨酸,而且绝大多数丝氨酸以磷酸化的形式存在,使得 DMP1 成为等电点为 3.68 的强酸性蛋白,并且磷酸化的氨基酸末端可以和 Ca^{2+} 结合,推测其参与牙本质矿化和硬组织形成。DMP1 在不同深度的龋损中均有表达,在浅龋中的成牙本质细胞浆和前期牙本质中有较弱的阳性表达,中龋和深龋组中成牙本质细胞和成牙本质细胞样细胞表达 DMP1,而在深龋组修复性牙本质中呈强阳性表达。在龋损条件下成牙本质细胞中表达 DMP1 说明该蛋白参与牙髓自身的修复过程。

牙髓对龋病的反应性变化是牙本质-牙髓复合体的复杂的分子生物化学反应,通过信号分子的传导而构成庞大精确的通路,其具体过程还有待于进一步研究。

(仇丽鸿　周学东)

参 考 文 献

1. CAWSON R A,ODELL E W. Cawson's essentials of oral pathology and oral medicine. 7th ed. Edinburgh:Chuchill Livingstone,2002.

2. HICKS J,GODOY F G,FLAITZ C:Biological factors in dental caries:enamal structure and the caries process in the dynamic process of demineralization and remineralization(Part2). J Clin Pediatr Dent,2004,28(2):119-124.

3. HICKS J,GODOY F G,FLAITZ C. Biological factors in dental caries:role of remineralization and fluoride in the dynamic process of demineralization and remineralization(Part3). J Clin Pediatr Dent,2004,28(3):203-204.

4. SMITH A J,LESOT H. Induction and regulation of crown dentinogenesis:embryonic events as a template for dental tissue repair? Crit Rev Oral Biol Med,2001,12(5):425-437.

5. SEPTIER D,TORRES-QUINTANA M A,MENASHI S,et al. Inositol hexasulphate,a casein kinase inhibitor,alters the distribution of dentin matrix protein 1 in cultured embryonic mouse tooth germs. Eur J Oral Sci,2001,

109(3):198-203.

6. NARAYANAN K,SRININAS R,RAMACHANDRAN A,et al. Differentiation of embryonic mesenchymal cells to odontoblast-like cells by overexpression of dentin matrix protein 1. Proc Natl Acad Sci U S A,2001,98(8): 4516-4521.

7. MARGO LIS H C,ZHANG Y P,LEE C Y,et al. Kinetics of enamel:demineralization in vitro. J Dent Res,1999, 78(7):1326-1335.

8. TEN CATE J M. Remineralization of caries lesions extending into dentin. J Dent Res,2001,80(5):1407-1411.

9. KAWASAKI K,TANAKA Y,TAKAGI O. Crystallographic analysis of demineralized human enamel treated by laser-irradiation or remineralization. Arch Oral Biol,2000,45(9):797-804.

10. SHORE R C,KIRKHAM J,BROOKES S J,et al. Distribution of exogenous proteins in caries lesions in relation to the pattern of demineralisation. Caries Res,2000,34(2):188-193.

11. MUKAI Y,TEN CATE J M. Remineralization of advanced root dentin lesion in vitro. Caries Res,2002,36(4): 275-280.

第六章　宿主因素在龋病发生中的作用

与龋病发生相关的宿主因素主要是牙和唾液。牙因素主要包括牙的形态、理化性质和牙列形态。唾液是整个口腔环境的缓冲系统，对维持口腔正常 pH、保持牙面完整性、促进已脱矿牙的再矿化等方面具有重要作用。唾液量和质的变化都会对龋病的发生产生重要影响，全身因素对龋病发生的影响也主要通过对唾液的影响来实现。

第一节　牙　因　素

牙形态不良、牙列形态异常容易造成食物残渣滞留，成为致龋菌的底物发酵产酸并造成酸的局部积累。牙的理化性质中，钙化程度是影响龋病发生的最主要因素。

一、牙形态异常与龋病发生

牙形态中与龋病发生密切相关的要点在于是否容易滞留食物、形成不易清除的菌斑。肉食动物，如大型猫科动物、犬科动物等，牙呈圆锥形，缺少窝沟、牙间隙较宽等易于滞留食物的结构，因此不易患龋。动物实验中，曾经用犬齿进行龋病研究而未获成功，原因就在于此。

1. 正常形态牙的窝沟与龋病发生　临床观察证实，后牙窝沟对龋病高度敏感。深的窝沟无法探入，且窝沟深部有菌斑形成，不易清除，食物碎屑和微生物也容易在窝沟内滞留。牙对龋病的敏感性与窝沟深度成正相关。如果能在后牙萌出早期将窝沟封闭，则可大大降低龋病发病率，窝沟封闭的原理就在于此。

2. 牙形态异常与龋病发生　前牙为锥形或板状，在全口牙中患龋率最低，但如果牙的形态发生变异形成内陷，则容易滞留食物残渣而龋坏。常见的内陷变异包括畸形舌侧尖、畸形舌侧窝、畸形根面沟、牙中牙。牙中牙是牙内陷中比较严重的一种类型，是发育期间牙釉质向牙中央凹陷引起的，因位于牙中央的高密度内陷牙釉质，在 X 线片上类似于牙内部的一个"小牙"而得名。

二、牙理化性质与龋病发生

牙釉质是高度矿化的硬组织，是龋病最先侵及的组织，其基质由单一的蛋白质构成，不含胶原。牙釉质内的微量元素和非羟基磷灰石可改变牙釉质对酸侵蚀的敏感性,同时,釉柱中晶体的排列方向也与龋病过程中的脱矿方式有关。

1. 矿化程度与龋病发生　龋病的实质是细菌产酸造成了牙硬组织脱矿,因此,各种原因造成的矿化不良都会增加龋病发病率。研究表明,牙釉质发育不全的牙更容易发生龋坏。即使是正常发育的牙,乳牙较恒牙、初萌恒牙较成年恒牙,有更高的患龋率。因此,旨在改善牙硬组织矿化结构和程度的疗法,都有一定程度的防龋效果,其中比较有代表性的是激光防龋和中药防龋。

2. 微量元素与龋病发生　牙硬组织中微量元素含量的变化会显著降低龋病发病率,其中最有代表性并已得到公认的是氟,但饮水中的氟浓度与患龋率并非简单的负相关关系。氟防龋的作用目前已得到广泛应用。

3. 与牙釉质形成蛋白相关的龋易感基因　牙釉质中的有机物按体积计,占总体积的2%,主要由蛋白质和脂类组成。蛋白质有釉原蛋白(amelogenin)、非釉原蛋白(non-amelogenin)和蛋白酶(proteinases)三大类。近年来学者们研究发现,牙釉质蛋白的形成异常与龋病的易感性关系密切。蛋白质的基因变异导致正常的牙釉质结构发生改变,可引起牙釉质矿物含量降低及菌斑黏附性能增强,促进了龋病的发生与进展。成釉蛋白的编码基因(AMELX,C/T)存在基因多态性,与龋病的发生及其严重程度有关。釉丛蛋白的单核苷酸多态性变异可能也是龋病的易感基因。

三、牙列形态缺陷与龋病发生

错𬌗畸形是指在生长发育过程中,由于遗传因素或后天的环境因素,如疾病、口腔不良习惯、替牙障碍等导致的牙、颌骨及颅面的畸形。在错𬌗畸形中牙列拥挤是最常见的表现。

1. 牙列拥挤　牙列拥挤是指牙量大于骨量造成的牙拥挤、重叠、错位等现象。Kerly J在1971年的调查结果显示,牙列拥挤占错𬌗畸形的85%。我国学者1960年的调查结果为76%。由此可见牙列拥挤的确居各类错𬌗畸形之首,其后果是食物残渣全方位滞留,形成的菌斑难以被及时清理,为细菌产酸和酸在牙表面局部积累创造了有利的条件。

2. 替牙期　多项研究发现,替牙期患龋率较高。有学者指出,无龋与多龋儿童软垢指数差异有统计学意义,即乳牙多龋儿童的软垢指数明显高于无龋者,而软垢指数主要与替牙期乳、恒牙排列的错位有关,加之儿童自控力差,家长对儿童乳牙的保护意识不强。因此,针对替牙期较高的患龋率和软垢检出率,学校和家长应加强对替牙期小学生口腔卫生知识的宣教和行为指导。曾有研究对876名替牙期学龄儿童家长进行儿童口腔卫生知识认知调查,结果显示60%以上的家长不知道乳牙保护的重要性及"六龄牙"的作用和影响,存在认知误区,从而不能正确、及时、科学、有效地指导替牙期儿童进行口腔保健。

3. 食物嵌塞与邻面龋　龋病发病部位与年龄密切相关。𬌗面龋的发病率与年龄成负相关,10岁年龄组为69.57%,以后逐年下降,到60岁年龄组下降到6.80%。邻面龋的发病率与年龄呈正相关,10岁年龄组为11.95%,以后逐年上升,到60岁年龄组上升到88.64%。分析原因,认为邻面龋发生率升高的主要因素是长期的食物嵌塞。随着年龄的增长,牙间嵌塞食物的时间越长,滞留区域越容易形成龋损。年龄较小的患者,嵌塞食物时间短,不易形成龋损。可以认为,各种原因造成的宿主牙周围组织变化可引起食物嵌塞,食物嵌塞是邻面龋发生的重要因素。

4. 牙龈退缩与根面龋　对根面龋的发病因素进行 Logistic 回归分析发现,牙龈退缩是根面龋发生的一个必不可少的前提。Logistic 回归分析结果提示,牙龈退缩在根面龋危险性因素的 *OR* 值达 40.229 6。在根面龋患者中有不同程度的龈退缩者占 90.2%。因此,牙龈退缩是根面龋发生极具危险性的因素。

第二节　唾液因素

唾液是人体重要的体液之一,唾液本身的理化性质及成分在不同个体间存在差异,同一个体不同腺体的分泌液在质和量方面均有很大差别。在维持口腔正常生理方面,唾液质与量的改变、缓冲能力的大小及抗菌系统的变化都与龋病发生过程有着密切关系。

一、概　述

唾液是由口腔唾液腺分泌液、龈沟液及混悬其中的食物碎片、微生物和口腔上皮脱落细胞等构成的混合性液体。90%的唾液是由腮腺、下颌下腺和舌下腺三对大唾液腺分泌的,10%的唾液由口腔黏膜的小唾液腺产生。正常成人唾液的分泌量为每天 0.5~1.5L。其中,超过 99.4%为水,0.6%为固体,主要为蛋白质和电解质。唾液的比重为 1.002~1.008,pH 6.2~7.6。唾液中的电解质含量随流速而变化,外界刺激、咀嚼、味觉和神经刺激等因素对唾液的分泌量和组成也有影响。

唾液量在刺激时(例如咀嚼)及无刺激时变化很大,有 90%的唾液是刺激状态下产生的,流速为 0.2~7mL/min,其中腮腺产生的唾液量超过 50%。无刺激时唾液流速大于 0.1mL/min,其中下颌下腺产生的唾液占总量 65%,腮腺占 20%,舌下腺占 7%~8%。

唾液在维持口腔和牙健康中起重要作用,包括保护口腔黏膜和牙、抗菌、清洁、缓冲、中和酸、牙再矿化等作用(表 6-1)。

表 6-1　唾液的生物学功能

液体	固体
口腔清洁	保护牙和黏膜
溶解食物	缓冲(酸中和)
润滑口腔表面组织	保护口腔黏膜
有利于味觉、咀嚼、吞咽、言语	抗菌防御
	消化

二、唾液流速与缓冲体系

唾液的流速和缓冲能力与龋敏感性成负相关。老年人由于唾液腺细胞萎缩,唾液流量减少,缓冲能力下降,使其对牙釉质龋及根面龋的敏感性增加。进食后咀嚼口香糖和龋病发生率关系的临床试验证实,由咀嚼口香糖引起的唾液流速增加能减少龋病的发生率。

唾液中存在的各种缓冲体系使唾液的 pH 处于中性,其中主要有 3 个缓冲体系:重碳酸盐、磷酸盐和蛋白缓冲体系,这 3 个系统对 pH 变化有不同的缓冲能力。重碳酸盐缓冲系统和磷酸盐缓冲系统的 pH 分别为 6.1～6.3 和 6.8～7.0。在咀嚼和进食时唾液的缓冲能力主要依靠重碳酸盐缓冲系统,其缓冲能力占唾液缓冲能力的 64%～90%。在非刺激状态下,唾液中重碳酸盐的浓度很低,唾液的缓冲力弱。若刺激性唾液分泌,重碳酸盐的含量增多,唾液 pH 上升,当唾液流速增加到 1mL/min 时,重碳酸盐的浓度上升到 30～60mmol/L。此时,重碳酸盐就能有效地发挥缓冲作用。唾液中的重碳酸盐还可扩散入菌斑,中和细菌产生的酸。磷酸盐缓冲系统的作用原理与重碳酸盐缓冲系统相似,但与唾液分泌率的关系不明显。非刺激性唾液缓冲能力的研究较少。蛋白缓冲系统能力较弱。唾液的缓冲能力明显受到性别、个体的健康状况、激素水平及新陈代谢的影响。男性唾液的缓冲能力强于女性。妇女在妊娠期唾液缓冲力下降,生产后又逐渐恢复,其变化与唾液的流速、流量无关。更年期妇女应用激素替代或口服小剂量避孕药可在一定程度上增强唾液缓冲能力。

碳酸酐酶(carbonic anhydrase,CA)通过酸催化可逆的二氧化碳水合反应参与维持人体各种组织液和体液 pH 的稳定。现已在哺乳动物的消化道鉴定出 11 种 CA 的同工酶,已证实其中至少两种同工酶参与了唾液的生理活动。其中 CA Ⅵ的浓度与 DMFT 值成负相关,与唾液的流速、流量成正相关。无龋儿童唾液中的 CA 活性明显高于龋活跃儿童,但 CA Ⅵ对唾液 pH 及缓冲力无调节作用,唾液 CA Ⅵ浓度与唾液中变异链球菌和乳酸杆菌的水平无关。

三、唾液的有机成分及其作用

唾液的有机成分主要包括各种蛋白质、少量脂肪和痕量碳水化合物,其中蛋白质是唾液中最有意义的成分,与龋病发病有密切关系。

不同龋易感性人群唾液蛋白的种类和数量存在差异,不同个体甚至同一个体口腔的不同部位唾液蛋白也存在质和量的差异。唾液蛋白在口腔中可以合成、降解和互相结合。其千变万化的功能状态决定着口腔内细菌的定植,从而影响个体龋病的发生发展。虽然唾液中各种抗菌因子和/或蛋白浓度较低,单独作用可能不足以对口腔致龋菌系造成很大影响,但它们之间构成一个有机的整体,当相互协同作用时,能有效地抑制或杀灭致龋菌,进而阻止龋病的发生和发展。

1. 唾液中的黏附、凝集相关蛋白与龋易感性　　口腔中的细菌除与牙面黏附致龋之外,还会互相凝聚而从口腔排出,有利于减少龋病的发生。细菌的黏附和凝聚的过程受到某些唾液蛋白的影响。这些与黏附和凝集相关的蛋白主要有凝集素、黏蛋白、α-淀粉酶、酸性富脯蛋白和唾液免疫球蛋白等。它们不但参与获得性膜的形成,具有修复和保护牙釉质、降低牙釉质溶解度、降低细菌酸性产物的脱矿能力等作用,同时具有调节细菌与牙面附着和促进唾液细菌凝集以利于细菌排出口腔的作用。

目前的研究认为,影响变异链球菌与牙面黏附的最主要蛋白是高分子量的腮腺液凝集素和某些小分子量的下颌下腺蛋白。促进唾液中细菌凝集的主要蛋白除了来源于腮腺的高分子量凝集素,还有黏蛋白 MG1、MG2。

（1）凝集素：唾液凝集素（salivary agglutinin，SAG）指唾液中能与细菌相互作用，使细菌凝集成团，易于被唾液及吞咽时清除，包括腮腺唾液糖蛋白、黏蛋白、β-微球蛋白和纤维黏连素。

1）糖蛋白（glycoprotein）：糖蛋白是蛋白质和碳水化合物的共价复合物，几乎所有唾液中的蛋白质均是糖蛋白。根据细胞来源，唾液蛋白分为黏蛋白（mucous glycoprotein，MG）和浆蛋白（serous glycoprotein）。

黏蛋白来源于腺泡细胞，高分子量，碳水化合物含量超过40%。总唾液蛋白中黏蛋白占16%，因为结构和功能不同，黏蛋白分为 MG1 和 MG2。MG1 分子量大于 1 000kDa，MG2 为低分子量（200~250kDa）。MG1 对人工合成的羟基磷灰石的亲和力大于 MG2，故 MG1 的主要功能是参与获得性膜的形成，促进致龋菌与牙面黏附，而 MG2 能在溶液中与变异链球菌相互作用，导致变异链球菌凝集，有助于细菌清除。

黏蛋白的主要功能是润滑作用、水和作用及保护口腔。通过润滑，在口腔组织表面形成防止刺激物（如毒素和细菌蛋白酶）渗透的屏障。其参与细菌在口腔软组织及牙硬组织表面生物膜的形成。

浆蛋白分子量比黏蛋白小，碳水化合物含量不超过50%，其中多数属于富脯蛋白，由腮腺和下颌下腺分泌。

2）β$_2$-微球蛋白（β$_2$-microglobulin，β$_2$m）：β$_2$-微球蛋白是一种小分子量蛋白质（12kDa），其中一段肽序列与免疫球蛋白相似，由细胞表面分泌，在所有体液中均有。唾液 β$_2$m 的主要功能是能够有效地凝集链球菌。

3）纤维连接蛋白（fibronectin，FN）：纤维连接蛋白是血浆和其他体液中的糖蛋白，也是结缔组织基质中和基底膜中的结构蛋白，主要功能是凝集口腔变异链球菌属细菌，但其作用有限。唾液中的细菌蛋白酶对 FN 有降解作用。

（2）免疫球蛋白：唾液免疫球蛋白有 IgA、IgG 和 IgM。IgG 和 IgM 在唾液中的含量较低。IgA 的含量较高，主要是分泌型 IgA（SIgA）。SIgA 在黏膜的局部免疫中起主要作用，是口腔抗感染的一道重要免疫屏障。

唾液 SIgA 由大、小唾液腺的浆细胞合成，非刺激性唾液 SIgA 浓度为 250μg/mL，且这一浓度与唾液流率成负相关。刺激后唾液流率增加可降低唾液中 IgA 的浓度。

SIgA 可干预病原微生物黏附于口腔组织表面。SIgA 与病原微生物作用，使其不能黏附于宿主表面。SIgA 与病原微生物结合后，阻断了微生物表面的特异结合点，使其丧失黏附能力。SIgA 本身无直接杀菌作用，但可与溶菌酶及补体共同作用，引起细菌溶解。

此外，先天性免疫蛋白 gp-340（亦称为唾液清道夫受体蛋白）的 2 种表型之一 gp-340 I 也有促进变异链球菌与牙面黏附和促进龋病形成的作用，提示 gp-340 I 可能是龋易感蛋白之一，而 gp-340 II、gp-340 III 的作用正好相反。

唾液蛋白调节细菌黏附和促进细菌凝集的能力存在明显个体差异，推测唾液蛋白具有较强的促进细菌凝集的能力和较低的促进细菌与牙面黏附能力的个体对变异链球菌的防御能力较强，反之则龋易感性较强。

（3）淀粉酶：唾液淀粉酶为 α-淀粉酶，80%的淀粉酶由腮腺合成，其余的由下颌下腺合成。根据糖基化程度，淀粉酶的分子量为 54~57kDa。淀粉酶的作用是将淀粉分解为麦芽糖、麦芽三糖、糊精，麦芽糖被口腔细菌酵解。唾液淀粉酶可清除口腔食物碎片。唾液淀粉酶参与牙菌斑生物膜及口腔黏膜菌斑的形成,能选择性地与口腔细菌结合,如 S. gordonii、S. mitis 和 S. oralis。

(4) 富脯蛋白:富脯蛋白(proline-rich protein,PRP)因其氨基酸组成中脯胺酸的含量高达 25%~40%,故称为富脯蛋白。其可分为酸性富脯蛋白(APRP)、碱性富脯蛋白(BPRP)和糖性富脯蛋白(GPRP)。富脯蛋白占唾液蛋白的 70%,其中 APRP 与龋病关系最密切。

APRP 占唾液蛋白的 25%~30%,对羟基磷灰石具有高度亲和力。APRP 与钙离子结合,吸附至羟基磷灰石表面,抑制牙釉质晶体生长,调解羟基磷灰石晶体结构。APRP 对细菌黏附至磷灰石表面有促进作用,介导变异链球菌和黏性放线菌族细菌在牙表面早期黏附。

2. 唾液抗菌蛋白和多肽与龋易感性 口腔变异链球菌是目前公认的最主要的致龋菌。因此,能抑制或杀灭口腔变异链球菌的因素均有可能影响龋病的发生。唾液中含有大量的抗微生物蛋白和多肽(抗菌肽,antimicrobial proteins and peptide,AMP),能杀灭包括变异链球菌等致龋菌在内的多种革兰氏阳性和阴性菌及真菌等,构成先天免疫系统的一部分,影响龋病的发生。唾液中的抗菌蛋白和多肽主要包括上皮来源的 α-防御素、β-防御素和唯一的人组织蛋白酶抑制素(cathelicidins,hCAP-18,LL-37)等成分,以及唾液腺来源的富组蛋白(histatin,HRP)、分泌型免疫球蛋白 A(SIgA)、黏蛋白、溶菌酶(lysozyme)、乳铁蛋白(lactoferrin,Lf)、过氧化物酶等。这些抗菌蛋白和多肽与口腔黏膜上皮、中性多核白细胞及唾液相互配合,共同维护口腔健康。

(1) 溶菌酶:溶菌酶(lysozyme,LZ)是一种无毒蛋白质,能选择性地分解微生物的细胞壁,形成溶菌现象,同时不破坏其他组织。溶菌酶存在于人体多种组织,分泌液中均发现溶菌酶存在。唾液溶菌酶来源于唾液腺、龈沟液及唾液白细胞,是一种水解酶,它能水解细菌细胞壁肽聚糖中 N-乙酰胞壁酸与 N-乙酰葡糖胺之间的 β-1,4 糖苷键,使细胞膜变脆,易于破裂。其由 130 个氨基酸残基组成,含有 4 个二硫键,分子量为 14 600。溶菌酶作用于细菌细胞壁,革兰氏阴性菌因其外部有脂多糖层,对溶菌酶的抵抗能力高于革兰氏阳性菌。革兰氏阳性菌如变异链球菌细胞外的多糖对其也有保护作用。溶菌酶是强阳离子蛋白,对细胞也有溶解作用,溶菌酶以细菌的细胞壁为底物,处于口腔疾病防御的第一线。在龋病发展的过程中,口腔唾液中溶菌酶的水平下降显著。

(2) 乳铁蛋白:乳铁蛋白是由唾液腺浆液性腺细胞和白细胞分泌的铁离子结合的糖蛋白,乳铁蛋白对 Fe^{3+} 有高度亲和力,使细菌失去生长所需的铁离子,从而起到杀菌作用。另一方面,乳铁蛋白通过氨基末端强阳离子结合区域,增加细菌细胞膜的通透性,使细菌的脂多糖从外膜渗出,起到直接杀菌作用。口腔乳铁蛋白广泛存在于人类外分泌液中。乳铁蛋白可通过与铁形成螯合物夺取细菌生长所必需的铁离子而起到抑制细菌生长的作用。乳铁蛋白亦能直接杀灭部分细菌,包括变异链球菌。此外,牛乳铁蛋白和变异链球菌表面蛋白均可与凝集素 SRCRP2 氨基酸区域特异性结合,故乳铁蛋白可以竞争性地抑制凝集素与变异链球菌结合,阻止变异链球菌在牙获得性膜定植,预防龋病发生。

(3) 唾液过氧化物酶系统:唾液过氧化物酶系统(peroxidase system,PS)由三部分组成:过氧化物酶(peroxidase,PO)、过氧化氢(H_2O_2)和硫氰酸盐(SCN^-)离子。

口腔过氧化物酶活性由唾液过氧化物酶(salivary peroxidase,SP)和髓过氧化物酶(myeloperoxidase,MPO)共同产生。SP 由腮腺和下颌下腺产生,但小唾液腺无 SP,MPO 来源于龈沟白细胞,并由龈沟进入唾液。口腔中的 H_2O_2 主要来源于兼性厌氧的链球菌,如口腔链球菌、血链球菌、中性粒细胞及其他宿主细胞。硫氰酸盐由血清析出。在过氧化物酶催化下，SCN^-与H_2O_2反应，形成具有抗菌作用的次硫氰酸盐（$OSCN^-$）。

$$H_2O_2+SCN^- \xrightarrow{\text{SP 和/或 MP}} H_2O+OSCN^-$$

唾液过氧化物酶系统有 2 种主要生物功能：①抗菌活性；②保护宿主蛋白和细胞免于H_2O_2的毒性。根据 pH（低 pH 下更有效）及次硫氰酸盐浓度，过氧化物酶系统可有效杀死口腔多种微生物，如变异链球菌属，乳酸菌、酵母菌、厌氧菌，甚至病毒。过氧化物酶系统抗菌活性在龋病形成中可能有重要作用。研究表明，唾液中的次硫氰酸盐浓度越高，葡萄糖刺激后牙菌斑生物膜中的酸形成越少。

（4）富组蛋白：唾液中的富组蛋白主要来源于腮腺、下颌下腺和舌下腺。在健康成人刺激性唾液中含 1~2nmol/mL，非刺激性唾液中含 2~30nmol/mL。该组蛋白主要包括 12 个成员，即 HRP1~HRP12。其中 HRP1、HRP3、HRP5 在腮腺液中含量最多（85%~90%），称主要富组蛋白（major histatin）。

富组蛋白参与唾液获得性膜的形成，能选择性吸附在羟基磷灰石表面，是获得性膜的前体蛋白，抑制羟基磷灰石晶体生长，有助于牙釉质表面完整性的维持，与龋病发生发展过程的矿化和再矿化有关。

富组蛋白存在于获得性薄膜中，位于牙釉质与牙菌斑之间，可防止牙菌斑生物膜细菌的代谢产物向牙釉质内扩散，也可防止牙釉质内钙和磷酸盐向牙菌斑内扩散，还可降低酸对牙釉质的腐蚀速度，从而发挥抗龋作用。

富组蛋白可调节口腔及菌斑中的 pH。非刺激状态，唾液的缓冲作用主要是富组蛋白和磷酸盐起作用。非刺激性唾液缓冲能力与富组蛋白水平有关，主要是由于组氨酸分子中的咪唑环本身具有生理性的缓冲 pH 作用。

富组蛋白对革兰氏阳性和阴性细菌都有较强的抑制作用，在抗龋者和龋易感者唾液中的含量明显不同。富组蛋白对变异链球菌有明显的抑制作用，但对血链球菌的生长无抑制作用，并且有促进作用。血链球菌有精氨酸脱氨基酶（arginine deaminase），可利用 HRP 中的精氨酸作为其营养来源。一方面，血链球菌代谢精氨酸产生的胺在龋病进展中起调节作用。另一方面，HRP 对牙有高度吸附活性，在营养缺乏时能为血链球菌提供足够的营养，使菌斑致龋性降低。

3. 脂类与龋易感性　研究发现，在致龋性食物中补充脂肪可减少龋病发生，中链脂肪酸及其盐类在 pH 小于 5 的条件下具有抗菌性质，但机制尚不清楚。龋病易感者的刺激性腮腺液和全唾液中的脂肪种类与无龋者基本相似，但龋易感者刺激性腮腺液和全唾液中脂类的总含量明显高于无龋者。而且，龋易感者的中性脂肪、自由脂肪酸及三酰甘油的含量显著高于非易感组，提示唾液中的脂质水平和脂肪酸成分可能与龋病的发生和发展有关。

四、唾液的无机成分及其作用

唾液的无机成分主要为电解质，如钾、钠、钙、氟化物、重碳酸盐及无机磷酸盐，它们的含量主要受唾液流速、刺激时间和唾液收集时间因素的影响。

1. 钙　钙与蛋白质一起主动转运至腺泡，唾液中的钙浓度（1~3mmol/L）与唾液流速有关,下颌下腺和舌下腺分泌液中的钙浓度是腮腺分泌液的 2 倍。

唾液中的钙以离子形式和结合形式存在。正常情况下,唾液中的钙离子占钙总量的 50%,随着唾液 pH 的降低,离子形式的钙增加,唾液 pH 小于 4 时,唾液中的钙全部为离子形式。离子形式的钙与龋病发生有关,因为钙离子参与牙硬组织与周围环境的钙、磷平衡。

2. 无机磷酸盐　无机磷酸盐浓度与唾液流速有关,唾液流速增加,无机磷酸盐浓度降低。10%～25% 的无机磷酸盐与钙离子或蛋白质结合,小于 10% 为二聚体焦磷酸($H_4P_2O_7$)。焦磷酸抑制钙磷沉积,影响结石形成。

唾液无机磷酸盐不仅有缓冲作用,对维持牙结构完整也起重要作用,并且是口腔细菌的营养成分。

3. 氟　氟可预防龋齿的发生。食物中 1/1 000 的氟化物经唾液腺分泌至唾液,龈沟中氟化物的浓度与血浆相似。因此,牙龈微环境的氟化物浓度与血浆相似。

牙刚萌出时,氟离子渗透至牙釉质晶体表面,与羟基磷灰石结合,形成氟磷灰石,改善晶体结构,促进牙釉质再矿化,并且提高牙釉质抗酸能力。

4. 唾液的缓冲作用　唾液有三大主要缓冲体系:重碳酸盐(HCO_3^-)、磷酸盐及蛋白质缓冲体系。这些缓冲体系最大缓冲能力的 pH 范围也不同。重磷酸盐和磷酸盐缓冲体系的 pH 分别为 6.1～6.3 和 6.8～7.0。在进食和咀嚼过程中,重碳酸盐缓冲体系起主要作用,$HCO_3^- + H^- \Leftrightarrow CO_2 + 2H_2O$。无刺激性唾液,磷酸盐浓度与重碳酸盐浓度接近,两种缓冲体系的缓冲能力相似。刺激状态下,磷酸盐、蛋白质缓冲体系的作用小,90% 为重碳酸盐缓冲体系起作用。

大量研究表明,唾液与龋病关系密切,唾液分泌减少时,龋齿增加。唾液的缓冲能力、无机电解质及有机蛋白的成分、量均与龋病的发生发展密切相关。

第三节　影响龋病发生的全身因素

影响龋病发病率的全身因素主要作用于唾液腺。凡是破坏唾液腺结构和功能的疾病,都会影响唾液分泌的质和量,使唾液不能发挥正常的缓冲功能,引起口干。破坏唾液腺结构和功能的疾病主要是自身免疫性疾病,如舍格伦综合征。此外,放射治疗也会破坏唾液腺。

一、舍格伦综合征

舍格伦综合征是一种慢性炎症性自身免疫性疾病,因舍格伦于 1933 年首先报告而得名,其特征为口干、干性角膜炎和全身性结缔组织病,主要是类风湿关节炎。其病因尚不明确,一般认为是患者免疫功能低下激活唾液腺病毒所致。女性多见,发病年龄多为 40～50 岁。据统计,全球大约有 100 万人患这种疾病。因唾液腺发生炎症性病变基本丧失功能,出现典型的口干症状,即唾液分泌减少、口腔黏膜干燥、进食时需饮水、口渴。因失去唾液的清洁、稀释及缓冲作用,龋病的发生率明显增加,且常为猛性龋。

二、放 射 性 龋

在头部和颈部癌症的治疗中,放疗比较有效,但这种疗法会造成唾液腺永久性损伤,引起口干,造成龋齿在极短时间内暴发,即猛性龋。

三、其 他 因 素

引起口干症的全身性因素除上述外,还主要包括以下情况。

1. 神经精神因素　有些神经衰弱的患者常伴有口干症,显然系受情绪、精神因素的影响,多为暂时性。平时无刺激时,唾液分泌量减少,但若用酸性药物刺激后分泌量并不减少,容易在情绪激动时加重。

2. 更年期综合征　发生于女性的更年期,除有一般更年期的症状外,常伴有口干、萎缩性舌炎、口腔黏膜糜烂及灼痛等症状。

3. 营养障碍　维生素 B 缺乏可以出现口角炎、舌炎、唇炎、阴囊炎等症状,常伴有口干症,这种患者还可以出现咽部或鼻腔干燥及吞咽困难等。

4. 发生糖尿病等全身性疾病,或应用某些药物(如阿托品等)时。

上述情况引起的口干症症状往往不严重,如能得到及时的对症治疗,一般不会引发猛性龋。

(牛卫东)

参 考 文 献

1. 樊明文. 牙体牙髓病学. 4 版. 北京:人民卫生出版社,2012.

2. FEJERSKOV O,KIDD E. Dental caries:the disease and its clinical management. 2nd ed. Oxford:Wiley-Blackwell,2008.

3. KIDD E. Essentials of Dental Caries:The disease and its management. Oxford:Oxford University Press,2005.

4. DODDS M W J,JOHNSON D A,YEH C K. Health benefits of saliva:a review. Journal of Dentistry,2005,33(3):223-233.

5. SCHIPPER R G,SILLETTI E,VINGERHOEDS M H. Saliva as research material:Biochemical,physicochemical and practical aspects. Archives of Oral Biology,2007,52(12):1114-1135.

6. CHENG L,LI J Y,HUANG S,et al. Effect of Galla chinensis on enhancing remineralization of enamel crystals. Biomed Mater,2009,4(3):034103.

7. ZHANG L,XUE J,LI J,et al. Effects of Galla chinensis on inhibition of demineralization of regular bovine enamel or enamel disposed of organic matrix. Arch Oral Biol,2009,54(9):817-822.

第七章　碳水化合物与龋病

　　龋病病因学四联因素论指出在龋病发病过程中应具备四个必需的因素:含碳水化合物食物、致龋细菌、龋易感性牙、牙菌斑内 pH 在临界 pH(pH 5)以下维持一定的时间。本章将主要讲述龋病病因四联因素之一的碳水化合物、碳水化合物与龋病的关系、碳水化合物对牙菌斑生物膜的影响和碳水化合物的致龋机制。

第一节　碳水化合物概述

　　碳水化合物(carbohydrate)亦称糖类化合物,是自然界中广泛分布的一种有机物质,在动物和植物体内广泛分布,葡萄糖、蔗糖、淀粉及纤维素等都属于碳水化合物。

一、碳水化合物的分类

(一) 按能否水解及水解产物的情况分类

碳水化合物根据其能否水解及水解产物的情况分为三类。

　　1. 单糖(monosaccharide)　单糖是不能被进一步水解为其他糖类的最简单的单环糖,一般的化学结构为多羟基醛或酮。它们是结晶固体,能溶于水,大多具有甜味,葡萄糖、果糖都属于单糖。

　　2. 低聚糖(oligosaccharide)　低聚糖又称为寡聚糖,是由几个单糖分子脱水聚合形成。根据参与聚合糖的数目又可以分为双糖、三糖等,常见的高致龋的蔗糖就为双糖。

　　3. 多糖(polysaccharide)　多糖是由超过 10 个的单糖分子形成的糖类化合物。常见的多糖有淀粉、糖原、纤维素等。

(二) 按来源不同分类

　　糖类(sugars)通常是所有饮食性糖类的统称,包括添加到食物中的糖类和天然糖类。糖(sugar)则通常指蔗糖。根据其来源不同,糖类的定义不同。最常使用的糖类术语为总糖、添加性糖类、游离糖类、内源性糖类、非奶外源性糖类和可酵解碳水化合物。

　　1. 总糖(total sugars)　总糖是食物中添加性糖类和天然糖类的总和,即食物中的所有单糖和双糖,而不管来源。实际应用中,总糖主要由蔗糖、果糖、葡萄糖和乳糖组成。

　　2. 添加性糖类(added sugars)　添加性糖类是指食物或饮料制作和烹饪过程及摄入者

添加到食物中的所有单糖和双糖,如白糖、红糖、粗糖、人造糖、玉米糖浆、高果糖玉米糖浆等,以及从完整或纯食物如浓缩果汁中分离或浓缩的天然糖类,但不包括存在于完整或纯化水果汁和蔬菜汁中的天然糖类如枫树糖浆、蜂蜜及奶制品中的糖类。

3. 游离糖类(free sugars) 游离糖类既包括添加到食物中的所有单糖和双糖,也包括蜂蜜、糖浆和存在于纯化水果汁和蔬菜汁中的天然糖类,但不包括存在于完整、烹饪或干水果和蔬菜中的天然糖类及奶制品中的糖类。

4. 内源性糖类(intrinsic sugars) 内源性糖类是指整合到食物如完整谷物、水果和蔬菜细胞结构(细胞壁)中的糖类,如新鲜水果中的果糖和葡萄糖。添加性糖类和游离糖类则属于非内源性糖类(nonintrinsic sugars)。

5. 非奶外源性糖类(nonmilk extrinsic sugars,NMES) 非奶外源性糖类是指除奶中的乳糖、位于食物细胞结构(细胞壁)以外的糖类,如添加到烘焙食物中的蔗糖及100%水果浓缩汁中的果糖和葡萄糖。

6. 可酵解碳水化合物(fermentable carbohydrate) 可酵解碳水化合物包括游离糖类、葡萄糖多聚体、可酵解性低聚糖和高度精细的淀粉,但不包括粗淀粉和非淀粉性多糖。

二、膳食中常见的碳水化合物

食物是人类赖以生存的物质基础。碳水化合物是我国膳食中所占比重较大的食物之一。食物在龋病发生中的作用已受到人们的广泛关注。现代龋病病因学将此列为龋病发生的四因素之一。现代致龋研究中的碳水化合物主要是葡萄糖、果糖及其聚合物。

1. 葡萄糖 葡萄糖(glucose)是最常见的六碳单醛糖,又称右旋糖,以游离或结合的形式广泛存在于生物界。天然的葡萄糖无论是游离的或是结合的,均属 D 构型,在水溶液中可以吡喃式构型和直链式构型进行转换(图 7-1),并主要以吡喃式构型含氧环存在,为 α 和 β 两种构型的衡态混合物。

2. 果糖 果糖(fructose)是一种常见的六碳酮糖,和葡萄糖结合形成蔗糖广泛存在于生物界。在水溶液中直链型、呋喃型和吡喃型果糖同时存在(图 7-2)。

3. 蔗糖 蔗糖(sucrose)是目前研究最多的致龋碳水化合物,由 1 分子葡萄糖和 1 分子果糖脱水形成(图 7-3)。蔗糖不具有醛基,因此不具有还原性。蔗糖是光合作用的主要产物,广泛分布于植物体内,特别在甜菜、甘蔗和水果中含量极高。蔗糖是植物储藏、积累和运输糖分的主要形式。

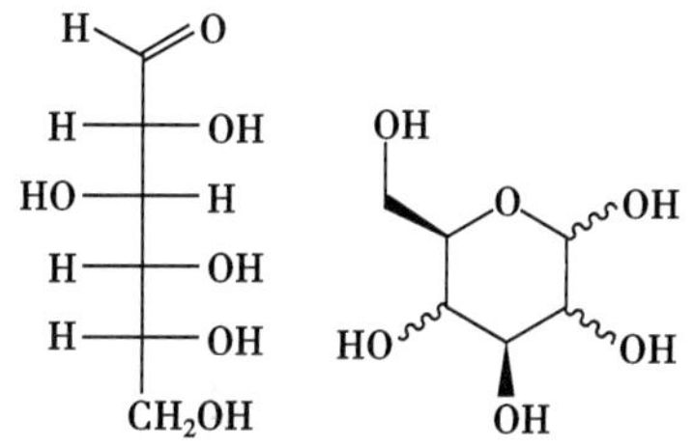

图 7-1 葡萄糖直链型和吡喃式构型分子结构

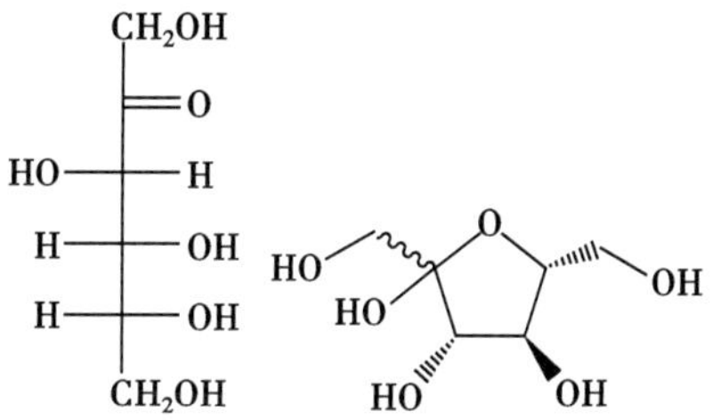

图 7-2 果糖直链型和呋喃式构型分子结构

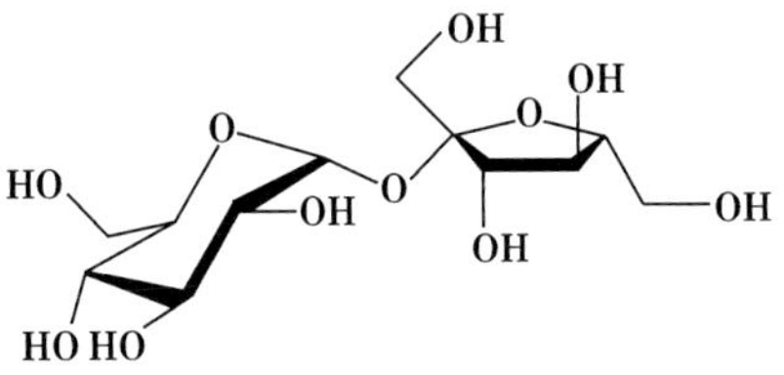

图 7-3　蔗糖的分子结构

4. 糖醇　单糖和双糖以醇的形式存在,即糖醇(sugar alcohol),又称为多元醇,如木糖醇、山梨糖醇和赤藓糖醇等,也被认为是一种单糖或双糖。糖醇是一种天然存在的有机复合物,也可以由糖类加工而成。一般来说,规定剂量下使用糖醇被认为是安全的,可用作食物添加剂,不仅作为膨胀剂,还用于完全或部分替代食物中的添加糖。

5. 淀粉　淀粉(starch)是葡萄糖的高聚体。天然淀粉有直链淀粉(图 7-4)和支链淀粉两类。直链淀粉含几百个葡萄糖单元,支链淀粉含几千个葡萄糖单元。在天然淀粉中直链淀粉占 22%~26%,它是可溶性的,其余的则为支链淀粉。直链采用 α-1-4 糖苷键连接,支链采用 β-1-6 糖苷键连接。

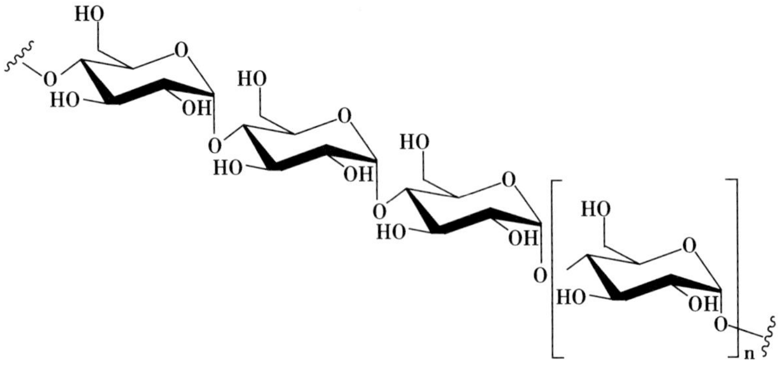

图 7-4　直链淀粉分子结构

第二节　碳水化合物在龋病发生中的作用

现代龋病病因学认为食物是龋病发生的重要条件。没有食物参与,龋病就不会发生。食物在口腔内直接接触牙表面,通常可作为致龋微生物的代谢底物影响致龋的过程。食物对口腔细菌代谢的影响,尤其是对牙菌斑生物膜局部微环境的作用,对龋病的发生均具有重要的影响。

一、流行病学研究

人类从很早就开始研究与龋病相关的因素,明代张介宾在《景岳全书》写道:"虫痛者,其病不在经而在牙,亦由肥甘湿热化生虫牙"。1746 年 Fauchard 在著作中提到了甜食和龋病的关系。至今,学者对碳水化合物和龋病之间的关系进行了大量的研究。在 1945 年1 月—2018 年 4 月之间,仅发表在美国国家医学图书馆文摘数据库 PubMed 上关于碳水化合物与龋病关系的论文就有 3 600 多篇。

（一）碳水化合物消耗与龋病关系的研究

2014 年的一项由世界卫生组织(WHO)授权的、全面的关于游离糖类摄入与龋病关系的系统评价结果表明,超过五分之四(42/50)的以儿童为研究对象的研究以及 5 项成人研究均报道糖类消耗量与龋病患病率存在正相关。更确切地说,糖类摄入量与龋病成对数-线性或线性剂量-效应关系。一致的中等质量证据表明,当游离糖类摄入量减少至低于每日膳食总热量的 10%时,龋病患病率显著降低;进一步降低游离糖类摄入量(低于每日膳食总热量的5%)可能会产生更多的益处,但后者是基于很低质量的研究证据。碳水化合物与龋病关系的流行病学研究除纳入普通人群外,还包括一些典型的人群,如对于部分人群碳水化合物消耗增加前后龋病水平改变的研究,战时糖限制供应对于龋病发病的影响,对于低碳水化合物饮食人群的研究以及对于高碳水化合物消耗人群的研究。

（二）影响碳水化合物致龋能力的因素

在龋病的发病过程中,饮食因素是四联因素中的主要影响因素,碳水化合物特别是糖类的致龋作用早已被人们所认识。作为细菌代谢的底物,在代谢过程中为细菌生存提供营养,同时代谢产生各种有机酸,使牙釉质脱矿,造成牙齿结构破坏。但是,不同食物的致龋能力不能简单地根据食物中的碳水化合物含量进行判断,还应该考虑其他因素的影响,如进食频率、食物的黏稠度、溶解性食物的颗粒大小、刺激唾液的分泌等。碳水化合物的致龋能力受到诸多因素的影响,主要包括以下几个方面。

1. 碳水化合物的种类　不同类型的碳水化合物由于分子结构以及分子量大小的不同,致龋能力也有差异。1948 年 Stephan 等提出不同糖类的致龋能力不同,单糖、双糖的致龋能力最大,结构复杂的多糖致龋能力较差。Puig-Marí 等于 1962 年利用人工口腔模型对各种糖的脱矿能力进行比较,结果显示果糖、甘露糖与蔗糖对牙釉质的脱矿能力较强,半乳糖、乳糖和麦芽糖的脱矿能力较其他糖弱。一般而言,含可酵解碳水化合物,如蔗糖、果糖的食物致龋力较大,这些糖分子量较小,容易扩散进入牙菌斑生物膜被细菌利用产酸,使菌斑内或龋坏组织内的 pH 迅速下降,并能够被细菌利用合成胞外多糖。葡萄糖、麦芽糖、果糖、蔗糖可使菌斑 pH 下降到 4.0 甚至更低。乳糖、半乳糖产酸少一些,可使菌斑 pH 下降到 5.0。糖醇类(山梨醇、甘露醇)则使菌斑 pH 下降很慢,甚至不下降。1972 年,Makinen 在比较各种糖的致龋作用时,提出致龋力的大小依次为:蔗糖>葡萄糖>麦芽糖、乳糖、果糖>山梨糖醇>木糖醇。其中,麦芽糖在规定实验时间内尚未显示出脱矿能力。利用人工口腔装置比较各种糖软化牙本质的能力,结果为蔗糖、葡萄糖的软化能力最强,乳糖、半乳糖较低,淀粉不能软化牙本质。淀粉的致龋性很低,但当淀粉和蔗糖或其他可酵解碳水化合物一起食用时,能增加蔗糖或其他可酵解碳水化合物的致龋力。

Frostell 于 1981 年开展了糖对 150 名儿童乳牙患龋影响的研究。该实验将参加的儿童分为两组,一组食用含蔗糖的食物,另一组食用转化糖食物(由等量的葡萄糖和果糖混合而成)。2 年后发现蔗糖组儿童患龋率明显高于转化糖食物组。尽管蔗糖是由葡萄糖和果糖构成的双糖,但葡萄糖和果糖的混合物的致龋力并不等于蔗糖。

2. 碳水化合物的摄入量　碳水化合物的摄入量与龋病患病率具有明确的正相关,请参见本节"(一)碳水化合物消耗与龋病关系的研究"。

3. 碳水化合物的进食频率和持续时间　在认识到糖的摄入量与龋病的关系后,人们进一步注意到摄入糖的频率的重要性。Bibby 在 1955 年就提出摄取糖的频率是决定含糖食物致龋力的一个重要因素。Geddes 等于 1978 年在人体的研究证明,每天用 500g/L 的蔗糖溶液含漱 9 次,每次 2 分钟也会使患龋情况加重。1987 年,Blicks 对儿童龋病的调查研究结果表明,摄入糖的频率与儿童龋病发生有重要关系。之后,大量研究都证明碳水化合物摄入频率与龋病发生存在正相关。

糖类摄入量与摄入频率成正相关,且二者与龋病的正相关关系均已明确。然而,关于糖类摄入量和摄入频率在龋病发生中的作用孰强孰弱尚不一致。1962 年,Landgqvist 等列举了在 Vipeholm 的研究中,证明糖的致龋力与摄入糖的量关系不大,主要在于糖与牙齿接触的时间、糖制品的种类和用糖的次数。Bowen 等在 1986 年也证明,摄入糖的频率对龋病发生的影响大于食糖量。Ruxton 等在 1999 年也提出并强调,对于龋病的预防,控制摄入糖的次数比控制食糖量更为重要。然而,2016 年的一项基于芬兰全国性调查的大样本研究表明,糖类的摄入量与龋病发展的相关性高于摄入频率与龋病发展的相关性,且当在考虑了糖类摄入量后,摄入频率对龋病的影响被完全减弱。此外,这一研究结果同之前的两项前瞻性研究的结果相一致。

4. 碳水化合物的物理性状、加工方式和摄入方式　碳水化合物的物理性能包括硬度、黏稠度和附着性、食物的颗粒大小、食物的形态等。不同的含碳水化合物的食物性能能够影响食物在口腔中的溶解度、停留时间和口腔的整体卫生状况,从而影响其致龋能力。1953 年,Gustafsson 的研究发现黏性食物更容易导致龋坏。凡是容易在牙面和口腔内停留较长时间的食物致龋能力就强,如颗粒细、黏稠度大或者纤维细容易导致食物嵌塞等。含糖溶液进入口腔后由于吞咽或者被唾液稀释,不易在口腔中停留过长时间,也不利于牙菌斑生物膜细菌对糖的利用。因此,含糖溶液的致龋作用相对较弱。半固体或者固体糖如奶糖、巧克力糖等由于其物理形式的特点能粘在牙齿表面,从而能较长时间地停留在口腔中被致龋菌所利用,故其致龋力较强。严重的儿童早期龋病患者进食的固体易滞留食物比无龋儿童多。食物的物理性能和化学组成还可以影响唾液的流速。快流速的唾液比静止性的唾液 pH 高,且含有丰富的钙、磷,能中和细菌代谢的酸。

不同性状的淀粉对龋病发生的影响不同。天然淀粉呈颗粒状,在食物的烹制过程中会破坏颗粒释放淀粉分子,这个过程叫淀粉的凝胶化。大体而言,未烹饪的淀粉致龋性很低,淀粉分子只有在凝胶化后才能够对淀粉酶的分解敏感。也就是说,凝胶化后淀粉才能够被唾液或者细菌水解为低分子糖,如麦芽糖和麦芽三糖。经过加工的食物淀粉具有很低的致龋潜力。磨细和经过热处理的淀粉能够致龋,但致龋性低于糖类的致龋性。淀粉致龋的可能原因是烹制后的淀粉食物能够在牙面滞留较长时间,不易清除。

在近代食品工业发展前,人类的食物来源主要是天然的蔬菜、谷物、肉类,这类食物含糖量较少。古代人食用这类食物患龋率很低。Hardwick 等的研究认为原始人的龋坏发生率比较低,主要集中在牙齿颈部牙釉质牙骨质的结合部位,古代人的龋坏和野生灵长动物类似。Moore 等的研究发现,人类的龋病发生率和发生部位从 17 世纪开始逐渐向现代的龋病发生率和类型改变。这些改变在 19 世纪上半叶加速,到 19 世纪后半叶龋病的发生率和类型就跟现代人很接近了。这些改变都是与食品加工业的发展分不开的。17 世纪新大陆的蔗糖工业建立,人们的糖消耗从 0 很快提升为每人每年 4kg,并且磨制面粉的技术也得到了提高,出现了精制面粉,而且人们更习惯在烤制面包的时候加糖。有研究认为,糖与淀粉的混合物由于淀粉的高黏稠性增加了糖在牙面的停留时间,使致龋能力大大提高。

在食品加工中,人们会将比较粗糙的食物磨细,粗糙的食物在咀嚼过程中需要使用较大的咀嚼力,机械摩擦使牙面磨损,能快速磨除牙面的窝沟点隙等易患龋部位。这样使牙面易患龋的环境很快被破坏,使龋坏停止。另外,粗糙食物中的纤维素等成分能加强牙面的自洁作用。在食品加工过程中,一方面磨细食物破坏了天然食物中的许多保护性因子,如纤维素粗糙的特性。另一方面,加入大量的调味剂,如蔗糖等,使加工后的食物更容易在牙齿表面滞留,自洁作用降低,其中的糖更容易被细菌利用,使食物的致龋能力增强。

任何一种致龋性的含糖食物必须经过口腔接触到牙齿才可能引起龋病。如果由胃管给予致龋性食物,由于食物不经过口腔而直接进入消化道,则不会发生龋齿。这说明碳水化合物的摄入方式与其致龋力相关。同时也证明碳水化合物的致龋力是通过口腔局部起作用的,而不是全身作用的结果。

碳水化合物摄入的时间对龋病的发生也有影响。餐间饮用软饮料的儿童因龋拔除牙齿的风险增高。严重儿童早期龋病患者餐间进食果汁比无龋儿童多。患龋状况与夜间甜食摄入相关。

5. 碳水化合物的唾液清除率　人体通过口腔摄入一种物质,被新鲜分泌的唾液所稀释,接着经过食管到达胃肠,这个过程类似于体外的系列稀释。物质在唾液中随时间的推移而被消除的过程称为唾液清除。碳水化合物的唾液清除率(salivary clearance)是指碳水化合物被摄入口腔后在唾液中随时间而消除的比率。同一成人个体间的唾液清除率随着时间推移变化不大,而不同个体间的唾液清除率差异较大,因此,碳水化合物的唾液清除率是一个个体特异性指标。唾液将糖类物质自口腔清除的时间大部分在 20 分钟内,起初 6 分钟最快,全部清除需约 1 小时。Sreebny 在 1985 年提出了糖的唾液清除率双相曲线,即糖在唾液中的清除分两步进行,开始是持续 6 分钟的快速清除时间,接着是缓慢清除时间 6~12 分钟。这种糖清除双相曲线的出现是由于起始阶段快速刺激唾液达到最大流速和新分泌的唾液持续稀释糖,继而被吞咽形成的。唾液清除率是菌斑细菌有无可酵解底物的一个决定因素。糖在唾液中的清除率直接影响唾液中糖的浓度和糖的扩散速度。唾液清除速度快者,其 Stephan 曲线浅(即唾液 pH 下降幅度小)。唾液清除速度慢者,Stephan 曲线深(即 pH 下降幅度大),即对菌斑产酸有影响。

碳水化合物唾液清除率主要受宿主(人)和含碳水化合物食物这两方面因素的影响。宿主因素中,唾液因素对碳水化合物的唾液清除率影响最大,主要体现在非刺激唾液流率和吞咽前、后的唾液量这 3 个指标。也有研究表明,唾液的清除作用与唾液中的细菌,特别是致龋菌的数量有关。细菌量多者,清除时间长。人的年龄对唾液清除率也有影响。例如,低龄儿童的含葡萄糖食物唾液清除更慢。另一个影响因素是含碳水化合物的食物,包括所含碳水化合物的种类、含量或浓度和物理状态等。新鲜水果、蔬菜和各种饮料中进入口腔总的糖在 5 分钟内便可以被清除,而软糖、硬糖、乳脂糖、夹心糖和巧克力糖因产生更高的唾液糖浓度,因而清除时间更长,需要 15~40 分钟。葡萄糖需要 21.6 小时才能使其在唾液中的浓度下降 1mol/L,蔗糖则需要 18.9 小时。不同的含糖食物,糖的唾液清除率也不同。进食 30 分钟以后,唾液中糖含量的顺序为土豆片<甜面包<果冻<方糖<葡萄干<巧克力;120 分钟后,顺序明显变化为葡萄干<甜面包<巧克力<方糖<果冻<土豆片。主要含糖类食物的糖含量逐渐减少,而主要含淀粉类食物的糖含量却保持不变,也就是说通常被称作黏性的含淀粉食物比含糖的非黏性食物具有更长的滞留时间。食物中糖的浓度不同,糖的唾液清除率也不同。含漱 5%、10%、25% 的葡萄糖液,对应的唾液清除时间分别为 15、17.5 和 21 分钟。糖的浓度越大,越容易进入口腔中的隐蔽区域,如狭窄的牙间隙和窝沟等处,使糖的清除时间延长。

此外,碳水化合物在口腔不同部位的唾液清除率也有差异。下颌前牙舌侧区域蔗糖的清除率最快,其次是上颌磨牙颊侧区域。有学者报道,龋齿、不良修复体等也可以影响糖的唾液清除率。

然而,除了以上因素外,很多其他因素还对龋病的发生过程有影响,包括饮食方式、其他食物营养成分、是否均衡饮食、是否遵循饮食指南和饮食参考值、缓冲物质、口腔卫生状况、局部氟化物和含氟饮水的使用情况。

二、实验室研究

为了解碳水化合物的致龋能力,需要对食物的致龋能力进行评估。为评估食物的致龋能力,人们进行了各种实验室研究。1890 年 Miller 就已经开始研究食物的致龋能力,他将食物与收集的人唾液混合培养,观察产酸量,推测和比较食物的致龋能力。1962 年,Pigman 等使用人工口腔模型对各种糖的脱矿能力进行了比较。在实验室研究中最多见的是关于碳水化合物致龋机制的研究,这将在后面的章节中详细论述。目前,食物致龋能力的主要测定方法如下。

(一) 化学试验法

1. 食物含糖浓度测定　现代龋病病因学认为,如果食物不含产酸的碳水化合物,属非致龋性食物。如果食物中含糖,尤其是蔗糖,这种食物属致龋性食物。食物的含糖浓度可以通过化学分析进行测定。

2. 培养法　1890 年,Miller 将土豆淀粉与唾液进行混合培养,观察唾液中的细菌分解产酸情况。测量产酸速度可以作为食物致龋力的判断指标。现在常采用的一种方法是将特定的细菌培养于含有不同种类碳水化合物的培养基中,然后通过测量培养基在不同时间点的 pH 来评估碳水化合物对该种细菌产酸能力的影响,或比较不同碳水化合物的产酸能力强弱。

3. 牙釉质溶解试验　将牙釉质放入待测食物和唾液的混合物中,经过发酵后测定从牙釉质中溶解释放出的钙,利用溶液中的钙量判断食物致龋能力。这种方法和 pH 测定联合使用能增加准确性。但需要注意的是,脱钙能力还与所产酸的种类有关,如黑面包的脱矿能力小于精制面粉制作的白面包。

4. 牙釉质脱矿试验　将离体牙釉质浸于有机酸如乳酸和柠檬酸中 72 小时后,模拟牙菌斑生物膜诱导形成的牙釉质脱矿,采用光学轮廓测量技术或光学测绘术(optical profilometry)观察离体牙釉质表面的粗糙度。

(二) 菌斑 pH 测定

比较不同含碳水化合物食物的产酸性,通常测定并比较摄取食物前后菌斑 pH 的改变,从而推测食物的致龋能力。这种方法重现了食物在口腔环境中的产酸能力和进食时唾液流速的变化对牙菌斑和口腔环境的改变,但是没有直接检测食物对牙釉质的溶解能力。菌斑 pH 测定是碳水化合物致龋能力研究中最常使用的一种离体研究方法。

(三) 体外生物膜模型研究

根据学者的研究问题和兴趣的不同,接种一种或多种特定的细菌在牙釉质块上形成生物膜,然后采用含有不同种类碳水化合物的培养基进行处理,以探讨碳水化合物对生物膜的作用。体外生物膜实验是目前最常用的研究方法之一。

三、动 物 实 验

体外实验能够粗略了解食物的致龋能力,但机体是一个复杂的整体,体外实验很难模拟体内环境。口腔中的细菌离开了口腔环境,其活性就可能下降或者无法存活,因此需要引入动物实验。动物龋病模型研究在龋病病因和致龋机制方面发挥了不可替代的作用。例如,动物实验研究证明了微生物的来源、宿主因素和环境中的各种因素之间的复杂关系对龋病损害的发生和发展起到了一定作用。其中,碳水化合物在这个过程中起到了重要作用。同时,碳水化合物的致龋作用受到以上因素的影响。

早期的动物研究采用的都是高糖膳食,这种膳食中的糖含量远远超过正常人的日常膳食糖含量,如用于研究高糖饮食对牙本质沉积的作用等。以后的研究开始关注在人类正常膳食中糖含量水平条件下糖的致龋能力。高糖食物(通过胃管给食)不与小鼠牙直接接触时,小鼠不发生龋坏;反之,小鼠发生龋病。Navial 比较了在 5%糖含量的情况下不同碳水化合物对小鼠龋坏的影响,得出了除了淀粉的致龋能力较低,其他碳水化合物的致龋能力比较接近的结论。近年来,学者通过引入一种自动喂食系统来给实验动物喂食,从而可以严格地控制实验动物的喂食频率和喂食量,有助于更加准确地探讨碳水化合物对实验动物的致龋能力。

早期的动物模型大多采用啮齿类动物,如棉鼠、小鼠、仓鼠等,后来才逐步引入灵长类动物。这些早期的研究大多直接使用实验动物的原生菌落,当小鼠或者棉鼠保留原来的菌群时,不同单糖对于窝沟的致龋能力差异不大。以后的研究发现,不同糖的致龋能力都很强,但对于不同种属的小鼠,各种单糖之间致龋能力强弱顺序不同,且龋病始发部位不同。例如,不同单糖的致龋能力在棉鼠、小鼠和仓鼠之间不同。这种情况可能是由它们的磨牙形态和口腔内常驻菌群不同造成的。和人类的磨牙相比,棉鼠的磨牙窝沟较类似于人磨牙的窝沟,而仓鼠的磨牙由于点隙比较宽,更类似于人磨牙的光滑面,而小鼠的牙齿形态介于棉鼠和仓鼠之间。

1955 年,Orland 首次将无菌动物实验技术引入到龋病的研究中,通过对比无菌鼠和接种了细菌鼠的患龋情况,提出糖是龋病发生的一个影响因素,细菌才是主要的致龋因素。1960年,Fitzgerald 和 Keyes 指出在龋病的发生过程中发挥重要作用的一些细菌并不普遍存在于实验动物中。1963 年,Keyes 提出龋病的形成需要 3 个条件:①膳食碳水化合物;②牙菌斑;③龋易感性牙。从此以后才开始在实验动物中接种这些细菌。

使用已知细菌建立的动物模型中,最常见的为变异链球菌、远缘链球菌、戈氏链球菌、放线菌等,以比较不同含碳水化合物食物的致龋能力。这种方法适用于产生的细胞外基质能够黏附于牙面的细菌。在这种控制口腔菌群实验条件下,Krass 于 1965 年发现了在仓鼠,蔗糖的致龋性强于葡萄糖,以后这个结果也陆续在棉鼠和小鼠得到了证实。糖和淀粉的混合物中只需要极少量的糖就可以导致接种变异链球菌的小鼠发生龋病,就算是 0.1%的蔗糖配以 66.9%淀粉也能够观察到明显的龋病发生,3%蔗糖配以 64%淀粉时的致龋力最大。这些实验都表明如果口腔菌群具有致龋性,即使极低水平的蔗糖和其他的单糖或者多糖配合的膳食都能够导致实验动物发生龋坏。也有学者利用感染远缘链球菌和放线菌的大鼠模型来探讨含碳水化合物食物的相对致龋能力和食物的主要致龋成分。

唾液分泌不足可促进 SPF 大鼠龋病发生,且对大鼠口腔微生态组成有影响,如乳杆菌和金黄色葡萄球菌的总数在手术诱发唾液分泌不足后不久便显著增加,但变异链球菌显著减少。这些结果表明一些能利用蔗糖或葡萄糖但不能利用面粉的产酸微生物如乳杆菌和葡萄球菌也可能促进唾液分泌不足大鼠的龋病发生。乳杆菌可能在诱发唾液分泌不足大鼠的龋病发生中起着重要作用。唾液分泌不足大鼠空腹时的牙菌斑 pH 显著低于唾液分泌正常大鼠的菌斑 pH。

由于购买和维持的费用较高,灵长类动物在研究中的使用比较少,但是它们具有在龋病研究中更多的优势,比如和人类的牙齿结构、形态更接近,能够做循环性的口腔检查和收集菌斑进行分析。Coleman 等于 1977 年报道给接种了变异链球菌的恒河猴喂食蔗糖和同等配比的果糖、葡萄糖混合物,没有发现明显的龋坏差异。1980 年,他又报道采用这种方法持续 3 年也没有看到差异。

相比于临床试验,动物实验能够较好地控制影响实验结果的大多数因素,能从一定程度上模拟人龋病模型,比较准确地反映碳水化合物在机体环境中的作用。然而,动物与人之间在许多方面具有很大差异,因此动物研究结果不一定能直接外推到人。

四、临 床 试 验

临床试验是最理想的研究类型,结果可靠、真实、说服力强。但临床试验受伦理方面的限制,且当样本量大、持续时间长时,研究成本高,很难开展。目前常见的临床研究如下。

1. 离体牙釉质方法　将离体牙釉质块放置于人口腔内,然后进行一定处理,以判断食物的致龋能力。例如,将牙釉质块放入样品和对照物中,安置在类似可摘义齿的装置上,然后戴入受试者口腔内。通过测定牙釉质块的硬度、空隙数目改变以及脱矿的程度来估计被测食物的致龋能力。也可采用这种方法来观察碳水化合物对生物膜中无机盐离子含量以及生物膜 pH 的影响。为了辅助细菌对试验样品的黏附和定植,可以在牙釉质上覆盖纱布。这种方法测试的食物没有和被试者的牙齿直接接触,引起被试者牙齿损害的可能性较小。此方法仍是一种常用的临床试验方法。

2. 短期临床试验　这个实验是基于龋病刚开始发展时首先是形成可见的白色斑块,还没有牙体的缺损,尚可以通过一些方法恢复,不会造成不可逆损害的考虑。这种试验是 Fehr 于 1920 年提出的,试验时间比较短,但是需要取得受试者的知情同意。在试验前让受试者牙表面菌斑自然堆积,然后在以后的 21 天给予特定的食物,试验到期后刮除菌斑,观察牙面的白垩色情况。

第三节　碳水化合物对牙菌斑生物膜的影响

在所有可酵解碳水化合物中,蔗糖的致龋力最强。蔗糖是合成细胞外葡聚糖的唯一底物,水不溶性葡聚糖可以促进变异链球菌在平滑牙面集聚,并可通过增加牙菌斑生物膜的多孔性增强致龋性,最终导致牙表面酸性代谢产物增多。碳水化合物的致龋机制主要在于食用碳水化合物后,细菌代谢产生有机酸,导致菌斑 pH 下降,当菌斑 pH 下降到 5.5 以下,牙齿就会轻度脱矿而形成龋齿(图 7-5)。碳水化合物通过对牙菌斑生物膜的形成、牙菌斑组成及菌斑 pH 的影响来发挥其致龋作用。

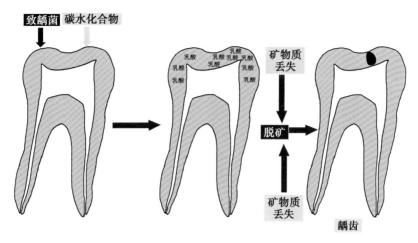

图 7-5 龋齿形成过程

一、碳水化合物与牙菌斑生物膜的形成

细菌在牙齿表面的黏附是牙菌斑生物膜形成的重要步骤,而蔗糖在细菌黏附中的作用一直是有争议的问题。一些学者认为,蔗糖大大促进细菌在牙齿表面黏附,也有学者认为蔗糖在细菌黏附中并没有发挥很大作用。

(一)碳水化合物对细菌黏附的影响

一些学者认为,蔗糖可以促进细菌集聚,而不促进细菌对底物的黏附。细菌利用蔗糖合成的葡聚糖,特别是水不溶性葡聚糖,在菌斑细菌集聚中发挥了很大的作用。葡聚糖一方面可以促进细菌对牙齿表面的黏附,另一方面又为具有葡聚糖结合蛋白受体的细菌提供了受体。葡聚糖在生态膜内构成筛网状结构,为细菌黏附定植提供了有利条件。蔗糖环境下原位形成的葡聚糖可促进远缘链球菌菌株 6715、OMZ176、MB2R、14H 和 SL1 在羟基磷灰石表面黏附,但对变异链球菌菌株 JBP、OMZ175、LM7 和 MT3 的黏附却无影响。蔗糖环境下,与木糖醇敏感变异链球菌相比,木糖醇抗性变异链球菌与戈氏链球菌、轻链球菌、口腔链球菌或血链球菌间的共聚集作用更弱。由此说明蔗糖对不同细菌甚至同一细菌不同亚型的作用可能不同。采用蔗糖或蔗糖-麦芽糖糊精混合物培养的变异链球菌的黏附比例高于单独采用麦芽糖糊精或葡萄糖培养的变异链球菌,而采用以上这些碳水化合物培养的干酪乳杆菌的黏附比例相近。这表明不同碳水化合物或其组合对变异链球菌黏附力的作用可能不同,但对干酪乳杆菌黏附力的作用相似。

(二)碳水化合物对牙菌斑生物膜形成过程的影响

对牙菌斑生物膜的研究始于 17 世纪,Antony van Leeuwenhoek 首次描述了沉积在牙齿表面的微生物薄膜。牙菌斑生物膜的形成过程是一个复杂的动态过程,包括获得性膜的形成、单个细菌细胞附着、微生物菌落形成、不同的共生菌种增加、微生物菌落生长、菌斑成熟。在牙菌斑形成过程中,受多种因素的影响,如唾液、牙齿表面生物学、理化特性、酶及饮食等。

蔗糖可以导致牙菌斑生物膜形成过程中生物化学和生理学的改变,这一改变反过来也可以增强牙菌斑生物膜的致龋性。有学者研究观察了蔗糖对人早期牙菌斑生物膜形成的影响,结果表明,含漱蔗糖溶液后 4 小时可见细小颗粒沉积在牙釉质表面,12 小时牙釉质表面即有片块状菌膜形成,显微镜下见菌膜中的细菌以球菌为主,24小时内菌斑形成的速度明显增快,菌斑内的细菌被黏稠的基质所包裹,菌斑结构致密,3天时菌斑中仍以球菌为主,菌斑中开始出现丝状菌,杆菌的数量开始增多。而非蔗糖诱导形成的菌斑,24小时才出现片状细菌沉积,48小时菌斑内杆菌数量明显增多,3天时以丝状菌为主,细菌间的基质较少见。学者采用全基因组表达谱分析法研究膳食性碳水化合物对变异链球菌在菌斑形成不同时期基因转录的影响,结果表明碳水化合物的变化可引起生物膜变异链球菌的基因转录发生复杂改建,从而调控生物膜形成的动态变化过程。

二、碳水化合物对菌斑组成成分的影响

微生物是牙菌斑生物膜的主要成分,牙菌斑生物膜内微生物的组成很复杂。细菌在龋病发生发展过程中作用的生态学观点认为,龋病过程分为3个可逆阶段。①动态稳定期,健康牙釉质表面主要含非变异链球菌和放线菌,菌斑轻度产酸且不频繁,这些细菌与脱矿和再矿化平衡兼容,或矿物质平衡趋于呈矿物质净增长。②产酸期,当糖供应频繁时,菌斑中度产酸且频繁,非变异细菌产酸和耐酸能力适应性增强。此外,耐酸能力更强的菌株如低pH非变异链球菌可能选择性增加。随着时间的延长,这些微生物所产的酸诱发的酸适应和选择过程使脱矿与再矿化平衡趋向矿物质净减少,导致龋病开始或进展。③耐酸期,在极端和持续性酸化环境下,经暂时性酸损害和生长抑制性酸选择,耐酸能力更强的细菌成为优势菌。在这一期,非变异链球菌、放线菌、双歧杆菌和酵母菌耐酸菌株、变异链球菌、乳杆菌成为优势菌。许多产酸和耐酸细菌参与龋病的发生发展。环境酸化是龋病微生态群落发生表型和基因型改变的主要决定因素。细菌构成发生变化后,菌斑生物膜基质的组成也会随之发生一定的变化。此外,微生物的组成因不同个体、不同部位、菌斑不同状态及不同碳水化合物而异。

(一)碳水化合物对细菌构成的影响

在牙菌斑生物膜形成过程中,细菌的构成不断发生着改变。菌斑形成早期以需氧菌为主,其中数量最多的是链球菌、奈瑟菌和诺卡菌。随着菌斑的成熟,兼性厌氧菌和厌氧菌增多,到1周时,又以链球菌为优势菌。多年来一直认为,在牙菌斑生物膜形成早期,变异链球菌占很大比例,但研究表明变异链球菌仅占初期链球菌菌群的2%,且与个体摄入蔗糖的量无关。由此可见,在生物膜形成初期,由蔗糖产生的葡聚糖产物并不能促进变异链球菌在牙面定植。进食蔗糖后,菌斑细菌能够摄取蔗糖代谢产生有机酸,使菌斑pH下降,频繁的低pH状态或持续的酸性环境会增大细菌产酸和耐酸能力,进而促进产酸能力更强的细菌繁殖。在酸化环境的持续选择作用下,耐酸能力更强的细菌成为优势菌。在龋病的发生发展过程中,环境中频繁的糖摄入和伴随的酸化作用是菌斑细菌构成的主要生态调节因子和主要驱动力。变异链球菌和乳杆菌是低pH牙菌斑生物膜中常见的耐酸菌。而对酸性环境比较敏感的血链球菌和戈氏链球菌则相应减少。

碳水化合物的种类和浓度对菌斑细菌的组成有一定的影响。糖可以增加牙菌斑生物膜中变异链球菌和杆菌的浓度。频繁暴露在淀粉环境下,牙菌斑生物膜内乳杆菌的含量是暴露于糖环境下的200倍,但这个因素不足以导致牙釉质脱矿。而暴露于蔗糖环境下,可以导致牙釉质脱矿。摄入乳糖和粗制淀粉有利于乳杆菌的生长。低浓度(0.3%)淀粉环境下,牙

菌斑生物膜内的总菌数、总链球菌、内氏放线菌、具核梭杆菌和口腔链球菌的菌落数显著少于浸润于同浓度蔗糖和葡萄糖混合物环境下的菌落数。高浓度(1%)淀粉环境下,牙菌斑生物膜内内氏放线菌、韦永球菌属的菌落数显著多于浸润于同浓度蔗糖和葡萄糖混合物环境下的菌落数,而口腔链球菌、白色念珠菌菌落数显著低于后者。高浓度(1%)的葡萄糖-果糖混合物、葡萄糖-果糖-淀粉混合物和淀粉的环境下,牙菌斑生物膜内内氏放线菌、具核梭杆菌和口腔链球菌的菌落数分别显著低于低浓度(0.3%)的相同溶液的菌落数,原因可能是高浓度碳水化合物环境下,细菌产酸量增大,pH 下降明显。相对而言,内氏放线菌、具核梭杆菌和口腔链球菌耐酸能力下降,从而导致其含量下降。木糖醇可以抑制变异链球菌生长,经常摄入含木糖醇食物的人菌斑中含有较少的变异链球菌。长期有规律地咀嚼木糖醇口香糖可减小变异链球菌菌落数量及大小,并改变其细胞形态。木糖醇还能抑制黏性放线菌生物膜的形成。然而,长期使用木糖醇可导致木糖醇抗性变异链球菌的形成。

（二）碳水化合物对牙菌斑内无机盐含量的影响

无机盐占菌斑干重的 5%～10%,主要以钙、磷和高浓度的氟离子为主。钙、磷、氟是维持牙齿和口腔发育重要的离子,离子浓度的下降是牙齿脱矿与再矿化过程中的重要因素。由于牙菌斑中这些无机离子的存在,可以促进再矿化,形成稳定的、不易溶解的氟磷灰石,氟离子还可抑制致龋菌的代谢。因此,牙菌斑生物膜中无机离子的含量对龋病的发生具有重要的作用。

暴露于蔗糖的菌斑生物膜中的钙、氟离子和无机磷浓度降低,但随着摄取糖类食物频率的增加,菌斑钙、磷的含量却没有继续减少,这可能是由于牙釉质脱矿以后释放出钙、磷得以补充。随着菌斑 pH 降低,菌斑内钙离子含量明显增加,而磷酸根离子虽有少量增加,但无显著差异。分析其原因,可能是因为菌斑代谢产酸使 pH 下降,在酸性环境下,牙釉质溶解性增加,羟基磷灰石中的磷酸钙以钙离子和磷酸根离子的形式释放出来,使得菌斑钙离子含量增高。而摄入糖后菌斑外液中的钙磷含量先随菌斑 pH 的降低而升高,随后随 pH 的升高而降低。菌斑液中的钙离子主要来源于菌斑中的钙离子储存库,包括无定形磷酸钙和结合在细菌细胞壁上的钙离子,当菌斑 pH 下降时,结合在细胞壁上的钙离子会被迅速释放到菌斑液中,当菌斑 pH 呈中性时则缓慢释放钙离子,使菌斑液钙离子浓度升高。此外,停止使用碳水化合物 24 小时后,全菌斑生物膜中的无机盐离子含量增加,这提示限制碳水化合物的使用可能缓解碳水化合物频繁摄入导致的全菌斑生物膜中无机盐离子浓度的降低。

糖类对菌斑钙、磷、氟离子浓度的影响与糖的种类和浓度有关。相比浓度为 10%、20% 和 40% 蔗糖处理组,1% 蔗糖处理组牙菌斑生物膜内钙、磷、氟离子的浓度较高。由于菌斑内有高度特异的葡糖基转移酶,代谢蔗糖后可以导致不溶性葡聚糖含量急剧升高,使得蔗糖对钙、磷的影响明显大于葡萄糖和果糖。不仅蔗糖可以降低菌斑内矿物盐的含量,葡萄糖和果糖混合后也可降低牙菌斑生物膜内无机离子的含量,但不及单独蔗糖组菌斑内钙、磷、氟离子的含量降低得多。而且,无机离子的浓度与牙菌斑中细胞外基质的含量有关,但这个现象的确切机制尚不明确。

关于蔗糖可以降低菌斑内无机离子浓度的原因有以下几个假说。

1. 矿物质储存库的减少　由于持续的蔗糖酵解使得菌斑 pH 持续在很低的水平,这样会溶解矿物质储存库或减少矿物质的储存。另外一种解释为持续的低 pH 会阻止矿物质沉积。

2. 牙釉质吸收菌斑液中释放出来的离子　菌斑液中离子的减少是被牙釉质吸收的结果。持续 pH 降低,菌斑液相对于羟基磷灰石为不饱和,而相对于氟磷灰石为过饱和,此现象解释了生物膜内氟离子浓度降低的原因,却不能解释牙菌斑生物膜内钙、磷离子浓度降低的原因。

3. 细菌密度降低　由于不可溶性细胞外多糖引起的细菌密度降低可以导致结合离子的位点减少,这些多糖占牙菌斑很大体积,因此减少了细菌的数量及离子结合位点。当暴露于蔗糖的频率增加,菌斑内细胞外多糖的浓度增加,生物菌体的含量降低。这个假说可以解释菌斑内钙、氟浓度降低的原因,却不能解释磷离子浓度降低的原因。

4. 特异的离子结合蛋白浓度降低　这种假说解释了菌斑内钙、磷、氟浓度降低是由于菌斑内蛋白组成的变化。最近的一些研究发现,在无蔗糖、葡萄糖和果糖联合及蔗糖这三种情况下形成的菌斑生物膜中提取的基质蛋白在形式上有明显的区别。

牙菌斑生物膜中有大约 33% 的钙离子为游离状态,17% 与磷酸盐和有机酸阴离子结合,50% 以其他形式存在。如果菌斑中的这 50% 的钙离子与蛋白结合,那么蛋白谱的改变会影响钙离子结合位点。这就解释了暴露于蔗糖环境下形成的牙菌斑生物膜中无机离子浓度低的原因。从唾液或细菌中释放出来的钙结合蛋白是否可以作为牙菌斑矿物质生长的模板还需要进一步探讨。

（三）碳水化合物对菌斑内痕量元素的影响

人体内含有很多痕量元素,如铁、碘、铜、锰、锌、钴等。痕量元素在牙菌斑生物膜内起到不同的作用。铁、铜、钼、锌、钴、锰、碘可以促进或抑制牙菌斑生物膜内细菌酶的活力。氟、镉、锶等可以影响菌斑内的产酸代谢。锰可以促进细菌形成多糖。镧和锡可以抑制细菌吸附,减少菌斑形成。用蔗糖溶液含漱 5~10 分钟后,菌斑内的痕量元素如镁、铝、铁、硒、锌、铜、铅、锰、锶的含量与含漱前有所变化,以镁、铝、锶的增加最为明显。含漱蔗糖后,菌斑内 pH 降到 5.5 以下时,牙齿内的矿物质就会溶解,某些痕量元素就会释放到菌斑内。引起 pH 下降的其他含碳水化合物膳食及其相关影响因素均有可能对菌斑内的痕量元素产生影响。

三、碳水化合物对菌斑 pH 的影响

（一）碳水化合物对牙菌斑生物膜 pH 动态变化的影响

1. Stephan 曲线　1938 年,Stephan 设计了菌斑 pH 的测试方法,用有颜色的指示剂与菌斑混合并在显微镜下观察。随后他又发明了一种可以监测不同浓度葡萄糖对菌斑 pH 影响的装置,用锑电极轻轻接触前牙唇面以原位测定菌斑 pH。利用这种方法,Stephan 发现含漱葡萄糖以后菌斑 pH 由 6.5 下降到 5.0,40 分钟后 pH 才恢复到基线水平,并描绘了菌斑 pH 随时间变化的曲线,即 Stephan 曲线。通过该曲线可以了解菌斑内糖代谢的活动规律。在接触葡萄糖后数分钟内菌斑 pH 迅速降至 5.5 或更低,这是因为菌斑内乳酸大量增加所致。约 1 小时乳酸缓慢地被其他有机酸所取代,乳酸的含量降低,pH 恢复至摄糖前的水平。

菌斑 pH 的这种变化规律提示,进食后菌斑内的细菌代谢产酸是一个迅速产生、堆积和缓慢清除的过程,在菌斑深处,由于缺乏氧气,细菌酵解糖,在短时间内产生大量有机酸,这些有机酸的扩散比较缓慢,需要经过相当长的时间才能扩散到外环境中。由于酸形成的速度快于向外扩散的速度,故在进食后数分钟酸堆积于菌斑内,使菌斑 pH 下降。当代谢底物耗尽,酸清除速度大于形成速度时,菌斑 pH 即回升。

2. 菌斑 pH 的测定方法　目前检测菌斑 pH 的方法有取样法、接触法和遥测法。

(1) 取样法:取样法是用器械刮取菌斑标本,经适量稀释后,放在含糖培养基内培养,在体外用微型电极直接测定菌斑 pH,所用电极多为复合式玻璃 pH 电极或直径 0.1mm 的金属氧化物微 pH 电极,Ag-AgCl 作为参比电极。此种方法简单易行,适用于大样本调查,但这种方法破坏了菌斑的固有结构,不是口腔的具体内环境,准确性差。

(2) 接触法:接触法是将 pH 计的电极插入人体的菌斑内进行测量,参比电极插入氯化钾溶液。用这种方法可以直接测定牙齿表面某一部位的菌斑。但由于用此种方法测定时电极接触点的微小移动会导致读数的变化,影响结果的准确性,在测量时应尽量保证电极固定,并保证不影响唾液与菌斑的接触和物质交换。

(3) 遥测法:遥测法是将微玻璃电极或离子场效应晶体管放入一小块牙釉质片或其他载体上,戴入志愿者口腔内,菌斑覆盖电极表面后,可以连续观测菌斑内碳水化合物代谢过程中 pH 的动态变化。遥测法可以检测菌斑内界面的 pH 变化,适用于观察菌斑形成过程中 pH 的动态变化。但此种方法电极构造复杂,技术要求高,限制了其使用范围。以上这三种方法相对较复杂,所以未能在临床中使用。

3. 碳水化合物对菌斑 pH 动态变化的影响　菌斑 pH 的动态变化过程受到多种因素的影响,如碳水化合物的摄取、细菌的种类和数量、菌斑中所含的微量元素、唾液等。

菌斑 pH 变化有两种形式:一种是一次性的改变,在摄取糖后,pH 开始下降,以后缓慢上升;另一种则是发生在频繁多次摄取糖后,菌斑 pH 刚开始上升,然后突然下降,反复多次下降,使菌斑 pH 很长时间保持在很低的水平,直到蔗糖被完全利用。

含漱糖后菌斑 pH 迅速下降,大约在 5 分钟后达到最低值,随后缓慢上升,呈典型的 Stephan 曲线。另有学者让受试者含漱 0.1kg/L 蔗糖溶液和咀嚼蔗糖口香糖,菌斑 pH 在 3～13 分钟时下降到最低值,随后缓慢回升,到 30～40 分钟时曲线处于相对稳定水平,与 Stephan 曲线基本吻合。

(二) 碳水化合物影响牙菌斑生物膜 pH 的相关因素

碳水化合物的致龋性主要是其被细菌代谢产酸,导致菌斑 pH 下降。碳水化合物的种类、浓度及摄取频率对菌斑 pH 的影响各不相同。

1. 碳水化合物的种类对菌斑 pH 的影响　单糖和双糖分子量小,能迅速扩散至牙菌斑生物膜内被细菌利用产酸,导致菌斑和龋损内的 pH 迅速下降,故认为单糖和双糖是强致龋碳水化合物。蔗糖、果糖、葡萄糖、麦芽糖可使菌斑 pH 下降至 4.0 或以下。乳糖和半乳糖则使菌斑 pH 下降到 5.0。山梨糖、甘露醇则使 pH 下降很慢,或不下降。在众多糖中,蔗糖的致龋性最强,使菌斑 pH 下降程度最大。含漱蔗糖溶液和咀嚼蔗糖口香糖会使菌斑 pH 急速下降,并与暴露时间有关。

麦芽糖糊精作为一种新型的碳水化合物,是淀粉的水解产物,为含有单糖、双糖、三聚糖、四聚糖、五聚糖、六聚糖、七聚糖及 α 糊精的混合物。食用浓度为 10% 的麦芽糖糊精可以降低牙菌斑 pH,但其降低程度远远小于蔗糖。研究表明,用 10% 麦芽糖糊精溶液漱口 2 分钟后,菌斑 pH 下降到 5.6。

山梨醇和木糖醇作为糖的代用品,不会被细菌利用产酸,且可抑制一些致龋菌的生长和聚集,有利于牙齿健康。使用山梨醇溶液漱口或食用含有山梨醇的糖果后,菌斑 pH 下降很少。木糖醇是一种无碳糖醇,对变异链球菌有抑制作用,体内和体外实验表明,木糖醇不会降低菌斑 pH。咀嚼木糖醇口香糖不会使菌斑 pH 下降,甚至可以使菌斑 pH 升高。长期使用木糖醇锭剂可显著升高菌斑 pH,而山梨糖醇锭剂不能显著升高菌斑 pH。但有一些研究数据是相互矛盾的,有些观点认为木糖醇对牙菌斑内基于蔗糖和葡萄糖的产酸有抑制作用,而另一些体内实验却没有发现木糖醇对产酸有直接抑制作用。

淀粉是一类大分子多糖,是葡萄糖的多聚物,过去认为淀粉不易进入菌斑内,也不能被菌斑内的细菌作为底物直接利用。最近的研究表明,淀粉具有很低的潜在致龋性,可以增强蔗糖的致龋作用。当淀粉被淀粉酶以很快的速度水解并释放出适量的发酵产物时,淀粉可以作为底物使菌斑 pH 下降。摄入淀粉后用电极测定局部义齿的菌斑 pH,菌斑 pH 大幅下降。有学者测试淀粉对菌斑 pH 的影响,以 5% 的蔗糖为对照,结果发现在最初 15 分钟内淀粉处理组菌斑 pH 下降不及 5% 蔗糖,但从第 30 分钟开始,淀粉与 5% 蔗糖使菌斑 pH 下降相似甚至更低。

2. 碳水化合物的浓度对菌斑 pH 的影响　较低浓度的糖液(10%)使菌斑 pH 下降幅度大且恢复慢,而高浓度的糖液(40%、70%)使菌斑 pH 下降反而不大。这是由于糖液浓度过高时,不利于糖向牙菌斑生物膜深层结构中扩散。当蔗糖浓度超过 15%,浓度升高对牙菌斑生物膜产酸是没有促进作用的。这可能是因为高浓度蔗糖覆盖牙菌斑生物膜表层后,不易扩散到牙菌斑生物膜的深层而被细菌代谢。

3. 碳水化合物的摄取频率对菌斑 pH 的影响　摄糖频率与菌斑 pH 的改变有密切关系。进食糖的次数与菌斑 pH 呈负相关,即随着进食糖次数的增加,pH 下降明显。频繁摄取碳水化合物,使牙菌斑内的致龋菌如变异链球菌成为优势菌,牙菌斑生物膜始终处于较低 pH 状态。

4. 碳水化合物对不同状态牙齿菌斑 pH 的影响　糖对菌斑 pH 的影响不仅受糖类自身的限制,还受宿主因素的影响。Stephan 指出龋活跃人群 pH 下降更为明显。也有些学者研究发现,菌斑 pH 的变化与个体的整体患龋状况无关,而与牙面的患龋状况有关。含漱蔗糖溶液前,活动性龋损牙根面与健康牙根面菌斑 pH 无显著差异。含漱蔗糖溶液后,活动性龋损根面菌斑 pH 在含漱蔗糖 30~40 分钟时明显低于健康牙根面,而静止龋损根面菌斑 pH 变化与健康根面相似。龋活跃组龋洞内菌斑基线 pH 较健康牙面低,含漱蔗糖后菌斑 pH 下降更为明显,且 pH 恢复到用糖前基线水平所用的时间亦较长。龋活跃牙咬合面菌斑 pH 下降到 5.5,正常牙菌斑 pH 为 6.5,龋损处最低 pH 下降到 4.5,然后缓慢上升,而正常牙面菌斑最低 pH 下降到 6.0,很快回升,这一变化规律符合典型的 Stephan 曲线。

5. 碳水化合物对不同部位菌斑 pH 的影响　菌斑 pH 下降的差异与牙位有关,如上颌前牙菌斑 pH 下降幅度比下颌前牙的下降幅度大。食用糖后口腔各部位菌斑 pH 存在差异,在上颌从前到后,菌斑 pH 逐渐上升;而在下颌,从前到后,菌斑 pH 则逐渐下降,认为这种差异与口腔各部位糖的清除率和对糖的利用率不同有关。含漱糖液后,上颌 pH 变化较下颌明显,约 5 分钟可达最低值,随之缓慢上升,呈典型的 Stephan 曲线。

6. 碳水化合物对不同年龄人群菌斑 pH 的影响　儿童菌斑对产酸性食物的反应能力小于成年人,儿童菌斑最低 pH 均较成人低。因此有学者提出在研究儿童食物和饮料的产酸能力时应以儿童为主体。年龄较大儿童的下颌牙菌斑 pH 下降较年龄较小儿童显著。

第四节　碳水化合物致龋机制

碳水化合物膳食是口腔细菌能量代谢的主要底物。同时，菌斑细菌还可利用碳水化合物进行合成代谢，合成细胞内、外多糖，这些细胞内、外多糖在龋病发生发展过程中起重要作用。

一、糖酵解和产酸

在无氧条件下通过酶的作用分解葡萄糖产生丙酮酸（pyruvate）的过程称为糖酵解（glycolysis）。在无氧条件下，丙酮酸在乳酸脱氢酶（lactate dehydrogenase，LDH）的作用下生成乳酸（lactate）。

（一）葡萄糖分解成丙酮酸

1. 葡萄糖磷酸化和异构化　磷酸化是葡萄糖进入细胞后首先开始的反应，即葡萄糖磷酸化成为 6-磷酸葡萄糖（glucose 6-phosphate，G6P），此反应由己糖激酶（hexokinase）催化。磷酸化后的葡萄糖不能自由通过细胞膜。ATP 磷酸基团转移的反应都由激酶催化。磷酸化形成的 G6P 由磷酸己糖异构酶（phosphohexoseisomerase）催化发生异构反应转变为 6-磷酸果糖（fructose 6-phosphate，F6P），此反应是可逆反应。

F6P 经过糖酵解过程中的第二个酸化反应转变成 1,6-二磷酸果糖（fructose 1,6-biphosphate，FBP），此反应为非平衡反应，由 6-磷酸果糖激酶-1（6-phosphofructokinase-1）催化，并需要 ATP 参与。在醛缩酶（aldolase）的催化下，FBP 裂解产生 2 分子丙糖，即磷酸二羟丙酮和 3-磷酸甘油醛，两者之间可在磷酸丙糖异构酶（triose phosphate isomerase）的作用下相互转变。当 3-磷酸甘油醛在下一步反应中被消耗以后，磷酸二羟丙酮可迅速转变为 3-磷酸甘油醛，继续进行代谢。

以上反应为糖酵解途径中的耗能阶段，1 分子葡萄糖代谢需要 2 分子的 ATP，产生 2 分子 3-磷酸甘油醛。

2. 磷酸甘油醛氧化为磷酸甘油酸　3-磷酸甘油醛由 3-磷酸甘油醛脱氢酶（glyceraldehyde-3-phosphate dehydrogenase）催化使醛基氧化成羧基后磷酸化生成 1,3-二磷酸甘油酸，同时以 NAD^+ 为辅酶接受氢和电子，生成 $NADH+H^+$。1,3-二磷酸甘油酸与无机磷酸形成混合酸酐。此酸酐含有高能磷酸键，水解后可将能量转移至 ADP，生成 ATP。

3. 甘油酸脱水产生磷酸烯醇式丙酮酸　1,3-二磷酸甘油酸在磷酸甘油酸激酶（phosphoglycerate kinase）的催化下混合酸酐上的磷酸从羧基转移到 ADP，形成 ATP 和 3-磷酸甘油酸（3-phosphoglyceric acid，3PG），这是糖酵解反应过程中产生的第一个 ATP，将底物的高能磷酸键直接转移给 ADP 生成 ATP。这种 ADP 或其他核苷二磷酸的磷酸化作用和底物的脱氢作用直接偶联的反应过程称为底物水平磷酸化作用。3PG 通过磷酸甘油变位酶的催化，使磷酸基从 3-磷酸甘油酸的 C3 位转移到 C2，转变为 2-磷酸甘油酸（2-phosphoglyceric acid，2PG），这是一个可逆反应。2PG 通过烯醇化酶（enolase）催化脱水生成磷酸烯醇式丙酮酸（phosphoenolpyruvate，PEP）。最后通过丙酮酸激酶（pyruvate kinase）的催化，PEP 将高能磷酸基转移给 ADP 形成 ATP 和丙酮酸，这是糖酵解途径中的第二次底物水平磷酸化。

（二）丙酮酸转变成乳酸

丙酮酸转变成乳酸由 LDH 催化,反应过程中所需的氢原子由 3-磷酸甘油醛脱氢反应产生的 NADH+H$^+$ 提供。在无氧条件下,这对氢用于还原丙酮酸生成乳酸,NADH+H$^+$ 重新转变成 NAD$^+$,糖酵解反应才能继续进行。

LDH 是合成乳酸的关键酶,作为细菌的重要毒力因子之一,其生物学作用是致龋的关键环节。缺乏 LDH 活性的变异链球菌在动物模型体内致龋性显著降低。自 1978 年 Hillman 分离出 LDH 活性缺乏的变异链球菌株后,人们就开始注意到 LDH 的重要性并随之进行了一系列的研究。乳酸脱氢酶蛋白由 4 个相同的亚基构成,每个亚基具备一个或多个活性结合位点。不同种属的产酸菌 LDH 结构、活性中心和配体作用动力学参数极为相似,有着相同的激活机制并存在较强的免疫交叉反应。FBP 与变异链球菌、乳酸杆菌、放线菌及血链球菌的 LDH 结合可引起分子发生变构效应,使酶隐藏结合特异多抗的位点,从而显著抑制 LDH 抗体对 LDH 的作用,说明致龋产酸菌的抗原决定区在底物结合位点高度保守。但在相同和不同种属之间存在同源和保守的同时,LDH 蛋白和基因也具有遗传变异即遗传多态性,涉及了原核生物、真核生物、哺乳动物和人。LDH 亚基基因遗传变异的多态性是表现型多样性的基础,进而影响正常组织及代谢。变异链球菌 LDH 分子结构、核苷酸序列、生物学功能较为明确,所涉及的基因已被成功克隆和表达,使从基因水平研究变异链球菌菌株间的 LDH 差异成为可能。

除了葡萄糖,其他己糖也可转变成磷酸己糖进行无氧糖酵解。例如,果糖经己糖激酶催化可转变生成 F6P;半乳糖经半乳糖激酶催化生成 1-磷酸半乳糖后,再经过几步中间反应生成 1-磷酸葡萄糖,再经变位酶的作用生成 G6P;甘露糖则可以先由己糖激酶催化其磷酸化形成 6-磷酸甘露糖,再在异构酶的作用下转变成 F6P。

以葡萄糖为代表的糖酵解的几个主要途径总结如下(图 7-6~图 7-8)。

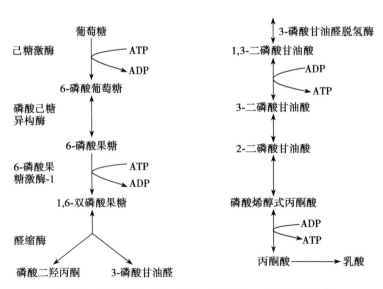

图 7-6 糖酵解 Embden-Meyerhof-Parnas（EMP）通路

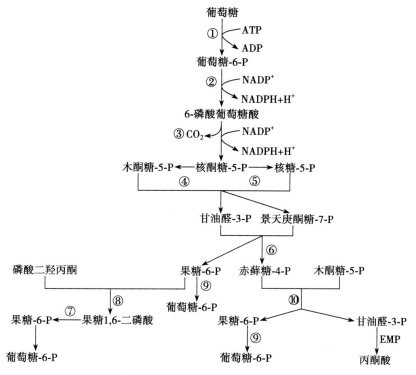

图 7-7　糖酵解 Hexose-Monophosphate(HMP)途径

①.葡萄糖激酶；②.6-磷酸葡萄糖脱氢酶；③.6-磷酸葡萄糖酸脱氢酶；④.核酮糖磷酸异构酶；⑤.核糖磷酸异构酶；⑥.转醛醇酶；⑦.果糖二磷酸酶；⑧.果糖二磷酸醛缩酶；⑨.磷酸葡萄糖异构酶；⑩.转酮醇酶。

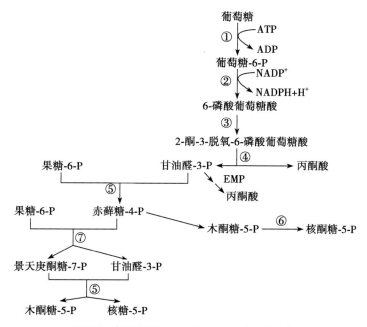

图 7-8　糖酵解 Entner-Doudoroff(ED)途径

①.葡萄糖激酶；②.6-磷酸葡萄糖脱氢酶；③.磷酸葡萄糖酸水解酶；④.2-酮-3-脱氧-6-磷酸葡萄糖醛缩酶；⑤.转酮醇酶；⑥.核酮糖磷酸异构酶；⑦.转醛醇酶。

（三）碳水化合物对糖酵解和产酸的影响

细菌糖代谢受外界环境如碳水化合物和氧气的调节。口腔链球菌和放线菌在体外培养条件下摄取葡萄糖后，其糖代谢谱发生显著改变，如链球菌的 G6P、F6P 和 FBP 水平升高，3PG 和 PEP 水平降低；放线菌的 G6P 和 F6P 水平升高，PEP 水平降低。因为 G6P 和 FBP 是链球菌丙酮酸激酶的激活剂，且 FBP 是链球菌 LDH 的绝对激活剂，G6P 和 FBP 升高表明糖酵解关键酶激活，糖酵解得到促进；而 3PG 和 PEP 水平的降低表明 PEP 依赖的糖磷酸转移酶系统在葡萄糖摄取中发挥了作用。在人体试验的相关研究证实了以上结果。此外，摄取葡萄糖后，人牙菌斑生物膜中乳酸水平升高。然而，10% 木糖醇不影响人体牙菌斑生物膜糖酵解代谢谱及乳酸的生成。

一般情况下，摄入碳水化合物膳食后产生的酸性代谢产物的酸化作用可由膳食中其他成分产生的碱性代谢产物的酸中和、唾液稀释和钙、磷离子的作用相抵消，即脱矿与再矿化达成动态平衡。然而，频繁的碳水化合物摄入及伴随的持续酸化作用可打破该平衡，导致脱矿作用大于再矿化作用。

二、合成细胞内多糖

口腔细菌通过糖酵解获得能量的同时，还可利用其进行合成代谢，合成细胞内聚合物，储存糖原。在外源性能源缺乏时，可分解细胞内多糖作为暂时性能量供应，保持细菌对糖利用的持续性。

1. 糖原合成代谢　糖原是由葡萄糖结合而成的支链多糖，其糖苷链 α 型。葡萄糖在葡萄糖激酶的作用下磷酸化为 6-磷酸葡萄糖，再转变为 1-磷酸葡萄糖。1-磷酸葡萄糖与尿苷三磷酸（UTP）反应生成尿苷二磷酸葡萄糖（UDPG）及焦磷酸。此反应是可逆的，由尿苷二磷酸葡萄糖焦磷酸化酶催化。尿苷二磷酸葡萄糖在糖原合成酶的作用下将葡萄糖基转移给糖原引物的糖链末端，形成 α-1,4 糖苷键。游离葡萄糖不能作为尿苷二磷酸葡萄糖的葡萄糖基的接受体。上述反应可反复进行，使糖链不断延长。

在糖原合成过程中作为引物的第一个糖原分子从何而来，过去一直不太清楚。近来人们在糖原分子的核心发现了一种名为 glycogenin 的蛋白质。glycogenin 可对其自身进行共价修饰，将尿苷二磷酸-葡萄糖的 C1 结合到其酶分子的酪氨酸残基上，从而发生糖基化。这个结合上去的葡萄糖分子即糖原合成时的引物。

在糖原合酶的作用下，糖链不断延长，但不能形成分支。当糖链的长度达到 12~18 个葡萄糖基时，分支酶（branching enzyme）将一段糖链转移到邻近的糖链上，以 α-1,6 糖苷键相连接，从而形成分支。分支的形成可增加糖原的水溶性，同时还可以增加非还原端数目，以便磷酸化酶能迅速分解糖原。

2. 碳水化合物对细胞内多糖合成的调节及意义　当糖摄入过多时，细菌细胞内 FBP 水平升高，升高的 FBP 使 ADP-葡萄糖合酶被激活，从而促进细胞内多糖的合成。当细胞外糖供应不足时，磷酸化糖去磷酸化，细胞内无机磷酸盐水平升高，从而促进细胞内多糖降解为 1-磷酸葡萄糖。

细胞内多糖是口腔致龋细菌的毒力因素之一。缺乏细胞内多糖的变异链球菌突变株在接种特定细菌鼠的牙沟裂和平滑面的致龋力明显降低。当口腔链球菌处于"饥饿"状态时，即外源性能源缺乏时,细胞内糖原对维持细胞生存具有重要的作用。

三、合成细胞外多糖

牙菌斑生物膜由排列有序的微生物群和细胞外基质构成。其中,微生物群镶嵌于三维细胞外基质网状结构中。生物膜细胞外基质主要含细胞外聚合物(extracellular polymeric substances),后者包括细胞外多糖(extracellular polysaccharides 或 exopolysaccharides,EPS)、纤维蛋白和球蛋白(包括胞外酶)、脂质、核酸/细胞外脱氧核糖核酸和脂寡聚糖。其中,细胞外聚合物的主要成分是 EPS,后者主要为葡聚糖和果聚糖,尤其是变异链球菌来源的葡聚糖。EPS 由变异链球菌和少数其他口腔细菌分泌的胞外酶如葡糖基转移酶(glucosyltransferase,GTF)和果糖基转移酶(fructosyltransferase,FTF)利用蔗糖合成。

1. 葡糖基转移酶和果糖基转移酶　20 世纪 40 年代,学者发现来自植物和土壤的微生物提取物或培养液可以利用蔗糖合成葡聚糖和果聚糖。因此,学者开始采用具有酶活性的成分(不含细菌的上清液,即后来被证明为 GTF 和 FTF)来合成葡聚糖和果聚糖。葡糖基转移酶活性成分(dextransucrase,GTF 中的一种)首先被证明存在于明串珠菌属(*Leuconostoc*)的上清液,但当时尚未能被分离和纯化。同期,学者开始采用来自人体(喉和血液)内的链球菌属上清液来合成葡聚糖和果聚糖。GTF 和 FTF 活性成分的分离和纯化研究始于 20 世纪 50 年代。20 世纪 60 年代,仓鼠和人体来源的变异链球菌开始受到学者的关注,且部分仓鼠来源的变异链球菌(FA-1 和 HS)菌株产生的 GTF 得到了初步分离和纯化。直到 1970 年,人牙菌斑来源的变异链球菌(JC2)菌株的果糖基转移酶(FTF 中的一种)才得到初步分离和纯化,这可能与人牙菌斑变异链球菌(AHT 和 Ingbritt 等)菌株直到 20 世纪 60 年代中后期才被第二次分离出来(第一次是由 Clarke 于 1924 年分离,但同一时期的其他学者均未能分离出来,所以当时未受到重视)并受到重视有关。一些口腔细菌可合成 GTF,包括血链球菌、变异链球菌群(包括变异链球菌和远缘链球菌在内的在血清、生化、遗传和致龋力方面具有一定差异的链球菌的统称)、放线菌属、唾液链球菌和乳杆菌属。变异链球菌群在龋病发生发展中起关键作用,也是 EPS 合成中贡献最大的致龋菌,故本节主要介绍变异链球菌群来源的 GTF 及其产物的作用机制。

GTF 属于糖苷水解酶(glycoside hydrolase)家族。根据所含的主要糖苷键类型,变异链球菌 GTF 可分为右旋糖蔗糖酶和变聚糖蔗糖酶。变异链球菌群至少可合成 3 种遗传结构相互独立的 GTF,即 GTFB(过去称为 GTF-I)、GTFC(GTF-IS)、GTFD(GTF-S),分别由编码 GTF 的 *gtf* B、*gtf* C、*gtf* D 基因合成。GTFB 主要合成富含 α-1,3 糖苷键的水不溶性葡聚糖。GTFC 可同时合成水不溶性葡聚糖和富含 α-1,6 糖苷键的水溶性葡聚糖。GTFD 主要合成水溶性葡聚糖。GTFC 吸附于牙釉质表面的获得性膜表面。GTFB 与细菌紧密结合。GtfD 则充当 GTFB 的引物。GTF 的作用特征是对蔗糖具有高度特异性,但不能利用其他糖,如果糖、葡萄糖、麦芽糖或乳糖。其具有较宽的 pH 作用范围(5~7),与菌斑 pH 范围一致。当有适宜营养物存在时,细菌不需要诱导剂就能产生这种酶。GTF 的活性受其状态影响,如附着于牙齿表面的 GTF 活性和毒力强于存在于溶液中的 GTF。三维 EPS 基质-微菌落主要由变异链球菌 *gtf* B 和 *gtf* C 基因介导,而后者的表达可由内氏放线菌和口腔链球菌增强。此外,GTF 的活性,如与细菌表面结合受口腔环境中的溶菌酶、淀粉酶和其他唾液蛋白质的影响。

GTF 和唾液淀粉酶的结合及相互作用可促进细菌表面复杂水不溶性葡聚糖的直接合成。

FTF 和芽孢杆菌的果聚糖蔗糖酶组成一个酶家族。FTF 由单一 *ftf* 基因编码。变异链球菌的 FTF 直接分泌到培养液中。*ftf* 基因的表达受环境因素影响较大。细菌的生长速率、糖原和环境 pH 都会影响 *ftf* 基因的表达，但其机制尚不清楚。

2. 葡聚糖和果聚糖 细菌 GTF 和 FTF 在蔗糖存在时水解蔗糖的糖苷键，并利用其释放的能量将游离的葡萄糖或果糖偶联至相应的受体上，形成葡聚糖或果聚糖（图 7-9）。

变异链球菌群可形成两类葡聚糖，一型为水溶性，又称右旋糖酐，主要含 α-1,6 糖苷键，易被口腔卫生措施清除；另一型为水不溶性，又称变聚糖，主要含 α-1,3 糖苷键，是纤维性菌斑基质中最重要的成分，溶解性低。变异链球菌合成的水溶性葡聚糖多于水不溶性葡聚糖。部分变异链球菌血清型也可以合成两类果聚糖，一类是左旋糖酐，主要为 α-2,6 连接的果糖基残基；另一类是菊粉型果聚糖，主要为 α-2,1 连接的果糖基残基。这两类果聚糖均为水溶性。

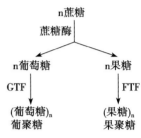

图 7-9 细胞外多糖合成途径

3. 碳水化合物对细胞外多糖合成的影响 当膳食蔗糖存在时，变异链球菌可利用蔗糖形成葡聚糖。当膳食蔗糖摄入频繁时，变异链球菌持续合成多糖，并代谢多糖产生有机酸，使生物膜中的酸性区得以维持。EPS 水平升高可使 *gtf* 基因表达上调，使葡聚糖的合成增多，从而增加生物膜的毒力。

4. 细胞外多糖的作用机制及其意义 一方面，形成于牙-获得性膜上或细菌表面的 EPS 可为微生物提供结合位点，增强细菌对牙表面获得性膜的黏附、定居以及细菌间的集聚。变异链球菌集聚定居在牙面上是其致龋的重要一步，这一过程既依赖于蔗糖非依赖性机制，又需要蔗糖依赖性机制的介导。前者涉及变异链球菌表面组分，如表面蛋白和获得性膜的相互作用。后者与 GTF 合成的水不溶性葡聚糖有着密切关系。因此，EPS 在牙菌斑生物膜的最初发育中发挥着主要作用。

另外，EPS 调节微菌落的最初形成、序列组装和结构组织。EPS 基质的产生、局部细胞-基质的相互作用形成了一个精细的三维 EPS 网络。细菌陷入这个三维 EPS 网络结构中，形成有序和高度致密的微小菌落，后者又称为微菌落（microcolony）。微菌落中细菌的代谢活动使其周围的局部环境酸化，整个生物膜形成很多微小的酸性区。生物膜空间不均一性得以形成。生物膜内酸性区由于受到 EPS 的保护，外界物质向菌斑内弥散受限，不能被缓冲物质如唾液等迅速中和，从而使低 pH 微环境（microenvironment）得以维持。

果聚糖和水溶性葡聚糖易被细菌利用，其致龋作用相对较低，其主要作用是作为细菌胞外能源储存库。变异链球菌群作为较早在牙面黏附的牙菌斑优势菌，可以合成大量水溶性 EPS，为自身以及其他细菌在牙菌斑生物膜的早期形成（外源性糖供应不足）提供持续代谢的养分。

四、为致龋菌的新陈代谢活动提供能量

细菌的新陈代谢有两个突出的特点：①代谢活跃，细菌菌体微小，相对表面积很大，物质交换频繁、迅速，呈现十分活跃的代谢；②代谢类型多样化，各种细菌的营养要求、能量来源、

酶系统、代谢产物各不相同,形成多种多样的代谢类型,以适应复杂的外界环境。

细菌代谢所需的能量绝大多数是通过生物氧化作用而获得的。所谓生物氧化,是在酶的作用下生物细胞内所发生的系列氧化还原反应。

致龋细菌所获得能量的主要来源是糖类,通过糖的氧化或酵解释放能量,并以高能磷酸键的形式(ADP、ATP)储存能量。

细菌生物氧化的类型分为呼吸与发酵。在生物氧化过程中,糖经脱氢酶作用所脱下的氢,须经过一系列中间递氢体(如辅酶Ⅰ、辅酶Ⅱ、黄素蛋白等)的传递转运,最后将氢交给受氢体。以无机物为受氢体的生物氧化过程称为呼吸。其中,以分子氧为受氢体者称有氧呼吸,以无机化合物(如硝酸盐、硫酸盐)为受氢体者称无氧呼吸。生物氧化中以各种有机物为受氢体者称为发酵。大多数致龋菌只进行发酵。

1. 有氧呼吸(aerobic respiration)　细菌的呼吸链位于细胞膜上,有氧呼吸伴有氧化磷酸化作用,产生大量能量并以高能磷酸键形式贮存于 ATP 中。1 分子葡萄糖经三羧酸循环完全氧化后,可产生 38 分子 ATP 以供细菌合成代谢和生长繁殖之用。

2. 发酵(fermentation)　酶系统不完善的细菌,生物氧化过程不彻底,所产生的能量很低。通过发酵,1 分子葡萄糖只能产生 2 分子 ATP,仅为有氧呼吸所产生能量的 1/19。专性厌氧菌和兼性厌氧菌都能通过发酵获取能量。

不同类型的糖经过致龋菌代谢所产生的能量不同,其中以蔗糖所释放的能量最高。

第五节　碳水化合物与龋病的研究展望

在龋病的众多发病因素中,饮食中的碳水化合物扮演着重要角色。因此,学者对碳水化合物和龋病之间的关系进行了大量的研究。虽然碳水化合物与龋病方面的研究取得了较大的进展,但仍存在许多尚未解答且值得研究的问题,需要进一步研究。

虽然目前关于碳水化合物与龋病的正相关关系已基本明确,但相关研究所属的证据级别仅为中等到低强度,有待设计完善、前瞻性的队列研究的开展。WHO 已于 2015 年颁布了关于儿童和成人糖类摄入的指南,强烈推荐糖类摄入量占比应低于每天膳食总热量的 10%,并建议最好低于每天膳食总热量的 5%。然而,糖类摄入量降到每天膳食总热量的 10%,甚至 5%,是否能带来显著的龋病患病率的降低,尚需要进一步研究来检验。并且,相关研究应对糖类的定义进行严格的界定,对膳食中糖类摄入量和摄入频率的评估需要更加客观、准确。

为了减少糖类的摄入,学者从很早就开始研究碳水化合物甜味剂或糖替代品(主要是糖醇,而木糖醇是研究得最多的糖醇)与龋病的关系,且这方面的研究一直是大家关注的热点。虽然以木糖醇为主的糖醇在龋病的初级和次级预防中具有很大潜力,但目前尚无充分证据证明糖醇能减少或抑制龋病的发生,有待开展更多的设计完善的随机对照研究,尤其是临床随机对照试验。在糖醇抗龋机制研究方面,除了需要研究糖醇对致龋菌数量的影响,还需要进一步研究糖醇对整个口腔微生物菌群(而非单个或少数几种细菌的组合)及细菌毒力的影响。

目前研究最多的可酵解碳水化合物仍然是蔗糖,且集中于研究蔗糖对菌斑 pH 的影响,但对牙菌斑生物膜各组分的功能影响的研究尚不充分,如菌斑基质对微生物活力、毒力因子的表达和菌斑中无机离子的影响作用机制尚不清楚。对于碳水化合物在细菌黏附过程中的作用仍然存在争议,需要进一步探讨。碳水化合物能够影响菌斑中无机离子的含量,但其对无机离子的动态调节机制尚不完全清楚,仍需进一步探讨。碳水化合物对牙菌斑生物膜影响的研究较多,尤其是体外生物膜模型的研究。生物膜研究现存的一个瓶颈问题是研究的可重复性。不同研究领域学者和不同研究组都是在自己的实验室条件下开展生物膜研究,这导致不同生物膜研究之间存在较大变异。因此,应建立一套适用于生物膜研究的标准操作规程。比如,应建立专门的生物膜研究机器人工作站,这有助于使实验变异最小化。此外,基于网络的生物膜数据库有助于研究者共享和整合生物膜实验结果。这些数据库将为生物膜模拟提供有价值的信息。应该通过合理的离体多细菌装配的生物膜来研究在真实的多微生物感染环境下的变异链球菌调节。多微生物感染环境有助于研究各种代谢通路的共同调节机制。

随着分子生物学、基因组学、转录组学、蛋白质组学、代谢组学和基因编辑等技术的迅猛发展,碳水化合物致龋的研究已深入到分子水平,对碳水化合物致龋机制给予了深层次的诠释。这些技术的发展为碳水化合物致龋机制的研究带来了新的方向和思路。计算机建模方法与以上分析技术的结合为口腔微生物群落重要代谢通路的研究提供了新的视角。然而,目前尚不完全清楚致龋菌是如何对外界环境变化如碳水化合物刺激做出反应,以及碳水化合物代谢如何影响致龋菌的毒力,相关机制有待进一步研究。有助于阐明致龋菌基因调节和龋病发生关系的功能基因组学和蛋白质组学技术应该是未来研究的首选方法,如采用变异链球菌的多种致龋亚群来探究全基因调节的异质性。探索致龋菌基因调控的遗传、生化和生理机制能够深化我们对口腔致龋原的致病策略,为抗龋治疗的研发奠定基础。此外,参与碳水化合物代谢过程中酶合成的基因调控也是研究的热点。实现对这些关键代谢酶的基因调控有助于龋病的预防。关于口腔微生物组构成的研究较多,然而,对其功能,如碳水化合物的代谢活动了解甚少。

(郭　斌　吴补领)

参 考 文 献

1. 周学东,梁景平. 龋病学. 北京:人民卫生出版社,2011.

2. MOYNIHAN P J,KELLY S A M. Effect on caries of restricting sugars intake:systematic review to inform WHO guidelines. J Dent Res,2014,93(1):8-18.

3. WORLD HEALTH ORGANIZATION. Guideline:sugars intake for adults and children. Geneva:World Health Organization,2015,13-17.

4. BOWEN W H,BURNE R A,WU H,et al. Oral biofilms:pathogens,matrix,and polymicrobial interactions in microenvironments. Trends Microbiol,2018,26(3):229-242.

5. STEGUES C G,ARTHUR R A,HASHIZUME L N. Effect of the association of maltodextrin and sucrose on the acidogenicity and adherence of cariogenic bacteria. Arch Oral Biol,2016,65:72-76.

6. PARISOTTO T M,STEINER-OLIVERIA C,DUQUE C,et al. Relationship among microbiological composition and presence of dental plaque,sugar exposure,social factors and different stages of early childhood caries. Arch Oral Biol,2010,55(5):365-373.

7. TAKAHASHI N,NYVAD B. The role of bacteria in the caries process:ecological perspectives. J Dent Res,2011,90(3):294-303.

8. PALMER C A, KENT R J R, LOO C Y, et al. Diet and caries-associated bacteria in severe early childhood caries. J Dent Res,2010,89(11):1224-1229.

9. NAKAI Y, SHINGA-ISHIHARA C, KAJI M, et al. Xylitol gum and maternal transmission of mutans streptococci. J Dent Res,2010,89(1):56-60.

10. KLEIN M I, DEBAZ L, AGIDI S, et al. Dynamics of streptococcus mutans transcriptome in response to starch and sucrose during biofilm development. PLoS ONE,2010,5(10):e13478.

11. PAES LEME A F, KOO H, BELLATO C M, et al. The role of sucrose in cariogenic dental biofilm formation--new insight. J Dent Res,2006,85(10):878-887.

12. Bowen W H. The Stephan Curve revisited. Odontology,2013,101(1):2-8.

13. TAKAHASHI N. Oral microbiome metabolism:from "Who Are They?" to "What Are They Doing?". J Dent Res,2015,94(12):1628-1637.

14. BOWEN W H, KOO H. Biology of *Streptococcus* mutans-derived glucosyltransferases:role in extracellular matrix formation of cariogenic biofilms. Caries Res,2011,45(1):69-86.

15. XIAO J, KLEIN M I, FALSETTA M L, et al. The exopolysaccharide matrix modulates the interaction between 3D architecture and virulence of a mixed-species oral biofilm. PLoS Pathog,2012,8(4):e1002623.

16. ARMFIELD J M, SPENCER A J, ROBERTS-THOMSON K F, et al. Water fluoridation and the association of sugar-sweetened beverage consumption and dental caries in Australian children. American Journal of Public Health,2013,103(3):494-500.

17. BERNABÉ E, VEHKALAHT M M, SHETHAM A, et al. The shape of the dose-response relationship between sugars and caries in adults. J Dent Res,2016,95(2):167-172.

18. RILEY P, MOORE D, AHMED F, et al. Xylitol-containing products for preventing dental caries in children and adults. Cochrane Database of Systematic Reviews,2015,(3):CD010743.

19. SMITH E G, SPATAFORA G A. Gene regulation in *S. mutans*:complex control in a complex environment. J Dent Res,2012,91(2):133-141.

20. SHEIHAM A, JAMES W P. Diet and dental caries:the pivotal role of free sugars reemphasized. J Dent Res,2015,94(10):1341-1347.

第八章　龋病的早期预防

龋病是一种慢性、进行性牙硬组织疾病，一旦形成牙体实质性病损，牙自身无法修复，必须通过人工方法进行缺损部位的修复，以恢复患牙的形态和功能。由于龋病是人类的常见病和多发病，因此，龋病的早期预防是龋病防治的关键环节。目前龋病预防中应用最为广泛的是氟化物防龋，研究比较集中的主要包括氟化物防龋、免疫防龋和天然药物防龋。

第一节　氟化物防龋

一、氟化物防龋的原理

目前，我们认为氟化物防龋的原理主要有三条途径：一是氟通过与牙釉质结合影响龋损的进展；二是氟能够抑制细菌代谢和菌斑组成；三是氟可以起到防止脱矿和促进再矿化的作用。迄今，氟防龋的作用机制仍是个很有争议的课题。

对氟化物防龋的研究可以追溯到20世纪初。1909年，美国牙医Frederick McKay注意到科罗拉多斯普林斯居民中有许多人牙上有明显的棕色斑块，这类牙具有很强的抗龋能力。之后他在美国的其他一些地区也观察到了同样的现象。这些发现使他怀疑饮用水中的某种物质可能是导致这种具有抗龋能力的斑釉出现的原因。20世纪30年代初，化学家H. V. Churchill通过对水样的分析，确认氟化物是这种斑釉的病因，并因此而将其更名为氟牙症（dental fluorosis）（图8-1）。此后，美国公共卫生服务学家 H. Trendley Dean 为了验证患龋率的降低与饮用水中氟化物浓度增加相关，进行了一系列的流行病学调查。这两者的负相关关系经过在科罗拉多州、伊利诺伊州、印第安纳州和俄亥俄州的调查得到了确认。此外，他还观察到饮水中氟化物含量不超过 1mg/L 时，氟牙症的发生率较低（10%~12%），并且多数为轻度氟牙症。而当氟化物含量超过这一浓度时，氟牙症的发生率和严重程度就明显增加。这一研究结果为此后氟化物防龋的广泛应

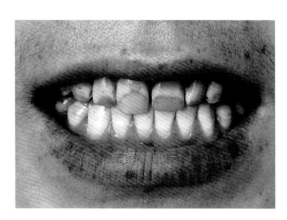

图8-1　氟牙症

用起到了积极的推动作用。

以往很多学者认为氟磷灰石的形成是在牙萌出前发生的,因而,氟化物防龋的全身应用在很多国家和地区得到了广泛的传播。但是经过30多年的研究,这一观念已发生了改变。大量的研究显示,低氟区和高氟区人口恒牙表层牙釉质中氟化物含量的差异非常小,而且也未发现含氟量与患龋率的负相关关系。也有研究证实,唾液和菌斑液中低浓度氟化物(0.03mg/L)即可降低牙釉质在龋坏过程中脱矿,促进早期龋损部位再矿化。另一方面,经全身用氟而与牙釉质结合的氟化物水平在防龋和逆转龋坏过程方面并不会发挥重要作用。而且,通过对早期和近年来有关饮水氟化的临床和流行病学调查的再次整理结果也支持目前的观念,也就是氟化物的防龋效果几乎完全是在萌出后发挥作用的,其机制就是局部作用。事实上,生活在饮水氟化地区的人们,其唾液和菌斑液中氟化物的浓度在一天之中可以数次达到约0.04mg/L的水平,氟化物可以通过阻碍酸的产生而影响口腔菌斑内的细菌。频繁的低浓度氟化物的作用是预防和控制龋病发生最重要的因素,而经全身用氟摄入的氟化物的防龋效果是很小的。

虽然饮水氟化是效率最高的单一防龋手段,但随着含氟牙膏、瓶装水、食物等产品的广泛使用,人们开始担心儿童中出现越来越多的轻度氟牙症。尽管轻度氟牙症不会明显影响美观,但它却是过量摄入氟化物的证据。近年来,呼吁采用更合理的氟化物应用方式的建议得到了包括公共卫生组织、牙科协会等越来越多的支持。也有学者提出饮水中氟化物的浓度应该降低到0.6~0.8mg/L。根据2002年召开的世界饮水氟化论坛的报告,如果采用这一措施,将会有效降低氟牙症的风险,同时又不会明显影响防龋效果。

在过去的数十年中,许多学者对停止进行饮水氟化地区人口的患龋率变化进行了研究,发现在这些地区,在饮水氟化期间患龋率明显降低,但是在中断饮水氟化后,患龋率并未升高,仍保持在相同的水平,甚至还有所降低。这些发现说明,中断饮水氟化不会对患龋率产生负面影响。一些流行病学调查也显示,在过去的数十年中,龋齿量的减少直接由饮水氟化所贡献的比例已有所降低。在美国,20世纪80年代中期生活在饮水氟化地区儿童恒牙的患龋率仅比非饮水氟化地区儿童低18%。最新的研究发现,在饮水氟化地区和非饮水氟化地区患龋率的差异比过去更小。而且在大部分欧洲国家,虽然从未进行过饮水氟化,但是在过去的数十年中,患龋率有了大幅下降。

工业化国家患龋率下降的主要原因被认为是自20世纪70年代起广泛使用了含氟牙膏以及其他含氟产品,包括漱口水、凝胶、涂料等。氟化物的局部应用使患龋率在饮水氟化的基础上进一步降低。事实上,使用这些产品时唾液和菌斑内的氟化物可以在2~6小时内维持一定的浓度并对牙釉质的脱矿和再矿化发挥重要的作用。研究显示,含氟牙膏和漱口水可以降低患龋率达24%~26%,而目前饮水氟化仅降低15%,含氟凝胶和泡沫可使患龋率降低26%~28%,而含氟涂料的降幅可达46%。

二、氟化物防龋的方法

随着对氟化物防龋效果研究的逐步深入,氟化物的应用方式也有了较大的拓展,目前氟化物防龋应用方式主要分为全身应用和局部应用。全身应用包括饮水氟化、食盐氟化、牛奶氟化、氟片、氟滴剂等。局部应用有含氟牙膏、含氟漱口水、含氟凝胶、氟化泡沫和氟化物涂料等方法。全身用氟在齲病预防中的作用一直是口腔医学领域的一个争论焦点;而局部用氟则随着材料学研究的进展越来越多地运用于临床齲病的早期预防。

1. 氟的全身应用

(1) 饮水氟化:饮水氟化(water fluoridation)是指为达到预防齲病的目的而在公共供水系统加入严格控制的定量氟化物,使其既能预防齲病,又不会导致氟牙症。加入氟化物的浓度依据当地的气温和饮水量而有所不同,范围为 0.7~1.2mg/L。1945 年 1 月 25 日,美国的密歇根州大急流城成为世界上第一个将公共供水系统的氟化物含量调整至 1mg/L 水平的城市。同年,奥罗拉(饮用水中氟化物的天然含量为 1.4mg/L)和马斯基根两城作为对照一同入选了一项有关饮水氟化防齲效果的临床研究。经过 6 年的观察,生活在大急流城的儿童在饮水氟化期间患齲率较马斯基根的儿童下降了近一半,而与奥罗拉相近。在观察 13~15 年后,发现饮水氟化地区的儿童患齲率下降了 50%~70%。

饮水氟化已得到全球 150 多个科学和卫生组织,如世界卫生组织(World Health Organization,WHO)、国际牙科联盟(Federation Dental International,FDI)、国际牙科研究会(International Association for Dental Research,IADR)等的认可。饮水氟化是迄今世界上最公平、最有效、最经济、最易行的公共卫生措施之一。目前全球有 39 个国家约 3 亿人口生活在饮水氟化地区。

我国香港地区于 1961 年开始实施饮水氟化,儿童乳牙患齲率从实施前的 97%下降到1987 年的 67%。1965 年,我国在广州芳村试点实施饮水氟化,半年后在全市推广应用,获得了较好的防齲效果,8~11 岁儿童恒牙和乳牙齲齿均减少了 40%~60%。但由于当时的管理问题,出现氟牙症流行,1976—1979 年中断加氟,停止加氟后齲病的患病率出现回升,由此使饮水氟化成为我国预防医学界长期争论的一个焦点。

在过去的 60 年中,饮水氟化被认为是齲病预防的一个里程碑,20 世纪主要的公共卫生措施之一。但是目前认为氟化物防齲作用主要是发生在牙萌出之后,而且,由于自 20 世纪70 年代开始含氟牙膏等氟化物的局部应用不断普及,在过去的 30 多年中,齲齿量的减少直接由饮水氟化所贡献的比例已有所降低,而同时在饮水氟化地区氟牙症也成为一个正在出现的问题。一些对饮水氟化和未氟化地区的研究结果提示,饮水氟化这一给氟方式或许是不必要的防齲方式,尤其是在工业化国家,这些国家国民的患齲率已经比较低,采用氟化物的局部应用可能是最佳的防齲方式。尽管如此,饮水氟化对于那些口腔卫生条件差、由于生活习惯而导致高的齲病发生率,以及缺乏良好的口腔医疗保健系统的人群仍是一种可行的公共卫生措施。

伴随着饮水氟化的实施,反对这一措施的声音一直没有停止过,反对的理由主要基于氟化物对人体健康潜在的危害和个人的自由选择权。由于一些国家饮水氟化所使用的氟硅酸盐是未经许可的药用物质,并且氟硅酸盐的大范围使用没有经过大众的知情同意,也缺乏必要的医学监管,加之近些年饮水氟化地区氟牙症有逐渐增多的趋势,部分国家(尤其是欧洲)已中断或不再采用饮水氟化措施。

(2) 食盐氟化:食盐氟化是以食盐为载体,加入严格控制的定量氟化物以达到预防齲病的目的。应用食盐氟化预防齲病最早可以追溯到 1946 年。此后,部分国家进行了食盐氟化防齲的应用研究,取得了与饮水氟化相似的防齲效果,先后有 20 多个国家采用了食盐氟化防齲。研究表明,食盐氟化是一项可供选择的社会性防齲措施。我国武汉大学口腔医学院曾在幼儿园进行了氟化食盐防龋的相关临床研究,实施 3 年后,乳牙新生龋降低了 52.40%,第一磨牙龋均也明显下降,说明氟化食盐在低氟区是一种可行的防龋方法。尽管氟化食盐制备方法简单,生产成本较低,也便于大规模供应,可以覆盖大范围人群,但是由于不同地区、不同人群之间食盐摄取量差异很大,加之各地区饮水中的含氟量不一致,无法精确控制个体的耗盐量。此外,由于食盐的销售范围很难严格控制,一旦氟化食盐流入高氟或适氟地区将会造成一定的危害。因此,氟化食盐防龋方法的广泛应用目前尚存在许多难以解决的问题。

（3）牛奶氟化:牛奶氟化是将严格控制的定量氟化物添加到牛奶中以达到预防龋病的目的。氟化牛奶可以是液体奶或奶粉的形式。牛奶氟化防龋最初由瑞士儿科专家 Ziegler 在 20 世纪 50 年代提出,美国学者 Russoff 于 1960 年首次报道了氟化牛奶的临床研究效果。1986 年,WHO 与牛奶加氟基金会共同开展了国际牛奶氟化防龋的试验项目,并开展了一系列的研究。北京大学口腔医学院于 20 世纪 90 年代也曾进行过牛奶氟化的研究工作,结果显示氟化牛奶可降低乳牙龋均约 30%。大量的研究表明,牛奶氟化是一种可行的防龋方式,但是,由于牛奶氟化在加工、销售、分发、使用等方面涉及食品安全的诸多因素,加之牛奶及其奶制品跨地区销售的范围越来越广,数量也越来越大,因此牛奶氟化的推广应用还有很多问题有待解决。

（4）氟片和氟滴:饮水低氟区还可以通过口服氟制剂的方法补充氟。常用的氟制剂为片剂或液体,主要活性成分为氟化钠,主要针对饮用水中含氟浓度低且又是龋病高危人群的儿童,为了使氟化物最大限度地发挥局部作用,通常要求在吞服之前咀嚼或吮吸 1~2 分钟。氟片和氟滴兼有全身和局部用氟的双重作用。美国、奥地利、澳大利亚、日本等国都曾采用过此方法预防龋病。Kinder 等总结了 18 个氟片剂口服防龋效果的研究,发现氟片可使患龋率减少 39%~80%。四川大学华西口腔医学院于 20 世纪 90 年代的研究表明,幼儿园儿童使用氟滴剂 3 年,试验组较对照组患龋率降低 41.05%。7~8 岁儿童使用氟片剂 5 年,试验组较对照组患龋率、龋均、龋面均降低率分别为 41.76%、57.14%、54.12%。氟片、氟滴必须在医生指导下使用。对于年龄在 6 岁以下的儿童,用药前医生必须首先评估其不使用氟片或氟滴时患龋的风险、药物可能提供的防龋效果以及是否可能出现氟牙症。此外,还要考虑其他可能的氟化物的来源,特别是饮用水。我国目前除用于研究外,还未批准氟片和氟滴制剂上市,目前国际上也有减少使用的趋势。

2. 氟的局部应用

（1）含氟牙膏:使用含氟牙膏刷牙是有效预防龋病的自我口腔保健措施之一。含氟牙膏的防龋机制主要是氟能增强牙釉质及牙本质的抗酸能力,抑制脱矿,增强再矿化,高浓度的氟还可以抑制致龋细菌。大量研究显示,含氟牙膏的广泛使用为全球龋病发病率的下降发挥了重要作用,并且含氟牙膏的防龋效果与氟离子浓度、刷牙次数及刷牙后的漱口习惯有关。低氟牙膏（<600mg/L）的防龋效果明显弱于常规含氟牙膏（1 000mg/L）和高氟牙膏（1 500mg/L）,主要适用于龋病低危儿童。我国的国家标准要求含氟牙膏总氟浓度为 400 ~1 500mg/L。目前,我国市场上的含氟牙膏有单氟磷酸钠牙膏和氟化钠牙膏。只要含氟牙膏中的氟化物与磨擦剂相容性好,不同种类含氟牙膏的防龋效果基本相似。

根据成人的氟安全耐受剂量,无论低氟区、适氟区,还是高氟区,成人使用含氟牙膏刷牙都是安全的。刷牙次数通常建议每日 2 次,并且应避免刷牙后使用大量清水漱口。氟牙症主要是由于在牙发育过程中摄入过量氟化物所致,6岁及以下儿童的牙正处于发育期,并且由于吞咽功能发育不完善,容易在刷牙过程中出现误吞现象,因此应在家长或监护人监管下刷牙,避免吞服牙膏,应尽可能使用少量牙膏(黄豆大小),刷牙后应用清水漱口,吐净。经过半个多世纪的大量科学研究和数十亿人的长期日常使用,已经充分证明,使用含氟牙膏刷牙是预防龋病的一项安全、有效的措施。

(2) 含氟漱口水:含氟漱口水是一种浓缩液体,主要成分为氟化钠,根据浓度不同可分为日用和周用含氟漱口水。通常,浓度为0.05%(230mg/L)的漱口液适合6岁以上的人每天漱口使用,浓度为0.20%(920mg/L)的漱口液主要适合在校学生在老师监管下每周漱口使用。目前市场上也有其他浓度的多种含氟漱口液。含氟漱口水主要针对龋病高危人群和不常规使用含氟牙膏的人群,年龄小于6岁的儿童一般不建议使用。氟水漱口是一种有效的局部氟防龋方法,实践证明该方法使用方便、安全,适合于低氟区及适氟区人群。研究表明,每天或每周使用氟化钠溶液漱口可以明显降低患龋率,一般认为应用时间越长,效果越好。

(3) 含氟凝胶:含氟凝胶一般分为2类,含氟浓度较高的凝胶须在医院或牙科诊所由专业人员使用;含氟浓度较低的凝胶可以根据说明在家庭使用。由于此类产品使用频率较低,通常要间隔3~12个月,因此几乎不会导致氟牙症。含氟凝胶主要针对有活动龋的高危人群、经头颈部放射治疗的患者及老年人的根面龋,也适合口干症患者预防龋病,但是常规使用对非龋病高危人群的防龋效果不明显,尤其是对饮用氟化水和使用含氟牙膏的人群。

(4) 含氟涂料:含氟涂料的使用始于20世纪60年代,大量的研究证实,该方法具有良好的防龋效果。含氟涂料的氟化钠浓度通常在0.1%(1 000mg/L)~2.26%(22 600mg/L),由于浓度较高,一般由专业人员直接涂于牙面,含氟涂料在牙面上只能维持数小时,并不能永久性粘在牙面上,因此一般每年至少要涂2次才能起效。虽然含氟涂料氟浓度高,由于涂料使用剂量小(涂布全口需0.3~0.5mL),用后可快速凝固黏附于牙面,减少了吞咽危险,儿童接受的氟离子总量低于中毒剂量,因此安全性较好,适合在幼儿园儿童中推广使用。研究显示其防龋效果与含氟凝胶相似。

(5) 含氟的粘接填充材料:含氟凝胶和含氟涂料在牙面上存留的时间均较短,对于非龋高危人群的局部性好发龋的预防并不适合。如较深的点隙裂沟、正畸治疗托槽周边的牙面、树脂粘接修复后不易清洁的邻接面和根方等部位,易发生龋或继发龋。目前含氟的玻璃离子体和流体树脂等有一定弹性模量和抗压强度的充填材料,可用于封闭填充这些部位,起到较好的预防龋病发生的作用。

第二节 免疫防龋

预防龋病的方法有许多种,目前广泛采用的方法包括上述的氟化物局部和全身运用,以及牙清洁、窝沟封闭、含糖饮食控制等,但是这些防龋方法尚不能完全根除人类的龋病,亟须寻找更加安全、有效的防龋途径。近40年来,许多学者对致龋微生物进行了比较系统的免疫学研究,虽然尚缺乏大规模的人类防龋效果数据,但是大量动物实验结果显示,采用免疫防龋方式可以有效降低实验动物的患龋率,这为人类的龋病预防提供了一个新的思路。

一、免疫防龋的理论基础

大量流行病学和病因学研究显示，变异链球菌（*S. mutans*）、远缘链球菌（*S. sobrinus*）是人类主要的致龋微生物，它们能够黏附于牙表面，具有产酸和耐酸的致龋特性，其在口腔中的定植与龋病的发生密切相关。变异链球菌的表面蛋白抗原 Ag I / II（PAc，P1）、远缘链球菌的细胞表面蛋白抗原 SpaA（Pag）、它们的葡糖基转移酶（glucosyltransferase，GTF）和葡聚糖结合蛋白（Glucan-binding proteins，Gbp）参与细菌在牙面的定植过程，是重要的毒力因子，也是目前防龋疫苗中主要的候选抗原。

人类唾液中 IgG、IgA 和 IgM 的浓度分别为 14μg/mL、194μg/mL 和 2μg/mL，而血清中的含量分别为 12.5mg/mL、2.2mg/mL 和 0.8mg/mL，说明 IgA 是唾液中最重要的特异性免疫成分，对防龋起主要作用。由于龈沟液与血清成分相近，因此 IgG 是龈沟液中最主要的免疫球蛋白。研究显示，唾液 IgA 抗体可以干扰致龋菌对牙表面的蔗糖非依赖性和蔗糖依赖性黏附，干扰细菌在牙面的聚集并抑制细菌的代谢活动。此外，龈沟液抗体、补体和粒细胞不断地进入到口腔，这些成分也可能对牙颈部产生适度的保护作用。

对致龋菌定植的研究发现，婴儿出生后 18～32 个月是变异链球菌定植的高峰期，称为"感染窗口期"，一旦稳定定植，则很难再彻底清除。如果儿童在 3 岁左右仍未感染变异链球菌，此后几年时间可能不会再感染或者只有少量定植，直到恒牙萌出，新的定植机会才可能再次出现。因此，在致龋菌稳定定植前通过免疫方式提高体内的特异性抗体水平，特别是唾液 SIgA 抗体水平，干扰甚至阻断变异链球菌或远缘链球菌的定植，有可能产生较长期的保护作用。

研究显示，经变异链球菌抗原免疫后，唾液和龈沟液中产生的特异性抗体可以使变异链球菌聚集，从而减少其在牙表面的附着。抗原抗体的结合也可以刺激局部多形核白细胞的吞噬和杀伤作用，抗体在细菌表面的吸附也会影响细菌表面的理化特性，间接影响细菌在牙表面黏附。

二、免疫防龋方法

1. 主动免疫 主动免疫是指用人工接种的方法给机体输入抗原性物质，刺激机体的免疫系统产生免疫应答，从而提高机体的抗病能力。用于主动免疫的预防生物制品称为疫苗。由于变异链球菌全菌疫苗可能产生与心肌细胞发生交叉反应的抗体，因此目前研究的防龋疫苗主要是分子量较小的亚单位疫苗、合成肽疫苗、细菌载体疫苗和 DNA 疫苗等。

（1）亚单位疫苗：亚单位疫苗是以生物化学和物理方法提取纯化致龋菌的毒力因子，如 PAc、GTF 等特异性抗原，或利用基因重组技术将特异性抗原的基因片段通过原核表达，而后提取纯化制成的疫苗。

（2）合成肽疫苗：合成肽疫苗是根据致病菌毒力因子的重要免疫原性和功能区的氨基酸序列，人工合成的十至数十个氨基酸残基的短肽疫苗。通常合成肽疫苗的免疫原性较差，在体内滞留时间短，需要佐剂或载体增强其免疫效果。合成包含数个串联表位的短肽，增加 T 细胞、B 细胞抗原决定簇，是增强合成肽免疫效果的另一手段。

（3）细菌载体疫苗：细菌载体疫苗是将毒力因子等抗原的基因克隆到原核表达质粒中，然后将质粒克隆到载体菌中，由载体菌在体内携带和表达。常用的载体菌有减毒沙门菌和乳链球菌。

（4）DNA 疫苗：DNA 疫苗是 20 世纪 90 年代初出现的一种新型疫苗，通过将携带抗原基因的真核表达载体直接导入宿主细胞内，诱导宿主免疫系统对抗原基因所表达的蛋白发生免疫反应，达到预防疾病的目的。我国学者在防龋 DNA 疫苗的研究中做了大量的工作，并取得了显著的成绩。DNA 疫苗具有免疫原性强、可激发全面持久的免疫应答、可制备成多价疫苗、制备简单等优点，具有良好的应用前景。但是 DNA 疫苗在广泛应用之前，尚有许多问题需要进一步深入研究，包括：注射疫苗后哪些细胞会摄取 DNA；哪些细胞会表达该DNA，表达持续多久；DNA 在这些细胞中的转归如何；DNA 是否进入细胞核，是否复制；如果DNA 进入细胞核是处于整合状态还是以附加体形式存在。

龋病免疫途径有多种，目前的研究中采用较多的途径主要包括口腔免疫、鼻腔免疫、皮下注射免疫和局部免疫等。鼻腔免疫由于对抗原的降解作用小，所需要的抗原少，易于操作，诱导位点（鼻腔）和效应位点（口腔）距离近，并且可以同时诱导黏膜和系统免疫，因而受到越来越多的关注。

2. 被动免疫　被动免疫是直接应用特异性抗体来中和和对抗病原体。近年来用于被动免疫防龋研究的特异性抗体来源主要包括在牛奶或鸡蛋黄中产生的针对变异链球菌的抗体、鼠单克隆抗体，以及利用基因工程技术在植物体内产生的类似于人的 SIg 抗体。被动免疫避免了主动免疫可能存在的安全隐患，具有一定的潜在优势。其缺点是因为不刺激机体的免疫系统，所以不能诱导免疫记忆。

以灭活变异链球菌制备的蛋黄 IgY 抗体可以明显降低大鼠的龋病发生率和唾液及牙菌斑生物膜中变异链球菌所占链球菌的比例，牛奶抗 PAc 抗体局部应用也可以明显降低人唾液及牙菌斑生物膜中变异链球菌所占链球菌的比例。在猕猴局部应用抗 AgⅠ/Ⅱ的鼠单克隆抗体可以明显抑制变异链球菌在牙平滑面和窝沟的定植和龋齿发生，抑制作用可持续超过 1 年。在一项成人研究中，局部应用的转基因植物分泌的 AgⅠ/Ⅱ 特异性抗体可以在口腔内存留 3 天，但是对变异链球菌再次定植的抑制作用可以达到 4 个月之久。目前还不能明确短期接触抗体却能产生长时间抑制作用的原因。

三、免疫防龋中尚待解决的问题

任何疫苗在正式应用于人体之前都必须首先进行临床研究，以证实其在人体中使用的安全性和有效性。主动免疫防龋虽然在动物实验中已经证实可以有效降低动物龋病的发生率，但是相关的临床研究很少。由于龋病不是危及生命的疾病，而防龋疫苗主要针对的人群又是婴幼儿，因此安全、高效是至关重要的。防龋疫苗尚缺乏这方面的研究资料，目前还需要较大规模、设计科学的临床研究进一步证实。通过转基因植物、鸡蛋或牛奶等产生的变异链球菌抗原特异性抗体的被动免疫在一定程度上可以避开主动免疫存在的安全性问题，或许是未来可选的一种防龋方式。

由于目前的防龋疫苗主要是针对致龋菌在牙面的定植，而"感染窗口期"后致龋菌是否会在牙面再定植，影响因素如何，这些都需要进一步的流行病学调查来证实。这对于确立或改进免疫防龋的思路是十分重要的。

第三节 天然药物防龋

随着对龋病认识的不断深入,口腔生态平衡与龋病发生的关系逐渐受到人们的重视,寻找既无毒副作用,又有防龋功能的天然物质进行生态防龋成为龋病预防的一个重要的研究方向。20 世纪 80 年代以来,国内外学者,尤其是国内学者在相关领域进行了大量研究,取得了一些可喜的成绩。

一、防龋天然药物的筛选

根据天然药物原药或粗提物对致龋菌生长、牙表面黏附、牙脱矿和再矿化及产酸产糖等的影响,人们对大量天然药物进行了防龋能力筛选,包括茶多酚、川芎嗪、植酸、黄芪、黄芩、大黄、黄连、厚朴、连翘、金银花、五倍子、蜂房、血藤、三七、丁香、桔梗、甘草、可可、罗汉果等。其中研究比较深入的有厚朴、五倍子、蜂房等。

研究显示,蜂房、黄连和五倍子均有明显的抑菌作用。黄连和五倍子对变异链球菌有较强的抑菌作用,对远缘链球菌抑菌作用次之,而对乳杆菌无抑菌作用。大黄、槟榔、川芎、儿茶、茶多酚、五倍子、黄芩和三七等对变异链球菌在唾液获得性膜的黏附均有一定的抑制作用。白芷对变异链球菌的黏附无明显影响。三七还可明显抑制黏性放线菌对唾液获得性膜的黏附。五倍子具有抑制牙釉质脱矿的作用,并且随着五倍子浓度的增加,抑制牙釉质脱矿的作用相应加强。研究发现,500g/L 五倍子浸液对龋发生过程中的脱钙具有显著的抑制作用,可以减少钙、磷溶出量及总脱矿量,使脱矿量减少。

对致龋菌代谢作用的研究结果显示,五倍子、蜂房、三七均可以明显抑制多种口腔细菌代谢酸的产生。五倍子、蜂房、血藤、川芎、大黄、儿茶和三七均能抑制变异链球菌胞外水不溶性多糖的生成。黄芩和蜂房能抑制血链球菌产糖。槟榔、白芷可减少胞外水不溶性多糖的合成,增加胞外水溶性多糖的合成。五倍子、黄芩对黏性放线菌的产糖也有一定的抑制作用。儿茶能促进胞外水溶性多糖的产生。川芎能抑制胞外水不溶性多糖的产生。

过去的 20 多年,学者们对上百种天然药物进行了大量的筛选和深入研究,还有学者根据天然药物对口腔细菌、牙菌斑生物膜和牙矿化的影响,构建了综合评价天然药物防龋药效的数学模型,这些研究为候选防龋天然药物的确定和未来的临床应用奠定了良好的基础。

二、天然药物防龋活性成分分析

随着对天然药物防龋作用研究的深入,防龋活性成分的分离及其防龋作用研究成为近年来的研究热点。下面主要介绍几种研究比较集中的药物。

1. 厚朴 厚朴分为根朴、川朴和筒朴,其有效成分为厚朴酚(magnolol)与和厚朴酚(honokiol)。研究显示,从厚朴叶中提取的多酚类化合物通过抑制变异链球菌葡糖基转移酶的活性而阻断不溶性葡聚糖的形成,同时在低浓度情况下明显抑制变异链球菌和远缘链球菌的黏附性。厚朴酚、和厚朴酚对悬液中及吸附在实验性牙菌斑生物膜的变异链球菌的生长均有较强的抑制作用,在 10~15mg/L 浓度时就能抑制变异链球菌和乳杆菌的生长。厚朴酚能够可逆地非竞争性抑制葡糖基转移酶催化反应的不同阶段,并且对唾液 α-淀粉酶和 α-葡糖苷酶也有较强的抑制作用。

2. 五倍子 五倍子别名文蛤、百虫仓、木附子等,中医常用五倍子含漱和外敷治疗牙痛。气相色谱分析显示,五倍子乙醇提取液具有典型的鞣酸特性。进一步分析证实,五倍子总鞣质及其没食子酸、没食子酸甲酯是其主要的防龋活性成分。研究显示,五倍子的活性成分具有良好的抑制致龋菌毒力因子的作用,在生物膜模型表现了抑制生物膜生长及其胞外基质合成的能力,可抑制变异链球菌、黏性放线菌、唾液链球菌等多种细菌生长,降低菌斑聚集,抑制葡糖基转移酶的活性,影响致龋菌的生长代谢,并且对牙釉质早期龋的生物矿化有明显的促进作用。

3. 茶 茶叶中主要含有酶、糖、多酚类物质、蛋白质、氨基酸、生物碱、内脂类物质、维生素、矿物质(如氟等)和芳香物质,主要防龋活性成分是茶多酚,特别是从绿茶中提取的多酚类化合物,约占茶干重的 25%,有抗氧化和清除自由基的功能,具有广谱而强效的抗菌作用及用药浓度低等优点。

茶多酚通过抑制致龋菌的生长和不溶性葡聚糖的合成而减少细菌聚集、黏附,控制菌斑形成。茶多酚浓度为 1.25% 时,可完全抑制变异链球菌、黏性放线菌生长,浓度为 0.025%~0.10% 时,可减少变异链球菌黏附并明显抑制变异链球菌葡糖基转移酶的活性。茶多酚与氟协同作用还可以促进钙盐沉积,提高牙釉质的抗酸能力。

4. 蜂房 蜂房的化学成分复杂,主要含有蜂蜡、树脂及蜂房油等,其主要防龋活性成分是 β-谷甾醇、β-胡萝卜素、蜂房组分 3、蜂房组分 4 和蜂房组分 5。研究显示,蜂房可明显抑制变异链球菌生长和黏附,通过对牙菌斑生物膜结构的改变,调整其内部的细菌组成并抑制细菌生物膜中变异链球菌葡糖基转移酶的活性而发挥防龋作用。蜂房的有效成分蜂房组分 3、蜂房组分 4、蜂房组分 5、β-谷甾醇和 β-胡萝卜素能有效抑制细菌产酸、产胞外多糖和早期黏附等毒力因子,但蜂房无促进矿化的作用。

5. 大黄 大黄的化学成分有蒽苷、鞣苷等,抗菌有效成分是大黄酸、大黄素和芦荟大黄素,其中以大黄酸抗菌活性最强。大黄中的鞣质多酚化合物也具有抗菌活性,可抑制口腔中变异链球菌、黏性放线菌及唾液链球菌等多种细菌生长,降低牙菌斑聚集。大黄水煎剂能显著抑制变异链球菌胞外水不溶性多糖的生成和葡糖基转移酶的活性,对变异链球菌在唾液获得性膜的黏附有一定的抑制作用。

三、天然药物防龋尚待解决的问题

近 20 年来对防龋天然药物已进行了大量研究,但多数研究主要集中在药物对致龋菌的作用方面。由于龋病的发生是致龋菌、宿主和饮食等多因素共同作用的结果,因此,更加深入和全面地了解天然药物在预防龋病方面的作用和作用机制是其进入临床应用前必须解决的问题。

天然药物所含成分比较复杂,目前的研究中虽然明确了一些药物的有效防龋成分,但是各成分之间是否存在协同作用及其作用机制,目前还不清楚,仍有待深入研究。

多数天然药物具有特殊的味道,如厚朴味苦、五倍子有口涩感等,单独应用难以被人群接受。即使采用如牙膏、口香糖等作为有效防龋成分的载体,由于牙膏中强氧化剂的存在,对药物的防龋活性也可能会造成明显的影响。因此,采用何种载体、以何种方式用药以达到安全、经济、便捷和高效的防龋效果也是临床应用前有待解决的问题。

第四节 不同龋病类型的早期预防

临床上,龋病可分成很多不同的类型,并各有特点,需要采用不同的方法进行早期预防。

一、儿童、成人和老人的龋病预防特点

根据不同的年龄段,龋病的病因、好发部位及预后均有所不同。因而,除了培养患者良好的口腔卫生习惯,以及患者自行使用含氟牙膏等措施,临床上也可以采用不同的方法来进行早期预防。

对于儿童,主要是采用含氟材料对刚萌出的牙进行点隙裂沟处理或封闭。对于正畸患者,因为正畸治疗时间较长,很多患者在正畸治疗期间或治疗完成后发现有多颗牙龋坏,特别好发于粘托槽的周边部位。所以,对于托槽周围不易清洁的部位,预先进行含氟制剂的局部涂布,能有效预防龋病发生。对于口腔中有多颗龋齿的龋易患者,可用氟制剂定期涂布牙的颈部及邻面,对于固定修复的邻牙和基牙也可采用同样的方法进行龋病的预防和治疗。

老年人牙的根面常暴露,邻面接触关系不好,易食物嵌塞患根龋,而且根龋一旦发生,进展快,治疗困难。所以,老年人以预防根龋的发生为主,可采用含氟制剂涂布根面,如有范围较小的牙体缺损,也可先采用含氟的玻璃离子体或流体树脂填充,再进行氟制剂涂布。

近年来有研究表明,对乳牙早期龋和正畸后脱矿所致的白垩斑,采用渗透树脂进行治疗,可以避免磨除大量健康组织,改善白垩斑外观,抑制龋病继续发展,达到预防效果。渗透树脂具有低黏度、高渗透性的特点,可以渗透到脱矿牙釉质中,形成树脂-多孔羟基磷灰石复合体,填补牙釉质表面孔隙,使致龋菌无法继续进入牙釉质深层,抑制病变发展。

二、继发龋的预防

临床上,很多患者在进行龋病治疗后,很容易在与修复体接触的牙体上再发生龋病。这种继发龋的发生有很多原因,其中医源性因素包括树脂材料本身的聚合收缩、窝洞预备不完美,甚至充填技巧不够等。继发龋的预防除了完善充填治疗的材料和方法,也可以在洞壁和不承担咬合力的边缘涂布氟制剂,或采用含氟的玻璃离子体、流体树脂充填洞底和龈壁,以减少聚合收缩或洞壁凹凸不平所形成的微间隙,并且增加局部牙面上氟的含量,预防继发龋发生。但是,这些方法还需要进一步研究证实。

三、猛性龋的预防

猛性龋是一种特殊类型的急性龋。其表现为口腔在短期内(6~12个月)有多颗牙、多个牙面,尤其在一般不易发生龋坏的下颌前牙甚至是切端发生龋坏。常见于奶瓶龋、口干症患

者、放射性治疗患者及口腔卫生不良者。所以,在临床上可以对需要进行放疗的患者以及诊断为口干症的患者,首先进行氟的局部运用和口腔卫生宣教,以预防猛性龋发生。

（夏文薇）

参 考 文 献

1. IHEOZOR-EJIOFOR Z ,WORTHINGTON H V ,WALSH T,et al. Water fluoridation for the prevention of dental caries. Cochrane Database Syst Rev,2015,17(6):CD010856.

2. DUANGTHIP D,CHU C H,LO E C. A randomized clinical trial on arresting dentine caries in preschool children by topical fluorides-18 month results. J Dent,2016,44:57-63.

3. BUZALAF M A R. Review of fluoride intake and appropriateness of current guidelines. Adv Dent Res,2018,29(2):157-166.

4. 胡德渝. 氟化物在预防龋病中的作用. 中华口腔医学杂志,2007,42(8):449-452.

5. SUN J,YANG X,XU Q A,et al. Protective efficacy of two new anti-caries DNA vaccines. Vaccine,2009,27(52):7459-7466.

6. 樊明文. 关于免疫防龋. 中华口腔医学杂志,2006,41(5):279-281.

7. 罗胤珠,蓝海. 防龋药物的研究进展. 中医药导报,2017,23(16):115-117.

8. 刘正. 中药与防龋. 中华口腔医学杂志,2006,41(5):282-284.

9. CUMMINS D. Dental caries:a disease which remains a public health concern in the 21st century-the exploration of a breakthrough technology for caries prevention. J Clin Dent,2013,24 Spec no A:A1-14.

10. AHOVUO-SALORANTA A,FORSS H,HIIR A,et al. Pit and fissure sealants versus fluoride varnishes for preventing dental decay in the permanent teeth of children and adolescents. Cochrane Database Syst Rev, 2016,18(1):CD003067.

11. MARINHO V C,WORTHINGTON H V,WALSH T,et al. Fluoride gels for preventing dental caries in children and adolescents. Cochrane Database Syst Rev,2015,15(6):CD002280.

12. 杨彬,陈曦,冯希平. 含氟涂料与含氟泡沫对儿童龋病预防效果的对比研究. 口腔医学,2016,36(7):637-640.

13. MCGRADY M G,ELLWOOD R P,PRETTY I A. Water fluoridation as a public health measure. Dent Update,2010,37(10):658-660,662-664.

14. 孙静华,樊明文,牛玉梅,等. 防龋疫苗的研究进展. 微生物学免疫学进展,2008,36(3):86-90.

15. HUANG L,XU Q A,LIU C,et al. Anti-caries DNA vaccine-induced secretory immunoglobulin A antibodies inhibit formation of Streptococcus mutans biofilms in vitro. Acta Pharmacol Sin,2013,34(2):239-246.

16. YAN H M. Salivary IgA enhancement strategy for development of a nasal-spray anti-caries mucosal vaccine. Sci China Life Sci,2013,56(5):406-413.

17. SU L K,YU F,LI Z F,et al. Intranasal co-delivery of IL-6 gene enhances the immunogenicity of anti-caries DNA vaccine. Acta Pharmacol Sin,2014,35(5):592-598.

18. SMITH D J. Prospects in caries vaccine development. J Dent Res,2012,91(3):225-226.

19. CHENG L,LI J Y,HE L B,et al. Natural products and caries prevention. Caries Res,2015,49(suppl 1):38-45.

20. 赵今,李继遥,朱昞,等. 中药对口腔细菌生物膜作用的实验研究. 中华口腔医学杂志,2007,42(10):585-589.

21. SAKAUE Y,DOMON H,ODA M,et al. Anti-biofilm and bactericidal effects of magnolia bark-derived magnolol and honokiol on Streptococcus mutans. Micronbiol Immunol,2016,60(1):10-16.

22. 汪春平,蓝海.中药厚朴的防龋研究.中医药导报,2015,21(3):37-40.

23. ARAGHIZADEH A,KOHANTEB J,FANI M M. Inhibitory activity of green tea(Camellia sinensis)extract on some clinically isolated cariogenic and periodontopathic bacteria. Med Princ Pract,2013,22(4):368-372.

24. 冯希平.牙体充填后继发龋的产生和预防.华西口腔医学,2014,32(2):107-110.

25. 刘欣,刘琨,侯本祥.渗透树脂用于龋病治疗的研究进展.北京口腔医学,2012,20(3):172-174.

26. DENG J,JACKSON L,EPSTEIN J B,et al. Dental demineralization and caries in patients with head and neck cancer. Oral Oncol,2015,51(9):824-831.

第九章 龋病的诊断及易感性和风险评估

龋病作为一种牙体硬组织发生的常见病和多发病,按照疾病的三级预防原则,应该在龋病发生之前预防其发生,发生之后及时早期诊断,早期处理,保护健康牙体组织,才能够维持牙的正常生理功能。因此,如何准确地从人群中预测容易发生龋病的人群,龋病发生之后明确诊断,具有重要的临床意义。

第一节 龋病的诊断

一、临床诊断标准

在临床工作中,按照龋损与充填修复的关系可以分为原发龋(primary caries)、继发龋(secondary caries)和余留龋(residual caries)。按照解剖部位可以分为点隙裂沟龋、光滑面龋和根面龋。按照龋坏累计的牙面数分为单面龋、复面龋和复杂龋。按照龋病发展中的形态变化分为开放性龋和潜行龋等。

(一)按照深度诊断

按照深度来诊断龋病(表 9-1)主要依靠检查者的视诊、探诊等简单临床经验,比较明显的龋损诊断比较简单,但是早期龋坏诊断比较困难,须借助专门工具,我们将在其他章节专门介绍早期龋的诊断技术。

表 9-1 龋病的临床分类和诊断标准

诊断	范围	症状	体征
浅龋	牙釉质和/或牙骨质	无	色变(白垩色、黄褐色)
中龋	牙釉质和/或牙骨质	可以有激发痛	色变(黄褐色、黑色)
	牙本质表层 1/3～中 1/3		形成龋洞
			硬组织变软
深龋	牙釉质和/或牙骨质	激发痛明显	与中龋相同,更明显
	牙本质的近髓 1/3		

（二）按照龋病活跃性诊断

按照龋损的发展速度和状态可以将龋病分为急性龋（acute caries）、慢性龋（chronic caries）和静止龋（arrested caries）。龋病的活跃性诊断是与以往的检查结果相比较得出的，因此必须定期复查的患者才能得出诊断。

二、龋病的流行病学调查标准

龋病的临床流行病学调查属于横断面研究，是龋病病因学研究的基础。流调对象多、检查时间短、条件简陋、经常由多人共同完成，常因为标准掌握不一致而出现假阳性，为了使检查结果可靠，结果之间有可比性，WHO制定了龋病诊断的流调标准（表9-2）。

表 9-2   龋病的流行病学调查标准

诊断	检查所见
非龋	无充填物，无需要充填治疗的完整牙
可疑龋坏	白色或白垩色斑点，着色或粗糙的斑点
	牙釉质上有能够卡住探针的点隙或窝沟，并有色素沉着
龋	窝沟或光滑面的病损底部变软，牙釉质有潜在的损害或窝沟壁软化

这个标准的特点是在龋病的色形质的三个变化中，以质变为准。可疑龋不认为是龋，这有利于降低假阳性，但是会提高假阴性。WHO的龋病流调标准是迄今为止最权威的龋病诊断标准。

第二节   流行病学研究

流行病学研究常用的两个指标是患病率和发病率。患病率（prevalence rate）指某特定时间内总人口中某病新旧病例所占的比例。某一时段的患病率=特定时段一定人群中现患某病的新旧病例数/同期的平均人口数（被观察人数），反映的是特定时段某种疾病在人群中的分布。发病率（incidence rate）则表示在一定时期内，一定人群中某病新病例出现的频率。发病率=一定时期内某人群中某病新病例数/同时期暴露人口数，反映的是某个时段新发疾病的情况。

古代人牙的患龋情况似乎并不严重，在巴勒斯坦发掘出来的旧石器时代的55个头颅化石上仅有1颗龋齿。随着人类社会经济的发展和人类自身机体的不断进化，龋病的患病率不断上升。17—18世纪欧洲人的患龋率达到70%~80%。根据Naujoks的报道，20世纪60年代的欧洲和北美的患龋率处于高位。但近年来WHO的统计数据表明，原来患龋率较高的工业化国家的龋均及患龋率已呈下降趋势，其龋均已普遍处于中等以下水平。

在我国，由于人口众多、地域广阔，各民族饮食习惯、文化背景不尽相同，龋病患病情况也存在很大差异。2017年公布的第四次全国口腔健康流行病学调查结果显示，12岁儿童患龋率为34.5%，比10年前上升了7.8个百分点，5岁儿童乳牙患龋率为70.9%，比10年前上升了5.8个百分点,农村高于城市,儿童患龋情况已呈现上升态势。

世界卫生组织以12岁儿童平均龋齿数作为评判各个国家龋病流行的衡量标准,规定12岁儿童平均龋齿数1.2颗以下为龋病流行很低水平。根据世界卫生组织的数据,全球12岁儿童平均龋齿数为1.86颗,其中美国为1.2颗、日本为1.4颗、韩国为1.8颗。本次调查发现,我国12岁儿童平均龋齿数为0.86颗,从这一指标来看我国目前仍处于低水平。5岁儿童龋齿中经过充填治疗的牙齿比例为4.1%。12岁儿童龋齿中经过充填治疗的牙齿比例为16.5%,城市高于农村。这一数据较10年前上升了近50%,说明儿童的家长对口腔卫生服务的利用水平在不断提升。

以上数据表明,儿童仍是龋病高发人群。其原因为随着饮食的日益精细化,摄取的高糖高热量食物越来越多。同时,饮食精细化导致咀嚼变少,对颌骨发育产生影响,引发牙齿不整齐、拥挤等问题,从而使食物残渣更容易残留,加剧患龋风险。

第三节　龋病易感人群与易感因素

龋病易感人群即是指在某一特定人群的某个时段,龋病的发病明显高于一般人群,并存在相同的致龋因素。易感人群也称高危人群(high risk group)。在流行病学里,易感人群是引起疾病流行的三个因素之一。

从人群的角度来考虑,基因遗传背景的不同是包括龋病在内的所有疾病的易感因素之一。近年来的研究证实基因遗传因素在龋病的发生与发展中发挥着重要的作用,比如有人发现主要组织相容性复合体的龋易感基因为*HLA-DR4*,与变异链球菌的定植、聚集有关;成釉蛋白的编码基因*AMELXCT*存在基因多态性,与龋病的发生及严重程度有关。关于龋病易感基因的研究可以为了解宿主对龋病的防御机制提供线索,对龋病的早期预防、易感高危人群的特殊口腔卫生指导、龋病的基因诊断及基因治疗等都有重要意义。但龋病作为多病因慢性疾病,单纯用基因因素很难系统地评价龋病易感性,必须对多因素综合分析才能得出合理的结论。龋病易感基因的研究仍处于起步状态,有待更全面合理的验证。

一、特定人群的易感性

龋病是一种多因素疾病,不同人群的患龋特点及防治要求各不相同。比如妊娠期妇女、肿瘤放化疗患者、残疾人等,由于各种情况不同,龋病的发病风险会有差别。

(一)妊娠期妇女龋病易感性

妊娠期是育龄妇女经历的一个重要时期,这期间由于体内激素水平、口腔环境、饮食习惯及口腔卫生行为方面的改变,妊娠期妇女患口腔疾病的风险会相应增加。Sajjan曾通过问卷调查发现,89.1%的被调查者在怀孕期间并没有意识到这个特殊时期口腔健康的重要性。而且妊娠期的口腔健康很大程度上也决定了自身和婴幼儿的口腔健康,也与胎儿的生长发育息息相关,因此这一阶段的龋病易感性研究非常重要。

一些学者研究发现,孕期妇女在怀孕10~21周时唾液的成分发生了改变,其中总蛋白含量、α-淀粉酶含量增加,钙、磷浓度减小,唾液的缓冲能力下降。还有学者发现,口腔菌群的变化、呕吐、口腔卫生状况和营养状态改变这4个因素在妊娠时与龋病的关系特别重要。此外,孕期妇女口腔菌群中变异链球菌的水平升高。妇女妊娠致其饮食习惯改变,也会增加龋病的危险性。有些孕妇频繁呕吐导致唾液 pH 下降,也给牙齿带来一定的损害。众多关于妊娠期妇女卫生习惯的调研也发现,接受孕前口腔检查的比例非常低,坚持定期接受洁治的比例更低,加上一些旧风俗的影响,都进一步加剧了妊娠期龋病的风险。

(二)肿瘤患者龋病易感性

恶性肿瘤特别是颌面部肿瘤患者由于接受放疗和化疗,也会导致全身以及口腔局部环境的改变从而影响龋病的易感性。其中最典型的是放射龋,放射龋是头颈部恶性肿瘤接受放射治疗后常见的并发症,多发于牙颈部及光滑面,快速而广泛的龋坏易发展为残冠或残根甚至导致牙齿脱落,严重影响患者的口腔健康和生存质量。放射剂量在 15~40Gy 时可引发严重的、可逆性的唾液流率下降,大于 40Gy 则导致不可逆性的腺体实质性损害,继之而来的是腺体萎缩和纤维化。放射也可以引起唾液的成分发生变化,使唾液呈黏性的白色、黄色或者褐色液体,pH 下降,缓冲能力降低。放射治疗也会产生口腔微生物群的病理性演替,导致产酸、耐酸性更强的致龋微生物取代非致龋微生物,改变龋病易感性。

癌症治疗对口腔颌面和牙齿的影响是多方面的,化疗在试图破坏和消灭肿瘤细胞时,也不可避免地对正常细胞造成伤害,化疗的影响是全身性的。化疗会使发育中的牙源性细胞功能受损,从而影响牙齿的发育。由于化疗药物的半衰期比较短,因此,对牙齿的这种影响是局限性的。这种影响包括牙釉质钙化不全、牙釉质发育不全等,并可影响牙根的发育。在儿童癌症幸存者中较常见的是成釉细胞受干扰而形成的牙釉质浑浊不透明、牙釉质发育不全,与健康儿童相比这些现象在恶性肿瘤儿童中显著增多。

(三)残疾人群龋病易感性

残疾人因为各种原因会影响其口腔清洁措施的到位程度,口腔疾病的患病率较高,所以这个群体对口腔预防保健与治疗的需求很大。目前还缺乏全国范围内残疾人群龋病的流行病学数据,一些区域性数据表明,残疾人群的患龋率远高于正常人群,比如一些学者对自贡市 531 名残疾人进行调查,发现他们的恒牙患龋率为 68.36%。

这些人群生活自理能力的大小随着残疾性质的不同而有很大的差别,导致龋病的易感性不同。有些残疾人口腔基本健康,像聋哑人可以通过特殊语言教育,掌握基本的口腔卫生知识,可以进行自我口腔卫生保健。但多数残疾人,尤其是躯体残疾或智力残疾者,例如脑瘫、瘫痪患者由于丧失了生活自理能力,不能保证基本的口腔保健,所以他们需要特殊的口腔保健与常规治疗;而精神病患者的意志活动受损,生活自理能力减退,口腔卫生难以保证,还需要服用相关药物,这些药物大多有不同程度的抗胆碱能作用,致使唾液分泌减少,不能清除菌斑或菌斑清除不彻底,患龋风险就相应增加。

二、决定龋病易感程度的因素

(一)年龄

流行病学研究显示,龋活跃性在总体人群中的分布并非处于平均态势,60% 以上的龋齿只发生于 20% 的人的口腔中,即少部分龋活性高的人群拥有总人群的大部分龋齿。这些人群就是龋病的易感人群,他们往往存在着共同的易感因素。龋病四联因素中的时间因素不仅包括龋病形成过程所需的时间,也包括年龄因素对龋病的影响。目前的研究公认,乳牙萌出后随着年龄的增长,龋病患病率逐渐升高,特别是3岁左右患龋率上升较快,5~8岁时乳牙患龋率达到高峰,6岁左右恒牙萌出,替牙期由于乳牙的脱落患龋率下降,12~15岁年轻恒牙是龋病的易感时期,直到25岁牙釉质再矿化达到稳定,增强了对龋病的抵抗力,口腔卫生习惯也逐渐养成,龋病发病趋向稳定。

研究显示,婴幼儿龋病的危险因素非常多,包括喂养方式、母亲受教育程度、口腔卫生习惯等。如果婴幼儿口腔早期定植了变异链球菌,特别是来自母亲或其他亲密接触者口腔中的变异链球菌垂直传播,则更易患龋病。儿童乳牙的患龋率高,发病早、多发、进展快,与乳牙的牙釉质及牙本质薄、矿化度低、抗酸力弱有关。且儿童常有睡前及夜间进甜食的习惯,这也增加了患龋概率。同时,儿童自理能力较差,如果家长的口腔保健意识不强,儿童未养成刷牙的习惯,在低龄儿童群体,家长如果不能帮助孩子刷牙,刷牙的效果难以保证,会导致龋病发生。

但随着老龄化社会的到来,老年人比例增大,老年人经常出现的牙龈退缩、牙根面牙骨质暴露、牙菌斑易于在牙根面附着,使根面龋的患病率大大升高。同时,老年人唾液腺分泌功能减退,唾液的量和质发生了改变,缓冲作用降低,造成龋病易感性增加。同时,较多老年人口腔保健知识缺乏,口腔保健能力下降,也使龋病的发病率上升。

（二）性别

大多数研究认为,女性的患龋率略高于男性。在我国,各年龄组龋均女性均高于男性。这可能是因为女性生理发育早于男性,乳牙脱落和恒牙萌出均比男性早,女性恒牙接触口腔环境的时间较早,可能受到更多龋病的侵蚀。

（三）种族

多数学者认为,龋病的种族差异是由多种因素共同作用所造成的,其中包括基因多样性、气候、土壤、水源、饮食习惯、生活方式及社会经济状况等。目前,绝大多数研究还局限在不同民族人群的龋病横断面流行病学上,对于不同民族是否存在由于基因不同造成龋病敏感性不同的研究还比较少。最近探讨了人类白细胞抗原 *HLA-DQB1* 等位基因多态性与维吾尔族和汉族儿童龋病的相关性,发现维吾尔族和汉族儿童龋病与 *HLA-DQB1* 等位基因多态性具有一定的相关性,*HLA-DQB1* * 02 基因可能是汉族儿童龋病的保护因子,*HLA-DQB1* * 05 等位基因是维吾尔族儿童龋病的易感基因。另外,由于一些民族所处地域闭塞、经济教育条件落后,对口腔保健知识了解甚少,导致这些民族患龋率相对偏高。

（四）家族影响

龋病常在同一家族成员之间以相似的形式传播。父亲或母亲如果是龋病易感者,他们的子女常常也是龋病易感者。这种情况可能与遗传基因一致或是生活习惯相同有关。在两代人口腔致龋微生物相同的研究中,专家推测,龋病在家族之中流行很有可能与生活习惯导致致龋微生物传播有关。母亲在喂养婴幼儿时,将口腔中的致龋微生物传播给其子女,致使其子女具备了龋病易感性,但这种在母婴之间的传播关系在父子之间很少被发现。

（五）地域特点

不同国家的患龋情况不同,同一国家不同地区的患龋情况也不相同,这是由于饮食习惯、地理、人文环境等不同造成的。

发达国家患龋率较稳定,略有下降趋势,这归因于这些国家口腔预防保健工作的成功,尤其是氟化物的大规模推广使用,还包括居住条件的改善、生活方式的改变及自我保健措施的提高。发展中国家龋病患病率仍呈上升趋势,这可能是由于经济发展使蔗糖消耗量增加,而口腔保健预防措施没有同步发展造成的。

发展中国家城市居民患龋率一般高于农村,这与城市经济条件和生活环境相关。城市居民普遍有吃精细食物和吃零食的习惯,而乡村学生吃蔬菜和含纤维的食品较多,又很少吃糖类。近年来,随着社会医疗卫生的发展,城市居民通过各种媒体、科教等渠道提高了口腔保健认识,口腔卫生习惯逐渐建立,患龋率呈下降趋势。而在农村,居民生活水平提高,但人们的口腔保健意识并未同步发展,加之农村的医疗条件和技术水平有限,这使农村患龋率逐年升高,并有赶超城市的趋势。

我国土地面积广,各地区水中的氟浓度不同,引起了各地患龋率的差异。患龋率与水氟浓度密切相关,水氟浓度在 0.8~1.0mg/L 时,龋均和患龋率最低。发达国家通过饮水氟化,控制饮水中氟的浓度,使患龋率降低。不同的地域有着不同的主要民族和文化,民族文化的不同引起了饮食习惯、口腔健康观念等差别,这些因素共同作用引起了患龋率的变化。

(六) 生活水平

生活水平从多个方面影响龋病的患病率和严重程度。生活水平受诸多因素影响,如受教育程度、经济收入、生活方式等。蔗糖在龋病发病中起了重要的作用,其摄入量、摄入频率及加工形式与龋病的发生密切相关。当生活水平较低时,家庭蔗糖摄取的量较少、频率较低,龋病的危险性也较低。当生活水平上升时,首先体现在蔗糖消耗量增加,而口腔卫生状况、预防保健措施并不一定同时得到改善,此时龋病的危险性升高。随着生活水平的进一步提高,人们更趋向于健康的生活饮食习惯,对口腔健康的关注提高了,对口腔保健和治疗更加重视,使龋病的患病率有所下降。

受教育程度对口腔健康产生了较大的影响。受教育程度高的人群口腔保健知识较多,口腔保健意识也较强,生活方式更健康,较多食用蔬菜、水果等有益于健康的食品,较少食用含糖和淀粉多的食品,并能定期进行专业的口腔保健,主动求医,积极治疗,保证了牙齿的健康。这些因素共同作用使受教育程度高的人群龋病患病率较低。家长受教育的程度影响儿童的患龋率,家长受教育程度越高,儿童患龋率一般越低。家长受教育程度高,就会相对积极主动地关注儿童的口腔健康,在早期便开始儿童的口腔防护行动。父母是儿童获得口腔健康知识的主要途径之一,儿童可以从家长那里学到正确的刷牙方式、良好的口腔保健习惯和健康的生活方式。只有全方位关注儿童的口腔状况,才能有效降低龋病的发病风险。

在发达国家,口腔保健治疗费用占公共健康支出的 5%~10%。在发展中国家,口腔健康方面的投入相对较少。对于个人来说,无论在发达国家还是在发展中国家,治疗牙齿疾病的费用都比较高。个人的社会经济状况和龋病密切相关。社会经济状况决定口腔保健和就诊情况,包括日常口腔保健方面的投入、就医的次数和主动性、不同医疗条件医院的选择、就诊时采用的治疗等,这些都影响龋病的发病。医疗保障制度是社会经济状况的重要组成成分,有医疗保险的人群就诊的主动性明显要高于自费治疗的人群。同时,生活水平影响营养状况,营养状况和龋病密切相关。

(七) 口腔健康行为

龋病是可以防控的,良好的口腔健康理念和口腔保健行为可以保护牙齿,预防龋病发生。口腔健康行为包括:①口腔卫生行为(刷牙行为、使用漱口液、牙线、牙签等行为);②自我口腔保健行为(自我诊断行为、自我预防行为和自我治疗行为等);③选用预防保健措施的行为(选用氟化物、窝沟封闭行为等);④口腔服务设施利用行为(定期口腔健康检查、求医行为等)。这些口腔健康行为的宗旨就是使患者提高对龋病的重视程度,做到早发现、早诊断、早治疗。

口腔健康促进是指为改善环境使之适合保护口腔健康或使行为利于口腔健康所采取的各种行政干预、经济支持和组织保证等措施。随着科学的发展和医学模式的改变,口腔健康促进受到越来越广泛的重视。龋病严重危害人类的口腔健康,影响全身健康,对口腔健康促进提出了更高的要求,即在改善公众知、信、行的基础上,增加政府、社会的关注和经济投入,建立有利于口腔健康的环境,也使口腔健康促进上升到一个新的高度,为人类健康作出贡献。三大途径可以促进口腔健康,其中共同危险因素控制途径中需要广大医护人员一起通过采取控制和改变这些共同危险因素的方法,促进人们的口腔健康和全身健康。

第四节　龋病预测与评估

如果能够预测个体或群体的龋病发病风险,从而有针对性地采取预防措施,既能减少发病率,又可以节约防控成本,这对于人口众多的中国来说特别重要。龋病预测的目的就是检测那些与龋病发生过程有关的参数,分析致龋力的强弱或抗龋能力、再矿化能力的强弱,估计龋病发生的可能性和严重性,对于采取相应的预防和治疗措施极为重要。随着生活环境的改变人群患口腔疾病的风险也随之增加,风险评估是保健理论的一个分支,是指鉴别分析某些肯定或者被认为与某种疾病相关的因素,从而进一步对疾病进行诊断、治疗或预防。

一、目的与要求

检测龋病高危人群的理想方法应该具备:①与临床的发现一致;②重复性好;③不仅能反映目前的患龋情况,还能预测和把握今后的发展;④操作简便,对大多数人适用;⑤试验周期短,判断迅速;⑥测定值能较好体现个体特征。

要确定测量多因素疾病的可能决定性因素非常困难,因此开发一种鉴别有龋病易感性的人群和高危人群的可靠方法是困难的。尽管预测危险人群困难,但对特殊年龄组患龋率的特殊检测可以鉴别较整个年龄组患龋率更高的个人。例如,儿童在7~8岁时有2颗患龋的磨牙,到12岁时 dmft 应该偏高。这种判断标准可以很好地确定潜在的高危人群,及时采取适当的预防措施。

对于儿童和年轻的患龋者来说,深的窝沟点隙是患龋的重要危险所在。中老年人患龋是由于牙龈退缩、牙根暴露或不良修复体导致局部菌斑堆积所致。有些个体患龋是由于长期喜食甜食,又不注意口腔卫生所致。龋高危人员检测就是将具有高度龋危险因素的人员从普通人群中筛选出来,进而实施具有针对性的预防措施,从而达到有效预防龋病的目的。对于不同的龋危险性,显然只能使用有针对性的措施,才能得到好的结果。靶干预是根据个体化的龋危险性来制订防龋的策略,对于不同个体来说效果可能更好。一些专家主张不用传统的充填技术给予修复,而是用再矿化的方法使其停止发展。但是用再矿化修复早期龋的过程中,需要评估该方法的成功率。而龋危险性检测则是达到这个目的的主要手段,所以受到越来越多的重视。

二、预测评估指标

（一）患龋经历

过去的患龋经历是所有作用于个体的已知和未知风险因子累积效应的结果。它可用于判断未来龋病患病风险是否增加，是公认的最有力的单一预测指标。龋病的活动性可能会随着暴露于危险因子的时间而发生改变，这将削弱过去患龋经历对龋病的预测能力，但从群体水平来看，过去患龋经历对未来龋病的增加有很强的相关性。

在那些以儿童和青少年为研究对象的研究中，可以获得关于龋病史的绝大部分信息，这些信息可以预测患龋风险。儿童既往的患龋经历可以作为乳牙或恒牙未来患龋情况的预测指标。一项针对北京地区 3~6 岁儿童龋病预测指标的研究显示，有 3 项指标在龋病预测因素中占据极为重要的位置，分别是龋病患病史、父母认同乳牙需要治疗和父母帮助孩子刷牙。这个很容易理解，孩子的龋病史必然使得父母接触更多的口腔卫生保健知识，同时也提醒父母更加及时地关注孩子成长过程中的口腔卫生状况。

还有相关研究报道了乳牙龋和恒牙龋有显著的相关性。乳磨牙龋对恒牙龋的预测值最高，可依据乳牙龋预测恒牙龋的危险性，并采取相应措施预防恒牙龋发生。在学龄前儿童，上颌乳前牙龋的出现增加了后牙患龋的可能，说明上颌乳前牙龋可以预测该儿童乳后牙易患龋。国外研究证实乳磨牙患龋经历是第一磨牙龋病流行的预测因子。了解 6 岁儿童患龋率、龋失补构成比、易患龋牙面、乳牙患龋与恒牙患龋相关性等状况，对政府制定防龋政策、学校制订防龋措施及个人采用针对性防龋方法具有重要意义。有学者发现，6 岁儿童患龋状况对于预测个人和群体成年后患龋情况具有重要意义。在成人和老年人，经过充填治疗的牙占了很大的比例，龋失补评分对冠龋的预测能力低于年轻人。但个体过去的患龋经历与形成根面龋的风险之间存在着很好的因果关系。而且，基线根面龋评分和个体以后的根面龋损之间存在正相关。

（二）致龋微生物

致龋微生物中的变异链球菌和乳杆菌等主要致龋微生物与龋病发病和进展之间的关系已经明确。唾液中的变异链球菌水平是低龄儿童龋（early childhood caries，ECC）的预测指标。乳杆菌数量与患龋程度和龋活跃度有关，唾液乳杆菌计数与龋病发病率之间存在相关性，可以预测儿童龋易感性。使用这两种菌作为预测指标可以用于预测患龋危险的人群，并且在某种程度上预测患龋低危比高危的结果更为敏感。牙菌斑微生物中，第一磨牙窝沟菌斑总菌计数值、在酸性条件下的产乳酸能力以及全口光滑面集合菌斑中耐酸菌数量是比乳牙既往患龋经历更具显著性的危险性指标。大规模普查筛选龋高危儿童时可选用菌斑和乳牙患龋情况两项指标来进行预测。

Dentocult SM 试验是通过观察唾液中每毫升菌落形成单位（CFU/mL）的变异链球菌数量来判断龋的活性。受试者咀嚼一粒石蜡丸 1 分钟后，持附着板在舌背部翻转 10 次，立即放置于培养试管内，37℃ 培养 48 小时，计数在附着板上的变异链球菌（蓝色）密度情况。Dentocult SM 对龋病的预测可信度较高。还有一种观察唾液内变异链球菌数量的颜色显色法——刃天青纸片法，是将纸片浸入受试者唾液，控去多余唾液，将纸片放在 2 个聚乙烯薄膜间贴紧后放置于受试者腋下夹紧（32℃ 左右）15 分钟，观察纸片的颜色变化，粉色（+++）

及白色(++++)显示龋活跃。

变异链球菌已被证实与人类龋病高度相关,根据这种观点对菌斑和唾液中的变异链球菌浓度进行测定将有助于龋危险性诊断。Levertt 等人曾在不同氟浓度地区比较无龋人群和高龋人群唾液中变异链球菌的菌落中位数。研究结果显示,不管在低氟区还是在高氟区,龋活跃人群唾液中变异链球菌的数量均高于无龋人群。但是 Eugenio 等学者认为,变异链球菌在不同龋危险人群的差异仅对群体范畴而言是正确的,在个体中的检验结果并非非常准确,这是由于口腔中变异链球菌的数量受许多因素影响,如免疫反应、唾液成分改变等。因此 Alaluusua 等人认为,对个体而言,用口腔致龋菌水平来预测龋危险性不如了解龋病病史等其他指标更重要。

唾液中的其他微生物也会对龋病产生一定的影响。有学者研究证实,在龋病发展早期,唾液中浮游状态的嗜酸乳杆菌由于缺乏对光滑牙面牙菌斑的黏附功能,所以不具备致龋能力,但当在牙菌斑中定植后,由于牙菌斑中酸性和低氧的环境有利于其繁殖产酸,使牙菌斑内的 pH 进一步降低,与其他致龋菌起协同作用。在国外的一个 1 年的纵向研究中,学者发现龋病患病史和乳杆菌携带是龋病预测的 2 个敏感指标。乳杆菌在龋病发生发展中起重要作用,对其进行动态监测有助于龋危险性评估。

龋病是微生物导致的感染性疾病,微生物因素在龋病发生发展过程中具有决定性作用。与之前人们主要关注变异链球菌、乳杆菌等致龋菌不同,随着技术手段的进步和人类微生物基因组学研究的开展,新一代高通量技术的出现标志着快速基因组测序时代的到来,为龋病预测带来新的契机,越来越多地揭示了口腔微生物群的全貌,可以预期距离发现口腔微生物群在龋病发生过程中发生的病理性演替机制已经不远了,值得期待。

(三) 唾液的质和量

唾液中的缓冲系统可以通过调整口腔环境的 pH 来中和致龋菌所产的酸,在脱矿-再矿化平衡中发挥着重要的作用。缓冲力基于若干个缓冲系统,其中磷酸盐系统是非刺激性唾液中最重要的缓冲系统,碳酸盐系统是刺激性唾液中最重要的缓冲系统。唾液缓冲能力越强,最终 pH 下降越少。缓冲能力分为高(pH5~7)、中(pH4~5)、低(pH<4),分别代表龋危险性低、中和高。在检测龋发生危险因素的龋活性试验(caries activity test,CAT)中,Dentobuff Strip 试验可以用来检测唾液的缓冲能力,当将含指示剂的黄色酸性试条浸入受试者唾液后,若试条从黄色变为蓝色,表示 pH>6,说明唾液有缓冲能力;若颜色不变,说明唾液缓冲力差。

唾液流率也是龋危险性评估的有效工具,且较易测定。其判断标准是>1mL/min、0.7~1mL/min 和<0.7mL/min,分别提示龋危险性低、中和高。唾液是牙齿的外环境,唾液中的无机离子可以影响牙釉质的脱矿和再矿化,其中尤以氟离子最为重要。Featherstone 使用 pH 循环控制牙齿脱矿和再矿化,发现在脱矿液中加入 1.58mol/L 或以上的氟就能有效阻止脱矿,使损害深度减少 1/2,矿物质丢失也减少 45%~65%。同时还发现再矿化的程度与氟的浓度有关,当唾液中氟离子浓度低于 1.58mol/L 时,则无此作用。现在的研究结果已认同唾液中持久、略高的氟浓度有防龋作用。Leverett 等的研究也证实了这个观点。唾液中的无机成分包括钙、钠、钾、无机磷酸盐、重碳酸盐及微量的镁、氟等,这些无机离子与龋病发生有着密切的关系。Shaw 等发现有龋组钙、磷浓度明显低于无龋组。W Gltgens 等指出唾液中的磷、镁、钙含量与龋发生有显著的负相关关系。

唾液的有机成分包括糖蛋白、黏蛋白、氨基酸、少量脂肪和碳水化合物等。唾液中的富组蛋白（histidine-rich peptide，HRP）是口腔非特异性免疫系统的重要组成部分，与获得性膜的形成、抵抗微生物作用、抑制羟基磷灰石晶体沉积、维持牙釉质表面完整等有关。Castagnola 等人的研究表明龋高危人群唾液中 HRP 的含量显著低于无龋组，通过检测唾液中 HRP 的含量可以对个体患龋风险进行预测。唾液糖蛋白中的寡糖基团只有生物特异性，Denny PC 等研究发现，年轻人非刺激性唾液糖蛋白的寡糖基团含量和种类与龋损程度存在相关性，从而认为唾液糖蛋白的寡糖基团可能与个体对龋病的易感性相关。唾液中的氨基酸对龋病的发生也有一定的影响。国外学者研究指出无龋者脯氨酸和精氨酸含量更高，唾液中一旦缺乏精氨酸和脯氨酸，龋病风险将会增加。

分泌型免疫球蛋白 A（secretory immunoglobulin A，SIgA）是唾液中的主要免疫球蛋白。SIgA 与微生物结合并产生凝集反应，凝集的微生物可被吞噬或聚集成簇由唾液清除，还可以通过影响细菌代谢的特殊酶类来抑制细菌聚集。SIgA 在龋病的预防中尤其是儿童龋病方面起着重要的作用。有学者采用 ELISA 法检测儿童口腔中 SIgA 抗体的水平，结果显示唾液中 SIgA 水平与龋活性呈负相关，提示 SIgA 在预防儿童龋病方面有重要作用。该研究结果还表明儿童唾液中 SIgA 的水平与变异链球菌和远缘链球菌的比例呈负相关，提示儿童时期唾液中 SIgA 对变异链球菌群有抑制作用。这些研究说明变异链球菌群变化与儿童龋病发生有密切关系。虽然很多学者认为 SIgA 在口腔中的作用不稳定，易受其他因素影响，但如果通过某些途径提高人唾液中 SIgA 的浓度对预防龋病是有重要意义的。

（四）全身健康状况

某些全身性疾病改变了机体的抵抗力，从而导致龋病。例如，头颈部恶性肿瘤放射治疗可以破坏唾液腺，导致唾液急剧减少，增加龋危险性。早产及低出生体重儿、婴幼儿时期营养状况及生活环境、某些药物影响牙釉质发育，使牙易于患龋。某些全身性疾病需要长期服用某些药物，造成严重的口腔干燥，提高龋易感性。所以，在检测龋危险性时，应该全面了解检测对象的全身健康状况。

（五）社会行为方面

社会行为这个预测指标对儿童和老年人的龋预测较为有效。社会行为包括社会经济学因素和口腔保健措施实施情况两项内容。家庭收入、家庭背景、母亲受教育程度、移民背景和饮食习惯也是儿童龋病的预测指标，尤其是父母的饮食行为和态度、口腔卫生状况和认知程度。口腔保健措施中尤以每天刷牙、使用含氟制剂和定期检查较为重要。有效的预防措施不但可以降低未来龋病的发生，也可以影响对未来龋病的预测。这个危险因素在预测龋病的风险中敏感度、特异度较低，所以这项指标始终是各种预测模型中影响因子较弱的一个。但在评估患者龋坏风险时将患者的社会背景作为龋病史的一部分来考虑仍然是很有用的。龋病患病程度与社会经济因素具有相关性，因此，改善社会经济状况有可能影响儿童的口腔健康状况。

（六）其他因素

牙齿解剖或发育缺陷如发育形成的点隙、窝沟及牙釉质发育不全等都会导致儿童易患龋。Milgrom 等人的研究证实牙釉质发育不全可能影响龋病发生，牙釉质发育不全与龋病的发生有明显的相关性。虽然这种因素不能广泛应用于临床，但在一些发展中国家，牙釉质发育不全可以作为一种龋病预测的风险因子，其预测性能比家庭收入的影响更有效，但稳定性还需要研究人员进一步探讨。

龋病在儿童时期是高发期,而且正畸儿童在矫正治疗中,因矫治器长期安置、食物残渣滞留、自洁作用差,周围正常牙釉质易受酸蚀而脱矿,同时刷牙对牙龈的生理刺激和按摩效果降低,均不利于维持正常的口腔卫生而导致龋病发生。大量研究也已证实在接受正畸矫治过程中的儿童易患龋病。因此在矫正治疗中指导刷牙、应用牙间隙刷等控制菌斑附着是非常有必要的。

社会心理因素可通过机体的神经-内分泌-免疫网络增加激素和免疫递质释放,降低免疫防御能力,降低唾液流速和流量,增加机体对龋病的敏感性,从而引发或加重龋病。如抑郁和焦虑者丧失了各种抑制菌斑形成的手段,其牙面有大量的菌斑形成,菌斑长期聚集将导致龋病发生。同时,社会心理因素可对人的生活和行为方式产生影响,致其忽视自身保健,从而直接或间接地成为龋病的重要危险因子。González 等人也认为,情绪改变会影响腺体分泌的活跃性,唾液的化学性质发生改变,从而导致龋病的高度易患性。Dumitrescu 等在对233 名罗马尼亚成人进行的心理行为与口腔健康状况方面的调查中发现,心理无助的参与者均认为自己的口腔健康状况很差,不满意自己的牙齿状况,有很多未治疗的龋齿,每天刷牙少于 2 次,从来不用漱口剂。

所以,应加强口腔卫生宣教,疏导患者的心理压力,同时也应该就精神因素引起龋病的机制进一步深入研究。

(七) 多因子的综合预测

随着研究的深入,综合多种危险因素结果的分析来预测人群的龋危险性已成为趋势。龋病是多因素疾病,一个因素的负面作用可由其他因素的正面作用所中和或掩盖。例如,唾液中的变异链球菌高浓度提示牙齿患龋危险升高,但口腔卫生状况良好、低碳水化合物饮食及适当的氟化物使用可改变这一情况,该个体可被视为低危险人群。只有多重危险因素出现时才提示口腔健康状况不容乐观。

龋高危人群监测可以提高龋病预防效率,并为不同的龋危险人群提供个性化的预防措施(表 9-3,表 9-4),而结合临床检查和实验室龋危险性指标监测是检测的重要途径。例如,Alaluusua 等将高龋补牙面数(DFS)值和高变链含量结合形成一个风险组。这个高风险组包括32%的目标人群,敏感度为71%,特异度为81%,所观察的准确度高于单独使用 DFS 或变异链球菌值。更多的研究还是使用多个预测指标的联合应用。

表 9-3　3~5 岁不同龋风险儿童的防龋方案

龋风险	诊断	干预用氟	干预饮食	干预窝沟封闭	修复
低龋风险	每 6 ~ 12 个月复诊,每 12~24 个月拍片,变异链球菌基线测定	每天 2 次用含氟牙膏刷牙	否	是	定期监测
中龋风险	每 6 个月复诊,每 6 ~ 12 个月拍片,变异链球菌基线测定	每天 2 次用含氟牙膏刷牙,每 6 个月进行专业局部涂氟	是	是	监测早期龋损或白垩斑,修复龋洞
高龋风险	每 3 个月复诊,每 6 个月拍片,监测变异链球菌变化	每天 2 次用含氟 0.5% 牙膏刷牙,每 3 个月进行专业局部涂氟	是	是	修复所有龋损牙体

表 9-4 1~2 岁不同龋风险儿童的防龋方案

龋风险	诊断	干预用氟	干预饮食	修复
低龋风险	每 6~12 个月复诊,变异链球菌基线测定	每天刷牙 2 次	是	定期监测
中龋风险	每 6 个月复诊,变异链球菌基线测定	每天用含氟牙膏刷牙 2 次,每 6 个月进行专业局部涂氟	是	定期监测早期龋损或白垩斑
高龋风险	每 3 个月复诊,监测变异链球菌变化	每天用含氟牙膏刷牙 2 次,每 6 个月进行专业局部涂氟	是	定期监测早期龋损或白垩斑,暂时性充填修复龋损牙体组织

近些年来,学者报道了很多龋患风险预测模型,可以检测多个龋危因素,全盘分析不同的监测数据,建立预测龋病发生的模式,同时还能检测这些因素之间的交互作用。下面简述主要的龋病风险评估系统。

1. Cariogram 系统 G. Hansel Petersson 等用 Cariogram 系统对 438 名 10~11 岁学生进行龋患风险评估,结果显示 Cariogram 系统预测龋患风险的准确性高于任何单一龋危因素模型。Cariogram 系统根据个体的饮食、细菌、易感性和病史状况,通过计算机程序来评价个体患龋的风险,描述龋病相关因素或参数之间的交互作用,同时可以用图表的形式将它们之间的关系描述出来,提供可供参考的目标性的预防措施防止新龋损的形成。此外,该系统还可以对数据进行比重分析,找出影响最大的龋危因素。但是,由于该系统不能详细说明将来可能出现新龋损的数量,如何更好地运用于日常生活实践还需进一步研究。

2. CAT(caries-risk assessment tool) 系统 该系统是由美国儿童牙科学会研发,认为龋病的风险评估是从婴幼儿到青少年各个阶段口腔护理的必需元素。其包括三个大方面:临床情况、环境因素和一般健康情况。临床情况包括患龋情况、菌斑情况、是否戴矫治器和变异链球菌的情况。环境因素是通过问卷得出的,包括是否有氟暴露情况、饮食习惯、社会经济状况及家庭的口腔护理状况等。一般健康状况包括特殊的医疗服务要求,有没有全身因素影响唾液分泌等。

3. CAMBRA(caries management by risk assessment) 系统 该系统是加州牙科协会在 2002 年提出的,该系统包括两个表格,分别针对 0~6 岁和大于 6 岁的患者。评估表包括三大部分:疾病指标、危险因素和保护因素。疾病指标指的是临床上观察到的患龋情况和龋病活跃程度。危险因素指的是促使患者在未来有新的龋病发生或现有病损进展危险程度增加的生物学因素。保护因素则是降低现有危险因素的生物或治疗方法,比如氟化物应用。这三个部分之间的平衡关系决定龋病的发生风险。

4. ADA(American Dental Association)龋病风险评估表 该表是由美国牙医学会(ADA)在 2004 年提出的,与 CAMBRA 系统有相似之处,用于帮助牙医评估患者发生龋病的风险。表格分为两个,一个是 0~6 岁患者,另一个是大于 6 岁的患者。风险评估表包括 3 大方面:促进因素、一般健康状况和临床情况。促进因素指的是影响龋病发生发展的外来因素,如是否使用氟制剂、饮食习惯(特别是甜食)及家族患龋的情况等。一般健康指的是患者身体状况,特别是影响唾液分泌的全身因素。临床情况指的是与龋病直接相关的因素,如患龋历史、菌斑堆积情况、是否戴矫治器等。

总结起来,我们可以得出几条结论:①龋病的易感性和风险评估是口腔预防的重要工作内容,对实施社会保健事业具有重要的指导作用和参考价值,特别是对人口基数大、经济水平参差不齐的中国来说尤为重要;②由于龋病发病的原因受到多种因素的影响,在制定评估龋病活跃性指标时,多是根据龋病发病的原因及影响发病的因素所拟,到目前为止,还未确定一个或一个以上的金指标;③由于龋病活跃性预测是针对社会群体的,虽然它也对预测个体的龋病风险有一定作用,但准确性显然不够,要找到一个预测个体龋病风险的指标体系,还需要一个漫长的过程。

第五节　龋病控制与预防

一、针对患者个体的龋病控制

(一) 菌斑控制

菌斑控制是龋病预防的基础性和关键性工作,主要方法包括机械法和化学清洁法。机械法(刷牙、牙线等)是迄今为止控制菌斑数量最为有效的方法,也是易被广泛接受的社会性措施。随着口腔卫生保健知识的普及,大众对刷牙重要性的认识越来越高,但更艰巨的工作还在于如何让群众坚持早晚刷牙以及掌握正确的刷牙方式。儿童应该在家长的辅助下刷牙。青少年则需要养成良好的刷牙习惯。老年人应该更重视刷牙,并且配合使用牙线及牙间隙刷。化学清洁方法是指通过酶、抗生素和化学药物清除菌斑。抑制菌斑的关键还在于防止致龋菌在牙面集聚,如果单纯使用机械方法能去除干净,当然不需要抗菌剂。但是,像氯己定这种药物,对防止菌斑形成有显著效果。

(二) 宿主抗龋能力的控制

局部用氟适合于大多数人群,尤其多用于儿童和青少年。氟化物的抗龋作用主要表现在对牙齿、唾液界面上发生的脱矿和再矿化作用的影响上。极微量的氟化物即具有抗龋作用,并且处于不影响人体健康的安全范围内,正确使用不会造成公众健康问题。

个人局部用氟主要是含氟牙膏和氟水含漱。专业局部用氟包括局部涂氟、氟化物凝胶、氟保护漆、氟化泡沫等,临床功效、安全性、适用性均较好,但成本较高。儿童使用时应注意安全性问题。此外,还有口内氟素释放装置,这是利用一种氟素控释系统,将其附于双侧上颌磨牙或义齿基板,能长期使唾液氟浓度升高,而无不良反应,对于老年人群有着更为重要的意义。

(三) 饮食

大量的研究显示蔗糖的摄入在龋病的发生中起着重要的作用。进一步研究发现龋病的发生和进展与每天摄入含糖食品或进食的次数具有明显的相关性。在使用正确的口腔卫生措施和良好生活习惯的情况下,蔗糖对龋病发生的影响较小。尽管如此,蔗糖作为龋病病因之一,对龋病的作用仍是肯定的。因此,需要开发一种低致龋性或非致龋性的甜味剂——糖代用品,并且能应用到糖果糕点和软饮料中。蔗糖代用品有两类:一类为高甜度代用品,如天冬苯丙二肽脂、苯甲酰亚胺、环拉酸钠、甜菊糖,这些替代品的甜度是蔗糖的20~400倍,且有抑菌作用;另一类为低甜度代用品,如木糖醇、山梨醇、甘露醇、麦芽糖、异麦芽酮糖醇等。

近30年来,对木糖醇的广泛研究表明其可通过改变代谢途径而降低口腔中变异链球菌的水平,同时可以促进牙齿再矿化和阻止牙本质龋。临床上的应用也发现,短期使用木糖醇可以使牙菌斑和唾液中变异链球菌的水平明显下降,而长期应用木糖醇则可以特异性地影响变异链球菌在牙面的吸附。此外,木糖醇还能够影响糖代谢,抑制细菌产酸。由于木糖醇具有防龋特性,且甜度、口味和理化性质与蔗糖相似,而其热量仅是蔗糖的 60%,故人们将其作为一种理想的糖代替品加入食品中。我国于 1985 年正式将木糖醇列入食品添加剂的使用范围。现在木糖醇主要应用于口香糖、牙膏、漱口水以及一些食品中。关于它们各自的效用情况也都进行了一些研究,但木糖醇的确切抑菌机制还不是十分清楚,有待进一步研究和探讨。

在我们的日常生活中,有很多食物有防龋作用,比如绿茶,其防龋作用主要有两个方面:一是茶叶中含氟,二是茶中茶多酚的作用。关于茶多酚的实验室研究表明,茶具有明显的抑制龋病发生的作用。茶多酚能够抑制葡糖基转移酶(glucosyl transferase,GTF)的活性,可减少葡聚糖合成,影响致龋菌在牙面黏附聚集,抑制口腔变异链球菌、黏性放线菌、血链球菌和乳杆菌等多种致龋菌的生长和产酸。奶酪中的酪蛋白磷酸肽能够促进脱矿牙体组织再矿化。酪蛋白磷酸肽钙磷复合体(caseinphosphopeptide-amorphic calcium phosphate,CPP-ACP)对变异链球菌生长及产酸均有抑制作用。

二、人群的龋病控制

(一) 在人群中开展对易感牙齿或牙面的防龋防护

龋病的好发牙位是下颌第一磨牙,而最少发生龋病的牙位是下颌前牙。在乳牙列中,下颌第二乳磨牙是好发牙位。龋损的好发牙面以咬合面居首位,其次是邻面,再次是颊面。我们应从龋损好发的牙和部位着手,针对这些敏感区采取防龋措施。

1. 应该加强宣传教育,减少或消除菌斑,改变口腔环境,最实际有效的办法是刷牙和漱口。

2. 氟化物防龋是目前世界上应用最广泛最有效的防龋手段。主要是因为氟有抑制致龋菌生长,减少菌斑内酸的产生,降低牙齿酸溶解度和促进再矿化等作用。包括含氟牙膏、含氟凝胶、氟保护漆以及氟化泡沫的应用等。社区饮水氟化是既实用又经济的防龋方法,但要注意摄入氟过多会引起诸如氟骨症、氟牙症等问题。氟化物缓释材料临床上多用于牙齿美观修复,保护特殊部位以防止继发龋。

(二) 窝沟封闭

窝沟封闭的发明是基于 Buonocore 对牙釉质酸蚀作用的研究(1955),经磷酸酸蚀后的牙釉质将增加树脂材料的粘接性和改善边缘封闭性,阻止食物及微生物进入窝沟点隙处,从而阻断了窝沟龋发生的链条。这是预防窝沟龋最有效的方法。

(三) 预防性充填

非创伤性修复治疗(atraumatic restorative treatment,ART)是指使用手用器械清除龋坏组织,然后用有粘接性、耐压和耐磨性能较好的新型玻璃离子材料将龋洞充填的一种方法。

三、特殊人群采取特殊预防措施

(一) 妊娠期妇女的龋病预防

1. 妊娠前应到正规医院进行全面的口腔检查和保健治疗,保持口腔健康。

2. 提高妊娠期妇女的口腔保健意识,并指导其掌握正确的口腔保健方法,坚持早晚刷牙、饭后刷牙漱口,定期用牙线。

3. 孕期定期口腔健康检查,早期发现口腔疾病并适时处理,重点做好妊娠期龈炎的防治,建立良好的生活习惯,使用药物宜慎重,避免有害因素侵袭,影响胎儿正常生长发育。

4. 合理营养,平衡膳食,摄取足够的钙、磷和维生素 A、维生素 D 等,可促进乳牙矿化,提高乳牙的抗龋力,防止牙釉质发育不全、牙釉质钙化不全及错𬌗畸形的发生。

(二) 肿瘤患者的龋病预防

1. 肿瘤治疗前尽可能地治疗所有龋坏牙齿,并给予口腔卫生指导。

2. 放疗期间可以预防应用氯己定、维生素 E、维生素 B_{12}。局部应用氟化物预防放射龋,多采用局部涂氟,关键在于提高氟的渗入量和深度,以及在牙齿组织的停留时间。也可采用氟化物溶液漱口、含氟牙膏刷牙、含氟凝胶等方式。

3. 放化疗或手术后患者可以继续局部应用含氟制剂,对于已经出现的龋齿应积极进行治疗。

(三) 残疾人及生活不能自理者的龋病预防

残疾人的口腔保健有两个特点:一是口腔疾病本身的后果引起的各种损伤与障碍,甚至残疾;二是由于各种疾病引起的损伤、障碍和残疾,使患者失去了自我口腔保健能力,因而需要采取特殊的口腔防护措施。所以他们的口腔卫生更需要家庭、医疗保健机构,乃至社会的关心及照顾。主要预防措施如下。

1. 对残疾患儿早期开始功能训练和教育,使患儿能较好地维护口腔健康并尽早参加社会性活动。

2. 根据残疾的程度和患儿的能力选择清洁口腔的适宜方法和器械,如牙刷、牙线、牙线夹持器、牙签、开口器等。若有电动牙刷或水冲洗装置也可应用。

3. 对于缺乏生活自理能力的残疾人,应由专业人员进行特殊口腔护理。根据残疾人的具体情况选择比较容易操作的舒适的体位与姿势,帮助其每天彻底刷牙或用牙线洁牙 1 次,有效去除牙菌斑,电动牙刷亦可。每半年到 1 年检查 1 次,发现问题一定要及时处理。

4. 适当应用氟化物和早期采用窝沟封闭,尤其对于残疾儿童,如饮用氟化自来水或局部涂氟,或每天喝一定量的氟化牛奶,并配合一种局部用氟方法。一旦牙萌出后应尽快进行窝沟封闭。

5. 合理膳食,营养均衡,尽量减少糖与甜食的摄取,从而减少酸对牙釉质侵蚀的可能,达到防龋的效果。可适当使用甜味剂,如木糖醇、帕拉金糖等。

(亓庆国)

参 考 文 献

1. 周学东. 龋病学. 北京:人民卫生出版社,2011.
2. 周学东. 实用龋病学. 北京:人民卫生出版社,2008.
3. 樊明文,边专. 龋病学:疾病及临床处理. 北京:人民卫生出版社,2006.
4. 胡德渝. 口腔预防医学. 6 版. 北京:人民卫生出版社,2012.
5. 樊明文. 牙体牙髓病学. 4 版. 北京:人民卫生出版社,2012.
6. 葛立宏. 儿童口腔医学. 4 版. 北京:人民卫生出版社,2012.
7. 张举之. 口腔内科学. 3 版. 北京:人民卫生出版社,1993.

8.　BROADBENT J M,THOMSON W M,POULTON R. Trajectory patterns of dental caries experience in the permanent dentition to the fourth decade of life. J Dent Res,2008,87(1):69-72.

9.　KEIJSER B J,ZAURA E,HUSE S M,et al. Pyrosequencing analysis of the oral microflora of healthy adults. J Dent Res,2008,87(11):1016-1020.

10.　LING Z,KONG J,JIA P,et al. Analysis of oral rnicrobiota in children with dental caries by PCR-DGGE and barcoded pyrosequencing. Microb Ecol,2010,60(3):677-690.

11.　HARRIS R,NICOLL A D,ADAIR P M,et al. Risk factors for dental caries in young children:a systematic review of the literature. Community Dental Health,2004,21(1 Suppl):71-85.

12.　GONZÁLEZ L C,VILLA C G,CÁRDENAS A C. Prader Willi Syndrome:saliva quantification and culture in 10 patients. Med Oral Patol Oral Cir Bucal,2008,13(12):E774-E777.

13.　DRNNY P C,DENNY P A,TAKASHINA J,et al. A novel saliva test for caries risk assessment. Calif Dent Assoc,2006,34(4):287-290.

14.　OZTURK A,FAMILI P,VIEIRA A R. The antimicrobial peptide DEFB1 is associated with caries. J Dent Res,2010,89(6):631-636.

15.　WERNECK R I,MIRA M T,TREVILATTO P C. A critical review:an overview of genetic influence on dental caries. Oral Diseases,2010,16(7):613-623.

16.　ZHOU Y,LIN H C,LO E C,et al. Risk indicators for early childhood caries in 2-year-old children in southern China. Aust Dent J,2011,56(1):33-39.

17.　NATIONAL COMMITTEE FOR ORAL HEALTH. Methods of the third national epidemiological survey of oral health status. Beijing:Peoples Medical Publishing House,2005.

18.　SHAMSI M,HIDARNIA A,NIKNAMII S,et al. Oral health during pregnancy:A study from women with pregnancy. Dent Res J(Isfahan),2013,10(3):409-410.

19.　VERDERIO P,PIZZAMIGLIO S,GALLO F,et al. FCI:an R-based algorithm for evaluating uncertainty of absolute real-time PCR quantification. BMC Bioinformatics,2008,9:13.

20.　TANKUNNAKSOMBUT S,YOUCHAROEN K,WISUTTISAK W,et al. Early colonization of mutans streptococci in 2- to 32-month-old Thai children. Pediatr Dent,2009,31(1):47-51.

21.　KISHI M,ABE A,KISHI K,et al. Relationship of quantitative salivary levels of *Streptococcus mutans* and *S. sobrinus* in mothers to caries status and colonization of mutans strepocci in plaque in their 2.5-year-old children. Community Dent Oral Epidemiol,2009,37(3):241-249.

22.　PRADHAN A,SLAD G D,SPENCER A J. Factors influencing caries experience among adults with physical and intellectual disabilities. Community Dent Oral Epidemiol,2009,37(2):143-154.

23.　HASSLOF P,TWETMAN S. Caries prevalence in children with cleft lip and palate--a systematic review of case-control studies. Int J Paediatr Dent,2007,17(5):313-319.

24.　FELDENSC A,GIUGLIANI E R,VIGO Á,et al. Early feeding practices and severe early childhood caries in four-year-old children from southern Brazil:a birth cohort study. Caries Res,2010,44(5):445-445.

25.　岳松龄. 龋病活跃性预测(龋病研究百年顾及展望之十). 牙体牙髓牙周病学杂志,2008,18(8):421-424.

第十章　牙体修复生物学原理

牙体组织主要涉及龋性和非龋性两大牙齿硬组织疾病。临床上根据龋严重程度以及是否造成牙体组织形态实质性破坏为标准，分为非成洞龋和成洞龋。非成洞龋也称易感牙齿龋，以预防为主，采用非手术治疗方式，对已经造成牙体组织缺损的患牙，将龋坏组织去除后制备特定洞形，用适当的口腔充填材料来恢复牙体形态和功能。

将龋病学（cariology）拓展并增加阐述非龋性牙齿硬组织疾病，即牙齿发育性疾病、牙齿外伤疾病的治疗理论与技术，整合形成完整学科体系即牙体修复学（operative dentistry）。牙体修复学是使用特殊的器械在具有独特生物学性质的器官——牙齿上进行操作，其原则要符合如生物学、生物力学、材料学和美学等学科的要求，在治疗过程中要以充分保护牙髓和牙本质为前提，尽可能减少刺激，防止损伤牙髓-牙本质复合体。

第一节　牙体修复学概念

修复牙体组织的梦想可以追溯到古代。现代牙科学奠基人 G. V. Black 以敏锐和严谨的科学态度深入研究了龋病的好发部位、破坏形式及牙体解剖的关系之后，提出窝洞分类法，并沿用到今天。根据当时主流的充填材料银汞合金的性能对临床上牙体制备提出了固位和抗力等要求，科学标准化地创建了龋病治疗体系，导入龋病在牙体修复学的基本概念和原则。随着酸蚀树脂粘接技术和微创牙科技术的临床应用，牙体修复学概念得到了进一步拓展，而当今口腔分子生物学等众多研究成果逐步应用于临床必将进一步推进和形成未来牙体修复学的新概念和技术体系。

牙体修复学（operative dentistry）概念是最大限度地保存天然牙齿组织，修复龋病及非龋性牙齿硬组织疾病所致的牙体组织损伤，恢复患牙的固有形态、美观与功能，预防龋病再度发生，使牙颌系统保持良好功能状态的学科。

第二节　牙体生物学基础

牙体临床修复涉及牙体病变组织去除、窝洞制备和材料填充等操作，主要集中于牙釉质、牙本质和牙骨质三种钙化硬组织及其内部的软组织牙髓，牙体修复时必须熟知并考虑牙齿各层组织的生物学特征及其相互之间的关系。这是牙体修复必须遵循的生物学基础，全面理解才能抉择出最佳方案并遵循各项临床操作准则，也为研发将临床治疗从单纯牙体手术推向生物学修复方法奠定了一定基础,其核心是牙髓-牙本质复合体生物学。

一、牙　釉　质

牙釉质(enamel)覆盖于牙冠外层,是人体中最硬的组织,在牙切嵴或牙尖部较厚,达2~2.5mm,但在牙颈部最薄。其无机矿物质占95%~98%,主要成分是羟基磷灰石,是牙本质硬度的5倍。其基本结构是釉柱,能大大增强牙釉质抵抗咀嚼时产生的𬌗力。

早期牙釉质龋发展过程是脱矿和再矿化并存的动态化学过程,当口腔内钙和磷酸根离子饱和度下降时,引起牙釉质羟基磷灰石脱钙慢慢发展到脱矿,再至早期龋。但牙釉质具有一定的修复能力即再矿化能力,当唾液中钙和磷酸根离子饱和度上升时,将再次沉积于脱矿区,利于牙釉质再矿化,可以利用牙釉质该特点来防龋或对早期龋进行治疗。新近研发的酪蛋白磷酸肽-无定形钙磷系统(CPP-ACP)能有效地定位修复早期龋损,在其表层及表层下会释放钙和磷酸根离子。如将氟离子置换CPP-ACP中的氢氧根离子成CPP-ACPF系统,能持续释放钙、磷酸根和氟离子,促进牙釉质表层和表层下再矿化,达到治疗早期龋病的目的。当再矿化治疗无法恢复龋损牙体组织,如龋损仅局限于牙釉质层时,则不会引起对应下层成牙本质细胞凋亡。当龋损累及牙本质层时,成牙本质细胞开始凋亡,其数量随着龋病发展而逐步增多。正常牙和浅龋时,抗凋亡蛋白Bcl-2及促凋亡蛋白Bax表达水平均极低。中龋和深龋时,Bcl-2和Bax蛋白水平则明显升高,成牙本质细胞凋亡量明显增加,与Bcl-2/Bax蛋白之比值成正相关,也验证了反映牙髓-牙本质复合体理论的正确性。

医用激光研究获得了突破并开始应用于临床,脉冲Nd:YAG激光可以引起牙釉质表面部分熔融,改变牙釉质晶体结构而具有防龋作用。将激光二极管发出670nm波长光传导至牙釉质龋损部位,被脱矿物质和细菌受激发后会反射出740nm荧光,对其定量测量已经用于诊断早期龋。在高强度488nm蓝光照射下,也会引导龋损区域反射出荧光,用于判断不同脱矿阶段。以普通高速手机为对照,Er:YAG(铒:钇铝石榴石)激光切割犬牙体硬组织,发现牙髓组织中TGF-β1并未显著提高,表明应用激光未触发牙髓组织的修复过程,暗示其具有良好的安全性,激光切割效率高,可以用于临床。

过量氟离子会诱发细胞内抗氧化和应激反应加速,最终导致成釉细胞凋亡,氟离子跨膜转运可能是依赖于氯离子通道ClC-1、ClC-3、ClC-6及ClC-7等来干扰导致细胞内氯离子浓度增高而酸化,激活MAP激酶信号和JNK/c-Jun通路,抑制牙釉质溶解蛋白(enamelysin,MMP-20)的表达,并使MMP-20/TIMP-2失平衡及丝氨酸蛋白酶活性不足,导致釉基质蛋白无法被完全降解,其对应的空间无法被羟基磷灰石替代,最终导致牙釉质矿化不全而引起氟牙症。

二、牙　本　质

牙本质(dentin)是牙硬组织中的主体部分,其无机矿物质羟基磷灰石约占70%,矿化程度比牙釉质低而更具有弹性,可增强对牙釉质釉柱的支持。水及有机物约占30%,以Ⅰ型胶原为主,含少量的Ⅵ型和Ⅴ型胶原。牙本质在结构上由牙本质小管(dentinal tubule)、管间牙本质、管周牙本质和成牙本质细胞突构成。牙本质小管在牙本质横截面中呈无数小管状,其

密度约为 $4.5×10^4/mm^2$。人恒磨牙深层牙本质小管直径为 $(2.90±0.22)\mu m$，而中间区域则为 $(2.65±0.19)\mu m$，二者差别不大。牙本质小管在纵截面中呈 S 形，自牙髓腔向牙釉质延伸，其弯曲比釉柱更大，排列更不规则。牙本质小管内充满了组织液，是由牙髓毛细血管渗透液扩散至前期牙本质层，并与成牙本质细胞分泌的组织液混合，进入牙本质小管及其管周间隙所形成的，但也有学者认为就是由成牙本质细胞的细胞外液组成。经测定牙髓中游离组织液流体静压约为 30mmHg，向牙釉质方向呈梯度递减而产生牙本质小管内渗透压。在生理情况下，牙本质小管两端被牙釉质和成牙本质细胞层所封闭，牙本质液在管内渗透压作用下处于正常流动范围之内，牙髓神经对管内牙本质液流速变化不敏感，其中机械感受器没有被激活。当牙本质暴露后，刺激可直接引起牙本质小管内牙本质液流动，激活机械感受器而产生神经疼痛感觉，其强度涉及牙本质小管开放数目和直径且成正相关。与无临床症状者相比，牙本质过敏者小管开放数目增加了约 7 倍，直径明显增大，是牙本质过敏的客观条件，也是牙本质感觉过敏症的流动学说、神经学说和牙本质纤维传导学说等的生物学基础。

在生理情况下牙髓内成牙本质细胞突起延伸至牙本质小管内，向外流动的流体静压足以抵抗外源性物质通过牙本质小管进入牙髓。当临床气流干燥牙面、探针轻划和牙本质被切割时，均会出现加速牙本质小管内组织液外流，在显微镜下可以观察到成牙本质细胞部分胞体被吸入牙本质小管内的现象。当牙本质小管内流速高达 2~3mm/s，则产生酸痛或疼痛感觉，其强度与暴露或被切割的牙本质管密度（单位面积内的小管数之比）成正相关，说明在牙体修复时应尽量保留牙本质和进行垫底的必要性。在病理情况下细菌产生的毒素及有害物质浓度会明显升高，高达一定程度时可逆牙本质小管液体到达牙髓，引起牙髓的炎症反应。

新型机械敏感离子穿膜蛋白通道 Piezo 可以分为 $Piezo_1$ 和 $Piezo_2$ 两种结构蛋白，二者基因序列类似，在膀胱、结肠和肺等组织中表达。$Piezo_2$ 由 24~36 个穿膜蛋白片段组成，在背根神经节表达量较高，能抑制小鼠背根神经细胞的压力感受器引发的快适应机械敏感电流。Piezo 存在于成牙本质细胞，具有促进其分化的能力；存在于牙髓神经细胞，可能参与成牙本质细胞感受、机械刺激传导和牙髓痛觉感受传导。Piezo 通道蛋白在大鼠牙本质暴露模型呈现缓慢增加状。氟保护漆和窝沟封闭联合应用可以防止牙本质继发龋。脱敏防龋氟保护漆含有乙酸乙酯和丙酸异戊酯基质，涂布后可迅速形成透明薄膜覆盖于牙本质表面，其中的氟化硅颗粒则深入牙本质小管发挥抗过敏作用。含绿茶提取物表没食子儿茶素和表没食子儿茶素没食子酸酯的凝胶能有效减少脱矿区牙本质胶原降解，通过再矿化提高牙本质抗酸蚀能力而治疗预防酸蚀症。

目前盖髓材料取得了一定的进展，聚乳酸-羟基乙酸共聚物（PLGA）缓释微球复合抗生素可用于盖髓。动物实验表明其能强烈地诱导牙髓细胞分化，形成较厚且完整的牙本质桥。三氧化物凝聚体（mineral trioxide aggregate，MTA）是一种较新型的生物材料，在国外广泛用于盖髓治疗，与牙髓组织具有良好的生物相容性，能促进牙髓细胞增殖，诱导牙髓细胞分化成牙本质细胞，诱导形成的钙化桥更连续致密，并且对牙髓炎症的控制明显优于氢氧化钙。MTA 具有良好的生物相容性、诱导成骨性和控制炎症的特点，是较理想的直接盖髓材料。纳米羟基磷灰石经聚酰胺 66 增强其抗压改性后的复合盖髓剂能高效地诱导出修复性牙本质，是一种潜在性能优异的盖髓材料。研发的新型磷酸钙-磷酸镁或磷酸钙-硅酸钙-泡铋矿复合材料对牙髓细胞毒性小并具有一定的抗菌性，能有效促进修复性牙本质形成，可以用作盖髓剂。

在生理状况下基质金属蛋白酶(matrix metalloproteinase,MMP)参与牙本质基质的沉积过程,维持牙髓组织的正常更新。MMP已经被证明参与牙本质龋、牙髓炎和牙周组织破坏等病理过程。在牙本质龋损组织内发现了MMP-2、MMP-3、MMP-8、MMP-9和MMP-20等类型,定量测定发现以MMP-2和MMP-9为主,最重要的是MMP-20,能降解脱矿后暴露的牙本质胶原而使其无法再矿化。MMP存在于牙髓-牙本质复合体的成牙本质细胞层中,可能通过牙本质小管渗透至龋洞底,在粘接修复过程中被激活而导致部分牙本胶原纤维被水解,其降解产物Ⅰ型胶原羧基端肽(ICTP)释放量明显增加。研究发现ICTP释放量与牙本质粘接强度成负相关,其机制是破坏了牙本质湿粘接技术所要求的胶原纤维保持蓬松状态,降低了粘接强度和界面持久性。

三、牙　髓

牙髓(pulp)是一种特殊类型的结缔组织,由细胞、细胞间质、血管、淋巴管和神经等构成。牙髓细胞分为成牙本质细胞、成纤维细胞和牙髓干细胞。成牙本质细胞位于髓腔表层近牙本质层,有胞浆突起延伸入牙本质小管,在牙齿发育时可存在于牙本质全层,在牙齿完全形成后就退化仅存在于牙本质小管的牙髓端。当受到外界轻微刺激时如牙体组织轻度磨损或龋坏时就会恢复产生牙本质的能力。当受到相对较强烈的刺激时,则容易被破坏而丧失其生成牙本质的功能甚至凋亡,需要由存在于血管周围和牙髓富细胞区内的牙髓干细胞来分化补充成牙本质细胞。

牙周血管经根尖孔或其侧副根管孔出入髓腔,与牙髓毛细血管、小静脉与动静脉组成微血管循环网络系统,其直径均在100μm以下,其管内生理血流量为40~50mL/min,比口腔内任何组织都高,与脑组织相同。当临床备洞至釉牙本质界瞬间,牙髓血流量会上升约53%,即使中止磨削,20分钟以后血流量才能恢复正常;但在高速手机喷水不充分时,牙髓血流量则明显减少,会引起局部牙髓组织缺血性反应。糖尿病患者在无龋、无创伤缺损、无症状的牙齿牙髓组织中也会出现炎症样反应,曾被发现高表达VEGF和IL-8等细胞生长因子,提示牙髓正在发生损伤后的修复过程,牙髓血管会呈现糖尿病外周微血管样的病理性改变,最终导致对应牙髓组织坏死。

牙髓感觉神经末梢为游离的神经末梢,含疼痛觉感受器。牙髓痛觉神经有Aδ和C神经纤维。Aδ主要分布于牙髓牙本质界,刺激阈值较低易兴奋,为尖锐性刺痛感,与牙本质神经性敏感有关。C纤维则遍布整个牙髓组织,刺激阈值较高,当牙髓温度达到(43.8±3.4)℃时或当牙髓炎时,表现为剧烈疼痛,由于该纤维不含本体感受器使得疼痛定位困难。C纤维有较强的耐受性,对缺氧不敏感,部分神经纤维在牙髓感染后尚能在根管内根尖部存活。即使被认为牙髓已经坏死的根管,预备时有时也会触发患者的疼痛感觉。

牙髓组织内还含有树突状细胞、淋巴细胞、巨噬细胞等免疫活性细胞,以及与血管神经相关的细胞,他们在生理情况下共同维持牙髓内环境的稳定,也在牙髓-牙本质复合体损伤修复中发挥部分作用。最新的研究发现根尖孔外区域神经系统的神经细胞和胶质细胞能够通过根尖孔主动爬行进入根髓或牙髓腔内,并分化为牙髓干细胞。该现象引起了对牙髓组织细胞在发育时被牙本质组织包裹后而形成这单一机制的质疑,也为牙髓组织再生提供了新思路和设想。

四、牙髓-牙本质复合体

在20世纪60年代,牙齿就开始被认识到是一种器官,其独特性在于其外部由硬组织牙本质构成,内部由牙髓组织构成其活力中枢,被定义为牙髓-牙本质复合体(pulp-dentin complex)。该理论是基于牙本质和牙髓在器官发育时均来源于牙乳头。当牙乳头在其周围即釉牙本质界处由成牙本质细胞先形成一层牙本质,其内侧邻近被包裹的牙乳头组织开始发育并最终成为牙髓组织。随着牙本质组织不断形成,成牙本质细胞则向内和中心移动,牙乳头体积逐渐减少,待原发性牙本质完全形成后,牙髓也随之发育结束。该过程在儿童时期发育相对较快,以后逐渐变慢进入生理性改建直至老年期。

成牙本质细胞合成牙本质Ⅰ型胶原,分泌后进入前期牙本质,胶原呈现高度交联结构,交联键位于二羟赖氨酸-正亮氨酸之间,大大地提高了胶原的稳定性。甘氨酸、丙氨酸、脯氨酸和羟脯氨酸这4种氨基酸占Ⅰ型胶原总氨基酸的2/3,使牙本质中Ⅰ型胶原对矿物盐有较大的吸收能力,其表面还有一层硫酸黏多糖。在矿化时胶原纤维端段之间先由磷酸钙和羟基磷灰石晶体沉积,通过晶体转化过程使得晶核逐渐变大,小颗粒晶核融合成羟基磷灰石。经测定,软组织内Ⅰ型胶原纤维之间的间隙仅0.3nm,牙本质Ⅰ型胶原纤维之间的间隙相对较大,约为0.6nm,比磷酸钙离子直径大约0.4nm。该间隙最终容纳了大量羟基磷灰石晶体而构成完整的牙本质组织。成牙本质细胞分泌的非胶原蛋白如磷蛋白和涎蛋白等主要参与矿化,同时也分泌一些生长因子或生长因子的片段并被埋入牙本质内,在未来生理或病理情况下暴露后会行使其对应的生物学效应,现已知主要有TGF和胰岛素样生长因子等。随着冠部牙本质的形成,存留于内部的牙乳头成为冠髓,等根部牙本质发育完成则成为根髓。该牙髓-牙本质复合体在组织学来源和结构上从此紧密相连,在功能上相互依存,完整的牙本质对牙髓起到保护作用,发育成熟的牙髓为牙本质提供营养和感觉,共同维持复合体及牙齿形态和功能的完整性。

作为一个局部整体,牙本质实质上可以被看作是矿化硬组织内部包裹着无数成牙本质细胞突即牙髓外围部分,探诊时刮牙本质会有酸痛感。临床备洞时切割牙本质及其含有的牙髓细胞突可以看作等同于切割牙髓组织。当磨损或浅龋时成牙本质细胞会产生继发性牙本质试图阻止隔绝外部刺激,髓腔会退缩,将导致髓角退缩变短且圆,称髓角退缩线。有时可在洞底原髓角部位见到针尖大的暴露点,探有疼痛感觉而无出血,可以判断为已经到达并暴露了髓角退缩线,应按牙髓暴露直接盖髓处理,务必将医源性损伤降低到最低限度。当牙本质有效厚度过薄,达到约0.75mm时,致病细菌就可能穿过牙本质进入牙髓导致感染。对牙本质厚度判断失误会导致医源性穿髓,垫底不完善或使用刺激性充填材料会导致牙髓无菌性或化学性坏死。这些均验证了牙髓-牙本质复合体理论的正确性,牙体修复时均要遵循该理论并作为临床操作指导原则,即施加于牙本质的任何刺激实质上都会传递给牙髓,应避免一切来自操作、药物和充填材料的刺激。目前大量牙髓-牙本质复合体及其相关基础研究取得了丰硕的成果,为未来应用于临床提供了潜在的治疗方案,尤其是研发具有我国独立自主知识产权的牙体修复等相关材料代替进口修复材料是转化医学重要的方向。

牙本质形成过程中成牙本质细胞起着建设者功能,矿化所需的钙离子是由其L型和N

型钙离子通道进行跨膜转运。L型钙离子通道的主要功能单位 α_1 亚基位于通道核心位置，其他亚基如 α_2、β 和 γ 亚基起辅助调节作用，但最终还是依赖 α_1 亚基而起作用。根据亚基的不同组合其有4种亚型 α_1S、α_1C、α_1D 和 α_1F，也分别称为 $Cav_{1.1}$、$Cav_{1.2}$、$Cav_{1.3}$ 和 $Cav_{1.4}$。近年来发现L型钙离子通道 $Cav_{1.2}$ 羧基末端在牙髓干细胞分化过程中发生核转位并在其分化过程中发挥作用。

炎性体 $NLRP_3$（pyrin domain containing-3）、caspase-1 在正常鼠牙髓组织中的成牙本质细胞微量表达。当炎症扩散到牙髓及成纤维细胞，NLRP3/Caspase-1、caspase-1 和 IL-1β 在炎症初期均显著增加，病原微生物可能通过 $NLRP_3$/caspase-1 引起炎症反应。瞬时沉默细胞外基质磷酸化糖蛋白（matrix extracellular phosphoglycoprotein，MEPE）基因可以抑制人牙髓细胞（human dental pulp cell，hDPC）增殖，下调 *BSP*、*DSPP*、*OCN*、*Collagen-Ⅰ* 基因表达，降低 ALP 活性。MEPE 可能通过调控 hDPC 的增殖和成牙本质分化能力，在阻止牙髓损伤修复中发挥重要作用。β-catenin 在人恒牙牙髓及牙乳头中的表达，$Notch_1$ 的胞内段（Notch1 intracellular domain，NICD）在人牙髓干细胞过表达，可以调节增强人牙髓细胞的增殖和迁移能力。年轻恒牙牙髓中 $Notch_2$ 的胞内段 mRNA 和蛋白表达强于牙乳头及成熟恒牙牙髓。$Notch_2$ 在牙髓-牙本质复合体发育过程中发挥作用。如激活 Notch 信号通路后，人牙髓细胞在细胞水平、代谢酶水平、基因水平均具有延缓老化的功能。总之，多种生长因子参与牙髓组织生理或病理过程，选择性阻断或促进相应生物学过程均可应用于未来的临床治疗。

生理状态下部分牙髓内干细胞会转化进入成牙本质细胞和牙髓细胞周期。成牙本质细胞会不断生成牙本质来弥补牙齿的磨损、磨耗，对抗龋齿发生。牙髓细胞则弥补牙髓组织内因各种原因导致的细胞衰老，牙髓-牙本质复合体重建，维持牙髓组织稳定，使牙齿发挥正常的生理功能。研究牙髓内干细胞的分布发现，其间充质干细胞特异性标志物 STRO-1 阳性细胞在牙髓组织中呈散在分布，以血管周围较为密集，但不分布在成牙本质细胞层。外胚层间充质干细胞标志物 HNK-1 阳性细胞主要集中于血管周围，但成牙本质细胞层也有。STRO-1 和 HNK-1 阳性细胞二者均表达于血管壁周围区域，提示血管网可能是干细胞依存的微环境。2000 年体外培养成人牙髓组织获得了集落状生长细胞，其形态与成纤维细胞形态相似，但可以被诱导分化为成牙本质样细胞并形成牙本质样结构，这是首次成功分离培养出牙髓干细胞（dental pulp stem cell，DPSC）。当时一般采用酶消化的方法获得，将牙髓组织消化后通过滤网获得纯化细胞，再用 15%~20% FBS 培养扩增分离来获得原代 DPSC，这是传统 DPSC 分离培养方法。现采用贴壁分离培养方法，筛选出呈梭状或多角形的细胞并需要通过细胞表面标记确认。DPSC 表达中胚层分子标记物即间充质干细胞（mesenchymal stem cell，MSC）的早期细胞标志如 Stro-1 和 CD_{146} 等，可以用来鉴定其是否处于未分化状态。DPSC 能表达多种间充质干细胞所具有的抗原标记物，如间充质祖细胞相关抗原 SH_2、SH_3、SH_4、CD_{29} 及 CD_{44}，而不表达造血干细胞所特有的抗原标记物，在不同培养条件诱导下可以向成牙本质细胞、成骨细胞、脂肪细胞、神经细胞、软骨细胞和内皮细胞等多向分化。

利用 DPSC 修复牙本质组织缺损可避免因充填材料引起的牙冠变色，还可避免根管治疗后牙本质抗折性能明显下降。相关研究包括：将 DPSC 作为种子细胞直接移植或将其诱导为成牙本质细胞后移植，或通过支架材料向牙髓腔内输送干细胞，促使其增殖分化形成相应的组织。用 200μg/mL 釉基质蛋白（enamel matrix protein，EMP）诱导人牙髓干细胞后能强烈促进其增殖及分化，并能促进牙本质涎磷蛋白（DSPP）和波形蛋白表达，明显增强碱性磷酸酶(ALP)活性。如将牙髓干细胞复合于羟基磷灰石/磷酸三钙(hydroxyapatite/tricalcium phosphate,HA/TCP)后植入裸鼠皮下可以异位生成牙本质样组织结构。将牙髓干细胞复合于聚丙交酯乙交酯植入裸鼠无根髓的牙根中,能诱导出成牙本质样细胞,表达牙本质涎磷蛋白和碱性磷酸酶等,还能再生出良好的血管网,导致继发性牙本质沉积。脂多糖(LPS)能通过 ERK1/2 和 p38 MAPK 信号通路对牙髓干细胞起调控增殖能力和定向分化能力,还能促进牙髓干细胞矿化结节形成。碱性成纤维细胞因子(bFGF)能刺激人牙髓干细胞,能活化 ERK、P_{38} 和 JNK 等信号通路。其中,以 ERK 最敏感,使 Nanog 蛋白质表达增加。乳牙牙髓干细胞也是极具应用潜力的种子细胞,具有可塑性强、免疫排斥小及高度增殖多向分化的潜能。新研制的含氟羟基磷灰石(FHA)凝胶与人牙髓细胞共培养,发现其具有良好的增殖能力,能提高碱性磷酸酶活性,以及牙本质涎磷蛋白、骨钙蛋白和 ALP 等表达,是潜在的牙髓再生支架。如同时携带血管内皮生长因子(VEGF)和血小板源生长因子(PDGF)等促血管生成因子可以优先促进血管化,接着诱导牙髓组织再生。牙髓干细胞的生物行为及其在临床上的应用研究还处于初级阶段,横向比较研究更少。

牙髓组织工程学是修复损伤的成牙本质细胞、血管网和神经等构建出一整套新生牙髓组织,代替因炎症等各种原因导致的牙髓组织损伤和坏死。富血小板纤维蛋白(PRF)通过直接离心外周血而获得蛋白凝胶,犬实验发现其有助于牙髓干细胞增殖,能上调成牙本质和成骨早期 ALP、DSPP mRNA 及成骨晚期 DMP_1 mRNA 的表达,促进 DPSC 向成牙本质和成骨细胞分化,与 PRF 作用时间或浓度成正相关。另外,研究发现 PRF 和脱矿牙本质基质(DDM)均为高效的干细胞诱导因子,能上调骨涎蛋白和骨桥蛋白等矿化基因,诱导出牙髓和牙本质样器官。同时,其也是人体内源性感应生物因子,能促进牙周膜和骨髓基质干细胞归巢(cell homing)至根髓或整个牙髓腔。研究结果表明,干细胞归巢再生牙髓术可能是代替根管治疗的一次革命性突破。

五、牙 冠 颜 色

天然牙的牙冠是牙釉质复合于牙本质上的双层结构。当光线照射到牙冠,必须穿透整层牙釉质到达牙本质,并反射出牙冠整体颜色,具有双层效应。牙釉质相对透明或无色,其颜色与牙釉质的厚度和矿化程度有关,矿化程度越高,牙釉质越透明。牙本质呈现半不透明淡黄色组织,叠加后牙冠最终呈现某种深度感的半透明颜色。牙面可以看作是由不规则的平面组成且具有复杂多样性,最终导致牙冠呈现出无数种个性化特征。乳牙牙釉质矿化程度比恒牙低,大多呈乳白色。

用色度仪和分光光度计等仪器测量牙颜色的工作原理是通过测定指定牙平面及其累计反射光等指标,早期采用单点测量,后期采用多点测量,测量的部位越多,分析越具有可靠性,为牙冠修复提供了客观的数字化色泽。前牙美容修复的原则是应用复合树脂的分层技术,在修复时应尽可能模仿天然牙齿颜色,采用不透明的牙本质复合树脂修复牙本质层,采用透明或半透明的牙釉质复合树脂修复代替牙釉质,切缘部分则用透明的复合树脂修复。当牙冠接触茶、红酒和食用色素等着色物质时,色素能够与牙面的唾液蛋白形成氢键结合,不易通过刷牙而彻底清除,也会逐渐进入牙齿深层或残留在复合树脂-牙界面区而影响美观。随着人们对容貌的期望值增加,牙冠美学要求临床医师充分掌握和熟练应用各项美学原则,通过调整牙齿的阴影、颜色、色泽和形状等达到美学修复的效果。

第三节　牙体修复生物学基础

一、树脂修复的混合层理论

目前临床牙体修复术倡导在应用微创技术前提下,尽量减少牙体磨削量,减少患者痛苦,应用树脂充填材料恢复前牙形态强调符合美学要求,后牙则要求提供足够的抗力强度稳定维持修复体充填边缘,保护牙髓、牙本质及其复合体的正常生理功能。牙体树脂修复需要应用牙釉质和牙本质粘接技术。牙釉质粘接技术发展在先,即牙釉质经酸蚀处理后使其表面形成高度蜂窝状的形貌特征,粘接剂渗入固化后形成无数树脂突,通过机械嵌合锁结形式为树脂材料提供力学支撑。牙本质粘接技术是通过混合层理论和技术实现的。

当去龋或适量制备洞形磨削牙本质产生的微屑经过有机物变性,混入牙本质小管溢出液、唾液及一些细菌微生物后能稳固地黏附于洞壁,达 $1\sim5\mu m$,部分形成污染栓堵塞牙本质小管深达 $18\mu m$。临床机械冲洗无法将其去除并且最终阻碍树脂粘接剂中底涂剂的渗入,被定义为玷污层(smear layer)。应用全酸蚀剂能完全去除该玷污层,但步骤烦琐,有时存在过度脱矿而对牙髓有一定刺激性,临床应用趋于减少。目前临床广泛接受和应用的是自酸蚀技术,即运用有效的自酸蚀牙本质表面处理剂(如含有 35%磷酸)涂布来清除溶解牙本质表面玷污层及牙本质小管口的污染栓,促使管间牙本质的部分羟基磷灰石溶解脱矿,虽约为几微米厚,但其接触透性面积却成倍增加,暴露出下方三维牙本质胶原网并被复合树脂粘接剂中的功能单体渗入,聚合固化后其界面形成由树脂渗入的增强型牙本质层,该牢固整体界面(interface)被定义为混合层(hybrid layer), $2\sim10\mu m$ 厚。扫描电镜或透射电镜证实部分树脂能渗入牙本质小管,甚至在管间牙本质和管周牙本质形成树脂突。

理论上希望复合树脂修复混合层能够保持 10 年以上的长期稳定状态。要达到这个目的,需要减少不良或无效树脂突的产生,显著提升有效树脂突的数量,从而获得强大的牙本质机械粘接力和抵抗酸碱侵蚀的能力,为树脂修复体提供良好的边缘封闭性,减少渗漏,防止修复体周围继发龋的发生。但树脂突数量和长度与混合层厚度并非呈现单一线性关系。目前混合层理论及实践研究已经取得了丰硕的成果,提出了许多改进方法和临床操作注意事项。

硬化性牙本质是一类特例,常发生在增龄或磨耗后甚至部分龋损的牙体组织,其表面呈现过度矿化层,牙本质小管管腔被钙盐结晶沉积矿化堵塞,使其具有较强抗酸能力导致酸蚀后脱矿不佳,粘接剂渗透困难而无法在牙本质小管内形成牢固树脂突。超微形态学显示该区域树脂突普遍较短少,粘接强度比在正常牙本质低 26%~30%。用全酸蚀与自酸蚀系统处理硬化牙本质,其微拉力测试显示分别比正常牙本质低 24%与 26%,最终导致临床牙体修复失败率偏高。扫描电镜观察显示牙本质抗酸能力按照硬化性牙本质、老年恒牙、恒牙和乳牙而递减,树脂突变多,长度变长,粘接效果均呈递增状。

当牙本质小管方向与粘接界面平行时,含 35%磷酸全酸蚀剂并不比含 20%磷酸全酸蚀剂的粘接强度明显增加。当牙本质小管方向与粘接界面垂直时,含 35%磷酸全酸蚀剂则比含 20%磷酸全酸蚀剂的粘接强度明显增加,全酸蚀系统处理形成的混合层约为 $3\mu m$。自酸蚀中的酸性功能单体通常是磷酸酯或羧酸酯,其 pH 高于磷酸凝胶。自酸蚀剂可以分为温和型(pH>1.5)、中等强度型(1.0<pH<1.5)和较强型(pH<1.0)三类。经其处理后形成的混合层约为 1μm。有研究发现自酸蚀系统的粘接强度比全酸蚀系统更强。全酸蚀系统形成的硬化性牙本质混合层比自酸蚀系统厚,但粘接强度无差异。

粘接剂一般可以分为水基、乙醇基或丙酮基粘接剂型。水基粘接树脂单体需与酸蚀暴露出来的牙本质胶原纤维网间的水分子竞争粘接点。过多的水分子常常导致单体渗透困难,形成的树脂突较短小、不规则,导致粘接力不足。改良方法是将亲水性粘接树脂单体溶于易挥发的乙醇或丙酮溶剂中,在湿式粘接时利用丙酮挥发时会带走胶原纤维网内的水分子,将粘接单体广泛地渗透入胶原纤维网及开放的牙本质小管内固化形成树脂突,这类树脂突具有强大的机械锁结力。丙酮的亲水性和挥发性均强于乙醇,形成的混合层相对较厚,树脂突多。在正常牙本质表面,丙酮基粘接剂与乙醇基粘接剂混合层厚度无明显差异,但丙酮基的树脂突长且连续,能渗透入侧支小管;乙醇基的树脂突长而不连续,向侧支小管内渗透少。亲水粘接剂的缺陷是所形成的混合层具有较强的亲水性和吸水性。研究发现,粘接单体常无法渗透到达牙本质深层,酸蚀后裸露的胶原纤维无法得到保护,能直接被宿主牙本质及小管来源的基质金属蛋白酶降解,导致树脂突质量不佳、混合层强度不足,影响粘接界面的长期耐久性。

用 MMP 抑制剂如 2% 氯己定预处理牙本质表面后,再涂布粘接剂,可以防止胶原纤维降解,提高粘接界面的强度。用聚乙烯磷酸处理牙面能有效抑制酸蚀时激活 MMP-2、MMP-8 和 MMP-9 等酶的活性,且抑制效率与其浓度成正相关。季铵盐单体具有抑制 MMP 的作用,经其改性的牙本质粘接剂,其浓度越高,抑制 MMP-9 的作用越强,能有效降低 MMP 酶解牙本质胶原进而提高牙本质-树脂界面的粘接力。组织蛋白酶特异性抑制剂 N-(反式-环氧丁二酰基)-L-亮氨酸-4-胍基丁基酰胺[N-(trans-epoxysuccinyl)-L-leucine 4-guanidinobutylamide]能有效抑制牙本质与树脂粘接界面胶原纤维网的老化降解,提高牙本质与树脂的粘接耐久性。表没食子儿茶素没食子酸酯(EGCG)及其甲基化修饰物(EGCG-3Me)改性粘接剂均可抑制粪肠球菌增殖并提高复合树脂-根管牙本质粘接界面的稳定性。EGCG-3Me 的抗菌性能较佳。

牙本质粘接修复体周围存在继发龋抑制区,常位于粘接界面混合层的下方而非混合层,也不是牙体修复材料释放氟离子形成的"龋坏抑制区"。该区被定义为牙体硬组织抗酸碱层(acid-base resistant zone),能在一定程度上防止修复体周围继发龋,仅在部分自酸蚀非全酸蚀粘接系统处理牙本质后会形成。但不同自酸蚀粘接系统最终促使形成的牙体硬组织抗酸碱层形态也不同,感染后牙本质脱矿加剧导致渗透性增强而有利于粘接剂树脂单体的渗透,形成的牙体硬组织抗酸碱层比正常牙本质厚且局限于牙本质内。

二、修复后牙体组织的生物学变化

混合层理论和技术是牙体修复的一个里程碑,得益于复合树脂能兼顾前后牙物理机械性能,以及不可替代的美学优点和优良的生物相容性,几乎不被唾液溶解。虽然发现存在微量未反应的树脂成分,但不足以引起严重的毒性反应,并且毒性也低于银汞合金。极少病例报道粘接剂或光源引起唇部黏膜过敏性水肿。磷酸酸蚀剂作用 30 秒能去除玷污层而不会扩大牙本质小管通透性,不会引起牙髓反应。但有时存在充填后敏感或轻度疼痛不适等症状,这与复合树脂充填过程中对牙髓刺激性有关,其强度与牙本质小管密度和通透性密切相关,一般𬌗侧牙本质小管通透性大于颊侧,近牙髓通透性大于中间。在较高通透牙本质区域如窝洞深层使用酸蚀粘接系统、固化照射时间过长、强度过大和聚合产热均可导致髓腔温度升高,未聚合复合树脂单体可直接引起牙髓组织化学性刺激变化,使成牙本质细胞排列紊乱,出现暂时性牙髓充血或轻度牙髓炎症状态,偶然呈现牙髓激发痛。动物实验发现,这些环节均能刺激猫牙髓通过 C 神经纤维诱发放电产生疼痛反应。复合树脂直接充填深窝洞刺激牙髓神经释放疼痛递质(P 物质),在第 1~3 天达到高峰,第 7 天减少并恢复至正常。未完全聚合或固化后部分单体化学成分会通过小管扩散引起兔牙髓细胞毒性样改变和牙髓充血等炎症性组织反应。玻璃离子、复合体和复合树脂材料浸渍液对体外人牙髓细胞均有一定的抑制作用,可采取必要的措施如氢氧化钙垫底以减少牙髓应激反应和杜绝充填后不适疼痛。目前临床使用的复合树脂材料对牙髓细胞的毒性已经明显减小,但对牙髓-牙本质复合体毒性的定性定量研究相对较少,牙髓生物相容性更佳的复合树脂材料尚待进一步研发。

修复后牙体组织的生物学变化主要涉及边缘微渗漏变化,这是评价任何充填材料临床疗效最重要的指标。在行使咀嚼功能后是否仍然能够维持良好的边缘封闭性决定了修复体的长期成功率。虽然混合层能有限缓解复合树脂的聚合反应引起的收缩,当充填完成后甲基丙烯酸类复合树脂最终存在净 0.9%~5.7% 的聚合体积收缩,导致复合树脂与牙体之间产生微裂隙,呈现动态波动状。研究发现,固化 10 分钟后微裂隙宽度剧烈增加,固化 30 分钟后宽度则缓慢增加,固化 1~24 小时最明显,48 小时后有一定程度缩小。体外研究显示,经酸蚀剂和粘接剂处理后的复合树脂与牙体组织之间一般会形成 6~10μm 的微裂隙。光固化型复合树脂向光源方向收缩,微裂隙在𬌗缘裂隙较小,集中在洞底、髓壁和龈壁处则较大。化学固化型复合树脂一般呈向心型收缩,微裂隙发生在修复体边缘。微裂隙大小与树脂聚合体积收缩率有关,无机填料比例越大,树脂基质相对就越少,会减少单体分子聚合固化形成的交联网络,使其更多呈短链状,体积收缩率降低,集中于窝洞底部和洞底交汇线角处。当微裂隙大于 50μm 时唾液蛋白和微量致龋微生物会生长繁殖,诱发继发龋。充填后 1~2 年继发龋发生率为 21.3%,充填后 2~4 年为 38.0%,充填后大于 5 年则高达 45.8%。

斜分层技术已经广泛地用于临床操作中,其充填厚度要求不超过 2mm 以减少聚合收缩。即强调窝洞构象因素(cavity configuration factor)的重要性,降低充填窝洞的粘接面积与非粘接面积的比值,减小收缩应力,其原理是每层充填物的聚合收缩被下一层树脂的流动性所代偿。斜分层技术的缺点是操作步骤多,椅旁工作效率低,深窝洞时固化距离较远,转化率降低。尤其是后牙根管治疗,一般牙体高点到髓室顶距离普遍在 7mm 左右,离髓室底距离更大。目前大块充填树脂(bulk-fill resin-based composite)开始用于临床,通过联合改良基质单体、纳米混合填料及高转化率的光引发剂使得大块充填树脂能够每层充填 4mm,并且能显著降低聚合收缩和聚合应力,具有降低充填物边缘着色、边缘微渗漏、牙釉质折裂和牙尖变形等优点。其树脂基质是在原复合树脂基质基础上添加新型高分子量基质单体,减少了聚合应力,有效降低聚合体积收缩并取得了突破性进展。陈智等总结基质材料类型为双甲基丙烯酸尿烷酯(UDMA)、芳香簇 UDMA、碎片增加分子和 1,12-十二烷二醇双甲基丙烯酸酯等,并添加二丁基羟基甲苯等稳定剂和抗氧化剂。采用改性后的纳米混合填料提高了填料比,改善了物理机械性能。<20nm 未聚合氧化硅和氧化锆填料的折射率与树脂基质相似,

填料不会对蓝光产生吸收和散射,增加固化光线透过深度高达4mm,提高了固化光的利用率。大块充填树脂色度较常规复合树脂的牙本质和牙釉质更透明,可增大固化光线的穿透距离,但表面偏白。研发具有抗菌性能的复合树脂能够防止继发龋发生,如将纳米CaF_2加入树脂填料中,钙能有效降低脱矿并促进再矿化。氟可调节牙齿再矿化并使复合树脂具有一定的抑菌性。氯己定和磷酸钙融入纳米复合树脂能减少变异链球菌生物膜的形成。含季铵盐的复合树脂材料具有一定的杀菌性能。SiO_2纳米纤维被添加入复合树脂基质能有效降低聚合收缩度。聚合收缩可导致牙体与修复体之间形成缝隙,从而产生边缘微渗漏。

三明治充填技术被广泛应用于龈缘或龈下充填。玻璃离子能与牙本质形成化学键粘接防止微渗漏发生,能在相当长的时间内持续释放氟离子,可作为一种多功能协同复合树脂牙体修复材料。基于楔状缺损的特殊位置,复合树脂接近龈缘或深达龈下修复易形成悬突,引起牙龈局部炎症,局部龈沟液量及龈沟液天门冬氨酸转氨酶、碱性磷酸酶和白细胞介素-1β水平,在修复后12个月仍高于修复前,提示三明治充填技术会引起局部牙周组织炎性反应。

总之,当前的牙体修复学概念及生物学基础是基于过去一个世纪口腔医学的基础研究成果和临床总结,要求以预防为主,早期诊断易感龋,尽量保存健康牙体组织,减少窝洞制备带来的损伤。尤其是对牙髓-牙本质复合体的认识是现代牙体修复学的重大突破,必须遵守该生物学原则,尽量保存健康的牙髓,向着更加强调牙体美观和重视再预防的方向发展。此外,强调复合树脂修复混合层理论指导临床,关注牙体修复后生物学变化方向,提高牙体修复的长期成功率。随着口腔分子生物学、口腔材料学和牙髓组织工程学等正在以前所未有的速度发展,生物学基础研究成果为未来牙体修复学临床治疗提供了更多可行的途径和方法,尤其是牙髓干细胞和口腔转化医学等相关研究的突破可能真正实现现代牙体修复学的目标。

(马　健)

参 考 文 献

1. COUVE E, OSORIO R, SCHMACHTENBERG O. Reactionary dentinogenesis and neuroimmune response in dental caries. J Dent Res,2014,93(8):788-793.

2. DE SOUZA COSTA C A, HEBLING J, SCHEFFEL D L, et al. Methods to evaluate and strategies to improve the biocompatibility of dental materials and operative techniques. Dent Mater,2014,30(7):769-784.

3. GE J, JU Y, XUE Z, et al. Distal C terminus of CaV1.2 channels plays a crucial role in the neural differentiation of dental pulp stem cells. PLoS One,2013,8(11):e81332.

4. GRONTHOS S, MANKANI M, BRAHIM J, et al. Postnatal human dental pulp stem cells(DPSCs)in vitro and in vivo. Natl Acad Sci U S A,2000,97(25):13625-13630.

5. HARALUR S B, DIBAS A M, ALMELHI N A, et al. The Tooth and skin colour interrelationship across the Different Ethnic Groups. Int J Dent,2014,2014:146028.

6. KANKUA N, SHAHIDI M K, KONSTANTINIDOU C, et al. Glial origin of mesenchymal stem cells in a tooth model system. Nature,2014,513(7519):551-554.

7. KIM K, LEE C H, KIM B K, et al. Anatomically shaped tooth and periodontal regeneration by cell homing. J Dent Res,2010,89(8):842-847.

8. LEE R, BAYNE A, TIANGCO M, et al. Prevention of tea-induced extrinsic tooth stain. Int J Dent Hyg,2014,12(2):267-272.

9. GONG Q,HE L,LIU Y,et al. Biomaterials selection for dental pulp regeneration. Comprehensive Biomaterials Ⅱ,2017,159-173.

10. KONTAKIOTIS E G,TSATSOULIS I N,FILIPPATOS C G,et al. A quantitative and diametral analysis of human dentinal tubules at pulp chamber ceiling and floor under scanning electron microscopy. Aust Endod,2015,41(1):29-34.

11. HEDENBJÖRK-LAGER A,BJORNDAL L,GUSTAFSSON A,et al. Caries correlates strongly to salivary levels of matrix metalloproteinase-8. Caries Res,2015,49(1):1-8.

12. SANTHOSH L,BASHETTY K,NADIG G. The influence of different composite placement techniques on microleakage in preparations with high C-factor:An in vitro study. J Conserv Dent,2008,11(3):112-116.

13. TSUCHIYA S,NIKAIDO T,SONODA H,et al. Ultrastructure of the dentin-adhesive interface after acid-base challenge. J Adhes Dent,2004,6(3):183-190.

14. ZHANG Y,LI W,CHI H S,et al. JNK/c-Jun signaling pathway mediates the fluoride-induced down-regulation of MMP-20 in vitro. Matrix Biol,2007,26(8):633-641.

15. ZHAO X Y,LI Y P,LI S B. Permeability characteristics of human dentin and a porous ceramic. Key Eng Mater,2012,492(2):501-504.

16. 陈智,张磊,赵小娥. 大块充填树脂在牙体修复中的应用与研究进展. 口腔疾病防治,2017,25(4):205-210.

17. 樊明文. 龋病微创治疗. 中国实用口腔科杂志,2012,5(8):453-455.

18. 傅昭然,蔡雪,田福聪,等. 自酸蚀粘接流动树脂初始应用层厚度对牙本质粘接强度的影响. 中华口腔医学杂志,2016,51(2):93-97.

19. 陈溯,谢建云,李菁锦. 直接充填树脂引起牙髓神经痛觉反应的电生理学研究. 北京口腔医学,2005,13(1):28-31.

20. 李雅萍,赵信义,沈丽娟,等. 人牙本质通透性的体外测定. 牙体牙髓牙周病学杂志,2013,23(4):266-269.

21. 刘南霞,赵寅华,张旻,等. 富血小板纤维蛋白对牙髓干细胞体外增殖与分化特性的影响. 牙体牙髓牙周病学杂志,2013,23(9):558-563.

22. 淦劲,袁媛圆,梁燕,等. 四种临床常用复合树脂材料在不同洞深和固化后不同时间的微渗漏变化研究. 贵州医药,2011,35(5):404-407.

23. 孙海燕,仇丽鸿. 硬化牙本质的复合树脂黏结修复研究进展. 中国实用口腔科杂志,2009,2(5):306-308.

24. 徐帅,张凌,李芳,等. 氯己定预处理对两步法自酸蚀粘接剂牙本质粘接界面稳定性的影响. 临床口腔医学杂志,2014,30(4):211-215.

25. 许鹏程,徐欣,周学东. 钙磷再矿化及其系统. 国际口腔医学杂志,2014,41(3):347-350.

26. 周密,郝英,段小红. 高氟对成釉细胞内氯离子浓度以及 pH 值影响的研究. 临床口腔医学杂志,2013,29(2):75-77.

第十一章 牙体修复的生物力学基础

生物力学是应用力学的概念、理论和方法了解和确定生物组织和器官的力学性质和作用规律。结合力学、医学和生理学方法，研究生物体的力学特性与功能特性之间的联系，研究生物体力学表现的生理、病理效应，建立用于诊断、治疗、修复、矫治、护理等方面的生物力学原理、方法、应用、评价和优化等方面的系统知识。生物力学在生物医学中的应用广泛，牙体修复中涉及大量的生物力学知识和应用。

第一节　口腔生物力学的基本概念

口腔生物力学是运用力学的理论和方法研究口腔颌面部多系统的结构和功能，是介于力学与口腔医学的一门交叉学科，是生物力学的重要分支。口腔生物力学是一门新兴的学科，近年来得到了迅猛的发展。

一、口腔生物力学的研究内容

口腔生物力学的研究内容非常广泛。通常来说，有关口腔颌面部的组织结构、运动功能和修复材料与设计等方面的研究都可涉及。

（一）按照研究对象划分

1. 牙、牙周、颌骨、关节等颌面部组织结构力学性质的研究　研究包括正常牙颌组织及细胞的结构力学性质，如各组织的硬度、弹性模量、泊松比及细胞在应力作用下的变化等。

2. 牙体修复及修复材料的生物力学研究　研究包括各类牙体缺损后的牙体组织力学变化、牙体缺损的修复设计及各类牙体修复材料的生物力学性质。

3. 牙列及颌骨缺损修复的生物力学研究　研究包括各类牙列和颌骨缺损后的口颌部力学变化、牙列缺损的修复设计、各类义齿修复材料、颌骨修复材料及种植体等的生物力学性质。

4. 牙颌畸形矫治的生物力学研究　研究口颌畸形及矫治过程中的生物力学现象及矫治材料的生物力学性质。

（二）按照从微观到宏观的生物力学理论和方法划分

1. 口腔医学中的细胞力学　研究在力学环境下口腔组织细胞的形态、生长、增殖及分化的变化，为口腔疾病发生、发展机制的研究奠定基础。

2. 口腔组织生物力学　主要关注牙周及支持骨组织结构的生物力学性质，牙在咀嚼过程中产生的力的性质与力的传递分布,健康牙、缺损牙或松动牙受力后的应力分布特点等,为系统全面地认识口颌系统特有的结构和功能特性奠定基础。

3. 口腔器官生物力学　研究口颌系统在各种运动中肌肉、颞下颌关节协调运动的力学性能,牙缺失后的人工牙设计,各种颌骨和牙缺损、缺失后修复体和牙颌畸形矫治器的设计,为牙缺失、颌骨缺损以及牙颌面畸形的预防与治疗修复提供生物力学方面的设计与指导。

4. 口腔材料生物力学　口腔医学的发展与口腔材料学的发展密切相关。口腔材料包括各类牙体修复的垫底和充填材料如银汞合金、复合树脂、牙釉质/牙本质粘接材料、聚羧酸锌、玻璃离子等;各类修复材料如硅橡胶印模材料、合金、玻璃陶瓷、氧化锆等;各类种植体和各类正畸矫治器等。口腔材料生物力学主要对口腔材料进行生物力学特性的评测,为预防和治疗口腔疾病提供参考,并为发展新的材料提供生物力学的优化设计。

二、口腔生物力学的研究方法

口腔生物力学的研究方法与一般生物力学相似,因口颌系统的解剖结构、器官功能与人体其他组织不完全相同,具有一定的特殊性。常用的研究方法为实验应力分析和理论应力分析。

(一) 实验应力分析

实验应力分析是用实验分析方法确定构件在受力情况下的应力状态的学科。它将基础理论和工程技术相结合,可以对构件进行应力、应变和位移的分析,是复合材料力学等基础理论研究的必要手段。

1. 电测法　电测法有电阻、电容、电感等多种方法,其中以电阻应变测试法应用较为普遍,效果较好。该方法通过贴于被测物件的电阻应变片,将物体表面指定点的应变由电阻应变仪用数字表示出来,再根据应力、应变的关系式确定构件表面的应力状态。

2. 光学法　经典的光弹性实验技术已从二维、三维模型实验(如光弹性法、光弹性应力冻结法)发展成为能用于工业现场测量的光弹性贴片法、用来解决扭转和轴对称问题的光弹性散光法、研究应力波传播和热应力的动态光弹性法和热光弹性法、进行弹塑性应力分析的光塑性法以及研究复合材料力学的正交异性光弹性法等。除了上述经典方法,还有云纹法、云纹干涉法、全息干涉法、散斑干涉法、全息光弹性法及焦散线法等。此外,还有 20 世纪 80年代发展起来的光纤传感技术和数字图像处理技术等。

3. 声学法　声学法包括声弹性法、声发射技术和声全息法等,在口腔生物力学研究中应用较少,可用于材料学研究。

(二) 理论应力分析

理论应力分析是指运用数学、结构力学、材料力学和弹性理论求得应力分析理论结果的学科。理论应力分析所涉及的相关学科有物理学、数学和计算机科学,其常用的方法有有限元法和无限元法。

1. 有限元法(finite element method,FEM)　有限元法是利用数学近似的方法对真实物理系统进行模拟,是在力学模型上进行的近似数值计算。有限元分析是将一个连续体简化成有限个单元组成的离散化模型,以各单元的结合体代替原连续体,并研究每个单元的力学平衡条件,建立单元的刚度方程,再根据给定的载荷条件将其集成总体刚度方程按照给定的边界位移条件求解总体刚度方程组,得到单元所有节点的位移,并根据此计算单元的应力和应变。有限元法用较简单的问题代替复杂问题后再求解。它将求解域看成是由许多称为有限元的小的互连子域组成,对每一单元假定一个合适的(较简单的)近似解,然后推导求解这个域总的满足条件(如结构的平衡条件),从而得到问题的解。这个解不是准确解,而是近似解。由于大多数实际问题难以得到准确解,有限元不仅将实际问题用较简单的问题代替而且计算精度高,能适应各种复杂形状,因而成为行之有效的分析手段,在口腔生物力学研究的应用广泛。

2. 无限元法(infinite element method,I-FEM) 无限元是有限元的延伸,是一种几何上可以趋于无限远处的单元,即它所占的区域是无限的。无限元是为克服有限元在解决无界域问题时提出的,常常与常规有限元同时用来解决更复杂的无界问题,是对有限元方法的一种补充,因而它与有限元方法的"协调"与生俱来,比边界元等其他求解无界域问题的数值方法更具有优势,目前在口腔生物力学研究中也得到了应用。

(三) 口腔生物摩擦学研究

摩擦在口颌系统运动中出现频繁且接触应力及运动模式极为复杂,这使得口腔生物摩擦学研究方法较传统生物力学方法更为复杂。口腔生物摩擦学研究手段有三大类:体内研究、体外试验研究和原位试验。这些口腔生物摩擦学方法多用于口颌运动的研究及义齿修复力学的研究,同时也可用于牙体及充填材料的研究。

三、口腔生物力学中常见的力学基本概念

力学基本概念涉及面很广,从最基本的牛顿第一、第二、第三定律到复杂的材料力学模型概念。牙体修复主要涉及牙体及修复材料的生物力学。以下介绍几个与牙体修复相关的常见力学基本概念。

(一) 应力

衡量一个物体内力的大小应该以单位面积内力的大小为依据。这个单位面积所受内力的大小即应力(stress),是用来描述物体内部各点各方向的力学状态。物体在不同外力作用下可产生不同的变形,例如拉伸、压缩、剪切、扭转、弯曲等,这些变形所产生的应力可被看作是两种基本力的结合作用——轴向力和剪切力。物体受到的轴向力为拉伸力和压缩力时,在物体内部相应产生拉应力(tensile stress)和压应力(compressive stress)。当外力是剪切力时,产生的是切应力(shear stress)(图 11-1)。

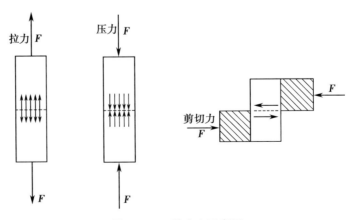

图 11-1　三种应力示意图

（二）应变

物体受到外力作用时即发生变形。物体在外力作用下形状变化的量称为物体的应变量，简称应变（strain），是指单位长度的变形。

（三）应力-应变曲线

研究材料力学性能常用的方法是测定应力-应变曲线，它是以应变（ε）与应力（σ）为坐标绘出的曲线。对物体施加拉力、压力或弯曲力均可得到相应的应力-应变曲线。下面用一个韧性较好的低碳钢等截面圆杆拉伸试验展示应力-应变曲线示意图（图 11-2）。在应力-应变曲线中，可将材料的变形分为弹性变形阶段和塑性变形阶段。

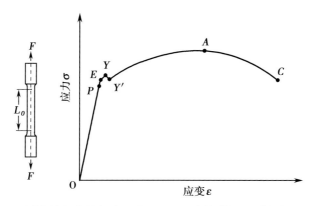

Lo. 测定伸长率的标定距离；P. 正比例极限；E. 弹性极限；
Y. 上屈服点；Y'. 下屈服点；A. 极限强度；C. 断裂强度。

图 11-2　低碳钢等截面圆杆拉伸试验及应力-应变曲线示意图

1. 弹性变形阶段　在弹性变形阶段材料的变形是弹性变形。

（1）比例极限：如图 11-2 所示，P 点所对应的应力值称为比例极限（proportional limit），以 σP 表示，它是材料应力与应变成正相关时的最大应力。当应力不超过 σP 时，拉伸曲线 OP 是直线，说明在 OP 阶段应力 σ 与应变 ε 成正相关。当应力超过 σP 时，应力与应变不再成正相关，曲线也不再呈直线。

（2）弹性极限：PE 阶段尽管应力与应变呈非线性变化，但卸载后变形仍可完全恢复，所以在 PE 阶段试样仍处于弹性变形阶段。图中 E 点所对应的应力值称为弹性极限（elastic limit），它是材料不发生永久形变所能承受的最大应力值，也是材料产生完全弹性变形时所能承受的最大应力值。E 点的意义是材料的应力不超过 σE 时，不发生塑性形变（永久变形），去除应力后，材料的形变可以恢复。

2. 塑性变形阶段　该阶段材料发生永久变形。

（1）屈服强度：当应力超过 E 点后，材料开始发生塑性变形。在应力-应变曲线的 YY' 阶段，虽然应力基本保持不变，但应变仍在不断增加，曲线上出现水平或上下轻微抖动的阶段，表明材料暂时失去抵抗变形的能力，该现象称为材料的屈服或流动，此阶段又称为屈服阶段。Y 称为上屈服点，所对应的应力值为在屈服阶段内的最高应力，称为上屈服应力或上屈服极限。Y' 称为下屈服点，所对应的应力值为在屈服阶段内的最低应力，称为下屈服极限，常取下屈服极限作为材料的屈服强度，其对应的应力值记为 σY，称屈服极限或者屈服强度

（yield strength）。

弹性极限、比例极限和屈服强度在很多情况下的值是接近的。在评价牙科材料时，这些值很重要，因为它们表示了修复体开始发生永久形变时的应力。若咀嚼应力超过这些值，则修复体或义齿就不能正常行使功能。

（2）极限强度：超过了屈服阶段后，材料又恢复了对变形的抵抗能力，需增加外力才能使材料继续变形，此现象称材料的强化，此阶段称为强化阶段。在曲线最高点 A 对应的应力是在材料出现断裂过程中产生的最大应力值，也即材料在破坏前所能承受的最大应力，称为极限强度（ultimate strength），记为 σA。σA 可出现在断裂时，也可出现在断裂前。当应力到达屈服点 σY 时，材料会产生显著的塑性变形。当应力到达极限强度 σA 时，材料会由于局部变形导致断裂。因此，屈服强度和极限强度是反映材料强度的两个重要性能指标。

材料在拉伸过程中的极限强度称为拉伸强度（tensile strength）或抗拉强度、抗张强度。压缩过程中的极限强度称为压缩强度（compressive strength）或抗压强度。剪切过程中的极限强度称为剪切强度（shear strength）或抗剪强度。弯曲过程中的极限强度称为弯曲强度（bending strength，flexure strength）或挠曲强度、抗弯强度。

（3）断裂强度：材料在曲线终点 C 点断裂，材料发生断裂时的应力称为断裂应力或断裂强度（fracture strength）。

（四）泊松比

材料在拉伸或压缩时，不但有纵向变形，还有横向变形。在弹性变形范围内，横应变与纵应变之间存在简单的正比关系：$\varepsilon y = -\nu \varepsilon x = |\nu \varepsilon x|$。式中 ν 为材料的一个弹性常数，称为泊松比（Poisson's ratio）。泊松比是指物体在单向受拉或受压时，横向正应变与轴向正应变绝对值的比值，也叫横向变形系数，它是反映材料横向变形的弹性常数。

（五）剪切力

物体在一对相距很近、大小相同、指向相反的横向外力（即垂直于作用面的力）作用下，横截面沿该外力作用方向发生的相对错动变形现象为剪切变形。能够使物体产生剪切变形的力称为剪力或剪切力。发生剪切变形的截面称为剪切面。判断是否剪切的关键是材料的横截面是否发生相对错动。剪断时的应力叫剪切强度（shear strength）。

（六）弹性模量

材料在弹性状态下的应力与应变之比称为弹性模量（elastic modulus），即单位弹性变形所需的应力，是材料抵抗弹性变形的能力，表示材料弹性形变的性质。在应力-应变曲线，弹性模量就是弹性变形阶段应力-应变线段的斜率，即单位弹性变形所需的应力。它表示材料抵抗弹性变形的能力，也称为刚度。杨氏模量（Young's modulus）又称拉伸模量（tensile modulus），是弹性模量中最常见的一种。

（七）硬度

硬度（hardness）是固体材料局部抵抗硬物压入其表面的能力，是衡量材料软硬程度的指标。硬度测定方法有三类，即表面划痕法、表面压入法和回跳法。口腔材料通常使用表面压入法测定硬度，它是将具有一定几何形状的压头压入被测材料的表面，使材料表面产生局部塑性变形而形成压痕，根据压入的深度或单位压痕投影面积承受的载荷来计算硬度。根据压头的几何形状、大小，压入法又分布氏硬度（Brinell hardness）、洛氏硬度（Rockwell hardness）、维氏硬度（Vickers hardness）和努氏硬度（Knoop hardness）等。布氏硬度压头为硬质合金钢球,压痕面积较大(图 11-3A),适用于面积较大材料的硬度测量,能反映较大范围内材料的综合平均性能,所得数值分散小。维氏硬度压头为金刚石四方角锥体(图 11-3C)。努氏硬度压头为一对菱形夹角为 172.5°,另一对夹角为 130°的金刚石长棱锥体(图 11-3D)。维氏硬度和努氏硬度适用于坚硬材料微小局部的硬度测量,当压头压力小于 1 000g 时,测定的硬度称为显微硬度(micro-hardness)。上述三种硬度均以压痕单位投影面积承受的载荷来计算硬度值。洛氏硬度试验是用一个金刚石圆锥体为压头,以一定的载荷压入材料表面,以压入的深度表示洛氏硬度值(图 11-3B)。

橡胶材料富有弹性,不能用上述方法测定其硬度,通常用邵氏 A(Shore A)硬度来表征,它是用具有一定形状的钢制压针在一定的应力下垂直压入材料表面,以压针压入材料内的长度来表示硬度值,压入长度越长,硬度越小。

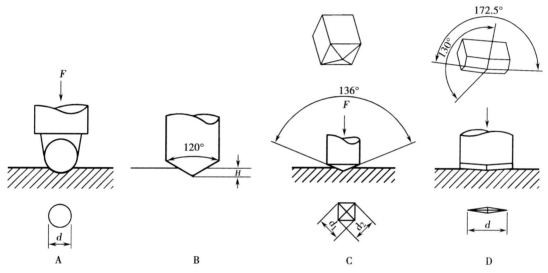

图 11-3　常用硬度试验的压头形状及压痕形状示意图
A. 布氏硬度;B. 洛氏硬度;C. 维氏硬度;D. 努氏硬度。

(八)蠕变

蠕变是指材料在一定温度和压力下,受到较小的恒定外力作用时,其形变随时间的延长而逐渐增大的现象。

第二节　牙体组织生物力学

牙体预备主要涉及牙釉质和牙本质,认识这两种牙体硬组织的基本力学特征对于临床操作指导及进一步开展修复材料的研究有着十分重要的作用。

一、牙体组织的基本力学性能

(一)牙结构力学分析

牙体硬组织排列成空心厚壁管形,此种结构形式使得牙既有良好的强度和刚度,又有良好的稳定性和吸收能量的能力。另外,牙髓腔中牙髓密度最小,形成的这种密度递减式结构更易抵抗、缓冲、吸收和传导冲击力。牙髓的存在使牙获得较高的弹性稳定,而失去牙髓后,需要更厚的管壁来获得相同的弹性稳定,这也就是牙根管治疗后,要求加根管桩来获得与活髓牙相同的强度、刚度和稳定性的原因。

牙承受殆力后,在组织结构中产生压缩应力。应力与体积、面积成反比。He 和 Swain 等采用压痕法,根据 Tabor 理论研究了牙釉质的力学本构关系,结果发现牙釉质的应力-应变曲线与金属材料类似,而与其主要成分羟基磷灰石晶体的应力-应变曲线显著不同。正常情况下,牙的特殊外形和内在结构能吸收咀嚼时咬合的能量。牙釉质的弹性力模数较小、弹性模量大,能够承受巨大的冲击力。牙本质的弹性力模数大于牙釉质,能够缓冲冲击力(表 11-1)。牙体牙髓病治疗过程中要求所用的充填修复材料的力学性质与牙相似。

表 11-1　牙釉质和牙本质的弹性模量

作者	方法	牙位	牙釉质弹性模量/GPa	牙本质弹性模量/GPa
KJ Chun(2014)	压缩实验	尖牙	1.34±0.31	1.65±0.28
KJ Chun(2014)	位移法	前磨牙	—	15.77±1.52
Stanford(1951)	压缩实验	不详	8.2~37.2	8.3~12.3
Craig(1958)	压缩实验	上颌第一磨牙	62.7~95.8	—
Trengrove(1995)	压缩实验	中切牙、上下颌尖牙	—	5.3±1.6,6.1±1.6
Jantarat(2002)	压缩实验	下颌切牙、尖牙	—	13.3±1.3
Haines(1968)	压缩实验	不详	—	11.0
Fong(2000)	纳米压痕	切牙	98.3±5.9	24.8±1.4
He(2006)	纳米压痕	前磨牙	40~80	60~100
Habelitz(2001)	纳米压痕	第三磨牙	75~90	—
Marshall(2001)	纳米压痕	第三磨牙		19.65
Arcis(2002)	纳米压痕	不详		2~8
Padmanabhan(2010)	纳米压痕	磨牙	3.22~3.51	—
Senawongse(2006)	透射光显微镜	老年磨牙		30.9±9.1
Senawongse(2006)	纳米硬度测试	年轻第三磨牙	—	29.9±5.4

(二) 牙体组织的拉压力学性质

牙釉质的力学性质呈典型的各向异性、非均质性。不同牙位、部位、钙化程度、结构变异等都可影响其力学性质。拉伸强度明显低于压缩强度,拉伸强度/压缩强度的值为 0.027。这样小比值的牙釉质在负荷下呈明显脆性断裂,脆性是牙釉质力学性质的典型特征之一。牙釉质的泊松比约为 0.3。

牙本质的拉、压、弯弹性模量无明显差别,但弯曲比例极限明显低于压缩比例极限。其抗压、抗弯强度相近,最高;剪切强度次之;抗拉强度最小。由于牙本质的各向异性影响了其他弹性常数,计算的泊松比为 -0.25~0.3,差别很大。牙釉质和牙本质压缩及拉伸力学性质的一些重要数据见表 11-2。

表 11-2　牙釉质和牙本质的压缩和拉伸力学性质

作者	压缩强度/MPa		拉伸强度/MPa	
	牙釉质	牙本质	牙釉质	牙本质
Chun K(2014)	62.6±23.8	193.7±30.6	4.5±0.8	11.9±0.1
Bowen(1962)	—	—	10.3	
Tyldesley(1959)	—	—	75.8	—

（三）牙体组织的剪切力学性质

剪切变形是牙体组织重要的力学参数,在发生剪切变形时,在其内部引起的应力分布规律和大小都十分复杂,有实验表明牛牙釉质的剪切模量明显高于牙本质的剪切模量。扭转实验测定牙釉质的剪切强度为 90.2MPa,牙本质的剪切强度为 60MPa。

二、牙体组织的各向异性力学性质

各向异性(anisotropic)是指物体内一点在各方向的力学性能不同,性能是方向的函数。

（一）牙釉质的各向异性力学性质

在牙釉质,当选择的测试横截面不同时,得到的载荷-深度曲线形状不同,而且不同测试位置的结果不同,显示了牙釉质的力学性质是各向异性的。对于不同截面,牙釉质的模量和硬度差异明显大于牙本质,说明牙釉质的力学性能趋向为各向异性。牙釉质所具有的从外表面向内的梯度分布和各向异性行为是由其微结构特性和排列所致。显微观察牙釉质和牙本质的界面,发现有大量平行的微裂纹,这些微裂纹起始于界面,延伸至牙釉质内部,平均长度为 175μm。这些微裂纹的存在也证明了牙釉质的各向异性特征。

（二）牙本质的各向异性力学性质

Rasmussen 和 Patchin 等测量了沿牙本质小管轴线方向和垂直于牙本质小管方向的断裂功,结果表明沿牙本质小管方向的断裂功大于垂直于牙本质小管方向的断裂功。考虑人的牙本质尺寸较小,制作试件较困难,Nalla 等制作了象牙本质的紧凑拉伸试件,研究其断裂力学性质。结果表明沿垂直于牙本质小管方向的断裂韧度为 $1.56 \text{MPa} \cdot \text{m}^{0.5}$,沿牙本质小管轴线方向的断裂韧度为 $2.59 \text{MPa} \cdot \text{m}^{0.5}$。通过电子扫描显微镜观察发现对于垂直于牙本质小管断裂的试件,裂纹扩展路径比较平直,在裂纹前端有微裂纹出现。对于平行于牙本质小管断裂的试件,裂纹发生了微小的偏斜,并且在裂纹尾部有未断裂牙本质组织形成的裂纹桥联。这些结果表明牙本质具有各向异性的断裂力学性质。Ivancik 等的研究表明牙本质的疲劳裂纹扩展行为也是各向异性的,在相同的应力强度因子幅度下,沿牙本质小管方向的疲劳裂纹扩展率远大于垂直方向。

临床工作中为完善、修复、重建或恢复咀嚼咬合及美观功能,需要磨除龋坏的牙体组织及切割部分健康的牙体组织。牙釉质的各向异性较为明显,在牙体预备过程中,车针应沿平行釉柱的方向切割,组织受损程度最低。不同部位的牙本质硬度不同,但其各向异性较弱,垂直于牙本质小管方向加载易于断裂。

三、牙体组织的断裂力学性质

断裂力学是研究含裂纹物体的强度和裂纹扩展规律的科学,是固体力学的一个分支,又称裂纹力学。传统力学是把材料看成均匀的、没有缺陷的、没有裂纹的理想固体,但实际的材料存在各种宏观缺陷乃至宏观裂纹,传统力学解决不了带裂纹构件的断裂问题。牙断裂降低了患者的咀嚼效率,因此有必要准确理解牙的裂纹扩展行为。用断裂力学方法研究牙釉质和牙本质的断裂韧度及疲劳裂纹扩展行为对于预防和治疗牙疾病,发展新的口腔修复材料具有重要的意义。把牙看作裂纹体,而不是均匀的连续体,裂纹的存在是引起牙脆性断裂的原因。由于试样的尺寸限制和复杂的微观结构,韧性不容易测定,人们较少关注牙的断裂特性。早期来自牙的切口弯曲试样和 Xu 等采用显微技术等的研究表明牙釉质具有与最弱的陶瓷相当的韧性,牙本质的韧性较高。人类和其他灵长类动物的牙,裂缝往往沿着釉柱壁纵向分布。在这种情况下,材料的韧性能够随着裂纹以断裂阻力上升的形式持续扩展而增加,这种方式与纤维增强型复合材料类似。

(一) 牙釉质断裂

Bajaj 和 Arola 等制作了新颖的牙釉质嵌入式紧凑拉伸试件进行了裂纹扩展实验,实验发现牙釉质的断裂韧度随着裂纹扩展而增大,起始断裂韧度为 $0.68MPa \cdot m^{0.5}$。内层牙釉质和外层牙釉质表现出不同的断裂力学性质。外层牙釉质的扩展断裂韧度为 $0.03MPa \cdot m^{0.5}/mm$,内层牙釉质的扩展断裂韧度为 $1.3MPa \cdot m^{0.5}/mm$,这表明内层牙釉质比外层牙釉质具有更强的阻止裂纹扩展的能力。

(二) 牙本质断裂

牙本质具有各向异性的裂纹扩展阻力曲线,裂纹沿牙本质小管扩展的断裂韧度大于裂纹垂直于牙本质小管扩展的断裂韧度。牙本质的裂纹扩展阻力性质与区域有关,表层牙本质的断裂韧度大于深层牙本质的断裂韧度,而中层牙本质的断裂韧度介于二者之间。研究牙本质的疲劳裂纹扩展行为可以使人们更深入地理解牙断裂的机制。Kruzic 等对牙本质的疲劳裂纹扩展实验表明牙本质的疲劳裂纹扩展行为符合 Paris 定律,而且裂纹扩展速率与加载频率有关。

(三) 引起牙断裂的原因

在日常咀嚼食物的过程中,较大的咬合力作用下牙易产生裂纹。

1. 存在不符合生理力学的结构　一般不符合生理力学的结构,如先天钙化不全或外形解剖异常的结构,在长期的咀嚼力作用下易发生断裂。自然断裂主要是平行于釉柱的基本方向,垂直断裂仅局限于近釉牙本质界的区域。牙本质的自然断裂多为垂直断裂,沿一定结晶学平面发生。牙本质小管间的胶原纤维方向可能影响其断裂值。从牙整体的研究报道来看,牙本质断裂并不受组织结构方向的影响,而是受冲击体的能量形状、冲击方向、冲击点、牙支持组织的性质,牙几何形态的限制及牙的显微组织结构等影响。

2. 牙体组织的脆性断裂　𬌗干扰、牙尖斜度过大,重复的咀嚼负荷和冷热食物的循环刺激是引起牙疲劳、破坏的重要因素。高静电载荷或大冲击载荷均可引起牙的自然断裂,低载荷高频率也可引起本身存在疲劳裂纹的牙自然断裂。

3. 温度对牙断裂力学性质的影响 Rasmussen 等测试了牙釉质和牙本质从 0~70℃的断裂功,发现其有一定的变化。当体温下降到 0℃时,牙本质断裂功有升高的趋势;当体温升到 70℃时,断裂功则有降低的趋势。对牙本质试件预处理 70~100℃,然后在 37℃测其即刻断裂功,发现有一定变化,24~28 天后变化消失,说明牙的自然断裂不能解释为由于咀嚼冷热食物所致。

四、牙体组织的磨损与磨耗

牙体硬组织的生理磨耗是一个渐进的表面降解过程,然而过度磨损可以造成𬌗面不可逆的损坏。磨损是在两个物体发生接触和相对运动中,由于机械作用而造成的表面材料不断损失的过程。

磨损是口腔中的一种很普遍的现象,按照不同的磨损机制,通常将磨损分为 4 个基本类型:磨粒磨损、黏着磨损、表面疲劳磨损和腐蚀磨损。磨损的程度取决于牙的硬度、食物的硬度、咀嚼习惯和咀嚼肌的张力等。磨损程度与患者年龄、食物的摩擦力和咀嚼力成正比,而与牙的硬度成反比。体外研究和生物力学分析结果表明,天然牙优异的耐磨性主要归因于牙特有的生物活性、化学成分和显微结构。牙釉质是人体内最硬的组织,对咀嚼磨耗有较大的抵抗力,牙釉质中的釉柱排列紧密、边界清晰、耐磨性能也较好。不过由于组织结构的各向异性,牙釉质的摩擦学特性在平行于𬌗面方向的耐磨性明显优于垂直方向。牙本质的有机物含量高、硬度小、耐磨性较差,磨损表面呈犁削迹象。由于复杂多变的口腔环境,不论是天然牙还是修复体都会被磨损,从而影响口腔的整体美学效果。因此,这就需要我们在进行牙体修复时,选择适当的材料和规范化操作来减少修复材料的磨损。

由于长期机械摩擦作用导致牙硬组织的慢性损失叫咀嚼性磨损,亦称磨耗(attrition),一般发生在𬌗面或切缘,但在牙列紊乱时亦可发生在其他牙面。由于乳牙的存留时间比恒牙短,因此其咀嚼磨损的程度不如恒牙。恒牙萌出数年至数十年后,后牙𬌗面和前牙切缘就有明显的咀嚼磨损(图 11-4)。开始在牙尖或嵴上出现光滑的小平面,切缘稍变平,随着年龄的增长,咀嚼磨损也更加明显,牙尖高度降低、斜面变平,同时牙近远中径变小。在牙的某些区域,牙釉质完全被磨耗成锐利的边缘,牙本质暴露。咀嚼

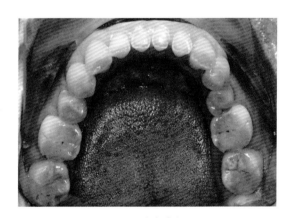

图 11-4 重度磨耗

时由于每个牙均有轻微的动度,相邻牙的接触点互相摩擦也会发生磨损,使原来的点状接触成为面状接触,很容易造成食物嵌塞、邻面龋以及牙周疾病。

牙磨耗的检测方法主要分为定性评价与定量测量。定性评价方法目前国际上尚未统一,一般利用指数分级来记录牙的磨耗程度(表 11-3)。定量测量方法可以采用立体显微镜观察测量、立体照相测量及三维数字分析等,这些方法更适于研究工作。

表 11-3　临床常用的殆面磨耗分级方法

等级	临床磨耗情况
0	牙釉质无磨耗,殆面/切缘形态完整
1	牙尖部的牙釉质出现磨耗,牙本质未暴露
2	牙尖部的牙釉质消失,牙本质出现磨耗
3	牙尖全部磨耗,继发性牙本质暴露,牙面失去原形,呈光滑平面
4	继发性牙本质磨耗,髓腔暴露,但为继发性牙本质所充满,牙活力降低或消失

第三节　牙体修复材料的生物力学

牙体修复材料的生物力学是研究口腔修复所用材料或其制成的构件(修复体)在外力作用下变形、破坏的规律,通过合理的设计为修复体提供足够的强度、刚度和稳定性,使之能在口腔中长期行使咀嚼功能,达到经久耐用、美观、舒适的目的。牙体修复材料主要有银汞合金、复合树脂和陶瓷材料。

一、银 汞 合 金

银汞合金(amalgam)是一种特殊的合金,由汞与银合金组成。汞在室温下为液态,能与许多其他金属在室温下形成合金而固化。汞与其他金属形成合金的过程叫汞齐化。

(一)银汞合金粉的组成

1929 年,ADA 制订的第一份牙科技术规格,即银汞合金技术规格,对银合金粉的化学组成进行了规定(表 11-4)。

表 11-4　银汞合金的组成

金属元素	含量/wt%	范围/wt%	作用
银(Ag)	65(最小量)	67~74	构成银汞合金的主要成分,其含量增加可增加强度,降低流动性,并增加膨胀
锡(Sn)	29(最大量)	25~27	与汞具有较大的亲和力,与银形成的银锡合金粉易于发生汞齐化反应,能增加银汞合金的可塑性,降低膨胀或增加收缩,降低强度和硬度,降低抗腐蚀能力
铜(Cu)	6(最大量)	0~6	提高强度并改善银汞合金的脆性
锌(Zn)	2(最大量)	0~2	改善银汞合金的脆性,增加可塑性,在冶炼过程中与氧结合消除金属氧化物
汞(Hg)	3(最大量)	0~3	与多种金属在室温下形成合金并固化

(二)银汞合金的生物力学性能

1. 尺寸变化　银汞合金固化时皆有一定程度的膨胀,许多因素可影响银汞合金的尺寸变化,如银汞与合金比、研磨时间、充填压力、合金粉颗粒大小、污染等。修复体内的银汞含量越多,其膨胀越大。研磨时间越长、充填压力越大、合金颗粒越小,其膨胀越小。如有水汽污染,则其膨胀明显增加。适当的膨胀可增加边缘封闭,然而过度膨胀则易在牙体组织内产生张应力。这种张应力的存在增加了牙体组织折裂的可能性。因此,大面积的牙体缺损在银汞充填修复后,最好用全冠覆盖,以防止牙体组织折裂。

2. 强度　银汞合金的强度受许多因素影响,如银合金粉及粒组成比、汞与合金比、研磨时间、充填压力及气孔等。延长研磨时间,增加合金粉中银、铜含量,加大充填压力,均可使银汞合金的压缩强度增加;相反,如果银汞合金中含有气孔,则其强度明显降低。银汞合金的压缩强度比它的抗张强度大很多。

银汞合金充填后,其强度随着时间的延长而增加。充填初期强度较差,充填 20 分钟后压缩强度仅为充填 1 周后的 6%,充填 8 小时后强度可达最高强度的 70%~90%。因此,在充填 8 小时以内,不能让修复牙承受较高的咬合应力。银汞合金在 24 小时后的压缩强度应不小于 300MPa,即使充填 6 个月后银汞合金的强度仍会增加。

银汞合金的弹性模量较小,牙受到冲击力时,应力倾向于集中在体积较小的部位。因此,银汞合金修复体的边缘区域较脆弱并常常易折裂和破碎,这种边缘脆弱的区域是银汞合金本身固有的,不可能完全消除,临床应用时应尽量将这种缺陷降低到最低限度。

3. 蠕变　银汞合金蠕变的影响因素有:银汞合金的结构、汞与合金比、温度、充填压力、研磨时间等。我国 YY1126—1999 标准规定,银汞合金的蠕变值应不超过 3.0%。

4. 其他　银汞合金的耐热性较差,固化后的银汞合金加热至 60~80℃时汞游离出来,冷却时汞又合金化而消失。因此,在食用温度高的食物时,可导致汞从合金内溶出。

银汞合金是热和电的良导体,其导热率远大于牙体组织,能将冷、热、微电流传至牙髓,刺激牙髓组织产生疼痛,因此对深的窝洞用银汞合金充填修复前应先做窝洞衬层。

二、复 合 树 脂

复合树脂是一类由有机树脂基质和经过表面处理的无机填料以及引发体系等成分组合而成的口腔修复材料,广泛应用于各类牙体缺损的直接和间接修复。

(一) 复合树脂各组分的力学性能

1. 树脂基质　树脂基质系由粒度较大的单体或分子量较低的低聚物黏液组成,是复合树脂的主体成分,主要作用是将复合树脂的各组成成分黏附结合在一起,赋予其可塑性、固化特性和强度,其含量为 15%~50%。高分子质量的单体有较大的强度和较低的聚合收缩性。由于这些单体黏度很大,不能混入足够量的无机填料,难以获得所需的增强效果和可塑性,所以需加入部分低黏度稀释单体以改善黏度、反应活性和聚合转化率。稀释单体是相对低分子量的单体,其本身聚合收缩率较高,机械性能较差,其在复合树脂中的含量影响复合树脂的物理性能和机械性能。

2. 无机填料　无机填料的作用主要是提高复合树脂的机械强度,特别是抗压强度、硬度、耐磨性和可抛光性,并可减小复合树脂的体积收缩和热膨胀系数,有利于树脂与修复牙体组织结合,并减小复合树脂的吸水性及其对牙髓组织的刺激。某些填料还具有遮色和X 线阻射作用。通过改变无机填料的种类、组分、形态能够显著改变树脂的各项性能指标。

当前应用最多的填料是石英、气相二氧化硅,以及含有钡、锶、锆的玻璃粉和陶瓷粉。近年来,磷灰石玻璃陶瓷和纳米无机填料的结合也逐渐受到重视。有学者提出,用羟基磷灰石晶体填料可制备促进牙再矿化且力学性能优良的牙科复合树脂。这种树脂材料的强度显著提高,有望成为龋齿修复的新材料。

硬质的无机填料与树脂基质的弹性模量差异较大,未经处理的填料与树脂基质之间无结合力。当无机填料经过偶联剂处理后,树脂基质与填料表面之间产生一层薄膜,此层薄膜将两者牢固地结合起来,使树脂基质和填料形成一个整体。当材料受到外力时,应力在基质内传递,通过薄膜也可传递至填料内。因此,应力可以在整个复合树脂中均匀地传递。

为获得良好的物理学性能,复合树脂中应含有尽可能多的无机填料,填料粒度大小对复合树脂的性能有显著影响。不同的复合树脂由于成分不同,物理化学性能差别很大。填料的含量高,弹性模量较大,抵御变形的能力强;相反,填料含量低,则聚合收缩大,抵御变形的能力弱。

(二) 复合树脂的生物力学性能

1. 残留单体　残留单体对复合树脂的机械性能和生物安全性有直接的影响,残留单体量越大,复合树脂的机械强度越低,对牙髓的刺激性越大。

2. 体积收缩　现有的复合树脂均存在一定的聚合体积收缩,其收缩率一般为0.6%~3%。体积收缩将导致复合树脂与牙体之间形成数微米的边缘裂缝(marginal gap),并产生5~8MPa的收缩应力,形成边缘微渗漏(marginal microleakage),容易发生继发龋和修复体松动脱落。复合树脂的聚合收缩是由于聚合过程中单体分子间的范德华力转变为共价单键,因此聚合收缩与树脂的聚合模式有关。聚合体积收缩与树脂基质单体的种类和填料的种类用量有关,且收缩方向与复合树脂的种类有关,化学固化型向材料的中心收缩,而可见光固化型则向光源方向收缩。采用预聚物单体或树脂单体将超微填料包裹制成大颗粒填料,以及对可见光固化型复合树脂进行分层固化,可在一定程度上减少聚合体积收缩。

3. 线胀系数　线胀系数是表征物体长度随温度变化的物理量。现有复合树脂的线胀系数均大于天然牙。复合树脂的线胀系数与树脂基质和无机填料的种类以及含量有关。在树脂基质相同的情况下,填料含量越多,线胀系数越小。口腔温度急剧变化时,复合树脂与牙体组织线胀系数不匹配将产生较大的热应力并形成边缘裂缝,最终可能导致复合树脂松动脱落。

4. 强度　复合树脂的力学特性与人的天然牙接近,复合树脂的抗拉强度和抗压强度虽不如传统充填材料银汞合金高,但已能满足临床应用的要求。混合型复合树脂的抗拉强度为40MPa,抗压强度为240MPa。后牙用复合树脂的抗拉强度则可达54MPa,抗压强度为300MPa。由于后牙为主要功能牙,咬合力大,殆力可达441~785N,甚至可达到981N,因而用于后牙咬合面的复合树脂材料必须具有足够的力学强度。传统型复合树脂的抗压强度为235MPa,其抗张强度也较高。各类复合树脂的机械性能见表11-5。

复合树脂的强度与无机填料的含量及基质树脂的性质有密切关系。一般认为传统型复合树脂与混合型复合树脂的力学性能优于超微型复合树脂。另外,引发体系、聚合温度和树脂基质的相对含量均对复合树脂的机械性能有影响。树脂材料的机械性能不仅取决于材料的成分,也与固化程度密切相关。复合树脂的固化过程是树脂单体分子中的碳碳双键打开并相互形成交联的过程。聚合反应越完全,材料的硬度、耐磨性越好。光固化型复合树脂的挠曲强度、弹性模量和表面硬度均较化学固化型复合树脂高。影响光固化程度的因素包括光源、光照方向、光固化深度和光照时间等。复合树脂的力学强度还与固化时间有一定关系,固化时间不同,强度也不同,固化时间愈长,强度愈高。

表 11-5　各类复合树脂的机械性能

复合树脂	压缩强度/GPa	拉伸强度/GPa	弹性模量/GPa	努氏强度/kg/mm²
传统型	250~300	50~65	8~15	55
小颗粒型	350~400	75~90	15~20	50~60
混合型	300~350	70~90	7~12	50~60
超微型	250~350	30~50	3~6	25~30
无填料树脂	60	24	2.4	15

5. 耐磨性　现有各类复合树脂的耐磨性均不够理想。复合树脂耐磨性差的主要原因有两点:一是树脂基质和无机填料本身的耐磨性不足;二是基质树脂与无机填料之间的结合力不足。一般认为,当复合树脂承受咀嚼压力时,因无机填料和有机基质树脂的弹性模量相差悬殊,应力主要在弹性模量小的基质树脂之间传播,因而造成强度低的树脂被磨耗,这时填料逐渐暴露、脱落,造成复合树脂的体积越来越小,甚至最后被磨掉。

复合树脂的耐磨性直接受无机填料本身的耐磨性、粒度、含量及其表面处理效果所影响。较高的填料含量和较小的填料颗粒可以获得良好的耐磨性。传统型复合树脂的耐磨性较差,超微型复合树脂的耐磨性较好。另外,由于聚合度、聚合转化率及内部气孔的不同所产生的性能有差异,通常热固化型复合树脂的耐磨性较好,其次为可见光固化型,化学固化型最差。

由于树脂基质和填料不断改良,树脂的美观性、稳定性、耐磨性、抛光性和体积收缩等性能得到不断改进。尤其是新一代纳米树脂,它由主微粒为 5~20nm 的聚合氧化锆簇和非成块非聚合的 20nm 充填物组成,主要基质是内聚化 Bis-GMA、UDMA、TEGDMA 和 Bis-EMA,无机填料占总量的 78.5%。纳米颗粒和基团经过处理后与基质结合更加充分,增加了树脂的耐磨性、抛光性和韧性。有实验表明,纳米树脂与传统树脂比较,体积收缩率降低,拉伸强度、断裂伸长率、冲击强度和热稳定性有所提高。

三、陶 瓷 材 料

随着科学技术的发展,现在已逐渐把陶瓷(ceramic)的概念扩大到整个无机非金属材料,即以氧化物、氮化物、碳化物等为原料制成的无机固体材料均可称为陶瓷。

(一)口腔陶瓷材料的分类

口腔陶瓷材料在临床上有三种应用:①制作成品人工牙;②制作嵌体、冠等固定修复体;③与铸造合金联合使用。

根据陶瓷材料的超微结构,口腔陶瓷材料可分为 3 个基础分类(图 11-5):①主要为玻璃相材料(predominantly glassy materials);②含颗粒填料的玻璃(particle-filled glasses);③多晶

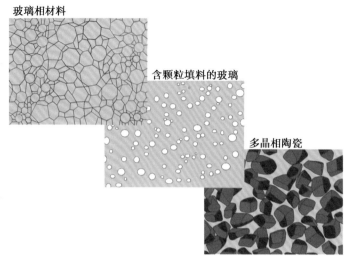

图 11-5　口腔陶瓷材料

相陶瓷（polycrystalline ceramics）。有高度美观性的口腔陶瓷材料主要为玻璃相的材料,而高强度的陶瓷材料主要为结晶相的材料。

此外,根据陶瓷材料本身的组成、结构,口腔陶瓷材料可分为:①长石质陶瓷;②氧化铝陶瓷;③氧化镁陶瓷;④氧化锆陶瓷;⑤玻璃陶瓷等。

（二）　牙体修复中采用的新型陶瓷材料

1. 可切削陶瓷　可切削陶瓷是采用 CAD/CAM（computer-assisted design/computer-assisted manufacturing）系统或 Celay 复制加工系统进行机械加工的陶瓷材料,通常可分为 4 种:①长石质可切削陶瓷;②可切削玻璃陶瓷;③氧化铝陶瓷;④氧化锆陶瓷。长石类可切削陶瓷和玻璃陶瓷材料的强度较低、韧性差,只能用于前牙贴面、后牙嵌体的修复。氧化锆陶瓷因具有很高的机械强度,可用于后牙冠和三单位固定桥修复。

2. 纳米复合陶瓷　纳米粒子既具有增强作用,又有补韧作用。在陶瓷材料中添加纳米填料可填充陶瓷材料内部的孔隙,将填料的硬度、韧性与陶瓷材料的稳定性、美观性结合起来。同时,纳米材料极大的表面积和极小的粒度可提高纳米复合陶瓷材料的机械性能,是一种具有较好临床应用前景的口腔修复材料。

（三）　口腔陶瓷材料的生物力学性能

许多陶瓷材料的抗拉强度显著低于抗压强度,临床上陶瓷修复体的折裂可能与此特殊性能有关。随着口腔陶瓷制造工艺的发展,陶瓷材料的平均挠曲强度不断提高。

由于要产生单纯的应力类型是极其困难的,对于口腔陶瓷材料,在评价其修复体折裂的可能性,尤其是存在表面缺陷时,抗拉强度被认为是最有意义的性能。由于难以夹持与固定,传统的抗拉强度测试难以用于口腔陶瓷材料。近年来,普遍被用于测定口腔陶瓷材料抗拉强度的试验为径向压缩试验或间接拉伸试验。国际标准化组织（ISO）亦支持用三点弯曲试验来评价口腔陶瓷材料的强度。口腔陶瓷材料的主要物理性能和机械性能见表 11-6、表 11-7。

除了制作工艺过程中的各种处理对牙科陶瓷的机械性能有很大影响,影响陶瓷强度的因素还包括以下几个方面。

表 11-6 口腔陶瓷材料的主要物理性能

物理性能	值	物理性能	值
光透过率	50%(2mm 板)	吸水率	0%~2%
热胀系数	$(6{\sim}8)\times10^{-6}$/K	线收缩率	13%~70%
热导率	1.05W/(m·K)	体积收缩率	35%~50%

表 11-7 口腔陶瓷材料的机械性能

机械性能	值	机械性能	值
压缩强度	345~3 000MPa	弯曲强度	55~1 300MPa
拉伸强度	24.8~37.4MPa	努氏硬度	4 600~5 910KHN

1. 陶瓷材料的组成　组成成分不同,强度不等。如氧化铝陶瓷中由于引入了弹性模量较高的氧化铝作为结构加强剂,其强度明显高于常规长石陶瓷。

2. 陶瓷表面的完整性　陶瓷材料的折裂通常需经历两个阶段,即裂纹的形成和裂纹的扩展。口腔陶瓷在制作修复体的过程中,微裂纹的形成是不可避免的,如修复体的研磨、抛光等皆可在陶瓷表面形成微裂纹,过快的冷却速度亦可能在陶瓷表面形成微裂纹。微裂纹的形成使修复体的强度大为降低。同时,陶瓷由于存在临界以下的裂纹扩展,因此只要存在应力,裂纹就有扩大的可能。如果应力足够大或裂纹足够深,则可发生陶瓷折裂。如果应力很小,裂纹在开始时只是缓慢扩展,直至达到其临界深度,也就是一定的力作用一定时间之后才出现折裂,这种滞后现象称为疲劳。

材料表面的微裂纹虽然很小,但这种裂纹可导致应力集中。在金属中,这种应力可通过弹性形变来消除,但由于陶瓷材料的不可延展性,这种应力难以消除。如果材料在拉应力作用下,集中的应力容易超过陶瓷材料的抗拉强度,而使裂纹深度增加,裂纹越深,应力集中越明显,最终导致材料折裂。

3. 陶瓷的内部结构　陶瓷材料的强度受其内部气孔的大小、形状、数目及晶体的颗粒度等因素的影响。气孔率的影响特别明显,随着气孔率的增加,陶瓷材料的强度明显降低。但也有一些学者的研究发现,少量如含 0.1%~1% 的气孔有提高陶瓷材料强度的作用,原因可能是气孔可以作为消除楔入应力的缓冲地带。陶瓷材料中晶体的颗粒度对其强度也有很大影响。随着晶体颗粒的增大,陶瓷材料的强度降低。然而,许多高强度陶瓷的共同缺点是美观性较差,特别是陶瓷中结晶相的体积增加导致的色泽变化和透明度降低。

近年来,随着复合树脂以及口腔陶瓷材料的发展,在保证足够强度的前提下,新型修复材料的各项性能与牙体组织越来越趋于一致,在生物力学上使得牙体修复浑然一体。另一方面,牙体修复失败最大的原因之一是继发龋,研究者不断尝试赋予牙体修复材料抗龋、抗菌斑、抗菌功能以进一步减少继发龋的发生。

第四节　牙体修复中的生物力学设计

牙体修复是采用人工修复体替代缺损的牙体组织,最大限度地恢复牙原有的解剖形态与生理功能的一种治疗方式。作为替代缺损组织的机械结构,修复体与机体必然产生密切的相互作用,使得两者之间的机械性、物理性及生物性反应转变为相应的生理功能。因此,在进行修复设计时,要以生物力学为基础,不但遵循生物学原则,还必须涉及工程学及机械力学原理。

牙体修复的生物力学设计是在测定、分析牙体组织与修复材料两者生物力学性质的前提下,指导和设计修复方案,使得外力能够在牙体修复后均匀地传导与分布,避免应力集中,最大限度地延长牙体与修复体的使用寿命。充填修复是最常用的牙体修复方法,只有在牙体缺损过大,充填修复难以获得足够抗力与固位时才采用嵌体或者冠修复。

一、牙体修复中的抗力研究

牙体预备过程中对牙体组织的破坏使得剩余牙体组织的脆性增大、弹性减小、折裂的可能性增大。因此,尽可能保留健康牙体组织能确保其抗折裂能力。Caron 等的研究表明,无论用何种材料对牙进行充填,牙体本身的抗折能力均显著下降,说明牙体组织的保留对抗折力影响极大。修复材料需要足够的厚度以确保自身的强度。为了使修复体与剩余牙体组织均获得足够的抗力,使得应力均匀分布,在承受殆力时不发生折裂,必须将牙体组织预备成一定的形状,这种抵抗折裂的形状即为抗力形(resistance form)。

（一）充填修复中窝洞的主要抗力形

1. 洞深　充填材料过薄在承受咬合应力时易发生折断。为了使充填材料获得足够的厚度以保证强度,需要切削牙体组织达到一定深度,但这样会降低牙体的抗力。为了达到材料强度与牙体组织强度的平衡,窝洞深度的要求是修复材料承受正常殆力时的最小厚度。一般要求在釉牙本质界以下 0.5mm 左右,可根据不同部位承受殆力大小以及修复材料抗压强度的大小做出适当的调整。Blaser 的研究表明制备洞型的深度对牙折的影响力较洞型的宽度更为重要。

2. 盒状洞形　底平壁直,侧壁相互之间平行,能使殆力均匀分布,减少应力集中。由于洞底平坦,在承受轴向殆力时减少了剪切力的产生,使得充填体不易移动。力在不规则的接触面上传递会降低牙体的抗力。Barink 研究发现树脂聚合收缩过程中,复合树脂由于聚合收缩产生的局部应力在不规则接触面处较为集中,制备规则接触面较不规则接触面可缓和应力的集中。

3. 圆钝的点线角　应力分析表明,尖锐的点线角于牙本质内产生应力集中。同时,位于尖锐点线角的充填材料也易发生折裂。而圆钝的点线角能很好地避免这类情况的产生。

4. 去除无基釉　无基釉是缺乏牙本质支撑的牙釉质,在承受力后易崩裂,而使得充填体与牙体之间产生裂缝,因而在制备洞型时要去除。

5. 覆盖牙尖　修复材料覆盖牙尖亦能够明显提高牙体的抗力。研究表明,不论采用复合树脂覆盖牙尖进行充填还是聚合瓷嵌体覆盖牙尖修复,其抗折强度值明显高于单纯复合树脂充填殆面。

（二）嵌体修复

当牙体组织缺损较大,特别是累及牙尖或者需要升高咬合面时,或邻接关系缺损较多需要恢复邻接关系时,则需采用嵌体修复。嵌体洞形的制备与充填修复的要求基本相似,同样要求点线角圆钝,轴壁外展5°左右以及适当的洞深。

（三）修复材料的选择

修复材料的弹性模量尽可能与牙本质的弹性模量接近,能使𬌗力均匀传导。低弹性模量材料如银汞合金在𬌗力作用下自身容易磨损甚至折裂,高弹性模量材料如铸造合金则易引起牙体组织应力集中。复合树脂以及口腔陶瓷材料的弹性模量与牙本质接近,能均匀将𬌗力传导至牙周组织。Eraslan 等发现采用纤维增强型树脂充填严重损伤的前磨牙能获得近似于健康牙的应力分布。

二、牙体修复中的机械固位力研究

修复体在行使功能时,在各方向外力作用下,紧密附着于牙体组织上。拮抗修复体移位、脱落的力称为机械固位力,其大小与充填体和牙体组织间的接触面积成正比。修复体与牙体组织越密合,接触面积越大,则机械固位力也越大。为了获得良好的机械固位力,需要将牙体预备成特定的形状。

1. 侧壁固位　侧壁固位要求足够的深度且底平壁直。充填体与侧壁借助摩擦力产生固位,窝洞一旦呈圆弧形,则易由于一侧受力而出现翘动脱落。

2. 鸠尾与轴沟　可在预备牙的𬌗面预备鸠尾(图 11-6),轴面预备轴沟,借助其扣锁作用防止侧向移位。

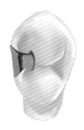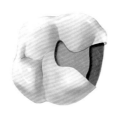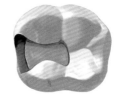

图 11-6　鸠尾固位形

3. 聚合度　固位力与预备体轴壁间的聚合度成反比,聚合度越大,修复体越容易脱位。因此,轴壁间的聚合度应维持在 1°~4°。

4. 倒凹　在充填修复时,由于直接于口内制作,可于洞底向牙本质侧壁做一定程度的潜行小凹,使充填体突入其内,大大增强其固位力。

三、牙体修复中的粘接力研究

随着各种新型粘接剂的研发与投入使用,粘接力在牙体修复中发挥日益重要的作用。牙体修复中,粘接剂中的液态树脂渗入经过酸蚀处理而开放的牙本质小管中形成混合层,固化之后因机械锁合作用以及与牙本质胶原中游离的离子或者基团形成络合或者螯合键、离子键以及共价键作用,从而产生了可观的粘接力。良好的粘接剂具有较强的粘接强度,可以增强修复体的机械固位,减小牙体和修复体之间的微渗漏,尽可能保留健康牙体组织,以获得最佳的修复效果和美学效果。目前采用改良法进行洞型预备,多遵循微创原则,可减少牙体组织预备。但对于固位条件不佳的部位,仍应采用洞型的固位型设计,以提高树脂充填材料的固位力。

Belli 等通过三维有限元分析混合层在树脂充填以及嵌体修复中的应力分布,发现粘接层的弹性特性在牙本质粘接以及预防折裂形成上起到了重要作用。修复体借助粘接剂固定在牙体组织上,成为咀嚼系统的一部分,在咀嚼过程中承受来自各个方向的复杂应力而不松动、脱落。粘接剂抵抗各种应力破坏作用的能力表现为其粘接强度的大小。粘接强度越大,说明修复体与预备体之间的粘接层(adhesive layer)对应力的传导就越好,应力对粘接界面和粘接剂内部结构的破坏也就越小。粘接剂的厚度与固位力密切相关。粘接剂的厚度过大,会有较多的聚合收缩,从而增加界面压力,粘接剂的抗张强度和抗剪切强度随着厚度增大而减小。

可靠的化学粘接可以最大限度地保留正常的牙体组织,在保证牙体和修复体的抗力下,获得最大强度的固位。通过研发出具有更强粘接力的粘接系统,降低了机械固位力的要求,减少了牙体预备的量,尽可能多地保存了自身健康的牙体组织。口腔环境中的粘接技术是需要长期研究,尤其是长期临床研究的科学问题。已经取得的研究资料表明,牙釉质粘接可以通过全酸蚀技术获得,是可靠的成熟的技术,其粘接强度和耐久性可以全面满足临床的各种需要。近年来,牙本质粘接也取得了很大进展,自酸蚀技术可以很好地解决牙本质中胶原的粘接,增加了粘接的可靠性。也有不少研究表明,采用激光预备牙体硬组织表面可以改变牙釉质和牙本质的表面状态,对树脂与牙面的粘接力有一定的影响。

目前针对牙体修复的生物力学研究正处于起步阶段,许多学者还将进一步通过理论/实验研究揭示牙体修复前后生物力学发生变化后,牙体硬组织、牙髓、牙周膜及口腔颌面部系统的变化,从而为修复材料的研制、修复方法的改良、修复器械的更新提供依据与支持。随着生物力学研究方法的日益更新,对牙体组织与修复体在承受各向应力后产生变化的生物力学研究也越来越深入,这些力学研究将有助于进一步指导临床治疗技术的更新和发展。

(江千舟)

参 考 文 献

1. AKMAN S, AKMAN M, ESKITASCIOGLU G, et al. Influence of several fibre-reinforced composite restoration techniques on cusp movement and fracture strength of molar teeth. International Endodontic Journal, 2011, 44 (5):407-415.

2. ATAI M, WATTS D C, ATAI Z. Shrinkage strain-rates of dental resin-monomer and composite systems. Biomaterials, 2005, 26(24):5015-5020.

3. BARINK M, VAN DER MARK P C, FENNIS W M, et al. A three-dimensional finite element model of the polymerization process in dental restorations. Biomaterials, 2003, 24(8):1427-1435.

4. LAWN B R, LEE J J W, CHAI H. Teeth: Among nature's most durable biocomposites. Annu Rev Mater Res, 2010, 40(1):55-75.

5. CHUN K, CHOI H, LEE J. Comparison of mechanical property and role between enamel and dentin in the human teeth. J Dent Biomech, 2014, 5:1-7.

6. ERASLAN Ö, ERASLAN O, ESKITASCIOĞLU G, et al. Conservative restoration of severely damaged endodontically treated premolar teeth: a FEM study. Clinical Oral Investigations, 2011, 15(3):403-408.

7. FLEMINGA G J P, ADDISONB O. Adhesive cementation and the strengthening of all-ceramic dental restora-

tions. Journal of Adhesion Science and Technology,2009,23(7-8):945-959.

8. KELLY J R,BENETTI P. Ceramic materials in dentistry:historical evolution and current practice. Aust Dent J, 2011,56(Suppl 1):84-96.

9. TELLI C,GÜLKAN P. Stress analysis during root canal filling by vertical and lateral condensation procedures:a three-dimensional finite element model of a maxillary canine tooth. Br Dent J,1998,185(2):79-86.

10. 安兵兵. 生物硬组织材料的变形与断裂机理研究及材料设计. 上海:上海大学,2012.

11. 白柯,张泰华,杨志钰,等. 牙齿的非各向同性、梯度分布和类金属性力学行为. 科学通报,2007,52(8): 870-874.

12. 陈新民,赵云凤. 口腔生物力学. 北京:科学出版社,2010.

13. 陈治清. 口腔材料学. 4 版. 北京:人民卫生出版社,2008.

14. 郭峰,蔺新春,高清平,等. 牙釉质和牙本质的磨损特性研究. 实用预防医学,2011,18(4):585-587.

15. 于海洋. 口腔生物力学. 北京:人民卫生出版社,2012.

16. 郑庄,唐亮,黎明庆. 活髓牙本质与无髓牙本质的力学性能比较. 实用口腔医学杂志,2006,22(6): 755-758.

第十二章 复合树脂直接粘接修复术的材料和理念

通过直接粘接的方法将复合树脂材料用于牙体缺损修复的临床技术称为复合树脂直接粘接修复术,该技术应用的主体材料是复合树脂和粘接系统。自20世纪60年代提出这一技术以来,这两种核心材料一直在不断地被研发和改良,通过对材料成分、构成、合成工艺的改进,修复缺损用的复合树脂材料更具色泽逼真的美学效果,其物理性能、机械性能和耐用性也均明显提高。复合树脂是高分子有机材料,具有疏水特征,其与有亲水性质的牙体组织的衔接问题曾制约该技术的临床应用。随着粘接系统研究的巨大进展,一代代粘接系统不断问世,这一技术在临床上的应用得到迅速普及,疗效显著提高,使得牙体组织和充填材料连接为一体,大大增加了修复后牙齿的使用寿命。

第一节 光固化复合树脂

ISO 4090-2000 中将牙科材料中以聚合物(polymer)为基质的材料定义为树脂基充填材料(resin-based filling material)或聚合物基充填修复材料(polymor-based filling, restorative material)。其又分为三类:第一类为自凝型,通过引发剂和活化剂混合发生聚合固化;第二类为外加能源激活型,通过外加能源如蓝光或热引发固化,再细分为能源在口腔内应用的材料(直接充填固化)和能源在口腔外应用的材料(体外固化后再粘接到牙体缺损部位);第三类为双重固化型,通过外加能源引发固化的同时启动自凝机制。最早于20世纪40年代问世的牙科树脂基材料是丙烯酸树脂(acrylic resin),属于自凝树脂,主要成分与义齿基托材料相似,不含填料,有人称其为第一代直接充填树脂。由于它对牙髓刺激性强,固化收缩导致的边缘裂隙大、机械性能差等缺点,很快被淘汰了。1962年美国学者 Bowen 首次将复合树脂(composite resin)引入牙科领域,它是一种颗粒增强型有机高分子聚合物基复合材料,由至少两种具有明显界面分隔的不同化学物质组成,含特有的三维构象,又被称为第二代直接充填树脂。复合树脂的发展经历了由早期化学固化到如今应用最多的由特定波长光源引发固化的材料。本章仅讨论光固化复合树脂。

一、组 成

复合树脂是一种高分子复合材料,主要由可聚合的有机树脂基质、起增强作用的无机填料以及固化引发体系构成。作为连续相的树脂基质将颗粒状的无机填料分散相包裹连接在一起。室温下,外界能源光激活材料中的引发体系,使树脂基质的单体分子发生聚合,导致复合树脂在较短时间内发生固化。固化后的复合树脂材料被赋予一定的形状、强度、理化稳定性和生物相容性。

（一）有机树脂基质

树脂基质是复合树脂聚合反应的核心,由基础树脂和树脂稀释单体组成。按照基质成分的不同,其主要有甲基丙烯酸酯类树脂和环氧树脂,目前临床上使用的大多数复合树脂为甲基丙烯酸酯类树脂。

1. 甲基丙烯酸酯基质系统　甲基丙烯酸酯类树脂分子的两端含可聚合的烯键,以链式聚合反应为基本反应模式。

（1）双甲基丙烯酸酯基质

1）Bis-GMA:甲基丙烯酸酯基质系统中,普遍应用的基础树脂是由美国学者 Bowen 于 1962 年研发的 Bis-GMA,其化学名为 2,2-双［（2-羟基-3-甲基丙烯酰氧基-丙氧基）对苯基］丙烷｛2,2-bis［4（2-hydroxy-3-methacryloyloxy-propyloxy）-phenyl］propane｝,俗称双酚 A 双甲基丙烯酸缩水甘油酯（bisphenol A glycerolate dimethacrylate）,缩写为 Bis-GMA（图 12-1）。Bis-GMA 分子中的烯类双官能团能够在自由基聚合反应时形成高度交联三维网状结构,提高树脂的机械性能和耐溶剂降解性。但其双键转化率较低、黏度高、吸水性较强。Bis-GMA 具有机械性能良好、反应活性强等优点,至今仍被广泛用作复合树脂的合成材料。

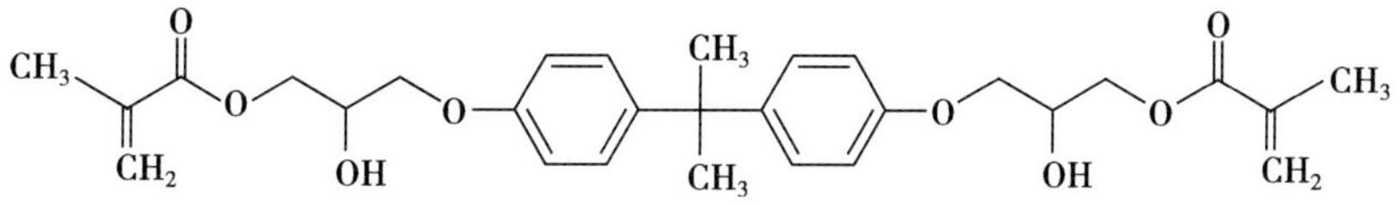

图 12-1　复合树脂基质单体 Bis-GMA 的结构式

2）Bis-EMA:由于 Bis-GMA 在室温时具有粘度大和吸水性高的缺点,故需寻找粘度低、吸水性弱的基质单体以改进复合树脂基质系统。Bis-EMA 是 Bis-GMA 的衍生物,化学名称是 2,2-二［4-(2-甲基丙烯酸氧乙氧基)-苯基］丙烷｛2,2-Bis［4-（2-methacryloyloxyethoxy）-phenyl］propane｝,俗称双酚 A 乙氧酸双甲基丙烯酸（bisphenol A polyethylene glycol diether dimethacrylate,Bis-EMA）（图 12-2）。其化学结构与 Bis-GMA 相似,但比 Bis-GMA 少了 2 个亲水的羟基官能团,所以 Bis-EMA 比 Bis-GMA 的吸水性弱且粘度低。

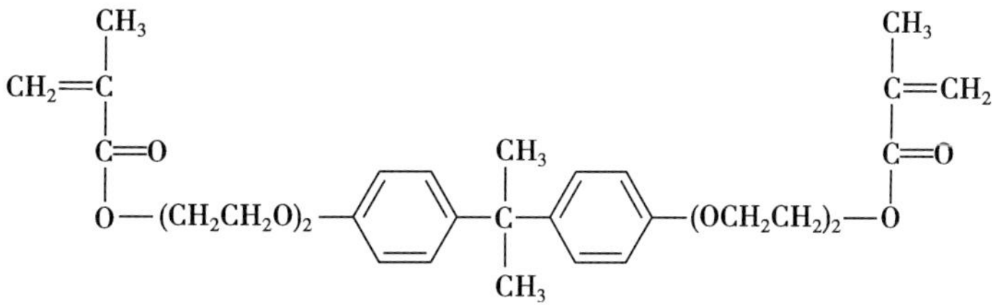

图 12-2　复合树脂基质单体 Bis-EMA 的结构式

3）UDMA:甲基丙烯酸酯基质系统中另一种较常用的树脂基质是双甲基丙烯酸尿烷酯（urethane dimethacrylate,UDMA）,又称双甲基丙烯酸聚氨酯（图 12-3）。它没有芳香环,但分

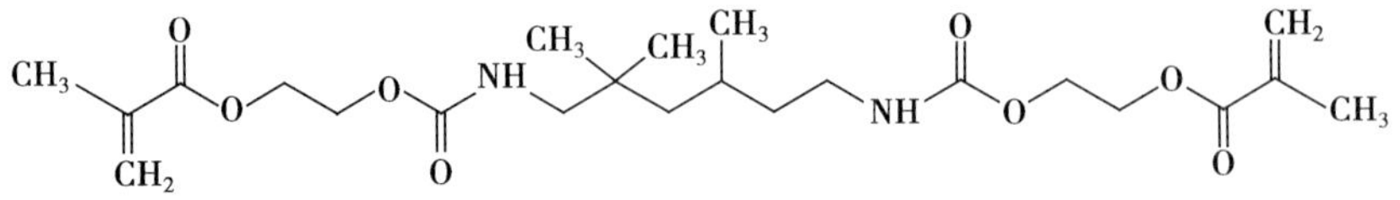

图 12-3　复合树脂基质单体 UDMA 的结构式

子结构与 Bis-GMA 极其相似。该类树脂分子主链含氨基官能团但不含羟基基团,故粘度较低,且吸水性也较 Bis-GMA 弱。由于氨基甲酸二酯链状结构富有韧性,增强了树脂的硬度。又因 UDMA 单体含脂肪族尿烷基团,物理性状较稀,合成复合树脂时不需要加入稀释单体。

目前临床应用的树脂产品中,Bis-EMA 和 UDMA 基质单体多与 Bis-GMA 基质单体混合构成复合树脂的基质系统。

(2)稀释单体:Bis-GMA 在室温时有分子之间的氢键结合,故具有很高的粘度(约为 1 200Pa·S),使其在合成复合树脂时加入无机填料的量受到限制。为了解决这一问题,不得不在该树脂基质中加入低分子量、低粘度的稀释单体。稀释单体不仅可以溶解和稀释低聚物,调节体系粘度,还参与光固化过程,影响材料的光固化速率和固化树脂的各种性能。

1)TEGDMA:一直以来,最常使用的活性稀释单体是双甲基丙烯酸二缩三乙二醇酯,俗称双甲基丙烯酸三甘油酯(triethylene glycol dimethacrylate,TEGDMA)(图 12-4)。它具有良好的链柔性和相对较高的甲基丙烯酸酯双键转化率。但因其分子量低,会增加材料的聚合收缩和吸水量。

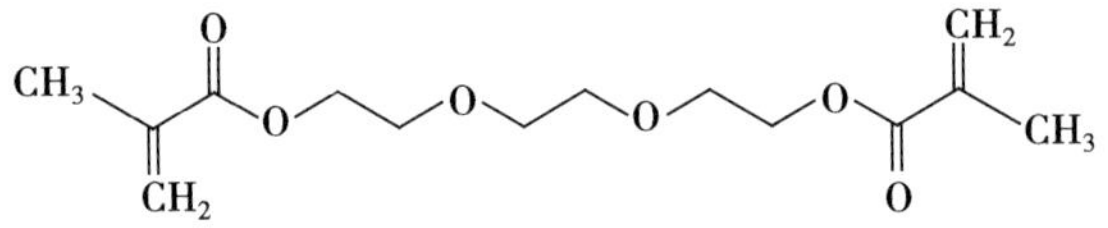

图 12-4　复合树脂基质稀释单体 TEGDMA 的结构式

2)其他稀释单体:为了减少复合树脂的聚合收缩和吸水量,提高材料的性能,近年来一些新的有机单体被研发出来以取代 TEGDMA。如:基于具有相同官能团的单体分子量大者聚合收缩减小的理论而研发的较大分子量的双甲基丙烯酸酯树脂单体 DtBDMA 和 MtBDMA(图 12-5)。选取高反应活性的单甲基丙烯酸酯——环状缩醛(cyclic acetal)、碳酸(carbonate)、环氧氮己环(morpholine)作为稀释单体,将 Bis-GMA 的衍生物 2,2-双-[4-(2-甲基丙烯酰氧基-1-丙氧基)苯]丙烷(CH₃Bis-GMA)(图 12-6)和 1,1,1,3,3,3-六氟-2,2-双-[4-(2-甲基丙烯酰氧基-1-丙氧基)苯](CF₃Bis-GMA)作为稀释单体。由这些新研发的稀释单体合成的复合树脂经初步研究,在粘度、聚合度、固化速率、聚合收缩等方面均优于 TEGDMA。

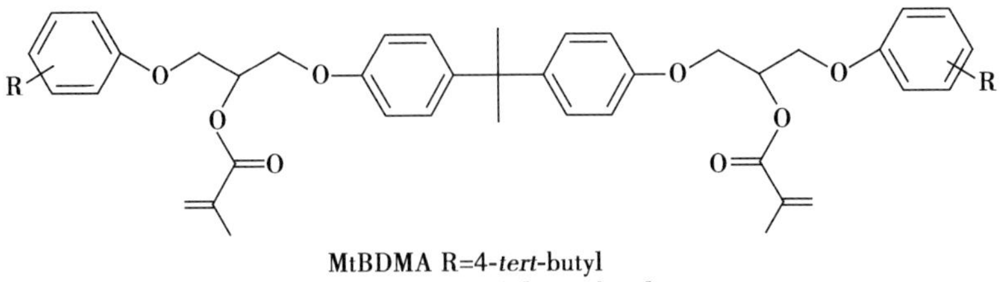

MtBDMA R=4-*tert*-butyl
DtBDMA R=3,5-di-*tert*-butyl

图 12-5　复合树脂基质稀释单体 DtBDMA 和 MtBDMA 的结构式

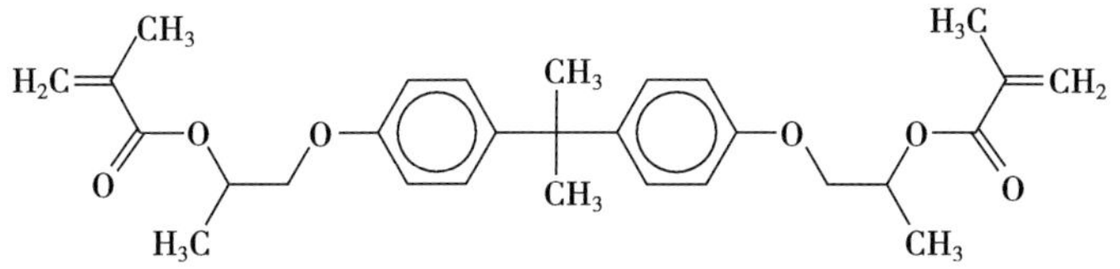

图 12-6 复合树脂基质稀释单体 CH₃Bis-GMA 的结构式

2. 环氧树脂基质系统 链状分子结构的双甲基丙烯酸酯类树脂在固化时会发生体积收缩,为了减少这种聚合收缩,通常是通过增加填料含量间接起到减少基质含量的作用。但是,向树脂基质中添加填料的量是有限度的,当基质少到一定程度时,填料间的结合强度就会下降。基于克服复合树脂材料聚合收缩的始因,2000 年曾出现过以多羟基环氧树脂作为基质。与传统的双甲基丙烯酸酯相比,它在室温下聚合后的体积收缩较小,没有氧抑制层,强度较高,硬度相当,且玻璃态温度也可满足要求。2004 年,又有一种以 3,3′,4,4′-二苯甲酮四羧酸二酐(BTDA)为单体的新型环氧丙烯酸树脂 BTDMA,其聚合收缩小,拉伸强度和显微硬度均优于 Bis-GMA。虽然环氧树脂基质显示出良好的物理性能,但其细胞毒性问题限制了该材料的应用。

曾有人尝试研发一种以硅氧烷(siloxane)和环氧乙烷(oxirane)两种材料作为基质的杂化复合树脂材料,其设计理念为将传统树脂基质 Bis-GMA 式聚合的"拉紧"模式改变成开环后"链松弛"再拉紧的环状聚合,由此解决聚合收缩的问题。2007 年,在欧洲问世的这种新设计的树脂材料名为 Silorane,由 siloxane 和 oxirane 两词拼合而成。同年,有研究在 Silorane 树脂体系中加入一种新单体 3,9-二乙基-3,9-二(三甲基硅烷丙基甲氧基)1,5,7,11-四氧螺环〔5,5〕十一烷{3,9-Diethyl-3,9-bis(trimethylsilylpropyloxymethy)-1,5,7,11-tetraoxaspiro〔5.5〕undecane,TOSU},这种复合树脂的聚合收缩率可接近近乎理想的"零收缩",但目前尚无商品化的产品。

3. 其他基质系统 研究中还可见到其他尝试性的树脂基质单体系统。

(1)纳米杂化树脂 POSS 系统:2005 年报道了用纳米杂化树脂 POSS 和甲基丙烯酸树脂单体合成 POSS-MA 共聚单体,将其加入传统 Bis-GMA 基质中,新合成的基质材料的机械性能和聚合收缩率均优于 Bis-GMA。

(2)液晶基质系统:液晶基质系统的设计原理是液晶高分子单体在光照等条件下引发聚合反应,形成网状结构,聚合过程中产生的膨胀可以弥补一定的聚合收缩。

(3)MDPB 抗菌基质系统:MDPB 为抗菌分子季胺与异丁烯酰基结合而成的一种新型抗菌单体,MDPB 被链接到树脂单体上,对牙菌斑有显著抑制作用。

(二) 无机填料

单纯的树脂强度较低,为了提高材料的力学性能,需将树脂作为基质,在其中添加高强度的增强材料,同时也起到减少体积收缩和降低热膨胀系数的作用。复合树脂中常用的增强材料为颗粒状无机填料,如石英粉、钡玻璃粉等,含量从 60% 到 80% 不等,粒度从 0.01μm 到 20μm 不等。含有钡元素的填料阻射 X 线,故可使临床上患牙的复合树脂充填体在 X 线片上显影。

1. 无机填料颗粒 无机填料颗粒的大小、形状以及添加量直接影响复合树脂的力学性能、美学效果和临床操作性。

（1）填料粒度和组合：较大颗粒的填料可增加复合树脂材料的强度、硬度和耐磨性,但因填料颗粒突出于材料表面,粗糙度较大,对对颌牙磨损也大。细小颗粒填料的复合树脂表面抛光性好,但机械性能差,不耐磨。目前临床上采用大、小颗粒混合添加的材料,称为混合填料复合树脂(hybrid composite resin)。其中填料的较大颗粒粒径为 0.1~10μm,小颗粒填料粒径约 0.04μm,通过调整填料的粒度和含量,可分别满足临床对机械性能和美学性能的要求。

20 世纪 80 年代中期,纳米技术应用于口腔材料,经过不断研发,现已有纳米级的复合树脂材料。纳米材料是指原料由 0.1~100nm 的超精细颗粒物质组成,并按照高度精确的规划进行排列。纳米材料具有突出的表面效应和机械性能。制作纳米材料的工艺称为纳米技术。复合树脂填料的传统制造工艺是将无机材料由大颗粒研磨至目标粒度的小颗粒物质,又称为 top-dowm 程序。纳米技术是将填料制作的工艺转变为由纳米级的微细颗粒集合成目标粒度颗粒的"小到大"(bottom-up)的方法。根据工艺,又将纳米级的填料颗粒制成两种形式,即纳米颗粒和纳米集团。纳米颗粒是氧化锆经硅烷化处理后形成大小为 20~75nm 的颗粒。纳米集团是纳米颗粒混悬液经轻度煅烧、机械研磨、硅烷处理,将纳米颗粒与树脂基质混合制作而成的直径在 600nm 左右的团簇。由该工艺制成的复合树脂又称为纳米复合树脂(nanocomposite resin)。纳米复合树脂在一定程度上克服了材料在磨耗过程中因表面颗粒不可再分而大块抖落的缺点。纳米复合树脂在磨耗时是无机填料纳米颗粒与有机树脂基质同时被均匀磨除。纳米集团在磨耗过程中也逐次将所组合的纳米颗粒磨掉,而非整个团簇整体脱离。此外,还有一种称为纳米混合填料树脂(nanohybrid composite resin)的材料,其是在混合填料中加入一部分经过预聚合的纳米颗粒(prepolymerized filler,PPF),这种树脂的性能介于混合填料与纳米填料之间。

（2）填料含量：复合树脂中无机填料的含量越多,材料的抗压强度越大,聚合收缩越小。将不同粒度的无机填料搭配添加,含量可达 56%~89%,小填料可进入大填料间的空隙,材料中填料的堆积密度显著增加。

（3）填料形状：以往的无机填料多为不规则形,新近出现的纳米填料则多为球形。就复合树脂的抛光性来看,圆形填料的材料优于不规则外形的填料。而且,圆形填料可向周围树脂基质均匀传递应力,不规则填料易在其尖锐棱角处的树脂基质部位形成应力,降低复合树脂的强度和耐久性。

2. 填料与基质间的结合　无机填料与树脂基质间的牢固结合是发挥其增强作用的基础,应力可通过两者间结合的界面相互传递。无机填料在与树脂基质混合前需对其表面进行处理,以使之能与树脂基质牢固连接在一起。这种能将填料与树脂基质结合在一起的物质称为偶联剂。硅偶联剂还能降低填料颗粒的表面能,使填料更容易分散于基质中。钛酸酯、锆酸酯、有机硅烷(silane)等均可用作偶联剂。最早应用于牙科复合树脂中的偶联剂是乙烯基硅烷偶联剂。目前被广泛用作偶联剂的是 γ-甲基丙烯酰氧丙基三甲氧基硅烷(3-methacryloxypropyltrimethoxy silane,MPS),其分子一端是甲基丙烯酸酯基(R),可与树脂基质聚合;另一端是—Si(OCH$_3$)$_3$,其经水解后变为—Si(OH)$_3$,—Si(OH)$_3$ 可与无机填料表面的—OH 基缩合成—Si—O—键而互相联结(图 12-7)。无机填料以此方式与树脂形成了化学结合。填料颗粒与树脂基质之间的结合力有两部分,一是偶联剂的作用;一是因基质聚合收缩在填料颗粒周围形成的环箍力量。复合树脂吸水后会导致硅烷偶联剂发生水解并于界

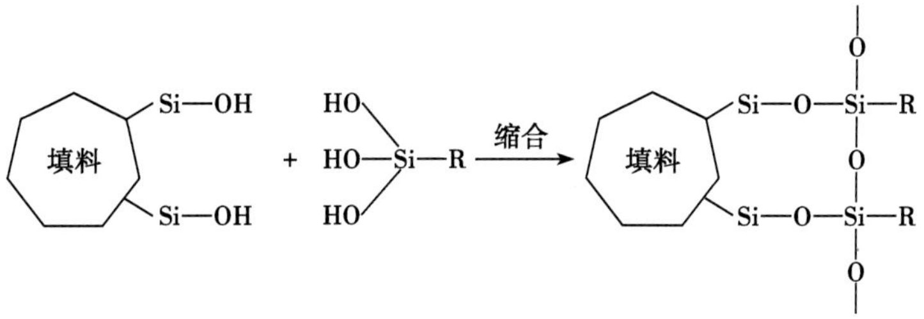

图 12-7　无机填料表面偶联分子示意图

面产生微裂纹,进而降低材料的力学性能,缩短材料的寿命,当吸水过多时表现为复合树脂老化,填料与基体之间的结合也被破坏,两者间结合力下降,填料颗粒更易于脱落,材料表面粗糙度增加。

(三) 光引发固化体系

复合树脂在外加能源特定波长光源的激发下发生聚合反应变为固体,这是因为膏状复合树脂中含有光引发剂和共引发剂成分,二者又分别称作光敏剂和促进剂,它们对材料的固化速率起着决定作用。常用的光引发剂是樟脑醌(camphoroquinone,CQ),加入量通常为 0.05%~1%(质量分数)。樟脑醌的光吸收曲线涵盖范围是 360~520nm,最大光吸收率的峰值在 465nm。常用的共引发剂是 N,N′-二甲氨基甲基丙烯酸乙酯(N,N′-dimethylaminoethyl-methacrylate,DMAEMA),也被称作光还原剂(photo-reducing agent)。它可降低引发剂的分解温度,使其在常温下分解产生活性自由基,引发树脂基质和稀释剂聚合固化,并有调节光固化速率的作用。

樟脑醌本身为黄色,色相偏白或透明的复合树脂会限制其添加量。光引发剂不足将影响材料的聚合度和固化程度,因此需要一些补充物,如 1-苯基-1,2-丙二酮(1-phenyl-1,2-pro-panedione,PPD)、2,3-丁二酮(2,3-butanedione,BD)。在室温下它们均为黄色黏性液体,而樟脑醌是固体,因此,PPD 和 BD 与树脂有更好的相容性,且它们的最大吸收峰低于樟脑醌,故加入量也多于樟脑醌。它们分别单独或与樟脑醌共同添加到复合树脂中,可促进树脂的固化程度。

其他共引发剂还有 4-乙烷-N,N-双甲氨基苯甲酸乙烯(ethyl-4-N,N-dimethylaminobenzo-ate,4EDMAB)、N,N-二甲基对甲苯胺(N,N dimethyl-p-toluidine,DMPT)、二甲基氨基苯甲酸乙酯(ethyl-4-dimethylaminobenzoate,EDAB)等。

(四) 其他成分

1. 颜料　为了使复合树脂与牙齿的不同色泽相匹配,其配方中会有微量的无机颜料,调和出的复合树脂成品色相为 VITA 色系的 A、B、C、D 色,A 代表棕黄,B 代表黄,C 代表灰黄,D 代表红黄。再依据彩度将每一色相的深浅以数字大小排列,如黄肤色人种与牙色相匹配的色相多为 A 色,临床上再根据患牙或其邻牙的颜色选择 A1、A2、A3、A3.5、A4 中的某一种或多种搭配使用。颜料的种类可对复合树脂的颜色稳定性产生影响。

2. 阻聚剂　基质树脂和稀释剂均含有不饱和双键,室温下即可缓慢聚合。为了使复合树脂在临床使用前不发生聚合,加入微量阻聚剂(inhibitor)以消除树脂单体的活性自由基。常用的阻聚剂是一些酚类化合物,如对苯二酚、2,6-二叔丁基对甲酚。阻聚剂加入量极少,不影响复合树脂接受光照而引发的正常固化。

二、聚 合 固 化

(一) 固化条件

光固化复合树脂的聚合是通过所含光引发剂如樟脑醌在可见蓝光引发下启动实现的,影响树脂固化的因素有两方面,一是光源;二是复合树脂材料。

1. 光源

(1) 波长:光源的波长与光敏引发剂的最大吸收峰越接近,产生的光能就越强。含樟脑醌的复合树脂外加能源的最佳激发波长应为440~480nm。临床应用的光源有石英钨丝卤素灯(quartztungsten-halogen,QTH)和发光二极管(light-emitting diode,LED)灯,研究中还可见等离子弧光灯(plasma arc)、氩激光灯(argon laser)等光源的报道。

卤素灯的光源为卤素灯泡,光波长为380~760nm,通过滤光片让小于500nm波长的光到达照射部位,能固化所有光固化复合树脂。卤素灯的缺点有:能量转化率较低、耗能大、产热多、需内置风扇降温、体积较大、有噪声、需接电源使用。

LED的光源波长分布较窄(440~480nm),波峰波长为467nm,与樟脑醌的吸收波长吻合性最好,但对于含非CQ光引发剂的复合树脂固化效能低。早期LED灯光强较低,复合树脂固化不充分。新一代LED灯增加了发光二极管的数目,发射光强大幅度提高,对复合树脂的固化深度和树脂单体转化效果显著优于卤素灯,且产热也较卤素灯低。但高强度LED灯也会产热,多通过散热系统储热缓慢释放,故不能长时间连续工作。新型LED灯引入发射不同波长光的发光二极管,弥补了LED灯发射光谱窄的不足,可以固化所有光固化复合树脂。

(2) 能量:复合树脂固化所需的总光照强度至少为16 000mW/cm²。普通卤素灯的输出功率为400~800mW/cm²,LED的输出功率超过1 000mW/cm²。基于光照功率×光照时间-光照强度,故以往认为当临床上提供高功率光源,照射的时间可以缩短。如应用光强为400mW/cm²的卤素灯,需要照射40秒。如应用功率为1 000mW/cm²的LED灯,照射时间仅需20秒。近年来越来越多的研究结果表明,复合树脂固化程度的主要影响因素依次为材料的透明度、照射时间以及光照强度。材料的透明度越高,光照固化的程度越好。光照时间越长,材料的固化程度也越佳。故目前临床操作中还是更强调光照时间,不推荐用超高光照功率而缩短照射时间。

(3) 照射:照射复合树脂的光强度与光导头至复合树脂材料间的距离成反比。光导头应尽量接近材料表面,若超过3mm,光强会显著下降。

临床上使用光固化灯时需仔细确认复合树脂的光引发系统,选择适合的光固化灯。光固化灯应做定期检查,使线路连接完好,光导头清洁,光强和定时功能准确,以保证复合树脂材料的固化效果。

2. 复合树脂材料　复合树脂本身也影响材料的固化过程。材料的透光度、无机填料颗粒表面的光散射性、材料中添加的染料颜色、材料充填的厚度等均可使进入材料内部的光强逐渐减弱。材料接受光照后,表面可产生65%的转换率,在材料表层下2mm处的转换率为45%,材料内3~4mm处的转换率只有15%。因此,传统的复合树脂材料在临床上每层充填和固化的厚度不应超过2mm。

（二）聚合固化反应

1. 固化机制和聚合收缩　复合树脂的固化是通过树脂基质单体的聚合反应实现的,不同基质系统复合树脂的聚合反应类型各不相同,甲基丙烯酸酯类树脂发生的聚合反应为自由基聚合,而环氧树脂的聚合反应类型则为阳离子聚合。

（1）甲基丙烯酸酯类树脂的聚合反应:以甲基丙烯酸酯类为树脂基质的复合树脂以链式自由基聚合反应为基本反应模式,单体通过自由基引发加成聚合,经历链引发、链增长、链终止和链转移几个过程,形成高分子化合物。当复合树脂材料受到特定波长的光照后,光引发剂很快形成激发态,再激活叔胺形成初级自由基。初级自由基再引发单体生成单体自由基,每一个自由基激活50个单体,引发链式反应,带自由基的单体和其他单体反应,形成链增长的带自由基的单体,如此不断反应形成带自由基的长链单体。然后,链与链之间发生交联,形成牢固的三维结构,最终形成高聚物。以甲基丙烯酸酯类为树脂基质的复合材料在发生聚合反应时,相邻的链状单体依靠各自打开双键滑动聚拢,分子间距离缩短并由化学键相连接,形成"链拉紧"模式,造成体积丧失,此现象称为聚合收缩(polymerization shrinkage)。甲基丙烯酸酯类树脂的收缩率为1.7%~6%。临床上,牙体缺损内粘接修复的复合树脂可因聚合收缩力使其在与牙体组织间的粘接界面产生裂隙。

（2）环氧树脂的聚合反应:以环氧树脂为基质的复合树脂材料的聚合反应模式为阳离子聚合。聚合反应由阳离子(H^+)打开 π 键引发,进而经历链引发、链增长、链终止和链转移几个过程,形成高分子化合物。阳离子 H^+ 在聚合的树脂基质中具有很高的移动性,在光照结束后仍可引发聚合,具有终身聚合的特点。

环氧树脂的聚合机制与甲基丙烯酸酯类树脂的"链拉紧"聚合模式不同,是一种"链松弛"的环状聚合模式。以 Silorane 为代表的环氧基树脂中的硅氧烷(siloxane)在光引发下,先是环氧乙烷 Oxirane 的环状单体开环,环氧基打开使原本较短的分子内共价键距离变成较大的类似于分子间范德华距离,其结果是体积增加,接下来才是"链拉紧"的聚合反应。此种"链松弛"的状态弥补了聚合反应所造成的体积丧失,使最终的聚合收缩率小于1%。

2. 影响聚合收缩的因素　复合树脂在聚合过程中发生的体积收缩会导致修复体边缘出现缝隙,进而发生微渗漏,导致继发龋。聚合收缩还会对洞壁产生一定的应力,导致术后牙髓反应。因此,聚合收缩是导致复合树脂修复失败的最主要因素。复合树脂的成分、窝洞形态和临床操作是影响复合树脂聚合收缩的主要因素。

（1）复合树脂的成分:复合树脂的树脂基质种类直接决定聚合反应的类型和材料固化后的体积变化。甲基丙烯酸酯类基质的复合树脂聚合收缩较大,环氧树脂基质的复合树脂聚合收缩较小。

增加无机填料的比例可减少树脂的含量,复合树脂固化后的体积收缩相应减小。纳米填料粒度小,单位体积内添加量高,故纳米树脂的聚合收缩较小。

（2）窝洞形态:窝洞形态使得复合树脂在充填固化过程中与洞壁粘接的面积与游离表面的比例有所不同,这就是所谓的 C 因素(C factor),又称洞形因素(configuration factor),它也是决定复合树脂聚合收缩的重要因素。C 因素=粘接面积/游离面积,游离面积越小,C 因素越高(图12-8)。不同 C 因素的洞形充填体会产生不同方向和大小的聚合应力。C 因素越高,聚合收缩应力越大。同样体积的 I 类窝洞,深而窄窝洞的未粘接面积比例小,C 因素高,充填树脂的聚合收缩应力较大;反之,浅而宽窝洞的树脂收缩应力相应较小(图12-9)。

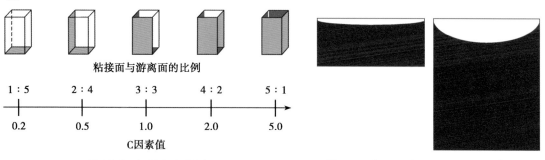

粘接面与游离面的比例

| 1:5 | 2:4 | 3:3 | 4:2 | 5:1 |

| 0.2 | 0.5 | 1.0 | 2.0 | 5.0 |

C因素值

图 12-8　C 因素示意图

图 12-9　相同口径不同深度的 Ⅰ 类洞,C 因素和树脂聚合收缩应力不同

（3）临床操作:临床采用分层充填和固化的操作方法可有效减少聚合收缩应力。复合树脂聚合收缩的方向有 3 种:朝向光源方向收缩、由树脂游离面向粘接面收缩、从外周游离面向树脂中心聚缩。因此,临床上可应用这些特点进行操作,以增强粘接效果,减少聚合收缩带来的不良作用。

光固化复合树脂材料如长时间暴露于环境光线中也会逐渐固化,临床上复合树脂材料的存储应注意避光。

3. 聚合固化程度

（1）聚合程度:复合树脂发生聚合时,逐渐由柔软的膏体固化成密度更大的固体。在固化后的复合树脂中并非所有单体可聚合的双键都能打开转变为 C—C 单键进而发生聚合,可能仍留有部分单体未能形成完整的分子间共价键,成为残留单体（residual monomer）。复合树脂的聚合程度由单体分子的双键转化百分率表示。光固化复合树脂的双键转化率通常为55%~70%,余下单体中有相当一部分的分子虽然一端双键未反应,但另一端双键已发生了聚合,使整个分子交联到了高分子网络中。照射光源波长的有效性、光强度、照射时间和光源至材料表面的距离均可影响复合树脂的聚合程度。

（2）固化深度:复合树脂有效光固化的深度是有限的,靠近光源的材料浅层固化程度较高,越往深处,光线透过的强度越弱。通常,临床上光照 20 秒的固化深度应不小于 1.5mm,浅色复合树脂的固化深度可略深,为 2.0~3.0mm。超过固化深度时,因光线已不能穿透到达,此处材料内的光活化剂无法被激活,树脂就不能发生聚合固化。因此,深洞充填树脂时需分层填入材料并固化,每层树脂应不超过 2mm。凡影响复合树脂聚合程度的因素同时也影响着复合树脂的固化深度。此外,材料的透明度也是一个影响因素,透明度越差,固化深度越浅,延长照射时间可在一定程度上提高固化深度,如对遮色用的不透明（opaque）复合树脂材料则需要更长的照射时间（40~60 秒）。

4. 氧阻聚层　复合树脂在充填固化时,外露于空气的材料表面因受环境中氧的阻聚作用会形成一层极薄的未固化层,称为氧阻聚层（oxygen inhibited layer）。若用薄膜或油脂覆盖于复合树脂表面,隔离空气中的氧分子,则无氧阻聚层产生。

氧阻聚层的产生机制为甲基丙烯酸酯类复合树脂在自由基聚合反应中,裸露面表层的光引发剂在活化时因接触氧而导致自由基淬灭,聚合引发受到抑制,故材料表面保持未固化状态,厚度为 13~19μm。因为氧阻聚层的存在,临床上得以实现分层充填树脂间的良好结合,氧阻聚层中的未反应单体在互穿聚合物网络中形成化学共价键,以此作为连接两层树脂的粘接媒介。

环氧类树脂的聚合反应是阳离子型开环聚合反应,不产生自由基,因此环氧类树脂不形成氧阻聚层或仅有 9μm 的极薄氧阻聚层。

三、复合树脂的分型

(一) 按照复合树脂组成成分分型

1. 根据树脂基质分型　目前临床上应用的复合树脂产品有两种树脂基质,大多数为传统的甲基丙烯酸酯类复合树脂,因聚合收缩问题,又研发出一款环氧树脂基复合树脂(Silo-rane)。

2. 根据无机填料粒度分型　无机填料颗粒的大小、分布和含量决定了复合树脂材料的耐磨性和抛光性。Lutz & Philips 分类(1983 年)和 Bayne 分类(1994 年)均根据填料粒度对复合树脂进行过分类。Lutz & Philips 将复合树脂分为超微填料型(microfine,粒径 0.04 ~ 0.2μm)、细微填料型(fine,粒径 0.4~3μm)、大颗粒填料型(macrofill,粒径 1~15μm)以及混合填料型(hybrid,粒径 0.04μm+0.1~1μm)。Bayne 将复合树脂分为超大颗粒填料型(mega-fil,粒径约 500μm)、大颗粒填料型(macwfil,粒径 10~100μm)、中颗粒填料型(midfil,粒径 1~10μm)、小颗粒填料型(minifil,粒径 0.1~1μm)、微颗粒填料型(microfil,粒径 0.01~0.1μm)和纳米颗粒填料型(nanofil,粒径 0.005~0.01μm)。

目前大颗粒填料型和细微填料型已被淘汰,超微填料型也逐渐退出市场。混合填料型在不断改进,早期以 0.04μm 和 1~10μm 填料为主,现多采用 0.04μm 和 0.1~1μm 填料,成为主体产品。新型纳米级填料复合树脂受到临床欢迎。

(1) 超微填料复合树脂:超微填料初级粒子的表面能高,各颗粒互相黏附、聚集成疏松的网链状的次级粒子,次级粒子表面积大,加入树脂基质中有显著的增稠作用,因此填料的加入量受到限制,添加量一般不超过 38%。

为了提高超微填料添加量,事先在工厂中通过机械强力混合向树脂基质中加入较多的超微填料,形成非常黏稠的混合物,热压固化后通过机械方式将聚合物粉碎成 20~50μm 的预聚合填料。将预聚合填料与超微填料按一定的比例添加到树脂基质中,制备出含有预聚合填料的复合树脂。通过此法可将超微填料的添加量提高到 50%,可明显提高超微填料复合树脂的力学性能,降低聚合收缩和吸水率。

(2) 混合填料复合树脂:填料由大颗粒填料和少量超微填料混合组成,大颗粒填料的表面积小,增稠作用小,在树脂中的添加量可较大。加入超微填料则可占据大颗粒填料间的空隙。因此,混合填料型复合树脂的无机填料总含量高,力学性能好,聚合收缩小。

(3) 纳米填料复合树脂:纳米填料复合树脂又称纳米树脂,填料由单分散纳米颗粒和团簇状纳米集团构成,前者的粒径为 5~75nm;后者是由许多纳米无机粒子通过粒子接触点间紧密熔结而成的致密的二级粒子,粒径为 0.6~1.4μm。通过两者的优化配比,有效减少了填料间的空隙,提高了填料堆积密度,填料含量可达 79%。因此,纳米复合树脂的聚合收缩较小,力学性能与混合填料型复合树脂相当,而且纳米粒子团簇上熔结的纳米颗粒在打磨磨损过程中以纳米单颗粒脱落,形成的凹陷尺度小于光线波长,使表面保持光滑和光泽,显示出优异的抛光性能和表面光滑性能。

（4）纳米混合填料复合树脂:用单分散纳米尺度的填料颗粒替换混合填料复合树脂中的超微填料。与混合填料复合树脂相比,纳米混合填料型复合树脂虽然在抛光性能上有所改善,但是由于较大填料的存在,其保持表面光滑性能方面改善不明显,表面磨损后仍显粗糙。

总之,填料粒径越大,可加入的填料含量越高,材料的强度就越好,但耐磨性能和抛光性能均下降;反之,填料粒径越小,可加入填料的含量越低,材料的强度越差,而材料的可抛光性却提高。

（二）根据临床应用分型

1. 前牙用复合树脂　用于前牙的复合树脂更强调修复后的美学效果,需抛光性能好。在色泽设计上,颜色需涵盖全部 VITA 色系。在透明度上,可区分牙釉质和牙本质色,或牙颈部、体部和切端色。临床上以往多采用超微填料型复合树脂。近年来,纳米复合树脂以其良好的抛光性能用于前牙美学修复获得广泛好评。

2. 后牙用复合树脂(可压树脂)　用于后牙的复合树脂对机械强度和抗磨损性能要求更高,多采用高填料量的混合填料型复合树脂,填料含量重量比最高可达 88%,填料粒度分布宽,堆积密度大,填料颗粒间相互滑动的阻力大。后牙用复合树脂操作性能好,有的产品称为可压树脂(condensable/packable composite resin),其无机填料可做成多孔或短纤维状,临床操作时不粘器械,易于充填和雕刻外形,充填压紧材料时易于压实,塑形后不易流淌变形,固化前能保持一定外形,邻面成形效果较好。耐磨性能和机械性能与其他混合填料型复合树脂类似。可压树脂可供选择的颜色较少,美观性能和抛光性能较常规型复合树脂差。

3. 通用复合树脂　通用复合树脂为混合填料型复合树脂,填料含量重量比可达 80%。近年来,随着填料技术工艺的改进,填料粒度越趋向微小颗粒和纳米颗粒,已有将超微填料和纳米填料进行预处理制成的纳米混合填料复合树脂,有效提高了填料含量。其美学性能既可以达到前牙修复的需求,物理机械性能又能满足后牙一般的咀嚼压力,故称为通用复合树脂。目前,多数厂家已不再生产单纯用于前牙的复合树脂,配色齐全的通用树脂也被推荐用于前牙美学修复,但是咬合力大的后牙缺损部位的修复还应选择后牙用复合树脂。

4. 流动树脂　流动树脂(flowable composites)在固化前物理态黏稠,外力作用下有一定流动性。因含有少量无机填料(40%~60% 质量比),故具有 X 线阻射性。流动树脂基质含量高,固化后机械强度和弹性模量均较低,力学性能只能达到通用型复合树脂的 60%~90%,聚合收缩较大,耐磨耗性较低,因而不用作受力部位的牙体充填。也正因其弹性模量较低,具有良好的柔韧性,可将树脂聚合初期界面形成的张力通过自身的弯曲变形加以释放,缓解收缩应力。加之其良好的流动性,对牙面的润湿性较好,能够完全充填到窝洞线角和不规则的洞壁处,且成形层薄,可避免充填时带入空气而产生气泡,故临床上将其广泛用作洞衬和垫底材料,形成弹性洞壁,增加材料与洞壁的适合性,减少空隙,保证充填体粘接界面的完整性。应用时只需用注射针头直接将材料推注到所需部位并予以铺展后光照固化即可。

5. 整块充填复合树脂　近期的复合树脂产品有向简化临床操作、缩短临床时间方向发展的趋势,整块充填复合树脂一改分层充填多次固化的传统方式,将呈流体的树脂材料整体注入窝洞内,在一定厚度内一次光照使修复体整体固化。整块充填固化的复合树脂,除了传统的膏体剂型,还有流体剂型,后者在操作时由注射枪将胶囊内的流动树脂打入窝洞内,厚度不超过 4mm,利用可流动材料的良好适合性将窝洞各角落铺满,又因材料较大的黏附力和表面张力使其在牙洞内可紧密贴于洞底、洞壁,而不易受重力作用下垂,通过一次光照,4mm内的树脂交联固化。另外,还有由声波活化的整块充填复合树脂(sonic-activated bulk fill composite)。术者用连接在高速涡轮机上的声波机头,通过输出的声波将胶囊内的膏体复合树脂激活,粘度瞬间降低87%,流动性增加,在窝洞内一次注入5mm厚的材料,将其铺满整个窝洞,当停止超声振动,树脂迅速恢复膏状,一次光照固化,形成整块充填体。

这类整块充填复合树脂材料的成分组成有所创新,加倍量的光引发剂樟脑醌可使材料内部的感光厚度增加,使其能够一次完成深层固化。单体中含有可自我调节的功能团,在树脂聚合时可控制交联结构建立的速度,减慢聚合应力的集聚和扩展,进而降低聚合收缩力,在材料内部建立"化学软启动聚合方程式",使固化后的材料体积收缩减小。无机填料采用纳米级粒径,可改善材料的机械性能。这类材料也有自身的局限性,因其所含填料相对少,耐磨性较差,故多用于洞内部充填,相当于牙本质层,在窝洞表面尤其是咬合面,需再充填覆盖一层耐磨的混合填料树脂。另外,值得注意的一点是光的物理特性是直线传播,光能到达之处才可引发树脂的聚合反应。因此,临床上在牙体缺损倒凹处还是应少量、薄层充填材料,并调整光照角度,使光线能够照射到位,以保证固化效果。

四、性　能

(一) 粘接性能

复合树脂黏度大,疏水,与亲水的牙齿硬组织表面相斥。粘接剂能够改变牙表面的性能,提高其润湿度,所以复合树脂需借助粘接剂与牙齿连接,而其树脂基质则可与粘接剂形成有效的化学结合。

(二) 机械性能

牙齿修复材料的机械性能,特别是弹性模量(elasticity modulus),应当尽量与牙齿硬组织相同或相近,以便在受力时能与牙齿硬组织同步变形,避免两者结合界面产生应力。复合树脂具有较好的力学性能,质地坚韧而不易脆裂折断。不同种类复合树脂的力学性能差异较大,同一种类不同品牌的复合树脂的力学性能也有差异。表12-1列举了常见复合树脂的平均力学性能。

表 12-1　牙釉质与复合树脂的力学性能

材料	弯曲强度/MPa	弯曲模量/GPa	压缩强度/MPa	压缩模量/GPa	径向拉伸强度/MPa	断裂韧性/(MPa·m$^{1/2}$)	努氏硬度/MPa
牙釉质	80~110	120~150	384	30~50	10~40	0.7~1.1	3 430
混合填料复合树脂	100~160	8.0~13	300~350	5.5~8.3	50~70	1.5~2.2	500~600
超微填料复合树脂	70~110	3.0~6.9	250~320	2.6~4.8	30~50	0.5~1.3	250~350
纳米填料复合树脂	100~155	7~11	300~340	5.0~7.8	50~65	1.4~2.1	450~600
流动树脂	60~100	2.6~5.0	210~300	2.6~5.9	33~48	—	—

材料的压缩强度和弯曲强度是表征材料抵抗咀嚼压力的重要指标。具有较高压缩强度和弯曲强度的材料,在口腔中能有更长的使用寿命。当修复材料比较薄时,弯曲强度尤为重要,材料弯曲强度高,就不易因局部受压而折断。复合树脂的弯曲弹性模量较低,其充填物受到较大咬合力时变形较大,容易破坏洞壁部位的结合,产生边缘微裂隙,并使洞缘牙釉质容易折裂。复合树脂的力学性能受到其无机填料含量、填料与树脂基质的结合强度、填料颗粒粒度及其分布的影响。一般来说,填料越多,力学性能越高。

(三) 表面性能

1. 表面硬度(surface hardness) 聚合后的树脂基质的维氏硬度约为18,随着无机填料的加入,硬度会提高。材料中无机填料的加入量和填料颗粒的粒度决定了复合树脂的硬度,如微填料型复合树脂的表面硬度为20~50,混合填料型复合树脂的表面硬度为60~100,纳米填料型复合树脂的表面硬度可与高填料量的混合型复合树脂相当。临床上复合树脂充填体在光照固化即刻因表面覆盖一薄层氧阻聚树脂,故表面较软。用成形片固化的充填体,表层虽无氧阻聚层存在,但树脂多,填料颗粒分布少,使其表面既光滑又较软。随着抛光或磨耗,填料显现,表面硬度增加。

2. 表面粗糙度(surface roughness)和可抛光性(polishing property) 按照工程学定义,在机械加工或以其他方法获得的零件表面总会存在较小间距的峰谷痕迹。用于描述这些峰谷高低程度和间距状况的微观几何形状特征的指标称为表面粗糙度。通常人肉眼对物体表面感知的分辨率约为$100\mu m$,舌体可感知的粗糙程度为$0.25~0.50\mu m$。在有成形片覆盖下固化的复合树脂充填体表面很光滑,平均粗糙度为$0.02~0.04\mu m$,但此层非常不耐磨,当下方的填料颗粒被磨出来后,表面就显出凹凸不平的粗糙性,故临床上通常需对复合树脂充填体表面进行抛光。抛光技术在工程学上又称为镜面技术,是制造平坦且加工变形层小、无擦痕平面的加工工艺,包括机械抛光、化学抛光、电解抛光、超声波抛光、流体抛光以及磁研磨抛光等。其中,最经典的技术是机械抛光,临床上对复合树脂充填体的抛光主要也是采用机械抛光。

机械抛光按照有无抛光膏分为两体抛光和三体抛光。前者是采用将研磨颗粒粘固在特定载体上的工具(如抛光碟、杯、盘、轮等)对复合树脂进行抛光。研磨颗粒可有金刚砂、碳化硅和矽粒子等,粒度为$6~100\mu m$。抛光工具的材质、硬度、粒度(表12-2)均会对抛光效果造成影响,如经氧化铝抛光盘抛光后的复合树脂表面的粗糙度为$0.10~0.20\mu m$,经白磨石抛光后的复合树脂表面的粗糙度为$0.20~0.30\mu m$,而经硅橡胶抛光尖抛光后的复合树脂表面的粗糙度为$0.45~1.10\mu m$。三体抛光是指在抛光工具与被抛光物之间加入抛光膏进行研磨的过程。抛光膏主要采用氧化铝或金刚石颗粒,粒度为几微米或$1\mu m$以下,多以甘油为赋形剂。临床上通常采用由粗到细的多步抛光顺序,每一步抛光均以消除前一步划痕为目的,并同时产生新的、更细的划痕,直到最后一步产生的划痕达到肉眼不能分辨的程度。另外,复合树脂的填料含量和粒度对其可抛光性也有影响,填料量越多、粒度越大,抛光后的粗糙度也就越高,纳米填料型复合树脂可获得最佳的抛光效果。

3. 耐磨性(wear resistance) 复合树脂充填体在抛光、刷牙和咀嚼等活动中,施加在材料表面的摩擦力或磨耗介质均可使表面发生损耗,引起表面粗糙。复合树脂的磨耗过程被认为首先是低强度树脂基质被较快磨掉,无机填料逐渐显露并突出于表面。当基质磨损到

表 12-2　临床常用抛光工具材质参数

材质	莫氏硬度级别	粒度
氧化铝	9	55μm、40μm、24μm、8μm
碳化硅 氧化铝	9~10 9	45μm、1μm、0.3μm
碳化硅 氧化铝	9~10 9	40μm、20~40μm、10μm
碳化硅 氧化铝	9~10 9	60μm、30μm、20μm、7μm
矽粒子	7	85μm
金刚石	10	7μm
氧化铝	9	40μm

一定程度时,暴露的无机填料颗粒因缺乏树脂基质的包裹固位而出现抖落。之后,下层的树脂基质又暴露,开始新一轮树脂基质的快速磨耗。如此循环往复,形成粗糙的复合树脂材料表面(图 12-10)。复合树脂磨耗的准确机制尚不明确,但树脂基质的老化降解、无机填料的颗粒大小及合成工艺、填料与树脂基质间的结合强度、充填体在口腔中的部位、患者的饮食和咀嚼习惯等因素均与复合树脂的耐磨性密切相关。不同种类的复合树脂耐磨耗性能差异较大。混合填料型复合树脂的耐磨性强于微填料型复合树脂,纳米填料复合树脂优于其他种类复合树脂。

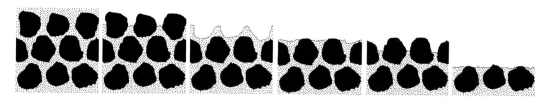

图 12-10　复合树脂磨耗机制示意图

(四) 吸水性和溶解性

吸水性(absorption)和溶解性(solubility)是反映复合树脂耐水解的重要指标,主要由树脂结构和含量决定。含有不同亲水集团的复合树脂的吸水性不同,树脂多填料少的材料吸水性高。将刚固化的复合树脂浸泡于液体中,数天内就有未聚合的单体或小分子洗脱或溶出,并造成有机树脂与无机填料间的化学键破坏,导致硅烷偶联剂水解和微裂纹产生。与此同时,水被树脂吸收,水分子占据树脂交联链间的空隙,也可渗入因聚合收缩产生的微裂隙中,到 30 天左右,树脂基质吸水基本饱和,复合树脂甚至产生轻微的体积膨胀。口腔中复合树脂充填体的溶出成分和速率与树脂的固化程度、无机填料的成分和溶解性以及唾液环境和 pH 等因素有关。复合树脂过度吸水溶解可降低材料的强度和耐磨性能,缩短材料的使用寿命。ISO 和我国相关标准均规定,复合树脂的 7 天吸水值应不大于 $40\mu g/mm^3$,溶解值应不大于 $7.5\mu g/mm^3$。

（五）热膨胀系数

复合树脂的热性能主要由无机填料决定,无机填料量越少,其热膨胀系数越高。无填料的树脂热膨胀系数为 $(80 \sim 100) \times 10^{-6}/℃$,超微填料型复合树脂的热膨胀系数为 $(50 \sim 60) \times 10^{-6}/℃$,混合填料型复合树脂的热膨胀系数为 $(30 \sim 40) \times 10^{-6}/℃$,均明显大于牙齿硬组织的热膨胀系数 $(8 \sim 11) \times 10^{-6}/℃$。当口腔中遇到冰冷或热烫食物时,复合树脂与牙齿的热膨胀系数不匹配,二者体积变化不一样,充填体的收缩程度明显大于牙齿硬组织,在口腔中温度变化长期反复作用下,收缩应力可导致修复体与牙齿的结合界面破坏,造成边缘缝隙,形成微渗漏。

（六）老化

老化(aging)是指有机高分子材料在加工、使用和贮存过程中由于外界理化因素的作用,引起其结构或组分内部薄弱环节(如碳碳双键、末端羟基、末端甲基等)的破坏,进而导致材料性能降低。老化是所有有机高分子材料共有的特性,复合树脂的致命缺点之一也是材料中的树脂发生老化。老化现象的本质是聚合物的共价键破坏,分子链发生断裂,分子量降低,表现为聚合物发生降解,其结果导致材料的物理机械等性能明显下降。复合树脂的老化过程可能发生在填料表面偶联层、偶联剂与填料之间以及树脂基质内部等薄弱环节,临床上明显的表征是充填体表面粗糙和染色,充填体碎裂或崩损。对口腔中的复合树脂修复体来说,材料与牙体硬组织间的树脂粘接界面的老化是造成微渗漏乃至修复体失败的重要原因。促使复合树脂老化的因素有物理、化学和生物等因素,如温度、光照、摩擦力、吸水溶解、pH、有机溶剂、生物酶等均可破坏或降解树脂聚合后交联的高分子链。

（七）生物学性能

固化完全的复合树脂溶解性极小,具有良好的生物相容性。而未聚合树脂的单体成分则有一定的细胞毒性,也可对少数人造成致敏反应。临床操作中应充分了解材料的性能,努力使复合树脂获得最大程度的聚合。

第二节　粘　接　系　统

临床上为了恢复病损患牙的形态和功能,需将修复材料充填于牙体的缺损部位,既往银汞合金充填体主要依靠制备出的窝洞类型实现机械方式的固位,两种固体材料相接处的微观表现实际上是点对点的接触。复合树脂材料的固位则突破了传统的固位方式,实现了粘接。所谓粘接(bonding/adhesion)是指一个固体物质通过置于其表面的一种薄层物质的作用将另一种同种或异种的固体物质牢固连接在一起的现象。连接两种固体物质的薄层材料称为粘接剂(bonding agents/adhesives)。两种物体粘接在一起的粘接接头由5部分构成,即被粘接物1、界面1、粘接剂、界面2、被粘接物2(图12-11)。在被粘接物的表面与粘接剂接触时,通过化学反应或物理相互

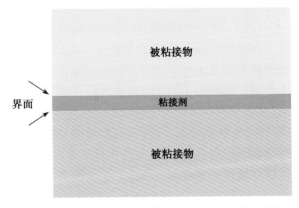

图 12-11　两固体借粘接剂衔接,形成的粘接复合体由 5 部分组成

作用组成了两个物体衔接的界面。界面的微观结构代表不同的粘接机制,主要有以下 3 种表现。①化学结合:粘接剂与被粘接物分子含有相同的功能基团,分子之间产生化学键结合而形成内在统一的物体,粘接强度依赖于分子间的主价键力;②物理吸附和润湿:当粘接剂与被粘接物表面广泛紧密接触时,分子间极为贴近(如分子间距小于 2～3Å),粘接剂仅靠对被粘接物的吸附(或称润湿)作用就可产生很高的黏附强度,这是通过分子间的次价键力(范德华力)实现的;③机械锁合(mechanical interlocking):被粘接物体的表面微观上呈现为不同程度的粗糙面,粘接剂在这样的表面润湿铺展的过程中渗入凹凸不平的空间或微孔之中,增加了粘接剂与被粘接物的表面接触面积,固化后形成众多类似于榫结的扣锁结构。如果各凹凸的扣锁尺寸在 10μm 以下,又称为微机械锁合(micro-mechanical interlocking)。各种粘接物间的粘接方式不尽相同,取决于被粘接物的表面形态结构、被粘接材料和粘接剂的种类等,粘接界面中最常见的是物理吸附和润湿的分子间作用力和微机械锁合作用,无论何种粘接方式,粘接剂对被粘接物表面的充分润湿都是粘接的前提。要想达到良好的润湿,有必要对被粘接物的表面进行适当处理,以利于粘接剂在被粘接物表面铺展和黏附。表面处理的方法可分为两大类:一种是净化表面,即去除妨碍粘接的表面污物及疏松层;另一种是改变表面的物理化学性质,提高表面能,增加表面积。临床上对牙齿进行复合树脂的粘接,涉及粘接剂对牙釉质、牙本质的粘接以及对复合树脂材料的粘接。粘接剂与复合树脂中的基质是同类材料,它们之间是化学结合。牙体组织的粘接则主要通过粘接剂对牙面的润湿,固化后形成微机械锁合。因此,复合树脂对牙齿的粘接重点在于粘接剂与牙体组织的粘接能力,牙体组织的表面处理则成为关键因素。临床上首先需完成的工作是清创,即磨除龋坏组织、细菌感染组织以及唾液蛋白封闭的表层组织,这也是生物学的要求。接下来所面临的问题就是,如何对健康的牙釉质和牙本质进行处理,以改变其表面的理化性质,利于树脂粘接剂的粘接。1955 年,美国学者 Buonocore 首次将酸蚀处理技术从工业领域引入牙齿粘接,用磷酸水溶液酸蚀牙釉质后使其与甲基丙烯酸自凝树脂的粘接强度显著提高,就此很快研发出临床可用的牙釉质粘接系统。对牙釉质的成功粘接,激励着人们尝试粘接牙本质,但因牙本质组织结构的特点和牙体预备以后表面呈现的特殊性,使牙本质粘接困难重重,成为牙齿粘接系统的研究重点,由此人们走入漫长的牙本质粘接的研发之路,依据其进展,后人将牙本质粘接系统归纳成 7 代。下面就根据对牙体组织的不同处理方式对复合树脂的粘接原理和机制进行分类讨论。

一、酸蚀-冲洗类粘接系统

(一) 牙釉质的粘接

牙釉质在组织学结构上由釉柱和柱间质构成,高度矿化,无机矿物质约占总质量的 97%,其中磷酸钙约为 90%,主要为羟基磷灰石结晶,还含有少量的水(2%)及微量的有机物质(1%)。在口腔中,牙釉质表面覆盖一层釉护膜,呈非极性,低表面能,不利于粘接剂的润湿铺展。为了克服这一不利因素,最早由美国学者 Buonocore 于 1955 年报告了用正磷酸水溶液处理牙釉质表面后可使丙烯酸树脂提高其粘接强度,从而开创了牙釉质酸蚀技术,常用的酸蚀剂是 37%磷酸溶液。至此,标志着树脂粘接剂的启用。

1. 牙釉质粘接机制 牙釉质表面经一定时间酸蚀后,牙釉质中的羟基磷灰石发生部分溶解,用水冲洗后,溶解的无机残渣和剩余的酸蚀剂被去掉,黏附于牙釉质表面的各种牙垢、菌斑以及其他有机物也随之除去,暴露出脱矿的牙釉质表面。由于釉柱和柱间质的矿化程度不同,在酸的作用下两者的溶解程度也不一样,形成 10~50μm 深的脱矿微孔层,扫描电镜可观察到两种形态:釉柱中心脱矿和釉柱周边脱矿。磷酸酸蚀后的牙釉质表面既可呈现上述单一形态为主的脱矿表现,也可呈现两者同时存在的状态。脱矿牙釉质表面的这种蜂窝状的粗糙结构增大了粘接剂与牙釉质表面接触的面积。同时,脱矿后暴露出来的新鲜牙釉质因富含极性基团(—OH)而有利于与粘接剂分子间范德华力的形成,也有利于粘接剂的润湿铺展。当粘接剂完成对这种表面结构的润湿、渗入后,光照使粘接树脂固化,就形成了无数与牙釉质脱矿凹陷相对应的突起,即树脂突(resin tag)。树脂突形似丛状树根,与粘接树脂相连的根部粗壮,在沿脱矿釉柱空间走向深部的过程中逐渐变细,长度可达 20μm 以上。无数的树脂突与各自周围的残留牙釉质交混形成树脂化牙釉质层,故可牢牢抓住牙釉质,从而实现了与牙釉质的可靠粘接。但是,牙釉质的粘接力并非与树脂突长度成正比,起微机械锁合作用的主要是粗壮的树脂突根部,而纤细的尾部发挥的作用极小。截至目前,牙釉质的磷酸酸蚀-冲洗-粘接的技术成熟,粘接效果满意,粘接强度为 15~28MPa,粘接的耐久性也好。

2. 牙釉质粘接系统　牙釉质粘接系统由酸蚀剂和粘接剂组成。

(1) 酸蚀剂:由于牙釉质无机矿物质含量高,粘接用酸蚀剂选用无机酸,最常用的是37%磷酸,有水溶液和凝胶两种剂型。临床上更多采用磷酸凝胶,其黏稠的形状使之易于呆置在预定区域,限制被酸蚀的范围,加入染料令其变为蓝色或绿色使之更易与牙体组织区分。酸蚀的程度由酸蚀时间控制,酸蚀时间短,牙釉质表面脱矿浅,粗糙度小。随着酸蚀时间延长,牙釉质表面脱矿加深,但如果酸蚀时间过长,釉面脱钙过度,蜂窝壁溶解,表面粗糙度减小,机械锁合作用反而减弱。因此,釉面的脱矿深度应该适当,一般恒牙牙釉质的酸蚀时间为 20~40 秒,表面可形成 10~50μm 的脱钙深度。

(2) 粘接剂:光固化牙釉质粘接剂在组成上与光固化复合树脂中的树脂基质相似,区别在于光固化粘接剂不含或含极少量的无机填料,而且粘接剂含有粘接性单体,黏度也较小,有利于在牙釉质表面充分润湿。牙釉质粘接剂为疏水特性,黏稠度较低,易于润湿釉面,固化后吸水性小,具有良好的耐水性。

传统的牙釉质粘接剂的主体成分是双甲基丙烯酸酯,含有基础树脂、稀释剂、光聚合引发体系,还有稳定剂和少量无机填料。其中,基础树脂为双酚 A 双甲基丙烯酸缩水甘油酯(bisphenol A glycidyl dimethacrylate,Bis-GMA),或双甲基丙烯酸尿烷酯(urethane dimethacrylate,UDMA)。稀释剂多用双甲基丙烯酸二缩三乙二醇酯(又称双甲基丙烯酸三甘醇酯,triethyleneglycol dimethacrylate,TEGDMA)。光聚合引发体系以樟脑醌-有机胺(camphorquinone-organicamine)为主,引发波长 420~470nm。有些配方中还加入少许粘接性单体,如 4-甲基丙烯酰氧乙基偏苯三酸酐(4-methacryloyloxyethyl trimellitate anhydride,4-META),以促进粘接。

3. 临床应用　牙釉质粘接系统仅适用于对牙釉质的粘接,如树脂贴面修复。

(1) 先用机械方法去除牙齿表面的外加物(如牙石、菌斑、软垢、既往修复体),磨除龋坏组织,牙体预备去除牙釉质表面的唾液蛋白膜,暴露新鲜切割的釉柱截面。

(2) 隔湿,涂布 37%磷酸凝胶,滞留 20~40 秒。

(3) 强力水冲,冲洗时间大于等于酸蚀时间,吹干,酸蚀釉面呈现白垩色。

（4）涂布牙釉质粘接剂,吹薄吹匀,光照固化。

（5）填充复合树脂,塑形,光照固化。

（6）调𬌗,修形,抛光。

目前,单独的牙釉质粘接剂已很少用于复合树脂直接粘接修复。随着牙齿粘接系统的不断研发,临床上对牙釉质的粘接更多采用同时能够粘接牙本质的全酸蚀粘接系统或在牙釉质上以磷酸酸蚀冲洗后结合牙本质自酸蚀粘接系统联合应用。

（二）牙本质的粘接

1. 早期的牙本质粘接　循着牙釉质粘接的轨迹,美国学者 Buonocore 于成功粘接牙釉质的次年(1956 年)报告了对酸蚀后的牙本质进行粘接。他采用的粘接剂含有粘接性单体二甲基丙烯酸磷酸甘油酯(GPDM),认为其所具有的双官能团可以和羟基磷灰石的钙离子结合。但其粘接强度只有 1~3MPa,不能满足修复体在临床的使用要求,甚至不足以克服树脂自身聚合收缩在界面产生的破坏力,限制了其临床应用。首次对牙本质并不成功的粘接开启了日后长达半个多世纪对牙本质粘接系统的研发,而 Buonocore 的此型粘接剂被后人归为第一代牙本质粘接剂。

第二代牙本质粘接剂是以 Bowen 于 20 世纪 60 年代末至 70 年代初合成的 N-苯基甘氨酸-甲基丙烯酸缩水甘油酯(N-phenylglycine glycidyl methacrylate,NPG-GMA)和甲基丙烯酰氧乙基苯基磷酸酯(methacryloxy phenyl phosphoric acid,Phenyl-P)作为粘接性单体为标志的。牙体硬组织不用磷酸酸蚀,利用 NPG-GMA 分子一端可与牙表面的钙离子形成配位键,另一端(乙烯基)可与复合树脂发生共聚合,从而在牙齿和复合树脂之间形成桥梁性粘接效应。Bowen 的粘接剂对牙釉质具有较高的粘接强度,而对牙本质的粘接强度较低。

2. 牙本质粘接的难点　对牙本质粘接的初步尝试,使人们重新审视和分析牙本质的组织结构和粘接表面,认识到牙本质粘接的以下 3 个难点。

（1）组织成分:牙本质的矿物含量相对低,有机物和水较多。无机成分羟基磷灰石晶体约占 70%,还有约 18% 的蛋白质、1.5% 的其他有机质以及约 10% 的水,有机成分大部分为 I 型胶原,交织成网。羟基磷灰石晶体与胶原纤维伴行,沉积在纤维网内,将胶原纤维包埋在矿物组织中。牙本质所含的水除了游离水,还有与有机物和无机物结合的水分。因此,无髓牙虽然丧失了牙本质小管液,但牙本质仍然是含有水分的。粘接剂具有疏水性,被粘接物含较多的有机物和水不利于润湿和粘接。

（2）组织结构:牙本质由牙本质小管、管周牙本质及管间牙本质构成,牙本质小管内含有成牙本质细胞突起和小管液。牙本质小管贯通整个牙本质,从髓腔向釉牙本质界呈放射状排列,小管近髓腔侧较粗,直径约 3μm,单位截面分布数目也较多,可占髓腔表面积的 45%。越接近釉牙本质界,管周牙本质形成渐多,小管越细,数目也减少,约占表面积的 1%。牙本质的通透性与牙本质小管的密度和直径成正比。牙本质小管中的液体在髓腔压力和毛细管虹吸的作用下,不断产生并循环流动。牙本质的管间牙本质和管周牙本质含有由蛋白质组成的胶原纤维,彼此交织成网,构成矿物支架。管周牙本质的胶原纤维较管间牙本质少。各相异质的被粘接物不利于粘接剂的润湿和粘接。

（3）预备后的表面:牙本质被高速旋转的车针切割后,碎屑被挤压贴附于牙本质表面,形成一层由无机物碎屑和凝固的胶原纤维碎屑组成的玷污层(smear layer),厚 1~5μm,碎屑也可被挤压至牙本质小管形成管塞(smear plug),从而降低牙本质的通透性。玷污层结构疏松、强度极低,与下方的牙本质结合较弱,故认为牙本质表面玷污层的存在可阻止粘接剂到达牙本质,不利于粘接。

3. 艰难的牙本质粘接系统研发　了解了牙本质粘接的难点,可分析出早期对牙本质粘接失败的原因。第一代牙本质粘接剂因酸蚀并冲洗牙本质而去掉了表面的玷污层,牙本质小管口张开,加之牙本质小管液持续渗出,导致粘接剂无法接触脱矿的管间牙本质,不能有效起到粘接前的润湿作用,粘接强度自然很弱,且还会出现牙髓刺激症状。第二代牙本质粘接剂虽未对牙本质进行酸蚀,但并没有认识到玷污层存在对粘接的影响。因粘接时粘接剂只是与玷污层结合,并未与其下方的牙本质形成粘接。力学研究发现,断裂面多发生在玷污层内或玷污层与粘接剂的界面。由此认为若要获得有效的牙本质粘接,须将玷污层去除或以某种修饰过的形式保留下来,对玷污层的处理成为实现牙本质粘接的关键。

在 20 世纪 70—80 年代,研究一直徘徊在是否去除玷污层上,人们开始想到将玷污层保留下来,通过预处理剂(primer)将其改性(modify)。典型的牙本质预处理剂中含有弱酸(如柠檬酸、马来酸、EDTA-2Na),可使玷污层和其下方的牙本质脱矿。预处理剂中的亲水性单体甲基丙烯酸 β-羟乙酯(hydroxyethyl methacrylate,HEMA)可渗透进入玷污层并将其原有的亲水特性改为疏水特性。粘接剂选用含有亲水极性基团的粘接性单体,如各种甲基丙烯酸磷酸酯、二甲基丙烯酸乙酯均苯四酸酐酯(BPDM)以及 4-甲基丙烯酸氧乙基偏苯三酸酐酯(4-META)。这些分子结构具有强极性的亲水性基团($-OH$、$-COOH$),能提高粘接剂对牙面的润湿性,并能与脱矿牙本质暴露出来的钙离子和胶原纤维上的氨基($-NH_2$)、羧基形成较强的分子间作用力、配位键或化学键,因而可形成较牢固的粘接,单体分子的另一端为甲基丙烯酸酯基,能与树脂共聚合。预处理剂的出现使人们找到了牙本质玷污层处理的突破口,它增加了粘接剂的润湿效果,标志着第三代牙本质粘接剂的问世,使牙本质粘接强度提高到 12~15MPa。

直到 1982 年,日本学者 Nakabayashi 的研究观察到通过上述处理,固化的牙本质粘接界面除了进入牙本质小管的树脂突,还出现了一个混合层(hybrid layer),即在粘接树脂层内包含了牙本质胶原纤维网和玷污层杂质。此层杂化结构能够连接牙本质和复合树脂并封闭牙本质小管,起到牙本质与粘接剂间过渡层的作用,也是一种微机械锁合。混合层的发现奠定了牙本质有效粘接的结构基础。

第三代牙本质粘接剂虽然改进了牙本质的粘接机制,但粘接强度的提高极其有限。究其原因可以看出,一是粘接界面有完整的玷污层存在;二是在预处理牙本质后强调吹干表面,致使疏水性的粘接剂不能渗入因塌陷而致密化的胶原纤维网内。此外,实际使用时操作太过烦琐,需要分别处理牙釉质和牙本质。所以,第三代牙本质粘接剂仍不能满足临床要求。

(三) 牙釉质和牙本质同时粘接(全酸蚀粘接)

1. 牙本质湿粘接理念的提出　在研究第三代牙本质粘接剂的同时,人们仍在继续对牙本质酸蚀去除玷污层进行不懈的研究。此类研究遇到的瓶颈是,酸蚀剂在酸蚀牙本质去除玷污层的同时,也使玷污层下方的牙本质表层脱矿,胶原纤维网暴露。用水冲洗后未吹干表面时,水的表面张力使胶原纤维网浸泡在液体中呈膨松状态;而吹干牙面后,胶原纤维网因失去水分支撑而塌陷成致密结构,粘接剂难以渗入其中,有此层致密胶原纤维的阻挡,粘接剂不可能与其下方的牙本质粘接,纤维层强度很低,纤维层内仍有互通的孔隙,水分很易进入,胶原纤维在水的作用下会缓慢降解,使粘接剂与牙本质间出现缝隙,产生微渗透,导致修复体边缘变色、术后牙齿出现敏感症状。1992 年,Kanca 研究发现,牙本质经酸蚀、冲洗后,去除了玷污层,在脱矿表面未被彻底吹干的情况下涂布亲水性的预处理剂,预处理剂就可顺水渗入管间牙本质的胶原纤维网中,之后再吹去多余的预处理剂,后者所含的有机溶剂挥发即可携水而去,从而置换出浸泡胶原纤维的水分,使胶原纤维网充满预处理剂中的表面活性单体,继续保持疏松膨胀状态,经过预处理后,牙本质表面性质发生显著改变,由亲水性转为疏水性,浸入其中的表面活性单体与粘接树脂同为甲基丙烯酸酯类,有利于粘接剂润湿、渗入并可互溶。涂布粘接剂后,疏水性的粘接剂就可顺利渗入胶原纤维网中,经光照固化形成厚度 5~8μm 的混合层结构。与此同时,预处理剂和粘接剂也能先后渗入敞开的牙本质小管内,形成与管壁紧密结合的树脂突并封闭牙本质小管。上述结构提供了粘接所需的微机械锁合力,最终实现与牙本质的粘接。

　　Kanca 描述的上述过程要求酸蚀冲洗后的牙本质表面保持一定程度的湿润状态,故提出牙本质湿粘接(wet bonding)的概念。在此理念的基础上,以后发展出第四代和第五代粘接剂,由酸蚀剂、预处理剂和粘接剂三部分组成。酸蚀剂采用较稀的20%磷酸以减少酸蚀牙本质时对牙髓的不良影响。预处理剂的主要成分为含有亲水基团的丙烯酸酯功能单体,这是一个双功能基团,亲水基团有胺基、羟基及磷酸酯基团,功能单体如 HEMA、4-META、BP-DM 等,溶剂载体通常为可挥发的有机溶剂如丙酮、乙醇,也可用水作为溶剂。粘接剂包括低黏度可流动的树脂、亲水性单体和稀释单体,如 Bis-GMA、TEGDMA、UDMA、HEMA 等,与牙釉质粘接剂基本相同。因临床操作时要对牙釉质和牙本质同时用磷酸进行酸蚀,1979 年日本学者 Fusayama 将其称为全酸蚀(total-etching)粘接系统。根据预处理剂和粘接剂是先后使用还是同时使用,市场上的产品又分为两类:"三步法"粘接系统和"两步法"粘接系统。

　　2. 全酸蚀粘接系统的临床应用　临床使用"三步法"粘接系统时,第一步先用酸蚀剂酸蚀牙釉质和牙本质,牙本质酸蚀 15 秒,牙釉质酸蚀不超过 30 秒。冲洗后的牙面不能用气枪用力吹干,保持一定湿度。第二步,按照各产品要求的时间涂布预处理剂,再充分吹去多余预处理剂。水基和乙醇基的预处理剂应在涂过粘接剂后吹干牙面,以去除多余的水分。丙酮类预处理剂则需静置适当时间,让水分随丙酮挥发。由于各产品的成分不尽相同,操作时一定要遵照使用说明。预处理剂应即取即用,取前充分摇匀,以免出现相分离,用后旋紧瓶盖,防止溶剂挥发。第三步,涂粘接剂,粘接剂用前也需混匀,以避免单体和填料分离,再吹薄,避免洞角留存过厚粘接剂,光照固化。"三步法"粘接系统就是所谓的第四代粘接剂,对牙本质粘接强度可达 25MPa。产品中预处理剂和粘接剂独立成瓶,也有将预处理剂分作 2瓶,使用时滴出等量液体于混合的包装。

　　为了达到简化临床操作的目的,生产厂家通过特殊技术将第四代粘接系统中的预处理剂和粘接剂合并为一瓶,以减少粘接步骤,形成"两步法"粘接系统,也即第五代粘接系统。临床应用时酸蚀、冲洗和轻吹的操作与"三步法"相同,接下来将"三步法"的第二步、第三步合二为一,同步使用混装的预处理剂和粘接剂,光照固化。

　　3. 全酸蚀粘接牙本质的问题　酸蚀-冲洗类粘接剂对牙釉质的作用与经典的牙釉质粘接系统基本相同,粘接效果可靠。但是对牙本质来说,用磷酸酸蚀后,多余的磷酸需要冲洗干净,此时玷污层去掉了,其下方的牙本质表层也脱矿了。之后就是预处理剂对脱矿牙本质胶原纤维网的渗透改性和粘接剂的润湿粘接。为了使预处理剂能够完全渗入已脱矿区域,脱矿牙本质的胶原纤维网需要有水分支撑,故不能将水全部吹干。理想的预处理剂应该将溶胀的胶原纤维网中的水分全部替换,以使随后应用的粘接剂能够充分占据胶原纤维网中的空隙并与脱矿层下方的牙本质接触,固化后形成混合层,实现牢固的粘接。然而,现实操作中,冲洗后水分去除多少并无客观指标,牙本质表面吹得干了,水可能去除过多,脱矿层中的胶原纤维可能部分或全部塌陷,预处理剂和粘接剂无法渗入,被胶原纤维层阻挡,不能获得牙本质的有效粘接。而冲洗、轻吹后,若留下的水分较多,预处理不能将胶原纤维网中的所有水分替换干净,疏水的粘接剂与水两相不能相溶,导致粘接剂不能完全占据胶原纤维网层的空间。在此层内部,尤其是深部区域就会留有含水的微小空隙,成为与外界交通的通道。这就造成临床上的技术敏感性过高,水的处理分寸成为难题,牙本质表面既不能过干也不能过湿,操作很难控制。在去除玷污层的脱矿牙本质表面,水分多与少均会导致粘接树脂浸入深度小于脱矿深度,形成可供分子或离子扩散和渗透的纳米渗漏(nanoleakage),易发生患牙术后敏感和粘接层水解老化,制约了临床的应用。

二、自酸蚀粘接系统

(一)粘接原理

既然磷酸酸蚀类粘接系统在粘接牙本质时需面对如何处理水这一问题,于是人们从另一个角度思考,如果不用无机磷酸酸蚀,就不需用水冲洗。1989 年,Chigira 报告了采用可聚合的酸性单体处理牙本质,通过溶解和分散玷污层,在酸蚀脱矿牙本质的同时对其完成改性,再予粘接。依此思路,20 世纪 90 年代研发出一些含酸性功能基团的单体,如磷酸酯类和聚羧基分子(甲基丙烯酰偏苯三酸单酯,4-META)。将酸性单体与亲水性偶联单体(如 HEMA、BPDM)和交联单体(TEGDMA)混合,溶解在水、乙醇或丙酮等溶剂中作为酸蚀预处理剂,呈酸性,pH 为 0.8~2.7。分子结构中包含酸性亲水功能团、可聚合的疏水功能团以及中间的间隔基团三部分。酸蚀预处理剂可直接作用于预备后的牙本质表面,其中酸性单体与偶联单体结构相近,亲水部分的酸性基团遇水可解离出 H^+,表现出酸的特性,将玷污层溶解打散,而非去除,同时继续使其下方 1~5μm 的管间牙本质脱矿形成胶原纤维网并进入牙本质小管使管壁脱矿。偶联单体的亲水性基团无酸蚀性能,在酸性单体的引导下,同步渗入脱矿空间,亲水的羟基利于和牙本质胶原纤维网上残留的羟基磷灰石 Ca^{2+} 形成化学结合。偶联单体的疏水性基团易与交联单体共聚,促进交联单体渗入,使脱矿牙本质表面的疏水性增强。在此过程中,酸性单体的 H^+ 被逐渐消耗,脱矿能力减弱,最后变为中性,脱矿过程自动终止。通过吹拂,水分随溶剂挥发,保留可聚合单体,玷污层和脱矿牙本质得到改性,由亲水性变为疏水性。粘接剂与前述粘接树脂相似,主要由疏水性交联单体 Bis-GMA、UDMA、TEGDMA、光引发剂组成,可含有少量填料,涂布到改性的牙本质表面,可与已渗入的酸蚀预处理剂中的交联单体发生原位共聚反应,固化后形成混合层及树脂突,提供机械锁合和化学固位。混合层的厚薄和牙本质小管中树脂突的长短受预处理剂的酸度影响,酸性强,玷污层可被去除,牙本质脱矿深,树脂突长;反之,酸性弱,玷污层只被溶解,牙本质脱矿较浅,树脂突也不明显。因酸性预处理剂有使牙本质自限性脱矿的特性,不需要外加磷酸酸蚀,故不需要用水冲洗,称为自酸蚀粘接系统(self-etching bonding system)。根据其粘接机制,牙本质酸蚀脱矿的深度等于改性润湿的深度,又等于粘接的深度,形成的混合层可严密封闭牙本质表层并阻塞牙本质小管,从而避免了患牙术后敏感的产生。

酸蚀预处理剂和粘接剂分别处理牙本质的两步法产品为第6代牙本质粘接系统。

（二）临床应用

自酸蚀粘接系统适用于以牙本质为主的粘接表面,用前混匀,即取即用,用后盖紧瓶盖,防止溶剂挥发。因影响化学固化复合树脂的聚合反应,不能与化学固化类树脂材料配伍使用。根据酸蚀预处理剂和粘接剂的使用方法,自酸蚀类粘接系统又可分为以下几种。

1. 两瓶装两步法　分别使用酸蚀预处理剂和粘接剂,酸蚀预处理剂和粘接剂为独立包装。根据产品说明书在预备好的牙本质表面涂布酸蚀处理剂,满足时间要求,吹去处理剂,涂布粘接剂后吹薄吹匀,光照固化。

2. 两瓶装一步法　酸蚀预处理剂和粘接剂为独立包装,将两液按比例混匀后使用,临床上按照使用说明涂一次即可,吹薄吹匀,光照固化。

3. 一瓶装一步法　酸蚀预处理剂和粘接剂为一瓶装,用前混匀,临床上只涂一次,吹薄吹匀,光照固化。

磷酸酸蚀粘接系统适合于牙釉质为主要粘接面的粘接,用于牙本质粘接时需要减少酸蚀时间。自酸蚀粘接更适合牙本质的粘接,具有减少术后敏感的优点,但对于未进行过切割的牙釉质的粘接效果较差。

三、粘接系统的临床选择

牙釉质和牙本质的组织结构各异,对粘接系统的要求也不尽相同,而磷酸酸蚀-冲洗粘接系统和自酸蚀粘接系统成分构成和对牙体组织的处理方式不同,粘接机制又各有特点,临床工作只有充分理解粘接的原理,了解产品的成分和性能,才能有针对性地应用适合的产品,获得最佳的临床效果。目前市场上并存着第4代至第7代粘接系统产品。当被粘接面多为牙釉质或没有经过切割的牙釉质时,应该首选磷酸酸蚀-冲洗粘接系统,其特点是脱矿彻底和完全去除玷污层,粘接效果肯定。"三步法"磷酸酸蚀-冲洗粘接系统(第4代)仍是目前获得牙釉质粘接强度最可靠的产品,常在粘接剂研究中当作金标准。自酸蚀粘接系统由于所含有机磷酸酯的酸蚀力较弱,并不适合牙釉质面的粘接。对牙本质的粘接,尤其是活髓牙牙本质的粘接,因自酸蚀粘接系统不需要额外的酸蚀和水冲,对脱矿牙本质层中水的处理更为到位,能形成良好的封闭,从而避免术后的牙本质敏感症状。因此,临床上可联合应用两者方式,以达到最佳的临床疗效。如对患牙窝洞进行直接粘接修复操作时,推荐用磷酸酸蚀洞缘处的牙釉质,充分冲洗吹干后,再于整个粘接面使用自酸蚀粘接系统。如此,在脱矿的洞缘牙釉质处即可达到全酸蚀粘接的效果,而在洞底、洞壁牙本质处则达到自酸蚀粘接的效果。

临床操作时,在磷酸酸蚀-冲洗粘接系统的"三步法"(第4代)和自酸蚀粘接系统的"两步法"(第6代)中,预处理剂均单独使用,处理牙本质玷污层和剩余水分的过程清楚,容易掌握,粘接效果可靠。

将预处理剂和粘接剂合并使用,无论是磷酸酸蚀-冲洗粘接系统(第5代)还是自酸蚀粘接系统(第7代),虽然减少了临床步骤,但多种成分混合剂型中的预处理剂对水处理的能力可能受限,在吹去水分时,溶剂挥发不完全,很难将脱矿牙本质中的所有水分去除,水分子分散于粘接层内,粘接树脂在随后的聚合固化过程中会出现相的分离,水分子因此聚集存留于混合层中,形成颗粒状或树枝状的含水结构。这种类似水凝胶样的结构吸水性较强,牙本质小管液、未脱矿牙本质以及口腔环境中的水分易于向其渗透和扩散,最终在粘接层内形成含水的微小空间,实验室检测也显示其粘接强度相对于同类分别使用预处理剂和粘接剂的产品较低。混合层内的含水部位成为结构缺陷和界面破坏的起始点,除了影响粘接强度,还会降低粘接的耐久性(durability)。一方面,长期吸水可致粘接树脂的聚合链水解断裂,析出小分子产物;另一方面,混合层中原本被树脂包裹的胶原纤维逐渐裸露,水的长期作用可使胶原缓慢水解,而未脱矿牙本质表层固有的基质金属蛋白酶(matrix metalloproteinase,MMP)被激活后还可引起胶原纤维缓慢降解。两方面的结果导致粘接界面出现更多的微小孔隙(纳米渗漏),外界水分进一步渗入,恶性循环,孔隙不断扩大,甚至形成微裂缝,最终导致粘接界面破坏。这就是所谓的粘接界面的老化过程,老化是一切高分子有机物尚不可克服的问题。高分子聚合物在光、水、温度、机械力等因素的长期作用下,结构或组分内部的薄弱环节(如不饱和双键、支链、羰基、末端羟基等)遭受破坏并逐渐扩展,最终导致性能降低,直至丧失功能。磷酸酸蚀-冲洗粘接系统和自酸蚀粘接系统对牙本质的粘接耐久性也有差异,磷酸酸蚀-冲洗粘接系统粘接界面的老化环节多发生于混合层下方未被包埋的胶原纤维层,而自酸蚀粘接系统粘接界面的老化则多发生于混合层中的树脂。

鉴于自酸蚀粘接系统(尤其是经典的"两步法",第6代)对牙本质的粘接强度和耐久性均比磷酸酸蚀-冲洗粘接系统好,临床操作技术敏感性也相对较低,更易被临床医生接受,被视为更具发展潜力和推广价值的粘接材料。

(岳　林)

参 考 文 献

1. 岳林,王晓燕.牙体牙髓病学.3版.北京:北京大学医学出版社,2022.
2. 岳林,伊彪.2022口腔执业医师资格考试医学综合指导用书(国家医学考试中心唯一推荐).北京:人民卫生出版社,2022.
3. THOMAS J H,JACK L F,JAMES C B. Summitt's fundamentals of operative dentistry. 4th ed. Batavia:Quintessence,2013.
4. 田上顺次.最新的复合树脂MI修复.王皓,周宇,译.沈阳:辽宁科学技术出版社,2021.
5. 中华口腔医学会牙体牙髓病学专业委员会.复合树脂直接粘接牙体修复技术指南.中华口腔医学杂志,2014,49(05):275-278.
6. 王晓燕,岳林.从复合树脂直接粘接修复材料的发展看临床技术指南.中华口腔医学杂志,2018,53(6):374-380.

第十三章　复合树脂直接粘接修复技术

第一节　概　　述

临床上,应用复合树脂材料通过粘接体系粘接结合的方式,在口内直接修复各种类型牙体缺损及美观缺陷的方法,称为复合树脂直接粘接修复技术,它是以粘接技术为基础的牙色材料修复技术。患者就诊时,由医生在椅旁直接完成牙体修复,是日常诊疗工作中牙体硬组织疾病最常用的修复方法,也是口腔医生必须掌握的临床基本技术。

人们的审美需求不断增长,高效能牙本质粘接系统和新型复合树脂不断研发成功。粘接技术及修复材料不断改进,推陈出新,控制聚合收缩,提高粘接强度,增强材料耐磨性及其他机械性能,美学树脂牙色体系也更加丰富,使复合树脂直接粘接美学修复技术得以全面发展,再现天然牙解剖特征,为患者带来更加美丽灿烂的笑容。

一、优势与局限性

（一）优势

1. 微创,可最大限度保存更多健康牙体组织　牙体预备相对简单,通常去除龋损即可,不需制备银汞合金标准洞形。窝洞制备更微创,可保存更多健康牙体组织,保留牙髓健康活力。这也是复合树脂粘接修复技术最突出的优势体现,特别是在儿童、青少年牙体修复领域,发挥着较大作用。

2. 美观　与传统银汞合金修复方式相比,复合树脂具有良好的颜色美观性。近些年来,随着各种体系美学树脂的研发、推广,出现了各种特殊效果的修饰色材料,如透明色、染色剂、遮色剂等,可用来模拟天然牙的颜色层次与特殊光学效果,获得更自然和谐的美观效果。

3. 修复体易更换、修补与维护　可根据需要对修复体进行调改、修整、修补,甚至更换。这一点与瓷修复材料不同,便于定期口腔复查时进行修复体维护。可根据修复体口内的情况,与患者充分沟通,制订修复体维护或再修复治疗方案,进行抛光、修整及外形改建,创造更自然美观的微笑。

4. 临床操作便捷、经济　与常规传统全瓷冠等间接修复方式相比,复合树脂直接粘接修复具有费用低、操作简便、快捷等特点,在充满竞争、生活节奏加快的现代社会里,很多患者愿意接受这种便捷而有效的微创修复方式。

（二）局限性

1. 材料自身存在不足 材料存在不同程度的聚合收缩,通常收缩率为 1.7%~3.7%,可能产生边缘微渗漏,色素沉着。与此同时,微渗漏边缘易聚集菌斑,常使病原菌在此生长繁殖,远期出现继发龋。聚合收缩的影响是复合树脂修复成功与否的关键点。临床实践中,通过优化材料选择、规范操作细节以及进行良好的临床修复设计,最大限度减少和控制聚合收缩问题。

2. 适应证选择受限 该技术不适用于重建大面积牙体缺损、咬合严重异常、承担较大咬合力的情况。对于牙色、形态、排列严重异常的情况,美观改善效果受限。美观持久性存在局限性,不适合对美观期望过高的患者。因此,复合树脂修复前,需进行有效的医患沟通,了解患者需求,认真评估牙体缺损及口腔咬合条件,制订出合理的修复目标和治疗计划。

3. 临床操作技术细节要求高 该技术易受口腔环境诸多因素影响,口内操作无法达到理想状态。不同粘接体系操作细节把控存在一定差异性,特别是全酸蚀(酸蚀-冲洗型)粘接体系,存在技术敏感性问题。修复体邻接边缘成形及抛光等方面存在不足,易于附着菌斑、着色,影响美观效果的持久性。此外,医生的审美素养与美学设计能力存在差异,特别是前牙美学修复,占用椅旁操作时间较长,对操作者的技术水平和审美水平要求较高。

4. 修复体需日常维护与定期口腔检查 修复完成后,特别是牙体美学修复,患者需足够重视日常口腔卫生健康及定期口腔检查,对修复体进行定期维护,以确保美观状态更长久。

二、适应证与相对禁忌证

（一）适应证

伴随粘接修复材料体系、修复技术以及微创修复理念的发展,复合树脂的临床应用范围不断扩展变化,扩大了牙体保存修复范围,解决了更多临床问题。临床适应证主要表现在以下几个方面。

1. 修复牙体缺损Ⅰ、Ⅱ、Ⅲ、Ⅳ、Ⅴ类洞,修复龋源性、非龋性或其他原因造成的各种类型的牙体硬组织缺损。

2. 各种类型的牙齿美容缺陷问题需行美学修复 如前牙龋修复、畸形牙和扭转牙改形修复、牙形态不美观、四环素牙、牙釉质发育不全、氟牙症、前牙散在间隙、复合树脂再修复等。

3. 全冠基底部及桩核构建间接修复 应用复合树脂进行基牙缺陷修复,满足间接修复要求。

4. 暂时性修复体(作为过渡性修复或试保存修复) 如儿童、老年人牙体缺损保存修复以及其他原因的暂时性修复。牙体牙髓病治疗后,临床观察期间为获得严密的冠部封闭,考虑复合树脂暂时修复,待根尖病损恢复后进一步行桩核冠修复设计。

（二）相对禁忌证

临床应用复合树脂的禁忌证也是相对的,需参照口腔具体情况,对口腔修复条件(包括牙体条件、咬合受力情况等)及修复效果进行评估,进而确定是否适宜进行复合树脂牙体直接粘接修复。相对禁忌证主要表现在以下几方面。

1. 对修复材料过敏者 口腔检查时,探查患者口内有无复合树脂修复材料,询问是否是过敏体质,有无相关修复病史、口腔不适及全身不适病史(如口腔水肿等),了解可能的过敏问题。有过敏者不能行复合树脂修复,过敏成分可能与丙烯酸环氧树脂单体(丙烯酸酯过敏)有关。

2. 不能有效隔离术区者 术区受到血液、唾液、龈沟液等污染,但隔离困难,无法进行临床操作,如一些特殊人群及精神障碍患者口内直接粘接修复时,无法保证术区粘接界面有效隔离,使修复治疗困难,必要时可考虑玻璃离子类材料进行修复。

3. 牙体大面积缺损、多牙尖缺失,所有咬合都位于修复体上 对于大面积牙体缺损,建议根据牙体条件考虑间接修复方式,如活髓牙嵌体、高嵌体全瓷修复等。

4. 重度磨耗、严重咬合关系异常或磨牙症患者 因修复空间受限,无法完善口内修复治疗;或修复体过薄,易导致脱落、修复失败。但也需根据具体情况,分析设计临床方案。

5. 大面积根面牙体缺损,洞缘于龈下较深,无法进行排龈及冠延长暴露洞缘 研究显示,根面牙骨质粘接能力较弱,修复体延伸至根面较深部位,因粘接条件受限,不易获得良好稳定的粘接效果。根部临床操作也比较困难。需具体问题具体分析,充分评估,选择应用。

6. 对美观持久性要求高,临床期望值较高的患者,需慎重选择。

第二节 前牙复合树脂直接粘接修复

前牙除行使咬合功能外,最突出的特点就是美观功能。患者常常因为前牙不美观前来就诊。因此,恢复前牙美观性是前牙牙体修复的主要内容。修复主要考虑的因素是美观与固位,其中固位力是优先考量的因素。

复合树脂直接粘接修复的主要固位方式是粘接固位。固位力评估的原则是:剩余牙体组织所能提供的有效粘接面积应大于等于牙体缺损面积。深覆𬌗及反𬌗等咬合关系异常时,将直接影响固位力及抗力的评估。增加固位装置,如沟槽、倒凹、髓腔等作为辅助,可提高固位效果。

应用复合树脂实现美观的主要方式是颜色匹配牙体美学分层修复,是基于自然层牙釉质、牙本质分层理念,应用模仿天然牙釉质色、牙本质色的修复材料进行牙色匹配设计、分层分色完成修复,以获得良好的美学效果。

针对不同缺损程度、牙色表现、牙体条件及患者美学需求分为单色修复、双色修复及多色修复三种类型。单色修复通常适用于牙色比较简单、缺损较小的情况,用单一、常规颜色可以完成修复。双色修复是指应用两种或两种以上的材料进行修复,通常适用于缺损较深,或美观需求相对较高,单一颜色无法完全模拟、匹配牙色完成修复。多色修复是指通过应用多种色调或特殊染色剂等修复材料,模拟目标牙颜色个性化特征(如切端半透明性等)进行修复,多用于牙体缺损较大、美学需求较高的个性化美学修复,如前牙Ⅵ类洞美学修复。其临床设计与临床操作需花费较长时间,对术者临床技术与美学素养要求较高。

用于前牙的修复材料首先考虑的就是美观,需具有良好的抛光性。近些年,市场上提供的美学树脂材料不断发展。前后牙通用复合树脂材料,含有纳米颗粒(直径 $0.005 \sim 0.01\mu m$),可用于修复前牙Ⅲ、Ⅳ、Ⅴ类洞,具有较高的抛光性和耐磨性,临床应用比较广泛。

临床上,需根据不同类型的前牙牙体缺损及牙体美学缺陷问题,参照患者美学需求,进行牙体条件充分评估、设计临床牙体预备入路、决定牙体修复方式、选择修复材料及粘接体系,把控各个环节规范化临床操作要点。

一、前牙Ⅲ类洞修复

Ⅲ类洞为前牙未涉及切角的邻面牙体缺损制备的窝洞,是临床上常见的一类前牙缺损。

(一) 牙体预备设计

根据病损情况进行牙体预备,无需制备标准Ⅲ类洞洞形。

1. 入路设计　通常采取舌侧入路去除病损,尽量保留唇侧健康牙体组织。舌侧入路的窝洞对美学配色要求不高。若龋损破坏靠近唇侧或已达唇侧,则考虑唇侧入路牙体制备,保留完整的舌侧边缘嵴,有利于保持牙体抗力。对于牙列拥挤、错位分布的患牙,遵循微创及便于操作的原则进行入路选择。对于唇舌侧缺损穿通的情况,采取有利于预备车针操作的唇侧作为开口入路,结合必要的舌侧预备,将滞留于舌侧边缘的龋损完全去除。

对于浅表牙釉质缺损,必须去净腐质,完全去除龋损及着色带,若唇侧可见龋损或影响美观的边缘着色,而舌侧边缘嵴完好未受到破坏,通常采取唇侧入路(图13-1)。制备窝洞外形为浅碟状,依靠磷酸酸蚀牙釉质,可获得足够的粘接固位力。但需注意邻牙保护,选择适宜的微创细小车针,相邻两牙间隙处放置有金属保护片装置的楔子(图13-2,图13-3),起到一定的保护邻牙的作用,还可起到分牙作用,或用邻面分牙器适当分开牙间隙,充分暴露邻面视野,完成牙体制备。

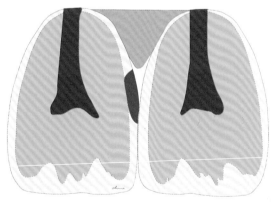

图13-1　浅小Ⅲ类洞唇侧制备浅碟状,保留舌侧完整边缘嵴

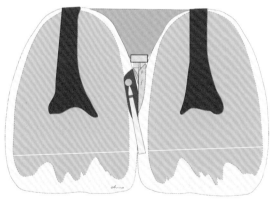

图13-2　放置带有金属保护片的楔子,选择微创小车针,入路靠近釉牙本质界一侧,做好邻牙保护

Ⅲ类洞邻面入路需根据牙体缺损情况进行设计,入口处车针位点宜选择龋损范围内靠近釉牙本质界一侧,并选用微创车针进行牙体预备,制备中需仔细观察,避免损伤邻牙及牙龈软组织(图13-4)。

2. 关于深龋窝洞制备　对于深大窝洞,需遵循 G. V. Black 窝洞制备原则,去除龋损;但靠近牙髓的着色牙本质不必完全去除,以避免牙髓暴露。通过粘接修复体系的严密封闭,可控制龋损进一步发展。

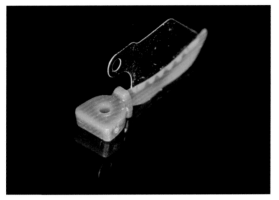

图 13-3 邻面放置带有金属保护片的楔子

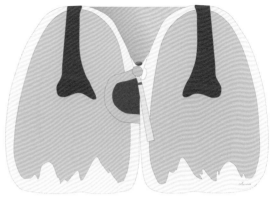

图 13-4 前牙Ⅲ类洞牙体预备应避免损伤邻牙及龈乳头

3. 美学考虑 唇侧非咬合面洞缘的牙釉质通常设计美学功能洞斜面,一般为 45°直线形洞斜面及 90°凹斜面,洞斜面宽 1~4mm,需根据窝洞形态和颜色匹配情况进行必要的扩展,灵活设计,通常以金刚砂长锥形或球形车针进行制备。必要时扩大洞斜面 2~4mm,使修复材料与牙体组织形成良好的颜色过渡,便于隐藏修复体边缘(图 13-5,图 13-6)。对于主要承担咬合力的舌侧窝洞边缘,则不需制备洞斜面,避免材料边缘折裂,导致菌斑聚集,继而形成继发龋或引发牙周炎症。

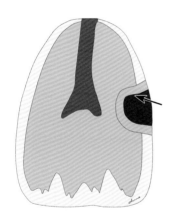

图 13-5 前牙Ⅲ类洞美学功能洞斜面设计(箭头示)

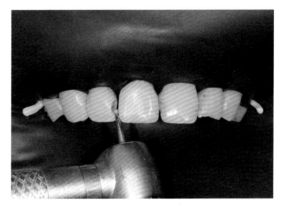

图 13-6 前牙Ⅲ类洞制备美学洞斜面
根据窝洞情况,于唇侧洞缘牙釉质制备 1mm 美学洞斜面。

洞缘牙釉质斜面通常设计为两种形式。一种是 45°直线形,一种是凹形洞斜面。制备洞斜面使粘接界面釉柱末端酸蚀时,增加了粘接面积,提高了粘接强度(图 13-7~图 13-9)。

洞斜面设计存在的问题是洞缘线边缘终止点不明确,复合树脂牙色材料修复易出现菲边问题。菲边是修复材料修复时因超填导致的洞缘材料薄边,当修复体承担咬合受力时,易出现折断而导致边缘材料缺损等边缘缺陷,影响修复体边缘的稳定性。因此,主承力区不设计洞缘牙釉质斜面。45°直线形洞斜面有助于颜色匹配和颜色自然过渡,但更易在窝洞边缘牙表面形成材料超填,更易产生菲边(图 13-10)。凹斜面设计使边缘材料厚度增加,洞缘终止点相对比较明确,洞缘与修复体为 90°接触关系,可适当减少菲边的发生(图 13-11)。

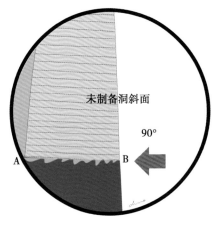

图 13-7 洞缘牙釉质未制备洞斜面，釉柱末端酸蚀，洞缘与修复体为 90° 接触关系

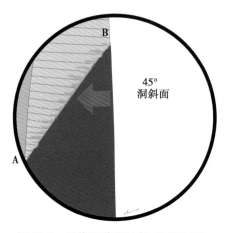

图 13-8 洞缘牙釉质制备 45° 洞斜面，釉柱末端酸蚀，粘接面积增加，粘接力增强，但修复材料边缘厚度较薄

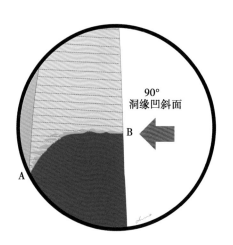

图 13-9 洞缘牙釉质制备 90° 凹形洞斜面，釉柱末端酸蚀面积适量增加，修复材料边缘厚度增加

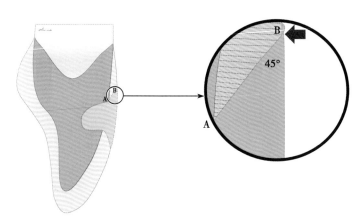

图 13-10 45° 直线形洞斜面易形成过薄材料边缘，容易产生菲边（箭头示）

A. 窝洞内侧洞斜面起始点；B. 窝洞边缘洞斜面终止点。

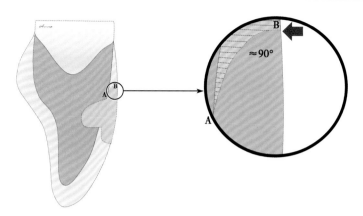

图 13-11 90°凹斜面洞缘止点,位点相对明确,可确保材料边缘厚度,减少菲边(箭头示)形成

A. 窝洞内侧洞斜面起始点;B. 窝洞边缘洞斜面终止点。

(二) 术区隔离设计

复合树脂直接粘接修复对操作术区有着严格的要求,做好隔离是这一技术临床应用的关键。临床推荐使用橡皮障隔离技术作为理想的隔离方式,特别是前牙多颗牙进行直接粘接修复,更应做好隔离防湿(图 13-12,图 13-13)。此外,强力吸引器、棉卷及排龈线等隔离方式,均是粘接界面免遭唾液、血液、龈沟液污染的有效方式。修复过程中需做好严密隔离,确保直接粘接修复顺利完成。

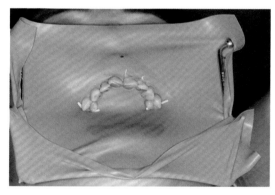

图 13-12 应用橡皮障隔离进行前牙直接粘接修复

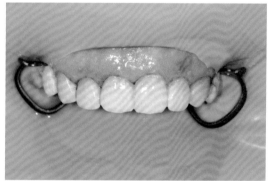

图 13-13 应用橡皮障劈障技术进行多颗牙直接粘接修复

(三) 粘接体系设计

以牙釉质为主的粘接界面宜选用全酸蚀体系,应用磷酸酸蚀技术,获得较好的牙釉质粘接效果。以牙本质为主的粘接界面,全酸蚀、自酸蚀均可应用,必要时需结合 35%~37% 磷酸对窝洞牙釉质进行选择性酸蚀,再应用自酸蚀粘接体系。操作时需严格参照产品说明书进行相应的临床操作。

(四) 牙髓保护与洞衬剂设计

自酸蚀体系在粘接界面形成较牢固的混合层结构,起到严密封闭牙本质小管的作用,对牙髓无刺激。因此,中深窝洞一般不需特殊处理,不需放置牙髓保护剂。对于深大窝洞,必要时应用流体树脂进行窝洞衬层,以达到舒缓应力、占据空间的作用。即使放置护髓剂,也要控制用量,避免对粘接产生不利影响。

(五) 颜色设计

唇面窝洞需考虑美观,进行颜色匹配设计。浅表窝洞直接按选定好的颜色行单色修复。深大窝洞行分层分色修复,特别是全层穿通时需考虑遮色树脂的应用。应用具有遮色效果的牙本质色或牙体部色树脂,用于模拟牙本质的光学特性。然后,在唇侧应用具有半透明性的牙釉质色树脂,以模拟牙釉质的透光性,再现牙釉质的自然色泽与通透感。

(六) 修复术式设计

小窝洞采取整块充填法,可单色修复。深大窝洞采用双色修复或多层分色充填技术,水平式或斜分层修复。一方面,可减小聚合收缩的影响;另一方面,通过逐层放置材料,便于观察颜色与形态的变化,及时调整与修正修复效果。

二、前牙Ⅳ类洞修复

Ⅳ类洞是指前牙邻面缺损累及切角的牙体组织缺损,也是临床比较常见的一种前牙缺损类型,多因龋损或牙外伤造成。依照缺损程度和牙色特征表现,美学修复难度存在较大差异。口腔咬合状态与固位力考量是临床修复设计的关键,需全面评估患者口腔状况,结合牙体缺损范围大小、咬合情况及患者期望值与依从性等因素,制订适宜的美学修复方案。对于比较严重的咬合异常,修复效果及修复体长久稳定性将受到影响。

(一) 牙体预备设计

1. 需进行咬合检查与评估 对于缺损较大的情况,咬合分析更为重要。通常修复体边缘应避免设计在主承力区,必要时需调整口内咬合关系,构建适宜的修复空间。

2. 龋源性Ⅳ类洞的制备 需去净龋损组织,邻面边缘处易滞留龋损着色区或着色带,需仔细检查,予以去除。深大窝洞,应考量评估缺损程度对牙髓的影响,近髓处着色牙本质可以保留。承担一定咬合力的区域应去除薄弱的无基牙釉质,以获得稳定的粘接界面。

3. 美学功能洞斜面 根据牙体破坏面积大小及口腔咬合评估结果,设计美学功能洞斜面。较小窝洞可沿洞缘四周制备宽约1mm 的洞缘凹斜面。较大窝洞根据需要制备 2~4mm 较宽的洞斜面,以辅助增加粘接界面的粘接面积,增强粘接力(图 13-14)。

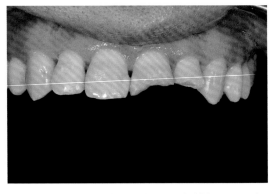

图 13-14 前牙外伤导致较大切角缺损,需设计 2~4mm 长斜面,便于增加固位,改善美观

尽管有研究表明,超过 1mm 宽的洞斜面,继续增加其宽度并不能增加额外的粘接固位力,但增加洞缘斜面宽度,设计长斜面,易形成修复材料超覆盖,具有非常重要的美学修饰作用(图 13-15,图 13-16)。其会对修复材料形成颜色过渡,更好隐藏修复体边缘,达到良好的修复材料色调、色泽协调一致,对创造隐形修复体起到重要作用。

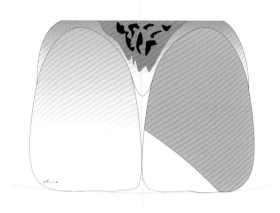

图 13-15　前牙Ⅳ类洞邻面缺损累及切角

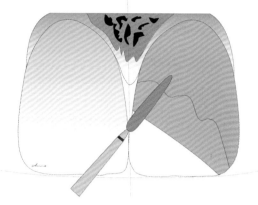

图 13-16　牙体预备洞缘斜面

根据缺损情况,洞缘牙釉质牙体预备较长、边缘不规则洞斜面,修复时形成材料超覆盖,便于隐藏修复体边缘。

4. 对于固位较差的情况,通过设计盒形窝洞、舌侧鸠尾形或倒凹、沟槽等,起到增加辅助固位的作用。

5. 对于外伤牙已行根管治疗的情况,依照牙体缺损程度及咬合状况评估牙体条件,进行修复设计,预估临床疗效,必要时结合洞斜面设计,唇侧全层贴面修复设计,沟槽、髓腔固位及纤维桩等辅助固位,完成相应的牙体预备,实现微创美学修复。

（二）颜色设计

遵循牙体美学分层修复理念,牙本质层应用具有一定遮色能力的牙本质色,牙釉质层应用半透明牙釉质色,切端应用透明色材料以再现牙体切端半透明的自然属性。颜色较为复杂的情况,可通过试色及预修复等方式确定、选择修复材料。

（三）修复术式设计

小缺损,颜色简单,可采用单色整块修复（图 13-17）。缺损较大,采用表层牙釉质色、内层牙本质色进行双层修复,或不同色调的牙釉质色、牙本质色双层分层修复（图 13-18）。深

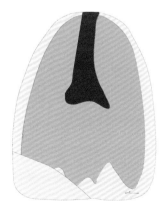

图 13-17　前牙Ⅳ类洞复合树脂单色整块修复

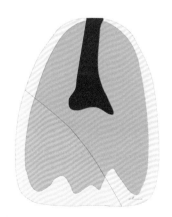

图 13-18　复合树脂牙釉质色、牙本质色双色分层修复

大窝洞采用水平或斜分层多色分层修复(图 13-19,图 13-20),模拟天然牙牙釉质色、牙本质色、必要的牙表层特殊黄斑、白垩斑,以及切端半透明性、乳光性等光学特征。这个过程需花费相对更长的时间、精力,运用更加娴熟的临床技术、技巧及经验进行微创美学修复,以获得较为理想的美学修复效果。

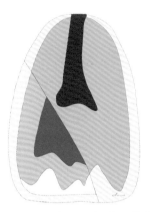

图 13-19 前牙 Ⅳ 类洞多色分层修复(唇面观)[■ 示模拟牙本质(深层), ▨ 示模拟牙本质(浅层), □ 示模拟牙釉质(表层), □ 示特殊透明色材料(切端)]

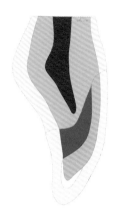

图 13-20 前牙 Ⅳ 类洞多色分层修复(近远中面观)[■ 示模拟牙本质(深层), ▨ 示模拟牙本质(浅层), □ 示模拟牙釉质(表层), □ 示特殊透明色材料(切端)]

(四) 导板技术

对于缺损较大的前牙 Ⅳ 类洞,进行复合树脂直接粘接修复时,腭侧牙体形态的恢复与控制是修复的难点。应用硅橡胶印模材料,将破坏较大、已被暂时修复的目标牙腭侧(舌侧)牙体组织形态进行采集,制备、修整为导板。进行口内直接粘接修复时,以制备好的导板作为目标牙腭侧支撑,引导腭侧材料放置,获得稳定且相对精准的腭侧表层形态,制作 0.3 ~ 0.5mm 复合树脂背板,而后去除硅橡胶导板,以背板为基底,继续完成唇侧牙体美学分层修复。

导板技术通常适用于牙体缺损较大,唇舌侧贯通破坏的情况,如较大缺损的前牙 Ⅳ 类洞美学修复、较大牙间隙及过小牙等改形美学修复。应用导板可获得相对准确的腭侧牙体形态及边缘轮廓,将复杂问题转化为临床简单问题处理,借助背板可简化临床修复操作,提高临床效率和修复质量。

根据导板制作方法,分为直接法导板和间接法导板两种。

1. 直接法导板 先应用复合树脂材料修复牙体缺损,恢复外形后,或利用原有修复体外形,在口内以硅橡胶印模材直接取印模,完成导板制作的方法,称为直接法导板。其适用于牙体缺损相对简单,牙排列关系无明显异常的情况。

制备直接导板的目的主要是确定腭侧外形,降低口内操作难度。通常可与口内复合树脂预修复同步完成,应用复合树脂于口内恢复牙体外形,并对牙体条件与咬合条件进行评估,预测修复空间的可行性,预估可能的美学修复效果及患者期望值。

导板制作临床步骤与临床应用要点如下。

(1) 制作导板前,通常需对口腔条件全面考量,不需进行牙体预备,必要时根据缺损情况进行适量制备。不用酸蚀,不涂粘接剂,直接用复合树脂材料将缺损暂时修复,调整好外形轮廓,确保牙体腭侧完整修复,光照10秒,达到材料初步固化。然后,进行口内咬合测试观察,调𬌗达到咬合平衡。接下来,取适量硅橡胶印模材料,等比例混合,手法调至合适柔韧度,于口内直接取前牙腭侧印模,通常覆盖前牙13—23范围,印模基底避免过薄,适量包绕切端0.5~1mm,保持印模稳定,3分钟后完成固化(图13-21)。

(2)将导板进行适量修整,再去除目标牙暂时材料,将印模导板放回口内试戴,观察其就位情况,边缘是否合适,以不妨碍两侧前磨牙放置橡皮障夹为宜,腭侧区检查是否完整,是否有气泡等。检查合格后,即完成硅橡胶腭侧导板的制备(图13-22,图13-23)。

(3)进一步完善牙体预备,酸蚀、粘接后,腭侧放置硅橡胶导板,以其为引导,应用流体树脂或膏状牙釉质树脂,完成腭侧第一层牙釉质层的修复,形成背板,再逐层完成牙体修复(图13-24~图13-30)。

2. 间接法导板　通过取口内印模,翻制石膏模型,在石膏模型上制作美学蜡型或复合树脂暂时修复牙体缺损,完成目标牙形态轮廓堆塑。外形修复满意后,再用硅橡胶印模材料于口外石膏模型上,通过取阴模的方法,完成腭侧导板的制取(图13-31~图13-34)。其通常适用于牙体缺损较大,牙排列异常,如伴有牙倾斜、牙扭转等,或牙形态异常,需要进行较大改形修复设计等情况。硅橡胶导板在口内应用的临床要点同直接法导板。

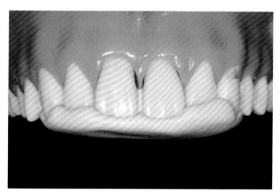

图13-21　制作硅橡胶腭侧导板
印模覆盖前牙13—23范围,基底避免过薄,适量包绕切端0.5~1mm。

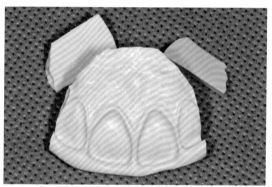

图13-22　修整硅橡胶腭侧导板
设计导板最小范围为12—22,便于口腔内放置操作的同时,也保持其稳定性。

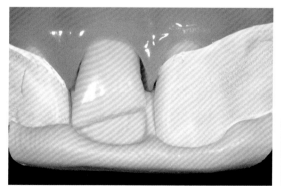

图13-23　聚四氟乙烯薄膜隔离邻牙后,放置导板,充分就位,紧密接触

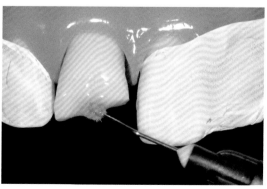

图13-24　常规牙釉质酸蚀、清洗后进行粘接剂涂布、吹干、光固化投照

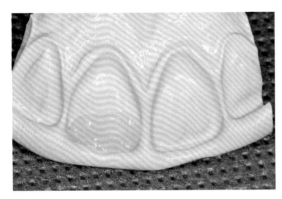

图 13-25　于导板拟修复区置入适量流体树脂或膏状牙釉质树脂

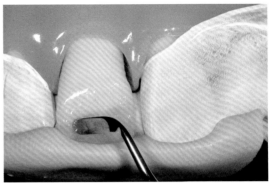

图 13-26　在导板引导下,堆塑腭侧与牙体衔接区、邻面边缘及切端形态,控制背板厚度为 0.3~0.5mm

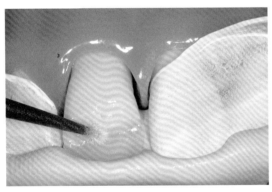

图 13-27　应用干燥粘接棒,使材料压实、密合、排出气泡,边缘衔接良好

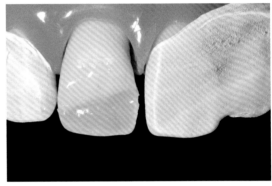

图 13-28　光固化投照,完成腭侧复合树脂背板

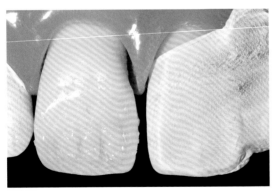

图 13-29　以腭侧背板为基础,从唇侧进行内层模拟牙本质及牙本质发育叶塑造

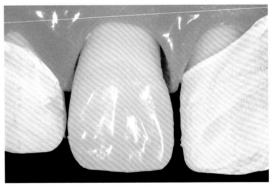

图 13-30　完成表层牙釉质色修复,由内而外,逐层完成复合树脂分层分色修复

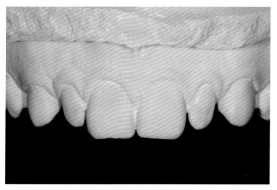

图 13-31 口内制取印模后,口外翻制石膏模型

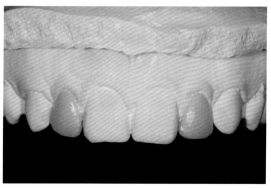

图 13-32 在石膏模型上制作美学蜡型或用复合树脂修复重建牙体外形,完成目标牙修复

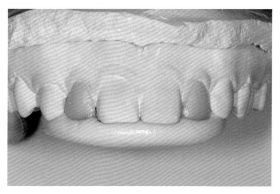

图 13-33 应用硅橡胶印模材料取阴模模型

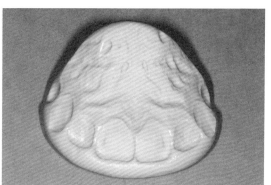

图 13-34 印模材固化后即完成导板制作,进一步修整后即可放置于口内,引导、辅助完成复合树脂腭侧背板,完成分层直接粘接修复

三、前牙 V 类洞修复

前牙 V 类洞是前牙唇面牙颈部缺损所形成的窝洞,为非主承力区窝洞,固位力和美观是首先需要考量的因素。而 V 类洞形成的病因中,咬合应力变化是非常重要的影响因素。因此,V 类洞修复需考虑口腔咬合应力问题、刷牙磨损及口腔酸性环境影响等多种因素协同作用。此外,牙颈部 V 类洞修复易受龈沟液、血液影响,术区隔离成为完成美学修复的关键核心点,需确保粘接界面干燥,防止术区受到污染。

(一)咬合评估设计

1. 咬合检查及观察 充填窝洞时,需观察咬合力情况。较大咬合力可引起牙齿偏移,使充填体牙颈部边缘应力集中(图 13-35)。可应用咬合纸法及手指扪诊法,检查是否存在咬咬合高点及咬合创伤,分析牙颈部牙体缺损与咬合力之间的相关性。

2. 咬合调整 结合咬合情况,进行咬合调整,消除咬合高

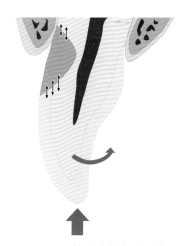

图 13-35 较大咬合力对牙体颈部拉应力产生影响

点及咬合干扰,有时需结合牙体具体情况进行分次调𬌗。咬合调整可在充填前进行,也可在充填后进行。

3. 材料选择 若应用填料多、硬度较大的复合树脂材料,光固化后易在牙颈部粘接体系与复合树脂界面产生较大形变,导致应力增加,引起粘接脱离和裂隙形成。因此,在牙颈部不宜应用高填料、高弹性模量(可压性复合树脂)充填材料进行充填,而适宜应用低弹性模量、低填料的复合树脂(超微型复合树脂),可舒缓压应力,并分散到整个充填体上,提高充填质量,防止粘接脱离、微渗漏、继发龋的发生。

(二) 牙体预备设计

洞形制备不严格,粗化调磨硬化牙本质,有利于获得有效粘接,必要时可增加沟槽、固位沟等辅助固位设计(图 13-36)。

(三) 颜色设计与美学考虑

有特殊美学需求的前牙需进行牙色匹配牙体美学修复,力求满足患者的美学需求。依照牙釉质、牙本质自然层理念进行颜色分析及比色,必要时进行试色,按照确定的颜色进行修复设计。深大窝洞需牙釉质、牙本质分段比色,完成修复。因颈部牙釉质通常较薄,牙色饱和性较高,因此一般多采用以牙本质色材料为主,完成较深窝洞颜色分层修复,必要时辅助表层牙釉质色设计(图 13-37)。依照窝洞深度,采用双色修复或多色修复,避免全层应用牙釉质色材料造成牙颈部通透性增强,形成颜色暗区,在口腔暗色调背景衬托下,更显得灰暗不足。

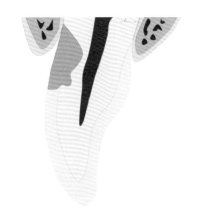
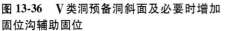

图 13-36　Ⅴ类洞预备洞斜面及必要时增加固位沟辅助固位

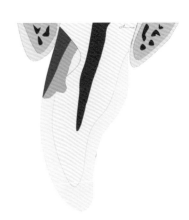

图 13-37　Ⅴ类洞斜分层修复

因前牙所处位置的特殊性,较大范围的牙体缺损及颜色匹配存在难度等情况下,必要时需结合美学贴面设计,全层或大部分覆盖美观缺陷问题,以获得更美观的修复效果。

(四) 修复术式

水平式或斜行放置材料,分层完成修复。较小窝洞单层单色技术整体充填即可。较深大窝洞行双色或多色分层修复设计。必要时窝洞内衬流体树脂,逐层完成修复。

(五) 临床操作要点

1. 注意术区有效隔离 虽然橡皮障隔离是推荐使用的理想隔离方式,但需考量缺损位置、根面软组织及放置橡皮障夹对修复效果的影响。若牙周退缩,缺损远离牙周组织,可应用单牙橡皮障夹进行隔离。若缺损靠近牙体根面、平齐牙龈,甚至在龈下边缘,很难对单颗牙术区做到完全严密的隔离。此时,可选用适宜夹持根方的橡皮障夹类型。但是,夹持置入橡皮障夹的过程中,易导致局部牙龈出血,也很难确保长时间直接修复过程中橡皮障夹的稳固性,可能会对粘接修复造成不利影响。

通常,橡皮障采用劈障设计进行部分隔离,可充分暴露颈部缺损,特别适合前牙多颗牙Ⅴ类洞修复,便于临床操作。很多情况下,可采用棉卷局部隔离,联合应用吸唾器强力吸引进行Ⅴ类洞修复防湿控制。因此,应根据具体情况,选择适宜的隔离方式。

2. 拟修复的窝洞边缘需充分暴露　必要时结合排龈线、止血剂及注射阿替卡因肾上腺素局部麻醉等方式,起到一定的止血效果,有效控制操作术区湿性环境。对于龈下边缘缺损无法直接修复的情况,需行牙龈切除术或冠延长术后,暴露窝洞边缘再行修复。

3. 序列完成多颗牙牙体缺损修复　应按照一定顺序逐一完成修复,确保隔离操作质量,避免急于求成,导致牙龈软组织出血,造成粘接不利影响。

4. 酸蚀粘接过程中注意邻牙保护,尽量避免过量涂布　酸蚀目标牙时,应注意应用聚四氟乙烯薄膜,将相邻自然牙进行隔离保护,避免酸蚀对其造成不必要的侵袭。酸蚀剂、粘接剂也应尽量避免过量涂布,避免刺激牙龈组织。

5. 应用薄形器械,避免颈部悬突　修复表层时,需选择薄形修复器械,注意器械使用的方向及方法,应将器械工作端紧贴牙颈部,与牙颈部外形轮廓一致,避免颈部悬突,同时可减少后期不必要的修形。

四、前牙贴面修复

临床上,复合树脂直接贴面技术通常应用于四环素牙、氟牙症、无髓牙等异常牙色遮盖修复、畸形牙改形、牙釉质发育不全、大面积龋损、酸蚀症修复以及牙间隙修复等情况,具有快捷、经济和保留更多健康牙体组织的特点。尽管前牙瓷贴面修复技术也具有良好的美学效果,但在一些领域,特别是儿童及青少年牙体微创修复,以及正畸治疗前多牙龋的修复治疗、控制龋损进程等方面,发挥着重要作用。临床操作时需注意以下几个方面。

（一）牙体预备设计

1. 依修复目的的不同,酌情增减预备量　通常,牙体唇面牙釉质磨除预备量为 0.3 ～ 0.8mm。当目标牙牙色较深需行遮色处理,进行全层贴面设计时,可适当增加预备量。无髓牙、变色牙贴面修复时,为达到遮盖着色牙不理想的颜色,往往需增加牙体预备量,以维持正常牙体解剖形态。牙体预备时,预备车针工作端沿牙表面弧度进行,预备出与牙齿外形一致的贴面预备部形态。当牙体切端伴缺损或牙外形重建需加长设计时,则应覆盖切缘,使修复体具备一定的厚度,满足临床需要的修复强度。

2. 灵活设计贴面牙体预备术式　贴面牙体预备术式分为开窗式、对接式和切端包绕式三种类型(图 13-38～图 13-40),根据牙体缺损程度及修复目标进行临床设计。其与瓷贴面牙体预备术式相同,但邻面边缘预备的厚度不像瓷修复那样严格,牙体预备量相对更少,边缘止点更加微创,只需预备必要的移行过渡即可。非承力区预备厚度不要求必须均匀一致,需根据牙体缺损情况及修复目标进行相应的调整。

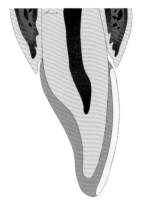

图 13-38　贴面修复
开窗式牙体预备

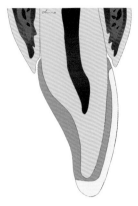

图 13-39　贴面修复
对接式牙体预备

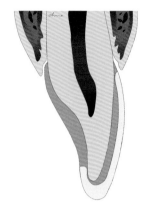

图 13-40　贴面修复
切端包绕式牙体预备

3. 切端承力区需具备足够的修复空间,避免折断　对于牙体切端承力区,一般情况下,切端修复体厚度需满足 1~2mm 的修复空间条件。修复体过薄、牙釉质丧失过多,以及口腔咬合受力过大等因素,均易导致修复体折断、脱落。因此,直接粘接修复前,需进行牙体粘接条件考量与分析,以及咬合应力评估与分析,合理设计切端牙体预备边缘线止点,做好贴面修复。

（二）粘接体系设计

若粘接界面完全在牙釉质层,则推荐应用酸蚀-冲洗粘接体系,以获得稳定的粘接界面和粘接效果。

（三）颜色设计

单颗牙牙体修复时,通过比色确定选取修复材料的颜色。修复过程中发现颜色匹配问题,可及时修正、去除甚至更换材料,修复体外形及颜色需与邻牙及口腔环境相协调。

1. 单层单色或单层多色修复　应根据具体牙色情况进行比色及修复设计。通常,牙颈部适宜应用具有一定遮色能力、饱和度较高的牙本质色树脂,便于在颈部颜色移行过渡良好。牙体部中 1/3 应用透明度适中的体色树脂,而在切端应用具有一定透明度的牙釉质树脂,以再现模拟天然牙的通透质感。

个性化修复时,还需对牙体特殊色斑进行树脂染色剂染色,模拟天然牙状况进行仿生修复,使修复体与邻牙及口腔情况相协调,达到隐形修复。

2. 多颗牙联合美学直接修复设计　通常选用明度稍高的常规颜色进行修复,以整体提升修复美学效果,应与患者年龄特征及自身条件相符,严重变色牙需应用遮色树脂改善牙色。

3. 多层分色修复技术　通常应用于牙釉质、牙本质全层穿通缺损的情况,应用具有一定遮色力的牙本质色树脂,模拟塑造牙本质层,应用半透明度的牙釉质树脂进行切端及表层结构的塑造。必要时需结合特殊透明色树脂材料模拟天然牙切端半透明度。

（四）修复术式设计

修复术式一般采用水平式分层修复。根据牙体缺损情况、修复空间、咬合情况,参照邻牙解剖外形、牙色情况等逐层修复。修复层之间密贴,颜色相互融合,过渡自然,是获得美学修复效果的必要条件。

五、前牙间隙封闭修复

前牙散在间隙是影响口腔美观的临床常见问题。其形成原因多,缺失牙、系带附丽过低、牙排列异常、牙形态异常、牙周病、先天发育等因素均可导致口腔散在牙间隙,影响美观。牙体修复设计也需考量间隙大小、咬合受力情况、患者期望值等进行微笑分析与设计,以获得更满意的修复效果。

（一）牙体预备设计

通常关闭前牙间隙不需要进行牙体预备,只进行邻面区段牙釉质打磨粗化即可。必要时根据间隙及咬合情况扩大预备范围,甚至全层贴面设计,增强粘接力,提升美学效果。

（二）粘接体系设计

牙釉质层粘接界面推荐应用酸蚀-冲洗粘接体系。应用磷酸酸蚀粘接技术可提供足够的固位力。

（三）颜色设计与美学考虑

对于较小的牙间隙,按照比色方法,参照目标牙颜色特征选择颜色合适的牙釉质色修复材料,不需放置有遮色效果的牙本质色,以避免出现颜色上的不协调。对于较大的牙间隙,需考虑放置一定量的牙本质色修复材料,以避免前牙区过于通透发灰的修复效果。

关闭牙间隙时,应密切关注并保持中线位置和方向不变,即坚持中线原则,获得和谐对称的牙比例位置关系。位于中线两侧的目标牙,一般需要平分间隙,遵循对称美学的美学参量原则(图 13-41,图 13-42)。临床设计时还需参考牙体外形比例,适度增加牙体长度的考量设计,设计出符合患者口腔环境、咬合关系及修复空间要求的修复方案,进行个性化修复设计。

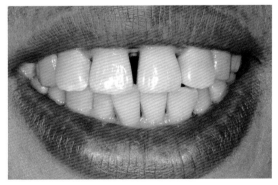

图 13-41　前牙牙间隙封闭美学修复术前

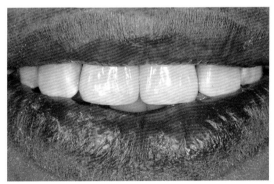

图 13-42　前牙牙间隙封闭美学修复术后

（四）修复术式设计

修复术式多采用水平式分层修复。小间隙逐牙完成修复,大间隙通常采用平分间距的设计方法。先分别放置挑选好的修复材料,控制牙体外形,成为小间隙后再分别完成各牙的修复。

修复中注意兼顾唇侧及舌侧修复材料形态整合,及时调整塑形。先修复唇侧,再调整舌侧。避免只顾唇侧形态修复,造成光固化后舌侧悬突等不利情况发生。临床上,也需根据具体情况,参照中线原则、牙体形态比例关系、牙齿排列情况及咬合状况等,灵活设计适合口腔条件的牙间隙比例,获得美观改善。

(五) 临床操作难点

邻面牙颈部、牙龈修复材料放置与成形是关闭牙间隙的关键点,也是难点。一方面需注意避免龈方修复体悬突;另一方面又要形成良好的邻面接触区,获得良好的穿龈轮廓。

有些情况下,借助带有弧度的邻面成形片,有助于恢复完成邻面解剖形态。但固定邻面成形片以及在整个修复过程中如何控制、保持邻面成形稳定,不产生悬突,是个难点问题。通常,因牙间隙修复空间较小,无法完全借助邻面成形体系量化地、稳定地完成口内直接粘接修复,常常应用聚四氟乙烯薄膜进行邻面隔离,用修复器械直接手法放置材料、逐牙完成塑形,恢复邻面接触关系。操作过程中应避免一次放置过多的修复材料,否则会干扰操作,影响材料间的密合性。

临床操作中,建议选择工作端较薄的修复器械,特别是对于前牙小间隙的修复,应用窄而薄的器械显得尤为重要,更方便将修复材料精准置入邻面修复区,便于邻面塑形。带弯端头的工作端更有助于腭侧塑形。

通常情况下,相邻两牙间距越宽,龈乳头则变得越宽、平、厚,当牙体邻面接触点至牙槽嵴顶的距离大于 5mm 时,则有可能出现"黑三角"情况(图 13-43,图 13-44)。较大的黑三角影响牙体美观,可根据美观需求进行相应的临床设计、颜色匹配,运用中线原则、牙体修复对称性原则,平分间距,逐牙分别完成修复,关闭牙间隙。

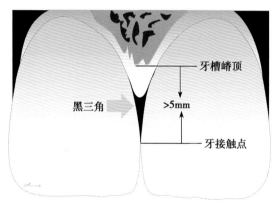

图 13-43　接触点至牙槽嵴顶距离大于 5mm 时可产生"黑三角"

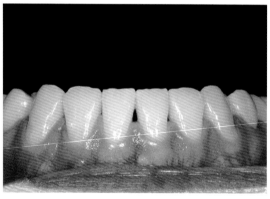

图 13-44　下颌中切牙"黑三角"

第三节　后牙复合树脂直接粘接修复

后牙区牙颌系统承担着口腔重要的咀嚼功能,因此,牙体组织功能恢复是修复的重点。需综合考量窝洞的固位、抗力,材料的性能、强度、耐磨性以及口腔咬合情况等多种因素,进行临床分析与疗效评估。对于多牙龋损的情况,还要进行龋易感性评估,指导临床修复材料的选择与修复设计。复合树脂主要依靠粘接固位的特性,使之更能体现微创修复的理念,更好保存天然牙正常牙体结构,而不需像银汞合金修复技术那样,完全依靠机械固位。应用复合树脂材料进行修复时,还需检查咬合状况,对目标牙修复空间及咬合受力等进行充分评估。

复合树脂材料不可避免存在聚合收缩问题,从而导致粘接界面各种不同程度的潜在缺陷。因此,临床操作时,应根据窝洞具体情况灵活运用 G. V. Black 窝洞制备原则进行适宜的修复设计,以最大限度减少和控制聚合收缩对窝洞的不利影响。近年来,一些新型修复材料和修复技术的研发与应用,为临床简化操作、控制聚合收缩、增强修复效果提供了更多的选择。

一、后牙Ⅰ类洞修复

后牙Ⅰ类洞多见于窝沟点隙龋形成的缺损,可以是单面洞,也可以是复面洞,如颊𬌗面洞、舌𬌗面洞等。深大Ⅰ类洞需注意 C 因素问题(粘接面积与被粘接面积的比值),应用复合树脂材料进行深大窝洞充填时,会产生较大的聚合收缩应力。C 因素值越大,聚合收缩应力越大,从而影响直接粘接修复的效果。临床解决这一难题的方法就是通过应用以牙尖为基点,逐一修复的分层充填技术,以减少和控制聚合收缩造成的不利影响。临床上,对以下几方面的设计要点应加以注意。

(一) 牙体预备设计

1. 浅小窝洞不需设计洞斜面,深大窝洞通常也不考虑洞斜面设计。制备洞斜面主要取决于窝洞的位置和釉柱的排列方向。𬌗面窝洞边缘均与釉柱方向成 45°~60°,洞缘釉柱末端酸蚀时可增加粘接面积(图13-45)。

对于一些美学需求的窝洞,通常设计凹形洞斜面,有利于材料颜色的自然过渡,隐藏边缘,获得较好的美学修复效果。洞斜面设计通常是窝洞洞缘美学设计、隐藏修复材料边缘的重要内容。

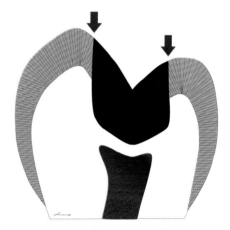

图 13-45　后牙𬌗面洞牙体预备
通常不需制备洞缘洞斜面,因釉柱末端已被窝洞洞缘斜切,成 45°~60°,可增加粘接面积,有利于边缘封闭。

2. 遵循牙体修复一般原则,去除病变龋损组织,不需制备标准洞形。牙釉质龋损必须去净腐质。去除𬌗面承力区洞缘过薄的牙釉质,以避免咬合应力集中时出现折裂。对于近髓的窝洞,需考量权衡可能露髓的风险。可根据情况适量保留近髓处部分龋损,通过粘接体系严密封闭窝洞,达到控制龋病进程的目的。

3. 修复非承力区牙体缺损相对比较简单。若为单面洞,一般固位力较好,去除龋损组织即可,不需制备标准洞形。对于颊舌向复面洞,若缺损较大,必要时需结合洞斜面、沟槽固位等设计,以增加粘接固位力。

4. 咬合面主承力区牙体缺损的修复依照缺损面积及部位进行窝洞设计,不需制备标准的盒形固位形,但窝洞深度一般需达到 1~2mm 以上,使修复后复合树脂修复体有足够厚度、足够强度、承担咬合力,行使口腔咀嚼功能。考虑到后牙耐磨性问题,可选择耐磨性较高的后牙复合树脂材料。若牙体条件不理想,可能存在材料稳定性差、易脱落问题,充填效果评估时,需充分考虑修复预后问题,做好患者沟通及告知修复体必要的咬合维护要点。

5. 修复前,需观察、记录咬合面接触点分布情况。尽量避免将窝洞边缘线设计在咬合接触点上。缺损面积较大时,需设计全牙尖覆盖,特别是根管治疗后无髓牙牙体修复,必要时需考虑结合复合树脂间接修复方式或全瓷嵌体及高嵌体修复设计。

(二)粘接体系设计

牙釉质缺损浅小窝洞宜选择全酸蚀体系。深大窝洞宜选用自酸蚀体系,必要时结合35%~37%磷酸酸蚀凝胶进行选择性酸蚀预处理,以增加洞缘粘接的封闭性。此外,也可选用全酸蚀粘接体系,但应控制牙本质酸蚀时间少于 15 秒。具体操作方法需参照粘接产品使用指南说明书。

临床操作中,可通过先酸蚀窝洞表层牙釉质 15 秒后,再继续将酸蚀剂推入牙本质 15秒,达到控制牙本质酸蚀作用时间的目的。需注意应用聚四氟乙烯薄膜将邻牙做隔离保护。需严格避免引发粘接界面的污染,避免对相邻正常牙进行酸蚀,做好邻牙保护。若出现粘接界面污染,需重新进行酸蚀处理。

(三)牙髓保护与洞衬剂设计

通常情况下,不需要特殊牙髓保护剂,深大窝洞必要时应用玻璃离子垫底或流体树脂洞衬,以舒缓复合树脂材料聚合收缩造成的窝洞应力。这种"弹性洞壁"是否真正对修复效果产生直接的作用,还有待临床对照性研究提供更多的实验依据。

(四)颜色设计与美学考虑

颜色设计与美学考虑适用于有特殊美学需求的病例。应用比色板靠近目标牙进行比色,初步确定牙色,根据窝洞深度设计牙釉质层、牙本质层厚度,修复中通过试色及时进行修正,必要时对𬌗面窝沟色素及色斑进行特殊染色仿生设计,进行内、外染色,或两者相结合仿生设计,获得美学效果(图 13-46,图 13-47)。

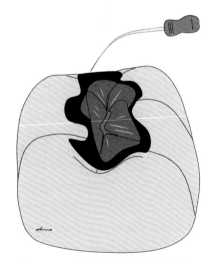

图 13-46 磨牙窝沟内染色美学修复
以细小根管扩大针,于复合树脂模拟牙本质浅层窝沟处置入树脂类染色剂,进行内染法染色,窝洞表层再放置牙釉质色复合树脂,完成修复。

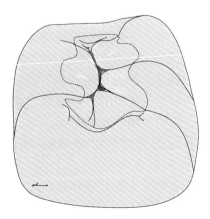

图 13-47 𬌗面窝沟外染色美学修复
在修复材料表层窝沟底处进行间断式外染色,光固化投照,完成修复。

（五）修复术式设计

需了解材料的应用特性,根据窝洞情况设计修复术式,修复方式通常分为整块法和逐层法。应注意复合树脂直接粘接修复材料的类型,不同类型材料适宜的固化深度和应用方法不同。常规复合树脂充填深大窝洞时,需控制充填深度,斜分层堆塑,分层固化,每层固化深度小于2mm。应用特殊的可用于大体积充填的复合树脂材料及充填方式时,充填厚度可大于2mm,通常为4~5mm。

1. 浅小窝洞设计（洞深<2mm）　可采用整块充填方法,应用可充填用流体树脂进行推注式充填,将充填用流体树脂直接推注到窝洞内,完成牙体充填治疗。该法操作便捷,特别适用于临床操作比较困难的位置,如第三磨牙的保存修复治疗。

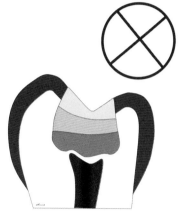

2. 中深以上窝洞设计（洞深>2mm）　应用常规复合树脂进行充填时,采用斜分层修复——斜向分层堆砌放置材料,进行多角度光固化投照,可在一定程度上降低聚合收缩对牙体组织内应力的影响,防止在洞壁处形成微裂,从而减少修复后洞缘白线的发生。深大窝洞应避免水平向分层修复,首选斜分层修复（图13-48,图13-49）,以更好地控制聚合收缩造成的不利影响。多次逐层堆塑修复过程中,应注意层与层之间充分密合接触,避免存在间隙和产生气泡。

图13-48　深大窝洞常规复合树脂修复时,应避免水平向分层堆砌或整块充填

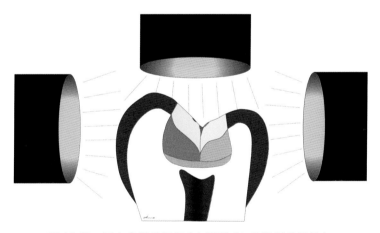

图13-49　深大窝洞常规复合树脂修复,首选斜分层修复
逐层完成堆砌修复,控制固化深度,通常第一层<1mm,后续逐层厚度≤2mm并进行多角度投照,完善固化效果。

此外,中深窝洞还可应用垂直分层技术。于窝洞颊舌侧壁,将材料垂直向逐层放置,进行颊舌向光固化投照,完成修复。复合树脂聚合收缩和应力变化具有向光性收缩、向心性收缩及向粘接力更强方向收缩的特点。因此,可于窝洞颊舌侧壁放置复合树脂材料,并从颊舌向投照,使其向颊舌侧壁聚合收缩。

3. 大体积充填技术（也称大块充填技术）　近年来,伴随科技的进步和材料学的发展,一些新型材料被研发应用,充填方式不断改良,出现了大体积充填技术。其具有操作便捷、高效、边缘适合性良好等特点,简化了分层修复的烦琐与不足。如应用特殊研发的流体树脂进行窝洞内层推注式充填,可完成固化深度 2~4mm,再进行表层常规复合树脂充填。此外,应用声波驱动下的大体积充填技术可一次性完成 5mm 以内的深大窝洞充填,实现简单、快捷美学修复(图 13-50,图 13-51)。但其更长久的临床疗效还有待进一步的临床研究与观察。

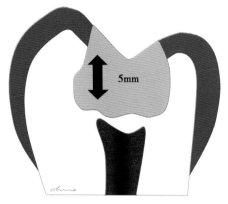

图 13-50　借助声波驱动的大体积充填,一次性充填深度可达 5mm

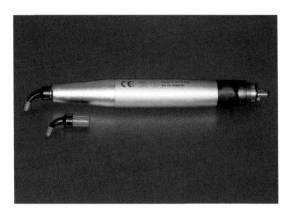

图 13-51　声波驱动手机及适配的复合树脂子弹式材料

4. 复合树脂加热法　一些膏体复合树脂材料可经加热后使用。通常对加热温度加以限定,如 55℃ 可用于粘接间接修复体,39℃ 可用于直接粘接修复。加热后材料流动性增加,可提高窝洞适应性,便于贴合窝洞洞壁,完成堆塑修复。但多次反复加热是否对材料的性能稳定性产生影响,仍需更进一步的临床研究提供依据。

二、后牙Ⅱ类洞修复

后牙Ⅱ类洞是指发生在邻面的龋损制备的窝洞,可以是单面洞,也可以是复面洞。典型的Ⅱ类洞是邻𬌗面洞。窝洞设计的重点与难点是邻面成形与接触点的恢复:恢复建立良好的邻面邻接关系,避免食物嵌塞、菌斑滞留,从而引发牙周炎症及远期出现继发龋等并发问题。修复前应对目标牙的咬合状况进行分析、评估,其他要点同Ⅰ类洞。

(一) 牙体预备设计

无需制备严格洞形,洞缘无需成 90° 状态。一般情况下,去除龋损,盒形固位即可,不需要预防性扩展。承担咬合力的𬌗面部分,通常无需制备洞斜面,应去除薄壁弱尖,避免牙体折断。因𬌗面窝洞位置常常使洞缘与局部釉柱的排列方向成一定角度,有利于获得良好的粘接固位力,无需额外制备洞斜面也可避免产生洞缘菲边的可能性。

对于牙列拥挤、牙排列不齐、缺乏良好接触关系的情况,需进行牙体外展隙重新考量、设计,预备修复空间,便于窝洞修复时材料置入,重建邻面接触区与接触位点。

通常,去除邻面龋损后评估咬合力及抗力情况,确定是否需要制备固位形及抗力形。辅助固位力形一般为颊舌向线角处制备固位沟槽及必要的𬌗面鸠尾形,大面积缺损则考虑适当磨除殆面薄弱牙体组织、降低咬合或减径设计。

（二）邻面成形设计与操作要点

邻面成形及接触点恢复是 II 类洞直接粘接修复的重点与难点，推荐应用楔子及分段式成形系统（图 13-52 ~ 图 13-57）。分段式成形系统一般由两部分组成：带有一定凸度的金属豆瓣成形片和弹性卡环。卡环分金属及非金属等不同材质。通常在酸蚀、粘接前放置成形系统，可起到邻牙保护及龈缘隔离防湿的作用。通过带有弧形凸度、与牙解剖外形一致的豆瓣成形片，可有效恢复牙体邻面外形及接触点，提升修复体质量。通过放置楔子、卡环及特殊分牙器等，起到暂时分离邻牙、预留一定间隙的作用，以补偿成形片厚度，形成适宜的邻面接触关系。

1. 楔子的作用　楔子可防止龈方修复材料造成悬突，还具有分牙作用。带金属保护隔离片的楔子可帮助进行邻面牙体预备而不损伤邻牙。去除楔子及成形片等装置后，两邻牙可获得良好的邻面接触关系。

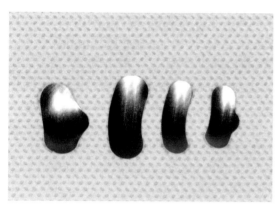

图 13-52　金属豆瓣成形片

有些体系的成形片表面带有聚四氟乙烯涂层，可维持更好的柔韧性，避免形变。

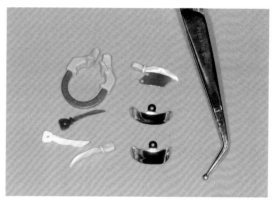

图 13-53　不同类型的邻面成形系统和带金属保护隔离片的楔子

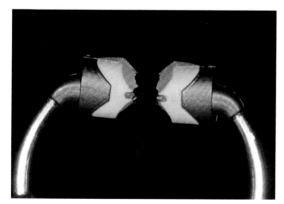

图 13-54　弹性卡环带有硅胶缓冲垫，与邻面外展隙形态吻合，有利于邻面成形片稳固、密合，患者感受更舒适

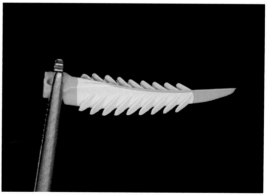

图 13-55　硅胶材质鱼骨形楔子，可获得良好的邻面稳定性

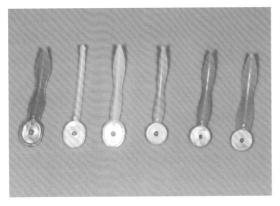

图 13-56　具有良好弹性的树脂楔子

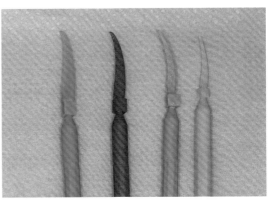

图 13-57　自带有折断点的长柄楔子,便于后牙修复时放置,可在薄弱点旋转折断去除长柄

2. 临床设计与操作要点

（1）选择合适的楔子及邻面成形片:根据邻间隙及牙齿大小的情况,选择大小、形态、材质、韧性适宜的楔子及成形片。

（2）避免悬突:楔子自外展隙大的一侧进入,放置位置要合适。应避免过高,否则会将成形片挤压变形。还应防止过低,或所选的楔子过小,成形片未放置到位,以及操作中与橡皮障装置发生干扰,导致局部楔子松脱或无法压紧,易造成邻面材料外溢、超填,出现悬突（图 13-58）。应注意探查邻面颈部成形片体系是否紧密,必要时需调改楔子形状、制作个性化楔子、放置特殊充填器以及辅助聚四氟乙烯（生胶带）等方式,以使邻面成形紧密。此外,弹性卡环放置要稳,防止修复过程中松弛,以避免修复体悬突的发生,从而影响邻面修复效果。

（3）圈形邻面成形系统的应用选择:适用于 MOD 近远中穿通窝洞的成形,邻面楔子放置需注意两个邻面间隙的稳定性,以避免松脱（图 13-59）。

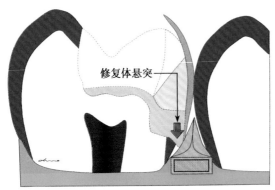

图 13-58　邻面成形时未得到很好控制易产生悬突
常因成形片或楔子放置不到位,邻面未形成紧密衔接,导致充填时颈部材料超填,产生悬突。

修复体悬突

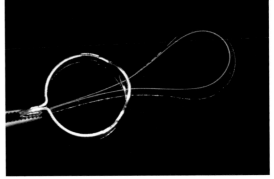

图 13-59　圈形邻面成形系统,用于近远中窝洞邻面缺损的成形修复

（4）邻面探查与补照固化:以探针仔细探查邻面有无悬突,及时去除后再光固化处理。确保修复完好,撤除金属成形片后,因金属片不能导光,需行光固灯补照,以完善光固成形。

（5）特别关注邻面清理及牙线使用：邻面修复完成后，探查邻面是否接触良好，以外科12#牛角刀片去除邻面滞留粘接材料。调磨、抛光后用牙线进行邻面清理，可结合牙周洁治，将残存牙龈区的粘接材料彻底移除，避免造成医源性菌斑滞留区，导致对牙体、牙周组织的不利影响。

（三）粘接体系设计

粘接体系设计与Ⅰ类洞要求基本相同。临床操作中需要注意的是，放置好邻面成形体系后，再进行窝洞酸蚀与粘接涂布。需用无水无油气枪，以中等气流轻轻将粘接剂吹匀、铺展开，应避免邻面积存过多粘接剂。需严格参照产品说明书进行操作。

（四）修复术式设计

修复术式设计通常分为整块法和逐层法。浅小窝洞可单层整块充填。深大窝洞应用常规树脂、特殊性质的树脂材料及特殊装置辅助应用的修复技术，临床设计要点不同。

1. 邻𬌗面洞形转化设计　深大窝洞修复时，优先进行邻面充填，将复面洞转化为单面洞，再进行咬合面充填，变复杂洞为简单洞，可简化临床操作时间，提高修复效率，提升修复质量。应用常规树脂进行充填时，深大窝洞采取斜分层修复方式，需控制深度，分层固化（固化深度<2mm）（图13-60）。

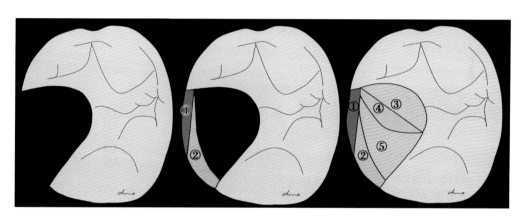

图13-60　复面洞优先修复邻面，再行𬌗面洞逐层斜分层修复（①～⑤示），完成Ⅱ类洞向Ⅰ类洞的转化

2. Ⅱ类洞邻面龈壁提升　若邻面缺损边缘位置较深，涉及根面，经常规牙体预备后，常位于釉牙骨质界或釉牙骨质界下。因缺失牙釉质，复合树脂修复的粘接力受到影响，故需考虑进行提升邻面龈壁，抬高邻面边缘位置，再进行窝洞斜分层修复，提升直接粘接修复效果。

通常，放置好邻面成形装置后，于邻面龈壁处可应用流体树脂进行龈阶处缺损充填。此种材料的延展特性良好，可与洞壁密切贴合。完成邻面根面龈壁修复后，进一步行膏体复合树脂分层修复，以获得较好的咬合面修复强度，增加材料的耐磨性。此外，也可将光固化型玻璃离子进行邻面根方龈壁第一层的充填，完全固化后，在其冠部上方再联合应用复合树脂材料。因玻璃离子与牙体组织间存在粘接性，并占据一定材料空间，可减少复合树脂用量及降低其聚合收缩应力造成的不利影响，起到粘接和封闭龈壁边缘的目的，进一步完成窝洞修复，此即开放式三明治技术的运用。研究表明，窝洞应用粘接体系处理后，再应用玻璃离子，可有效提高边缘封闭性和粘接强度，同时，玻璃离子水门汀具有缓释氟的特性，起到防龋作用。

3. 大体积充填（大块充填）　应用大体积充填材料，以推注式充填方式，进行后牙Ⅱ类洞充填时，需注意以下几点。

（1）正确掌握适应证，了解材料特性。不同的材料体系，适用窝洞的深度不同。

（2）严格把控好邻面成形，规范化应用邻面成形系统及楔子，避免邻面封闭不严，导致材料溢出、超填，造成邻面形成充填体悬突。

（3）先充填窝洞邻面，探查没有材料溢出，再充填窝洞内层，最后充填表层。对于深大窝洞，必要时分层固化充填。简化临床操作、提高充填效率的同时，需确保充填的质量。

（4）声波驱动下大体积充填技术可一次性完成 5mm 以内深大窝洞充填，重点是邻面控制。

（五）美学考虑

将树脂比色板靠近目标牙初步确定牙色，根据窝洞深度设计牙釉质层、牙本质层厚度，结合𬌗面窝沟色素及特殊色斑染色，进行仿生设计，获得美学修复效果。

三、后牙Ⅴ类洞修复

后牙Ⅴ类洞修复是临床常见的修复问题，特别是前磨牙牙颈部缺损，是楔状缺损的好发部位，修复方法同前牙，但不像前牙需考虑更多的美学需求。因操作位置比较远端，牙颈部Ⅴ类洞修复更易受龈沟液、血液影响，因此，术区隔离仍是关键所在。

（一）牙体预备设计

Ⅴ类洞洞形制备不要求严格的标准洞形，通常应用金刚砂车针对硬化牙本质进行粗化、调磨，有利于获得有效的粘接。对于深大窝洞，特别是涉及根面的牙体缺损，必要时应制备洞缘斜面及增加洞内固位沟等辅助固位设计。

（二）咬合力学分析

修复前应考量咬合问题，用口腔咬合纸检查是否存在局部牙体咬合创伤问题，消除引起咬合创伤的因素，或者在牙体缺损修复后及时进行咬合调整，去除𬌗干扰。

（三）修复术式设计

小窝洞可进行整块充填，单层单色修复。深大窝洞可采取水平式或斜行放置材料，分层完成修复。

（四）临床操作要点

1. 选择有效、高效的术区隔离方法　因缺损位置靠近牙体根面及牙龈软组织，操作术区比较远端，术区放置橡皮障夹易导致局部牙龈出血，影响粘接修复。因此，需根据具体情况选择适宜的隔离方式。橡皮障隔离、棉卷局部隔离以及联合应用吸唾器进行防湿控制是临床常用的几种隔离方式。此外，必要时还需结合排龈线、止血剂及注射阿替卡因肾上腺素局部麻醉等方式，有效控制操作术区湿性环境。对于龈下边缘缺损情况，需行牙龈切除术或冠延长术后，暴露窝洞边缘再行修复。此外，应注意后牙颊侧腮腺导管区的防湿，及时更换棉卷隔离材料，配合应用口腔强力吸引装置，护士四手配合操作等，确保粘接修复效果。

2. 多颗牙牙体缺损修复时序列完成　应按照一定顺序逐一完成修复，以保障修复操作质量。避免急于求成,影响粘接效果。

3. 注意操作支点及稳定性,避免软组织损伤　一些远端位置的后牙,因位置关系导致操作不易把控,容易造成牙周软组织损伤。因此,牙体制备时应注意操作支点及稳定性,避免损伤牙颈部牙龈软组织。

4. 针对病因学的健康指导　对于口腔多颗牙牙颈部楔状缺损,需在病因学方面进一步了解相关病史,询问患者是否有碳酸饮料接触史、嗜好酸性食物等饮食习惯,以及横刷牙习惯等,进行口腔宣教,给予正确的口腔卫生指导。

第四节　根管治疗后牙体直接粘接修复

以往,对于根管治疗后牙体缺损的修复,大多采用全冠或桩核冠修复方式,会进一步削弱剩余牙体组织结构。复合树脂材料性能存在不足及在美观实现上存在局限性,使得根管治疗后很多情况下直接修复受到限制,很难获得美观和满意的效果。伴随粘接技术和复合树脂材料研发的不断发展进步,加之近些年现代微创修复理念在世界范围内不断被认同和推崇,复合树脂直接粘接修复在口腔临床牙体保存修复方面得以广泛应用。

随着根管治疗技术的提高,对牙颈部牙体组织的破坏逐渐减少,因此,根管治疗后的牙体修复方式有了更多的选择。临床治疗中,需对患者牙体条件及口腔状况进行充分评估,对根管治疗后牙体的状况充分了解,选择适宜的修复方法解决不同的临床问题。遵循牙体修复治疗原则,严格进行规范化临床操作,结合牙体缺损具体情况保护剩余的牙体组织,使其免遭进一步破坏及牙体折断,及时修复,以确保根管治疗的临床疗效,恢复牙颌系统的功能和美观。

一、根管治疗后的牙体特点

1. 经历根管治疗后,本来就存在不同类型牙体缺损患牙的中心部缺损变得较大,即髓腔部缺损较大,周围剩余牙体组织较多,但总的剩余牙体组织的量进一步减少。

2. 根管治疗后,失去牙髓,牙本质失去牙髓营养来源,会增加牙齿疲劳性变化,导致脆性增加,抗弯能力下降。

3. 根管治疗后牙齿抗力减弱,影响最大的冠方牙本质减少,特别是牙颈部,是容易发生根折的主要原因。保留牙龈冠向边缘1.5mm以上的剩余牙本质具有特殊的重要意义,需更多保留健康牙体组织,如牙尖、嵴等重要结构,以增强牙体抗力。

4. 根管治疗后牙冠颜色变化对美观造成一定的影响。髓腔色素、血红素渗透等可造成牙冠颜色加深、变黄变暗,影响美观。

二、适应证选择

根管治疗后,当剩余牙体组织足以提供足够的粘接面积,且自身具备良好的抗力,可控制口腔湿性环境,做好隔离防湿,即具备了复合树脂直接粘接修复的基本条件。椅旁牙体直接修复通过保留更多正常组织,获得过渡性修复,甚至是永久性修复,也可成为间接修复树脂核的重要组成部分。

1. 根管治疗后临床疗效有待进一步跟踪,进入医学观察期需行直接修复作为过渡,严密封闭冠部,确保临床良好的观察环境。

2. 伴随微创牙髓治疗(MIE)理念的提出,根管预备器械的不断发展改良,避免了根管超预备,减少了牙颈部预备量,可获得更好的抗力。拥有较多剩余牙本质及牙釉质,可提升牙体修复粘接的能力,可选择直接修复。

3. 适用于儿童根管未发育完成的牙体修复,老年人或根管弯曲、钙化不愿行冠修复的试保存修复。

4. 适用于牙周来源的牙周-牙髓联合病变进行牙髓治疗后的牙体修复。

5. 特殊情况下的过渡性修复,如:正畸治疗前龋病的控制与修复,正畸完成后再行瓷修复美学设计。

三、牙体条件评估

牙体缺损的位置、大小以及口腔咬合状况是根管治疗后牙体修复需要考虑的关键因素,需进行冠折裂风险因素评估。

(一) 前牙根管治疗后修复评估

对于前牙舌侧,仅为开髓洞形,舌隆突没有过多被破坏,或者牙体组织缺损仅限于开髓处,缺损较小,可以直接复合树脂充填修复。

评估牙体冠方唇面结构,特别是牙颈部健康牙体组织是否余留较多,也是一个关键点。应增加髓腔粘接面积,避免垫底材料过多过厚,否则会使粘接面积减少,影响粘接效力。缺损过大则不宜选择复合树脂进行直接粘接修复。

(二) 后牙根管治疗后修复评估

前磨牙,特别是伴有楔状缺损的患牙,经根管治疗后,牙颈部剩余牙体硬组织结构变得更少,抗力降低。若咬合状态不理想,则容易出现冠折的可能性。因此,抗力分析非常重要,是磨牙牙体修复首要考量的因素。

直接粘接修复适用于根管治疗后仅为开髓洞形,剩余牙体组织比较完整的情况。对于破坏范围较小、不承担较大咬合力的窝洞,也可直接粘接修复,以保留更多牙体组织结构。对于缺损面积较大,可考虑覆盖牙尖的修复设计,但应注意设计利用髓腔的有效粘接面积。缺损面积过大、咬合不理想的情况,则不适合复合树脂直接修复。

四、临床操作要点

1. 进行全面细致的口腔检查,评估牙体缺损情况及根管治疗效果,并对根管治疗效果与牙体修复之间的关系进行初步分析,预测临床疗效,制订相应的牙体修复目标。

2. 适应证选择要得当。对剩余牙体组织所承担的抗力进行评估,特别是牙颈部牙体组织剩余结构是重要的考量参量,需有足够的牙本质肩领。牙颈部破坏较大,冠壁薄弱的情况,其直接修复预后往往相对较差。

3. 对粘接技术发展充分了解和认识,对粘接机制充分理解,遵循现代牙体修复的基本原则,严格按照规范化的临床操作步骤进行直接粘接修复,确保粘接环节合理有效,满足临床需要。

4. 前牙根管治疗后,腭侧开髓窝洞行分层修复设计,并结合多种修复材料联合应用。原则上内层应用低弹性模量材料,如玻璃离子或流体树脂封闭根管口;外层应用通用型复合树脂分层修复,以获得良好的粘接强度,可承担咬合力;唇侧设计具有遮色作用的美学树脂贴面修复,具有良好的抛光性能(图 13-61)。

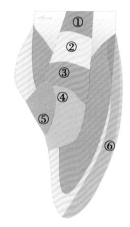

图 13-61　无髓变色牙联合应用多种修复材料进行牙体直接粘接修复
①. 根管充填材料;②. 根管口玻璃离子或流体树脂材料;③、④、⑤. 髓腔复合树脂分层修复;⑥. 唇侧复合树脂面修复。

5. 根管治疗后,牙体缺损面积较大时,在充分考虑剩余牙体组织抗力的前提下,通过髓腔深度获取固位力,即髓腔固位。必要时应结合纤维桩辅助固位,形成复合树脂纤维桩核。

6. 无髓变色牙的美学考虑　对于根管治疗后牙冠变色的情况,可联合应用髓腔内漂白技术改善牙色。但应注意根管口处建立严密的髓腔屏障以及良好的窝洞封闭,避免美白剂过氧化物药物外溢,造成不良结果发生。此外,应在漂白治疗结束间隔 2 周后,继续完成复合树脂直接粘接修复。此时,氧离子充分离散,可避免对粘接效果产生不利影响。必要时应结合应用遮色材料进行贴面修复设计,覆盖唇侧表面,改善美观。

7. 直接粘接修复过程中,应有效控制粘接环境,做好隔离,避免唾液、血液、组织液对粘接界面的污染。

（董　雯）

参 考 文 献

1. 樊明文. 牙体牙髓病学. 4 版. 北京:人民卫生出版社,2012.

2. 中华口腔医学会牙体牙髓病学专业委员会. 复合树脂直接粘接牙体修复技术指南. 中华口腔医学杂志,2014,49(05):275-278.

3. HUGO B. Esthetics with resin composite basics and techniques. Surrey:Quintessence Publishing Co. Ltd,2008.

4. 韩科,刘峰. 美容口腔医学. 北京:人民卫生出版社,2010.

5. 樊明文. 复合树脂多层美学修复:基础理论与临床. 北京:人民卫生出版社,2011.

6. Roulet J F,Wilson N H F,Fuzzi M. Advances in operative dentistry. Volume1:contemporary clinical practice. Surrey:Quintessence Publishing Co. Ltd,2001.

7. BRUNTON P A. Decision-Making in Operative Dentistry. Surrey:Quintessence Publishing Co. Ltd,2007.

8. ANJUM S,MALIK A,SHARMA S,et al. Evaluation of microleakage in class Ⅴ restorations with three different adhesive systems. J Contemp Dent Pract,2017,18(6):497-500.

9. PRIYANK H,VERMA A,GUPTA K. In vitro comparative evaluation of various restorative materials used for restoring class Ⅲ cavities in deciduous anterior teeth:a clinical study. J Contemp Dent Pract,2016,17(12):1022-1026.

10. CHEETHAM J J,PALAMARA J E,TYAS M J,et al. A comparison of resin-modified glass-ionomer and resin composite polymerisation shrinkage stress in a wet environment. J Mech Behav Biomed Mater,2014,29:33-41.

11. HANABUSA M,MINE A,KUBOKI T,et al. Bonding effectiveness of a new 'multi-mode' adhesive to enamel and dentine. J Dent,2012,40(6):475-484.

12. KIRSTEN G A,RACHED R N,MAZUR R F,et al. Effect of open-sandwich vs. adhesive restorative techniques on enamel and dentine demineralization:an in situ study. J Dent,2013,41(10):872-880.

13. PECIE R,ONISOR I,KREJCI I,et al. Marginal adaptation of direct class Ⅱ composite restorations with different cavity liners. Oper Dent,2013,38(6):210-220.

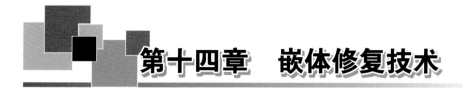

第十四章　嵌体修复技术

嵌体是一种嵌入牙体内部,用以恢复牙体缺损形态和功能的修复体或冠内固位体。嵌体修复属于间接修复方式,因此具有间接修复体的优点。例如,其更有利于恢复患牙的外形轮廓以及牙齿之间的邻接关系;可使用直接修复无法使用的材料,如铸造金属(具有更高的强度)、陶瓷材料(强度高而且美观)等。

第一节　嵌体修复技术的分类和适应证

一、嵌体的分类

嵌体可以依据其修复的洞形进行分类,也可以根据其使用的修复材料进行分类。根据修复洞形的不同,嵌体可以分为嵌体(inlay)和高嵌体(onlay)两大类。嵌体称洞内嵌体,是指不覆盖牙尖的嵌体。高嵌体是指覆盖一个或多个牙尖,甚至所有牙尖的间接修复体。因此,嵌体是一种既不支持也不替代任何一个牙尖的间接修复体,嵌体只有在正中咬合时与对颌牙有接触,在侧方殆和前伸殆运动时与对颌牙没有接触,故它对牙尖没有保护作用。高嵌体则覆盖牙尖并伸展到牙尖的颊/舌面斜面及近远中斜面,它通常替代整个牙尖,并用来保持和/或恢复牙尖的垂直高度。在高嵌体修复时,被覆盖的牙尖在各种功能颌位时,咬合接触均由修复材料来支持。所以,高嵌体对它覆盖的牙尖具有保护作用。

在临床应用中,一般还把嵌体按使用的修复材料进行分类,可以分为非金属嵌体和金属嵌体。非金属嵌体包括树脂嵌体、全瓷嵌体等。金属嵌体包括高金合金、低金合金、银钯合金、基底金属合金等嵌体。

随着复合树脂材料学的发展,复合树脂已经成为直接充填修复的首选材料。与复合树脂直接充填相比,树脂嵌体在体外完成固化,树脂的聚合收缩、微渗漏等在口内大为减少,因而继发龋和边缘染色发生率降低,术后敏感也可减轻,亦使远期美观效果得以改善。和同为牙色材料的全瓷材料相比,树脂嵌体的制作工艺较简单,成本较低,能够满足大部分患者的美观需求,因而有着较广阔的应用前景。目前,复合树脂嵌体所使用的树脂一般为后牙复合树脂、纳米复合树脂等,国内已报道的复合树脂嵌体短期的临床修复成功率都较高(88% ~ 97.3%),远期的临床观察较少。

制作嵌体的全瓷材料主要以玻璃陶瓷为主,包括白榴石增强型陶瓷、长石质玻璃陶瓷以及二矽酸锂玻璃陶瓷。玻璃陶瓷在体外条件下的耐磨性几乎与牙釉质一致,并有适当的强度和良好的边缘适合性。长石质玻璃陶瓷的抗弯强度为 120～150MPa,二矽酸锂玻璃陶瓷的抗弯强度达到 350～400MPa,完全能够满足嵌体修复的需要。玻璃陶瓷还具有良好的透光性和色泽稳定性,适用于美观要求较高的前后牙牙冠、贴面及嵌体。全瓷嵌体的加工方式包括焙烧、铸造、压铸及机械切削等。压铸和机械切削是临床上使用最多的方法,特别是数字化 CAD/CAM 技术的应用,已经实现了嵌体的椅旁修复,即一次就诊即可完成嵌体的修复治疗,已经逐渐成为临床上最广泛采用的嵌体修复方式。大量临床研究均证实了全瓷嵌体修复的临床有效性,其 10 年成功率可达到 90%。

金属嵌体主要使用的是高金合金。高金合金是指金含量(质量分数)≥60%,且金和铂族金属(铂、钯、铱、钌和铑)的总量(质量分数)≥75% 的铸造金合金。高金合金熔点低、铸造性能好、延伸率高、生物相容性好,对人体无害、无毒、无致癌、致畸作用。高金合金还具有优异的化学稳定性、抗腐性、耐晦暗性以及良好的物理力学性能,并且美观耐用。因此,高金合金可通过精密铸造的制作工艺加工成嵌体。低金合金是指贵金属含量低于75% 以下的合金,降低了金、铂的含量,代之以银、铜等元素。低金合金的价格降低了,相关性能在临床可接受范围内也有所降低。在嵌体的发展过程中,最早开展的是金属嵌体,随着材料学和粘接技术的发展,从 20 世纪 80 年代开始,全瓷嵌体逐步成为主要的嵌体修复。

二、嵌体修复的适应证

嵌体修复是间接修复,在口外制作,对于口内直接充填塑形困难的情况都可以很好地解决。嵌体采用的材料可选择性多,性能稳定,强度一般均大于直接树脂充填所用的复合树脂。因此,对于复合树脂直接充填较困难或效果欠佳的病例,采用嵌体修复是一种有效的补充手段。一般来说,嵌体修复适用于以下的情况:①对较大的牙体缺损修复,固位形较差或树脂充填反复脱落者;②恢复邻面龋接触关系,消除食物嵌塞,如洞内嵌体、高嵌体、嵌体冠等;③恢复牙体垂直高度,以产生合适的咬合功能,如高嵌体;④牙体缺损残余牙体组织侧壁较薄弱,需要保护以防折裂时,如高嵌体;⑤牙体严重缺损需要修复以承受大的咀嚼压力,如嵌体冠。

在临床上,全瓷嵌体材料稳定,抗弯强度比树脂高,颜色美观,是嵌体和高嵌体修复的首选材料。但有时需要恢复良好的轮廓边缘线和邻面接触点,需要减少对对颌牙的磨耗,或缺损较小的磨牙,可以选择复合树脂嵌体修复。另外,一些需要降低修复费用的患者,也可以选择复合树脂嵌体。金属材料具有更高的机械强度,对于咬合力量大的情况,例如患者有夜磨牙或紧咬牙习惯,应考虑采用金属嵌体、高嵌体或全冠来修复。

三、嵌体修复的临床注意事项

临床选择是否采用嵌体修复应结合多方面的因素进行考虑,如牙齿结构的完整性、牙尖的负荷能力、咬合接触点的位置等。有些情况要加以注意,如:后牙的嵌体修复不适合口腔卫生状况差的患者;青少年的恒牙和儿童的乳牙,因髓角位置较高,为避免损伤牙髓不宜做嵌体;拾面缺损范围小而且表浅者,前牙邻、唇面缺损未涉及切角者,也不宜用嵌体修复;小的Ⅰ类和Ⅱ类洞形的治疗也应选用直接树脂充填修复,而非瓷嵌体/高嵌体修复,这是因为间接修复治疗需去除更多的正常牙体组织提供修复体的就位道,而小的缺损采用复合树脂直接充填修复已完全能够满足需要;对于牙体缺损范围大,残留牙体组织抗力形差,固位不良者,采用桩核冠修复更加有利;因美观需求而要改变整个牙齿颜色的患者也不适合选择高嵌体修复,应选用全冠修复;重度咬合压力,如重度咬合磨损应更多选用全冠修复,除非患者愿意使用咬合导板,否则瓷修复体不适用于磨牙症患者。对于此类患者,若不愿意使用咬合导板,复合树脂嵌体或金属嵌体是较好的选择,因为夜磨牙症患者使用瓷嵌体容易使修复体破裂。树脂嵌体和瓷嵌体主要是利用树脂粘接固位,因此,获得有效的隔湿是成功的关键。对于无法隔湿的缺损区域,以及缺损涉及龈下深部时,不宜采用树脂/瓷嵌体修复,或者在采取相应措施(如冠延长)获得良好隔湿的情况下进行嵌体修复。

第二节　嵌体修复技术的临床选择

在临床上,对于面临的牙体缺损情况如何修复?是采用树脂直接充填修复,还是采用间接修复方式?是选用树脂嵌体、瓷嵌体,还是金属嵌体?洞形设计上是否要保护牙尖而做成高嵌体?其实,最终修复方案的制订需要结合多方面因素进行考量。

一、复合树脂直接充填与复合树脂嵌体修复

复合树脂是由树脂基质、填料、固化体系、阻射剂等组成。基质中的单体在固化体系的催化下发生聚合反应是复合树脂结固的主要机制。单体在聚合时有体积的收缩,从而造成复合树脂的聚合收缩。单体的聚合程度(转化率)是影响树脂固化后的物理性能、残留单体的细胞毒性以及聚合收缩的重要因素。转化率越高,树脂的物理性能越好,毒性越小,但聚合收缩变大。复合树脂在口内光照固化的转化率通常介于30%~50%之间,树脂表层转化率高于深层。在嵌体间接修复时,复合树脂在口外固化,可以应用更高的光照强度,甚至增加固化时的温度,其转化率可以达到80%以上。通过体外加工处理,复合树脂嵌体的密度、固化程度和聚合均匀度都能够达到最佳程度,耐磨性能尤其是在咬合区域的耐磨性,要远强于直接固化的树脂。虽然它的耐磨性能仍差于瓷嵌体,但具有容易调磨、对对颌牙的磨耗小、美观、容易再修复等优点(表14-1,表14-2)。研究表明,当直接用光固化树脂充填窝洞时,树脂收缩力为40~50MPa,而树脂与酸蚀牙釉质的拉应力为15~20MPa,因而易形成裂隙。而用复合树脂嵌体修复,嵌体与洞壁之间仅有一薄层粘接剂,其收缩力为5~10MPa,小于粘接剂与牙本质的拉应力,故不易形成裂隙。

表 14-1　树脂嵌体的特性比较

比较项目	内容
与直接充填树脂比较	聚合收缩力、微渗漏大为减小,继发龋和边缘染色发生率低,术后敏感轻,远期美观效果明显改善
与全瓷材料比较	嵌体制作工艺较简单,成本较低,能满足大部分美观需求

续表

比较项目	内容
抗弯强度	抗弯强度一般可达 120~150MPa,耐磨性与牙釉质基本相当,能满足患者较高的美观要求;改善了传统复合树脂机械强度差的缺点;避免了烤瓷修复体对天然牙过度磨耗、脆性大等问题
优点	采用口外间接修复,轮廓边缘和邻接较好,降低了直接修复中因材料聚合收缩带来的边缘微渗漏等缺陷
成功率	短期临床成功率都较高(88%~97.3%),3 年以上的临床观察较少,有待于更系统的临床验证
失败原因	操作时隔湿不全,固位形欠佳,垫底不当,牙体预备不足、继发龋、磨损等是树脂嵌体失败的重要原因,粘接剂类型也影响成功率

表 14-2　树脂直接修复与树脂嵌体修复的比较

修复方式	优点	缺点
树脂直接修复	1. 个性化修复好 2. 较好的生物相容性 3. 一次完成,费用低	1. 聚合收缩明显 2. 技术难度大,邻面抛光困难 3. 牙尖轮廓边缘线不容易制备,难以维持咬合形态和接触关系
树脂嵌体修复	1. 个性化修复好 2. 聚合收缩小,可减少边缘微渗漏 3. 良好的物理特性,色泽、光洁度、耐磨等 4. 良好(精确)的边线轮廓 5. 邻接恢复好,可减少食物嵌塞 6. 可有效加强剩余牙体组织结构 7. 良好的生物相容性	1. 费用和时间增加 2. 对操作技术较敏感,需团队配合 3. 临床疗效跟踪资料不完善 4. 对嵌体再修复的可能性低

由此可见,对于较小的牙体缺损,复合树脂直接充填治疗就能满足临床需要,而且直接充填修复与间接修复相比,不需要去除倒凹,可以保留更多的健康牙体组织。对于比较大的牙体组织缺损,如果采用复合树脂直接充填修复,由于修复体的体积较大,其聚合收缩的量以及收缩应力均较大,发生粘接界面断裂的风险增加。粘接界面断裂是引起术后敏感、边缘染色、继发龋等的主要原因。因此,对于较大的牙体组织缺损,采用复合树脂嵌体间接修复技术,具有更大的优势。

二、粘接固位与洞形固位

经典的牙体缺损分类方法是由 Black 于 1891 年提出的 GV Black 分类法,主要是基于用银汞合金修复牙体缺损而设计的方法。由于银汞合金与牙体组织之间只有机械卡抱作用,没有粘接作用,修复材料的固位依赖一定的洞形来完成。例如传统的 Ⅱ 类洞中,为了防止修复材料向邻面方向脱位,需要预备鸠尾形态。为了防止银汞合金材料𬌗向脱位,颊舌侧的洞壁应适当内倾。对于间接修复方式,传统的金属嵌体在修复Ⅱ类洞缺损时,由于金属与牙体组织间没有粘接力,需要预备鸠尾形态或者固位沟槽来防止修复体侧向脱位。对于防止𬌗向脱位,由于嵌体预备不能有倒凹,侧壁外展角度要尽量小,以获得最佳的固位效果。洞形固位包括盒形洞的侧壁固位以及鸠尾固位。侧壁固位为了获得足够的固位效果,侧壁要尽量减少外展的角度,并且需要有一定的侧壁高度。鸠尾固位形态需要建立在健康的牙体组织之上。有时,为了获得更好的固位效果,还需要增加固位沟等辅助固位形态。这些洞形固位的方式都在去净病变组织的基础上增加了对健康牙体组织的磨除量,在一定程度上降低了牙齿的抗力,因此在洞形设计上需要平衡抗力和固位的要求。对健康牙体组织的去除也降低了牙齿再治疗的修复空间。

随着牙齿粘接修复技术的出现和复合树脂材料的发展,树脂修复材料可以通过粘接获得固位,因此,洞形设计上对固位因素的考虑相对降低。Mount 和 Hume 于 1997 年提出了更加适合树脂修复的 Mount-Hume 分类法,主要依据牙齿缺损位置和缺损程度进行分类。此时,对于传统的Ⅱ类洞,已经不需要再进行鸠尾的预备,可减少对牙体组织的磨除量,保留更多的健康牙体组织。这些演变使牙体缺损修复时,做到了对健康牙体组织的最大保留量。复合树脂嵌体和全瓷嵌体与牙体组织之间利用树脂粘接剂进行粘接固位。这种以树脂粘接固位为主,洞形固位为辅的固位形式,与树脂修复类似,洞形设计上对固位形态的要求已经不像传统金属嵌体那样严格,特别是在高嵌体的洞形设计上,重点考虑保护薄弱的牙尖和侧壁,而不需要像金属嵌体预备那样,需要𬌗面的固位洞形及边缘的二次肩台设计(图 14-1,图14-2)。

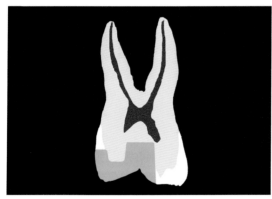 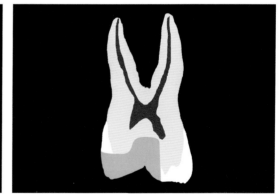

图 14-1 传统金合金高嵌体为了增加修复体的固位,在修复体跨过牙尖后往往设计二次肩台,如图中的绿色修复体设计

图 14-2 复合树脂/全瓷高嵌体在洞形设计上,修复体在跨过牙尖后,不需要二次肩台的设计形式

复合树脂嵌体和全瓷嵌体在粘接到牙齿的过程中,面临着两个界面的粘接:一个是粘接树脂与牙体组织的粘接界面,另一个是粘接树脂与修复体的粘接界面。粘接剂与牙体组织界面的粘接机制与复合树脂直接充填相同。粘接剂与复合树脂嵌体之间的粘接是利用树脂之间的化学粘接,不需要特殊处理且能获得足够的粘接力。

粘接剂与瓷嵌体之间的粘接界面需要进行特殊的处理,以获得满意的粘接效果。玻璃陶瓷的粘接面需要进行氢氟酸酸蚀处理(图14-3~图14-6),以使陶瓷表面粗糙化,增加粘接面积,增加微嵌合作用,从而提高物理粘接的强度。同时,陶瓷表面还要涂布硅烷偶联剂进行硅烷化处理,以获得一定的化学粘接效果。

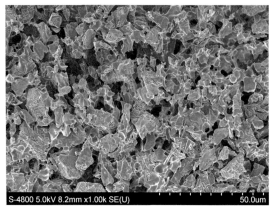

图14-3 长石质玻璃陶瓷用9.5%氢氟酸酸蚀30秒后,扫描电镜下的表面形貌(×1 000)

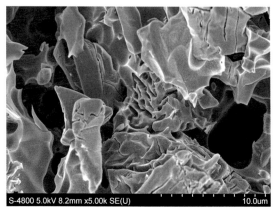

图14-4 长石质玻璃陶瓷用9.5%氢氟酸酸蚀30秒后,扫描电镜下的表面形貌(×5 000)

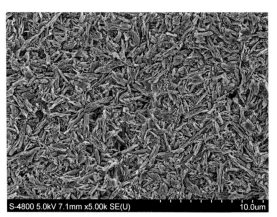

图14-5 二矽酸锂陶瓷用9.5%氢氟酸酸蚀20秒后,扫描电镜下的表面形貌(×5 000)

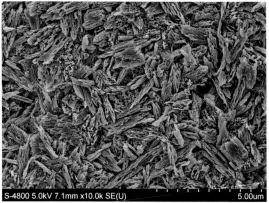

图14-6 二矽酸锂陶瓷用9.5%氢氟酸酸蚀20秒后,扫描电镜下的表面形貌(×10 000)

三、嵌体与高嵌体

牙体修复的目的是恢复患牙的形态和功能。后牙最主要的功能就是咀嚼食物,因此要求修复后的牙齿具有一定的抗力性能,以满足其行使功能的需要,其中既有牙齿的抗力,也包括修复体的抗力。修复体需要具有足够的抗力来满足咀嚼食物的需求。目前,嵌体修复材料有多种选择,每种材料都有各自的强度和生物力学特点。材料的强度不是越高越好,而应该是越接近天然牙齿越好,这样才能和邻牙或对颌牙齿相协调,即修复体的强度越接近牙釉质的强度越理想,也更加符合仿生修复。提高修复材料的强度可以使修复体做得更薄,也就可以减少牙体组织的磨切量,从而保存更多的牙体组织。例如,复合树脂嵌体需要咬合面的厚度达到2mm,长石质玻璃陶瓷要求1.5~2mm,二矽酸锂陶瓷需要达到1.5mm,金属材料可以做到1~1.5mm。临床上可以根据牙齿缺损的具体情况来选择修复材料。

牙齿的抗力与牙体预备后剩余牙体组织的量直接相关,剩余牙体组织量越多,抗力越强,因此要尽量保留健康的牙体组织,遵循保存的原则。通常情况下,保留2mm厚的健康牙体侧壁,能够满足牙齿正常行使功能时的抗力需求。有时在去除病变组织后,残余的牙体组织量较少,抗力较弱,或者患牙承担的咬合负担较重,有折裂风险时,在洞形设计上,应将薄弱的牙尖覆盖,做成高嵌体,起到保护作用,防止牙尖折裂。有时甚至需要将所有的牙尖全部覆盖。

牙体缺损范围的大小是决定采用嵌体、高嵌体或者全冠修复的主要依据。当去除的牙体组织宽度小于颊舌牙尖间距离的1/3时,良好的复合树脂直接充填是最恰当的选择。当缺损的宽度大于颊舌牙尖间距离的1/3,但小于1/2时,复合树脂的直接充填也可以满足需要,但采用嵌体修复可以获得更加长久可靠的效果。当缺损的宽度超过颊舌牙尖间距离的1/2时,使用高嵌体比嵌体更加合适。缺损的范围越大,高嵌体就会比嵌体获得更好的远期效果。

除了缺损范围,其他因素也影响修复方式的选择。当牙体组织结构有微裂时,特别是牙尖有水平方向的微裂时,最好将这个牙尖去掉,采用高嵌体的方式来修复。缺乏牙本质支持的牙尖几乎只剩牙釉质,即常说的空悬釉柱,应该磨除牙尖并用高嵌体将它覆盖。咬合力量也是需要考虑的因素,对于有磨牙症、紧咬牙习惯,或可疑牙尖存在时,应当考虑使用高嵌体或者全冠来进行修复。变色的牙齿或牙尖,如果在美学暴露区,基于美学考虑,应设计含有贴面结构的修复体进行修复。对具有咀嚼坚硬食物习惯的患者,如果在修复时有强度可疑的牙尖或牙齿组织结构,应考虑将它去除,采用高嵌体或全冠来修复,靠高强度的修复材料来替代薄弱的牙尖或牙齿结构。另外,如果牙齿的临床牙冠的高度较短,即𬌗龈距较低,不能满足全冠的固位要求时,可以采用髓腔固位的高嵌体或嵌体冠来修复。

总之,嵌体修复技术和材料的发展为牙体缺损的修复方法带来了改变和更多的选择,从保存、抗力、固位、功能等几方面综合分析,遵循保存的原则,微创牙体预备以保留更多的健康牙体组织,从而最大限度延长患牙的使用寿命,是医患双方共同追求的目标。

第三节　嵌体修复技术流程

牙体修复方案制订之后,即可进入嵌体修复技术流程。嵌体修复的流程包括牙体预备、取模、嵌体制作、试戴、粘接及定期复查等。

一、牙体预备

这部分以邻𬌗面嵌体的牙体预备进行描述,其他洞形的预备原则上是相同的。

(一)初步预备

1. 去除原修复体,去净龋坏组织。

2. 保护牙髓　在预备过程中,参考术前X线片,应注意预防意外穿髓。较深的窝洞首选玻璃离子类材料进行垫底,使其形成理想的平滑表面,消除倒凹,也可将后续操作时对牙髓的激惹程度降到最低。如果洞底非常接近牙髓,或已有直接盖髓的指征,则应先垫一层氢氧化钙作为护髓剂。氢氧化钙应覆盖所有可能近髓或穿髓的部位,氢氧化钙基底周围留0.5~1mm的暴露牙本质,为随后的玻璃离子留出粘接界面。尽管光固化玻璃离子具有粘接能力,但对于深龋,由于应用了氢氧化钙护髓,可供粘接界面的牙本质表面积大大减少。这时,可以预备倒凹的方式增加玻璃离子的固位力。如果去除软龋直接造成牙髓暴露(龋源性穿髓),则需对患牙行根管治疗术。

3. 洞形预备(金属嵌体) 在嵌体牙体预备的整个过程中,预备侧壁的切割器械应控制在相同的就位道方向,一般为牙冠长轴的方向,这样,完成预备的洞形才会有合适的脱模斜度,没有倒凹。预备完成后的洞形侧壁,由龈方向𬌗面应成2°~5°的倾斜外展。如果洞形侧壁较短,则其外展倾斜度最好控制在2°以内,以增大修复体的固位力。如果洞形的𬌗龈距较大,则可以适当增大侧壁的外展斜度,因为较高的、外展斜度较小的侧壁可能会在蜡型取出、就位以及嵌体取出和粘接时造成麻烦。

(1)𬌗面部分预备:将裂钻长轴与牙齿长轴保持平行,钻入距离破坏牙体组织最接近的窝沟/点隙约1.5mm深,即轴壁的深度。保持1.5mm的深度和牙钻的方向,沿𬌗面的中央窝扩展预备外形。理想的洞形颊舌径应尽可能小。预备时,保证中央嵴、斜嵴强度的最好方法就是尽量少磨除其下方的支持牙本质。在相同深度,将洞形向远中边缘嵴扩展,充分暴露邻面牙釉质-牙本质交界处。扩展过程中,逐渐增加洞形的颊舌径至邻面洞设计的宽度,至邻面自洁区0.2~0.5mm的位置。洞形的颊舌侧壁在牙尖处应呈光滑的曲线。

(2)邻面洞形:使用裂钻在洞形的远中颊舌角处分别开一条沟槽,分离去除远中部分的牙釉质。裂钻在牙釉质部分可稍加大压力,以免过多切割牙本质,造成轴壁过深。沟槽的2/3(约0.5mm)位于牙本质范围,1/3(0.3mm)位于牙釉质范围。邻面洞形的龈向扩展深度可通过裂钻的长度来估计。如果龋坏部分比较小,则可按上述的颊舌壁的理想形态完成洞形扩展,与邻牙间留有约0.5mm的自洁间隙。邻面中等及大面积的龋坏需要将邻面的沟槽扩展到釉牙本质界龋坏侵犯到的范围。注意:预备邻面部分时,不管裂钻的末端是位于牙本质、龋坏的牙体组织、原有的修复材料或龋坏组织,都要保持裂钻深度,从而防止对颊舌侧及龈壁过度切削,以免洞形边缘过度扩展、牙体变得脆弱和软组织损伤。由于邻面的牙釉质从𬌗面向牙龈逐渐变薄,所以当向龈方扩展邻面洞形时,裂钻末端应更靠近牙体表面。

然后,用裂钻在邻面沟槽两侧末端各开一个槽,向牙釉质方向扩展,一直通到牙釉质表面。这样预备可以利用剩余的边缘牙釉质保护邻牙的邻面牙釉质不受破坏。剩余的边缘牙釉质常在这时崩裂,如果没有崩裂,可用挖匙将其去除。

接下来,可以通过手用器械平整洞形邻面的颊舌壁和龈壁。根据洞形大小选用直凿、双角凿或牙釉质刮刀,以改良掌指握持法在𬌗龈方向上做上下楔式运动平整洞侧壁,沿颊舌方向做锄刮运动平整龈壁。之后,用器械的侧缘平整洞形轴壁。邻面龋坏基本去净后,理想的颊舌侧洞形边缘与邻牙将有0.2~0.5mm的间隙。有经验的医师在预备时也可用火焰状细金刚砂车针,在形成洞缘斜面的同时,去除粗糙薄弱的牙釉质。

(二) 终末预备和精修

斜面和外倾面的预备:基底充填后,用细砂金刚砂车针预备𬌗向及龈向的边缘斜面,并对颊、舌壁的外倾进行二次预备,这样可在嵌体上形成30°~40°的边缘。这种覆盖边缘的设计可形成140°~150°的牙釉质斜面,保护洞形边缘。

在使用火焰状金刚砂车针预备邻面龈缘前,应适当进行排龈处理,使预备视野更为清晰。排龈线粗细应适当,能使龈沟张开0.5mm。预备颈部龈向边缘斜面,形成角度约为30°的边缘。龈向边缘斜面可起到下列作用:①去除了薄弱牙釉质;②使修复体具有足够强度的边缘;③龈向边缘处形成了重叠的、可调整的边缘适合性。形成龈缘斜面后,如果嵌体与牙体间的间隙稍大于50μm,而龈缘斜面与修复体边缘间的间隙可能只有20μm。

(三) 复合树脂嵌体的牙体预备要求

洞形预备的边缘成90°面面交接的形式,点、线角均应圆钝,避免应力集中,侧壁在龈𬌗方向适当敞开。𬌗面部分的预备深度为1.5~2mm,并保持深度,牙钻方向沿牙齿长轴与牙冠的长轴平行。颊舌径应尽可能小,但需大于1.5mm。𬌗面洞形基本完成后,向邻面扩展。邻面洞形的预备通常需先建立沟槽(分离牙釉质、避免损伤邻牙的邻接面),其位于釉牙本质界,钻稍向牙釉质部分加压。邻面完成后,洞形的龈向扩展应为无倾斜的水平面,并去净邻面龋坏,与邻牙有0.2~0.5mm间隙。预备时注意保持裂钻的深度,由于牙齿在颈部收缩,应注意裂钻方向,轴壁的弧度应和牙体的颊舌侧弧度保持一致。

(四) 瓷嵌体的牙体预备要求

瓷嵌体和树脂嵌体的牙体预备相似,由于瓷修复体易碎的特性,因而对其进行基牙预备时应遵循三条原则:①避免内部应力集中;②为瓷修复体提供足够的厚度;③提供修复体的就位道。在牙体预备时,所有的点、线、角必须预备成圆钝状,避免锐角形成。由于最后的修复体是应用粘接技术固位的,洞形设计上不需要固位沟或洞壁平行,可通过减少底部牙体切割和使线角圆钝以避免内部应力集中。在一定范围内陶瓷材料的强度与其厚度成正比,因此,对于瓷嵌体以及覆盖功能牙尖的瓷高嵌体而言,理想的咬合厚度为2mm,咬合面底部通常预备为浅V形。对于目前各种陶瓷材料1.5mm厚度已足够了。就位道由所预备的基牙轴壁的倾斜度决定,通常瓷修复体轴壁的倾斜度应大于金属嵌体/高嵌体。应记住瓷嵌体在试戴就位时没有延展性和可让性,轴壁的倾斜度约为10°左右,这一角度不会过多切割正常的牙体组织。此外,窝洞表面的角度尽量接近90°。𬌗面应避免预备成斜面,因为斜面会减少瓷厚度,而此区域需承受很大的咬合力。若牙尖很薄弱,则牙体预备时应覆盖牙尖,以减少修复体和牙尖折断的发生率。距离牙髓较近的部位应该用氢氧化钙衬垫,有倒凹的部位应当用玻璃离子水门汀或其他适当的衬垫和基底材料填倒凹。

二、模 型 制 取

(一) 排龈

印模材料只能对可见的、干净并干燥的牙面进行精确的记录。当边缘位于龈下时,有必要应用排龈线来使游离龈暂时远离牙面。排龈的目的是增宽龈沟,使足量的印模材料到达龈下边缘以防取出时造成印模材料撕裂。

选择并切下一段粗细合适的排龈线,长度应略长于龈边缘。用排龈器或探针的侧面轻轻地将排龈线的一端压入龈沟处,然后将剩余的排龈线逐渐压入龈沟,排龈线末端暴露在外,以便于取模时用镊子夹住,取出排龈线。放置排龈线是用来增宽龈沟而不是将牙龈压向根方。有时,龈边缘位置较深,可压入第二根排龈线,与第一根排龈线等粗或略粗。当游离龈较薄时,龈沟较窄,这时应选用较细的排龈线,以防造成牙龈组织损伤。

排龈线应在龈沟内放置 3~5 分钟。当有出血或软组织量较多时,放置时间应延长。而且,牙齿局部在这段时间应保持干燥并隔开唾液,可放棉卷来保护局部。

（二）取模

因为聚乙烯硅橡胶应用广泛,且其取模技术可适用于其他印模材料,本书详细讨论聚乙烯硅橡胶取模技术。聚乙烯硅橡胶又称加成型硅橡胶印模材料。聚乙烯硅橡胶与其他印模材料相比有许多优点。它安全,可以很好地复制牙齿的细节,体积稳定性高,使用方便,易混合,无异味,容易从口腔中脱模,可用常规方法消毒,不变形。

1. 托盘的选择和准备　托盘应足够坚硬以防取模时变形。如果托盘能弯曲或有弹性,印模的精确性就会受影响。成品托盘和个别托盘都是适用的。成品树脂托盘使用方便且可节约时间。根据研究模制作的树脂个别托盘与组织间有 2~3mm 的间隙,因此更好一些。印模材料的厚度超过 3mm 时,收缩量会增加;厚度小于 2mm 时,则会引起脱模时变形或印模材料的撕裂。

在托盘上涂托盘粘接剂非常重要,它可以控制橡胶类材料的聚合收缩方向,充分发挥材料的优良性能。

2. 取模技术　在材料性能相对一定的条件下,医师的临床操作技术成为影响印模准确性的关键因素。要制取一个精确的印模,必须注意以下几点:首先要了解印模材料的性能及操作要求,然后选取适合患者口腔的托盘,最后采用正确的操作方法进行印模制取。

以下是可能导致印模制取失败的因素:未能进行良好的排龈及止血,导致颈缘印模模糊不清;未能正确选择托盘或取模范围过小,未能包括患牙的 2 个以上邻牙;印模材料口外工作时间过长,影响准确性;印模材料未完全凝固时即从口腔中取出而导致印模变形或撕裂;印模材取量不足,一般建议取量为托盘体积的 2/3~3/4。

三、嵌体的制作

嵌体的制作一般在技工室完成,具体过程略。本节介绍一种在口腔诊室椅旁树脂嵌体的制作方法。

洞形制备完成后,采用琼脂+藻酸盐水粉印模材料取模,用流动性硅橡胶印模材料灌注牙齿模型,在硅橡胶牙齿模型上进行树脂材料窝洞充填,雕刻修复体形态,光固化灯照射初步固化材料,取下树脂嵌体修复体,在光固化炉中固化 10 分钟或在开水中煮 10 分钟,完成后处理过程,抛光,按后面的步骤完成修复治疗(图 14-7~图 14-9)。

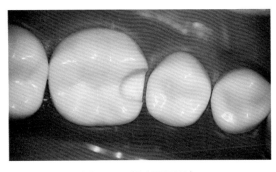

图 14-7　邻殆面洞预备

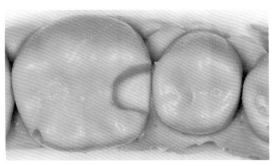

图 14-8　灌制硅橡胶模型

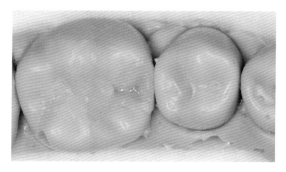

图 14-9　在硅橡胶模型上制备树脂嵌体

四、试戴与粘接

（一）嵌体试戴

试戴的目的是检查嵌体的就位、密合度、邻接、形态、颜色及咬合接触情况等。将制作好的嵌体试戴入窝洞内，检查嵌体的就位情况，不断修整嵌体，直到合适，重点检查嵌体在洞形龈壁处是否密合，以判断嵌体是否完全就位。检查嵌体边缘线的密合情况，理想嵌体边缘的缝隙应小于 $50\mu m$，如果缝隙大于 $100\mu m$，应重新取模制作。观察嵌体的形态，进行修整，检查嵌体的邻接松紧情况，检查咬合接触，调整咬合。对于复合树脂嵌体和瓷嵌体，还要检查修复体的颜色是否与患牙匹配。

（二）粘接材料

抗力是影响嵌体/高嵌体使用寿命的最重要因素。粘接剂可以将牙体组织与修复体牢牢粘接在一起，使其不易发生破裂。现在磷酸锌水门汀已基本不作为粘接材料，对于金属嵌体，最常用的粘接材料是玻璃离子水门汀。

复合树脂/瓷修复体通常使用的粘接剂包括光固化树脂粘接剂、双重固化（光固化+化学固化）树脂水门汀。玻璃离子粘接剂和酸蚀过的陶瓷之间的结合力小于树脂水门汀与陶瓷之间的结合力。临床与实验室研究发现，使用玻璃离子粘接剂的瓷修复体比使用复合树脂水门汀的修复体更容易破裂，因而不推荐使用。

嵌体/高嵌体理想的粘接剂必备的条件包括以下几点。当然，选择粘接剂时还必须考虑特定的临床条件下修复体所需的性能。

（1）能够粘接修复材料与牙体组织。

（2）足够的抗力抵御咬合负荷。

（3）恰当的粘接剂厚度。

（4）不溶于口腔液体。

（5）与牙体硬组织相似的光学特性。

（6）恰当的黏稠度。

（7）良好的生物相容性。

（8）防龋特性。

（9）容易操作。

复合树脂水门汀由于可以粘接于多种基底，具有良好的生物相容性、高强度、不溶于口腔内环境以及美观性好等优点，是复合树脂/瓷嵌体的最佳选择。并且，复合树脂水门汀可进入不规则微观结构中，因而能产生更强的机械黏合力，可防止牙齿和瓷修复体破裂。

树脂水门汀依据其固化形式可分为三类：光固化型、化学固化型及双重固化型。若将光照时间延长，光固化型树脂水门汀也可用于粘接间接修复体。然而，后牙较大的树脂或瓷修复体由于其厚度、色泽以及不透光等因素的影响使聚合变得很困难,限制了光线的穿透性因而影响了粘接剂固化。

双重固化树脂水门汀是复合树脂/瓷嵌体最常使用的粘接剂。之所以选择这类粘接剂是由于即使在光照无法达到的地方,材料也能固化。与化学固化树脂水门汀相比,双重固化树脂水门汀可有更长的临床操作时间,更易于在材料完全固化前去除多余的粘接剂。此外,这类粘接剂具有更大的牙齿粘接强度。

（三）粘接步骤

Ritter 和 Baraieri 列出的粘接瓷嵌体/高嵌体的临床步骤包括以下几条。

1. 将修复体在口内试戴。

2. 使用橡皮障进行隔湿。

3. 清洁牙体预备区域。

4. 用 8%~12%氢氟酸对修复体内部进行 1 分钟(长石质玻璃陶瓷)至 3 分钟(焙烧瓷)的酸蚀后,用水冲洗干净。

5. 根据操作说明使用硅烷耦合剂处理酸蚀后的瓷表面。

6. 使用 35%磷酸酸蚀预备好的牙体组织约 15 秒,用三用枪冲洗后用棉球吸去多余水分,保持组织面呈潮湿状态。

7. 根据操作说明涂一薄层粘接剂于修复体和牙体接触面上。

8. 将涂有树脂水门汀的修复体用较小的力就位。

9. 用小毛刷去除边缘多余的粘接剂。

10. 用功率>450mW/cm² 的光源在牙齿各方向(颊向、舌向、𬌗向)照射 60 秒,使树脂水门汀固化。边缘使用丙三醇凝胶以防止树脂氧化。

11. 使用探针或有刀柄的 12 号刀片去除多余粘接剂。

12. 使用金刚砂车针调整咬合。

13. 修形并抛光。

14. 拍摄术后 X 线片

五、定 期 复 查

修复体完成后,应定期进行复查。术后 2 周进行第一次复查,重点检查修复体是否有早接触,应及时去除咬合高点,以避免对患牙的咬合创伤。修复体边缘距离牙龈较近、平龈或位于龈下,应重点关注局部的牙龈健康状况。如果局部有牙龈炎症,很可能是因为修复体局部有悬突或者局部粘接剂清理不干净造成的,应及时清除。之后应每年复查一次,检查修复体的边缘完整性、边缘微渗漏及染色、是否有继发龋坏、修复体磨耗情况、对颌牙磨耗情况、粘接剂磨耗情况等,并进行 X 线检查,可有助于发现邻面或修复体下方的龋坏。

随着人们越来越高的美观要求,口腔医师应意识到应用牙色材料进行牙体修复的必然性。树脂、瓷嵌体、高嵌体等间接修复技术与树脂直接充填技术相比,具有生物相容性好,材料硬度高,可承受较大的咬合力、聚合收缩小,大大减少了边缘微渗漏的发生,以及具有良好的耐磨性能等优点,它们将会有更多的应用。

（田 宇 倪龙兴）

参 考 文 献

1. ROBERSON T M,HEYMANN H O,SWIFT E J. Sturdevant's art and science of operative dentistry. 4th ed. Missouri:Mosby,2002.

2. CAMACHO G B,GONCALVES M,NONAKA T,et al. Fracture strength of restored premolars. Am J Dent,2007,20(2):121-124.

3. CHIEFFI N,CHERSONI S,PAPACCHINI F,et al. Effect of the seating pressure on the adhesive bonding of indirect restorations. Am J Dent,2006,19(6):333-336.

4. FRUITS T J,KNAPP J A,KHAJOTIA S S. Microleakage in the proximal walls of direct and indirect posterior resin slot restorations. Oper Dent,2006,31(6):719-727.

5. DUQUIA R DE C,OSINAGA P W R,DEMARCO F F,et al. Cervical microleakage in MOD restorations:in vitro comparison of indirect and direct composite. Oper Dent,2006,31(6):682-687.

6. GORACCI C,CURY A H,CANTORO A,et al. Microtensile bond strength and interfacial properties of self-etching and self-adhesive resin cements used to lute composite onlays under different seating forces. J Adhes Dent,2006,8(5):327-335.

7. SEKI Y,SHIMADA Y,FOXTON R M,et al. Pulpal response to a newly developed MMA based resin cement for bonding tooth-colored indirect restorations. Am J Dent,2006,19(5):297-302.

8. ALJABO A,XIA W,LIAQAT S,et al. Conversion,shrinkage,water sorption,flexural strength and modulus of remineralizing dental composites. Dent Mater,2015,31(11):1279-1289.

9. SOUZA R O,OZCAN M,MICHIDA S M,et al. Conversion degree of indirect resin composites and effect of thermocycling on their physical properties. J Prosthodont,2010,19(3):218-225.

第十五章　牙体修复的并发症及处理

第一节　牙髓并发症

一、意外穿髓

意外穿髓一般是指在去龋或牙体预备过程中发生的完整髓腔意外穿通的情况。

1. 常见原因　意外穿髓可能有以下原因：髓腔解剖结构变异；年轻恒牙、乳牙髓腔大，髓角高；急性龋软化牙本质多，修复性牙本质少，容易穿破髓腔；龋坏较深，球钻去腐时易引起穿髓。

2. 临床表现　髓腔穿破时患者会感到剧痛，但有时可能无感觉。露髓后可见有一针尖大小的红点（图 15-1），可有少量出血，探时有凹陷感，加上患者剧痛，比较容易发现。

3. 处理　发生意外穿髓时，应把髓腔穿孔部位看清楚，穿髓孔小于 0.5mm 时用生理盐水冲洗，用消毒棉球吸干，盖上盖髓剂（常用氢氧化钙或 MTA），用氧化锌丁香油粘固粉暂封，然后按直接盖髓术操作。穿髓孔较大时可以行牙髓切断术或直接行根管治疗术。

意外穿髓后直接盖髓的成功率在不同的材料、不同的研究报道有差别。常见的直

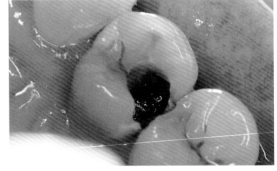

图 15-1　意外穿髓

接盖髓剂有氢氧化钙、氧化锌丁香油粘固剂、MTA 等。有着 80 多年历史的氢氧化钙制剂，至今仍是最常使用的盖髓剂。但同时，氢氧化钙的强碱性和较强的细胞毒性使其使用受到局限。氢氧化钙直接盖髓可能引起牙髓组织部分坏死，甚至牙内吸收、根管钙化堵塞，这和其盖髓作用的原理是相关的。氢氧化钙直接盖髓，表层牙髓组织发生凝固性坏死，坏死下方出现炎症反应，牙髓细胞分化为成牙本质细胞样细胞，分泌牙本质基质，钙化后形成修复性牙本质，再加上氢氧化钙供给大量过剩的钙离子，可促使磷酸钙沉淀，继之形成牙本质桥，使露髓孔得以封闭，保护牙髓。也有学者认为，氢氧化钙能溶解牙本质基质，释放生长因子调控成牙本质细胞的分化，形成修复性牙本质。有研究报道，对于意外穿髓病例，光固化型氢氧化钙盖髓成功率显著高于糊剂氢氧化钙盖髓组，光固化型氢氧化钙的盖髓疗效优于粉剂氢

氧化钙。也有学者认为,光固化型氢氧化钙成分中的树脂基质有细胞毒性,且树脂在光照聚合过程中产热,可以刺激牙髓变性甚至坏死,加上树脂固化后收缩形成微渗漏,易造成细菌感染,因此不主张将其用于直接盖髓。

MTA 目前已经广泛应用于临床,它的主要成分为硅酸三钙、硅酸二钙、铝酸三钙、铝酸四钙及少量的氧化物如三氧化二铋等,具有良好的密闭性、生物相容性、诱导成骨性、X 线阻射性、强碱性及抑菌性等。MTA 还是一种生物活性材料,可刺激细胞生长因子释放和白介素产生,能有效促进牙体硬组织形成,能形成与原牙本质相连续的一层较厚的牙本质桥。MTA 缓慢凝固,且能在潮湿环境下(例如有血液污染时)凝固,增加抗压强度,减少微渗漏,是比较理想的直接盖髓材料。有实验表明,MTA 在直接盖髓时,露髓面沉积修复性牙本质的情况优于氢氧化钙,且产生的炎症反应较低,牙髓的恢复情况也优于氢氧化钙。在 Mente J 等的长期研究中,MTA 直接盖髓的总体成功率为 80.5%,氢氧化钙为 59%,用氢氧化钙直接盖髓失败的风险明显高于 MTA。

羟基磷灰石复合盖髓剂用于直接盖髓,具有良好的生物相容性,可为组织修复提供支架,有抗菌抗炎作用,但本身并不能诱导成牙本质细胞分化。研究显示,纳米羟基磷灰石能够产生完整的牙本质桥,有良好的细胞和血管反应,可以尝试作为直接盖髓剂。珊瑚复合盖髓剂的主要成分为碳酸钙、有机物质和少量的微量元素,生物相容性良好,能促进修复性牙本质形成,在制剂中加入克林霉素起控制感染作用。研究发现,珊瑚复合盖髓剂用于盖髓术的成功率(84.07%)高于氢氧化钙盖髓剂(75.56%)。有研究报道,异体陶瓷化骨粉复合盖髓剂的临床直接盖髓成功率高达 92.85%。牙本质粘接剂应用于临床直接盖髓目前有争议。有学者提出半水硫酸钙也可用于直接盖髓。此外,低能量激光辅助直接盖髓,有抗炎、促进牙本质桥形成和牙髓组织修复愈合的作用。

4. 预防 熟悉髓腔的解剖形态,急性龋、年轻恒牙、乳牙特别是乳磨牙的近中髓角,还有髓角变异或重度磨耗的牙齿,发生意外穿髓的概率较高。术前拍摄 X 线片有助于了解髓腔情况。接近牙髓的深部龋坏应使用挖器挖除或低速球钻小心磨除,切忌用高速涡轮机去除。预备洞形时,窝洞洞底要顺应髓腔形态,不能一味磨平。

二、牙 髓 充 血

1. 常见原因 备洞过程中对牙髓的物理刺激,如用过冷的水冲洗窝洞、连续钻磨产热及钻牙的负压均可激惹牙髓,导致牙髓充血。中龋、深龋未垫底直接汞合金充填可传导冷、热刺激。复合树脂直接充填或深龋直接用磷酸锌粘固剂垫底可造成对牙髓的化学刺激而激惹牙髓。

2. 临床表现 牙髓充血是牙髓病的一种组织病理学状态,对应的临床分类是可复性牙髓炎。牙髓充血一般通过其病史、临床表现、检查即可诊断。主要临床表现为牙体修复后出现冷、热刺激痛,但无明显延缓痛或仅有短暂的延缓痛。

3. 处理 症状轻者可观察,如症状逐渐缓解可不予处理。如症状未缓解,甚至加重者则应去除充填物,经安抚治疗无症状后再重新充填。安抚治疗时可放置丁香油酚或抗生素棉球,用氧化锌丁香油酚粘固剂封洞。有报道用聚羧酸盐粘固剂加硝酸钾进行可复性牙髓炎生物治疗,效果较氢氧化钙制剂好,且长期随访牙髓的功能状态良好。

4. 预防　备洞过程中应尽量减少对牙髓的刺激。龋损较深时采用垫底的方法隔绝刺激。粘接系统的使用可以提高充填修复效果,减小微渗漏,但同时也可能激惹牙髓,引起牙髓充血。实验显示,牙本质粘接剂在体外对人牙髓成纤维细胞具有一定的细胞毒性。有学者对分别有浅、中、深龋的患者进行实验观察,发现用磷酸酸蚀-冲洗粘接系统修复的患牙对牙髓刺激的敏感性较自酸蚀粘接系统修复的患牙强。磷酸酸蚀-冲洗粘接系统通过磷酸酸蚀彻底去除了玷污层,粘接剂通过渗入釉柱脱矿形成的微孔和牙本质脱矿暴露的牙本质小管和胶原纤维网中达到微机械锁合固位,牙本质脱矿程度高,所以对牙髓刺激的敏感性高。自酸蚀粘接系统不去除玷污层,而是将其改性后形成混合层,是微机械锁合与化学粘接的结合,牙本质脱矿程度低,所以对牙髓刺激的敏感性较低。

三、牙　髓　炎

1. 常见原因　①牙体修复前对牙髓状况判断错误;②小的穿髓孔未被发现;③上述引起牙髓充血的各种因素严重或持续时间长;④充填材料对牙髓的慢性刺激,导致牙髓逐渐发炎,甚至坏死;⑤洞底留有较多的龋坏组织,导致病变继续发展,累及牙髓。

2. 临床表现　牙体修复后出现阵发性、自发性疼痛,不能定位,温度刺激可诱发或加重疼痛。

3. 处理　一般情况下需要行根管治疗。

4. 预防　①仔细判断牙髓状况,难以准确判断时可以先行安抚治疗;②牙体预备和充填过程中始终注意保护牙髓;③尽量去除龋坏组织,难以一次去除的可以行间接盖髓术;④龋损较深时采用垫底的方法隔绝刺激。

在深龋的治疗中,对垫底材料的选择直接关系到治疗后牙髓的健康及充填体的牢固程度。深龋制备的窝洞洞底接近髓腔,一般需双层垫底后充填,即氧化锌丁香油粘固剂加磷酸锌粘固剂。如用聚羧酸锌粘固剂或玻璃离子粘固剂垫底也可只垫一层。理想的衬洞垫底材料不仅要具有良好的生物学特性及诱导牙髓形成硬组织的能力,还必须具备良好的机械物理性能。氢氧化钙在诱导牙髓组织生成钙化屏障、促进牙髓病变愈合方面具有公认的优越性,但由于其本身存在质地松散、调拌后无黏性、不能承受充填压力等不足,因而无法直接用作垫底材料。有学者提出用医用胶(氰基丙烯酸酯类)加氢氧化钙作为深龋垫底材料,可以克服氢氧化钙本身松散的缺点,提高其机械性能。随访3年,其治疗成功率(97.5%)与Dycal(96.25%)相比无显著性差异,而与氧化锌丁香油粘固剂(90%)相比有显著性差异。也有学者认为,氢氧化钙光固化垫底材料充填深龋操作简便,效果理想。聚羧酸锌粘固剂用于垫底已有近30年历史。一般认为,聚羧酸锌粘固剂既具有氧化锌丁香油粘固剂对牙髓无刺激、能隔绝冷热传导的优点,又具有磷酸锌粘固剂较好的耐压强度的优点,并且克服了氧化锌丁香油酚对复合树脂有阻聚作用及水门汀对牙髓有刺激的缺陷。因此认为聚羧酸锌粘固剂垫底效果良好,只需垫一层,适用于任何充填材料。近年来,复合体类洞衬垫底材料发展很快,如流动型复合体洞衬垫底材料的边缘密合性好,吸水膨胀性较好,对牙本质有化学粘接性,释氟,抑菌,有良好的生物相容性和放射线阻射性。有研究显示该材料在保护牙髓、充填体的牢固程度和颜色协调方面具有一定优势。

第二节　牙周并发症

一、食物嵌塞

1. 常见原因　①充填修复体未恢复邻接触区或恢复不良(图 15-2);②轴面外形不良,如殆外展隙过大、龈外展隙过敞;③殆平面斜向邻面;④边缘嵴过锐或与邻牙边缘嵴高度不一致;⑤颊舌沟不明显,缺少食物外溢道;⑥修复体有悬突或龈边缘不密合;⑦有来自对颌牙的楔力或异常殆力等。

2. 临床表现　牙体修复后局部出现食物嵌塞,可伴有牙龈炎症或牙周性疼痛。水平型食物嵌塞已存在牙周萎缩、龈楔状隙暴露等情况,嵌有团块状食物残渣。垂直型食物嵌塞通常邻接触区松离,局部龈乳头充血水肿,嵌有纤维性食物残渣,或伴有邻面龋。

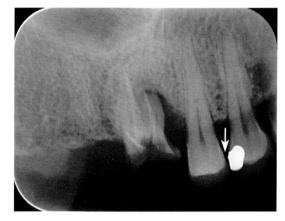

图 15-2　邻接触区恢复不良(箭头示)

3. 处理　针对食物嵌塞发生的原因进行治疗。若接触关系好,只是边缘嵴高度不一致或对颌牙的尖嵴高陡等,可调磨解决。充填体外形不良难以修改者,需重做充填。嵌体邻接不良、外展隙过大者,一般需拆除重做。殆面形态不良者,在不影响其质量的前提下可适当少许磨改,之后要仔细磨光。两邻牙间隙过大,可留大于 2mm 的间隙,或用嵌体或全冠修复解决。

(1) 水平型食物嵌塞的处理:在经过牙周基础治疗去除菌斑、牙石后,指导患者学会牙龈按摩,以改善局部血液循环,阻止牙周萎缩发展。另一方面,嘱患者加强餐后的正确刷牙、漱口,及时去除食物残渣。

(2) 垂直型食物嵌塞的处理

1) 磨改原则:①垂直型食物嵌塞必然涉及上下颌三个关系牙的咬合,应查明问题后磨改;②缩小咬合接触面积,加大牙齿外形的自洁作用;③调整牙齿形态时注意保持牙面的类球状形态,同时注意保持咬合支持点。

2) 磨改方法

①垂直型食物嵌塞的磨改方法:殆面过平应适当恢复其尖、凹,同时减小殆面颊舌径,开通溢出沟。邻接面松离应加大外展隙,并使牙体呈类球形,以缩小邻接面和增强滑泄力,消除滞留区。边缘嵴变形应选用尽可能小的砂石尖,在保持边缘嵴高度的前提下,使局部三角区斜向殆窝,并与溢出沟相通。

②对颌相关牙尖若存在对应的楔形牙尖,需磨改其锐度,但应在保持咬合支持点的前提下进行,仅去除其过分的尖锐度。

③运用邻殆洞充填术,重建边缘嵴和紧密的邻接关系。当食物嵌塞的两牙中一牙有颊舌向或近远中向松动,尤其是向游离端松动者,可做联冠或固定桥修复。

4. 预防　①充填修复时,注意恢复良好的邻接关系和轴面外形;②𬌗面做出良好的边缘嵴和窝沟形态,留出食物外溢道;③充填修复体边缘要密合,勿有悬突;④树脂修复要分层充填固化,合理使用成形片和楔子且去除成形片后要加强光照,邻面洞邻面第一层可用流动树脂充填;⑤嵌体修复时要精确地制取印模及模型灌制;⑥仔细检查、调整牙尖形态及咬合关系;⑦抛光;⑧重视口腔保健。

关于用不同方法进行牙体修复后食物嵌塞的发生率,各研究报道不一。李秋红等分析嵌体失败原因,其中 683 例嵌体修复病例中失败 34 例,1 例为食物嵌塞。Barnes 报道光固化复合树脂修复 II 类洞 5 年复查结果,充填体与邻牙紧密接触者仅为 56%。El-Badrawy WA 等报道,后牙充填修复中能获得理想邻接关系的比例,银汞合金(63%)要高于复合树脂(50%),但使用 β 石英微晶玻璃嵌件的树脂充填可获得 90% 的理想邻接关系。池学谦等比较银汞合金嵌体与银汞合金充填体修复后牙 II 类洞的疗效,银汞合金嵌体组的食物嵌塞发生率低于银汞合金充填体组。常规银汞充填治疗采用压力成形,用成形片来恢复邻面形态,成形片去除后的间隙靠楔子分开邻牙和银汞合金的膨胀弥补,难以达到满意效果,尤其对邻面缺损较大者难以成形,故常常造成食物嵌塞。嵌体采用间接法在模型上制作,已预留成形片去除后的间隙,恢复患牙与邻牙的接触关系良好,食物嵌塞较少。关于何种嵌体效果更好,相关研究认为,对于磨牙牙体缺损的修复,金合金嵌体与铸瓷嵌体均为成熟完善的修复技术,在食物嵌塞的发生情况上两者没有明显区别;但因两者物理性能存在差异,在选择适应证时应有所区别。

二、牙　龈　炎

1. 常见原因　①术中器械伤及牙龈甚至牙周膜;②酸蚀剂或消毒剂溢至牙龈;③咬合恢复不当,存在异常𬌗力;④充填修复体在龈缘形成悬突(图 15-3),压迫牙龈且易沉积菌斑;⑤接触点恢复不良,造成食物嵌塞;⑥修复材料本身对牙龈具有刺激性,或其表面性能(如表面粗糙度和自由能)利于菌斑黏附和聚集等。

2. 临床表现　牙体修复后,局部牙龈充血、水肿、易出血;或有持续性钝痛,一般可定位,与温度刺激无关,咀嚼可加重疼痛。

3. 处理　轻度牙龈炎者,局部冲洗,上碘甘油。关键是要消除病因,如去除悬突,消除局部刺激物。接触点恢复不良者应重新充填,必要时做嵌体或冠修复,恢复正常接触关系。

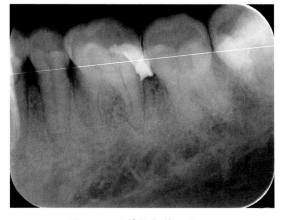

图 15-3　充填修复体悬突

4. 预防　①临床操作要规范、细心,勿让器械、酸蚀剂等损伤牙周组织,注意成形片和小楔子的选择和放置;②注意充填修复体边缘的位置,勿侵犯生物学宽度;③充填修复体外形要利于菌斑清除,注意恢复良好的凸度、楔状隙形态及邻接关系;④龈缘应与牙颈部密合,勿形成悬突;⑤去净多余的粘接剂;⑥修复材料必须

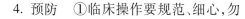

抛光,保证表面光洁度;⑦建立平衡的咬合关系;⑧指导患者保持良好的口腔卫生习惯。

有学者比较分析了三种修复体对牙龈的影响,认为无论采用何种方法修复后牙Ⅱ类洞龋损,对牙龈组织均有刺激性,但程度不一。以龈沟液中性粒细胞、脱落上皮细胞的含量作为评价牙龈炎性反应的指标,嵌体修复较光固化复合树脂充填、银汞合金充填炎性反应低。金属嵌体对牙龈无明显的刺激性,修复后几乎不会发生牙龈萎缩和牙龈炎。光固化复合树脂对牙龈产生明显的刺激性,发生牙龈炎和龈乳头萎缩的概率很高。银汞充填对牙龈产生明显的刺激性,发生牙龈炎和龈乳头萎缩的概率最高。修复后牙Ⅱ类洞,复合树脂嵌体修复对牙周组织的刺激性相对树脂充填小。也有学者认为,在牙体修复后出现牙龈炎这个问题上,指导患者保持正确的口腔卫生习惯和家庭护理,比选择哪种修复材料更为重要。

三、咬合创伤

1. 常见原因　创伤性咬合是一种状态,是可能致病的一种促进因素。由于牙周纤维的排列方向大多为斜形,适合接受垂直型咬合力,而不适合水平型力量。因此,当咬合力量异常(力量过大或系水平方向的力量)超过了牙周纤维的耐受力,即可导致牙周组织损伤甚至并发牙体损伤,此即咬合创伤。牙体修复时,修复体上存在咬合高点(图 15-4),未及时发现、消除而形成早接触,就会引起原发性咬合创伤。若是原有牙周组织不够健全,对生理性咬合力超负荷,为继发性咬合创伤。

2. 临床表现　牙体修复后,患者有咬合痛或咬合不适等感觉,不咬物则不痛,与温度刺激无关。局部牙龈可能因咬紧牙齿而发白呈贫血状,在解除咬合运动后恢复正常。如修复体是金属材料,常在其𬌗面相应咬合的牙尖部位有一亮点,提示该区为早接触磨损的标志所在。如修复体是非金属材

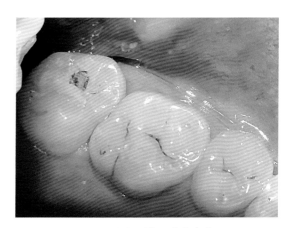

图 15-4　树脂充填后咬合高点

料,必须用咬合纸、蜡片等方法进行检查。以邻牙或同名牙为对照扣诊,咬合运动时仅患牙有震动或移位。有咬合创伤的牙易出现松动,且其松动程度往往与骨吸收程度、探诊深度不成比例。

研究发现,咬合创伤会使牙髓和牙周膜中的 P 物质表达增高。窝洞充填物或冠等修复体过高都可引起慢性咬合创伤,从而影响牙髓的血供,导致牙髓变性或坏死,也可能导致根尖周急性或慢性损伤。充填体过高还可导致咬合位置改变,从而导致急性错𬌗畸形(acute malocclusion)。颞下颌关节病的发生也常与咬合创伤有关。

3. 处理　牙体修复后出现咬合创伤,若是可逆性病变,确定早接触部位,磨除高点,症状即可消除。如咬合过高而调𬌗有困难者,或是因粘固时嵌体未就位者,应拆除重做。

(1) 磨改原则

①指导患者学会做各种咬合运动。

②边检查,边磨改。

③保持稳固的咬合支持点。

④缩小咬合接触面积。

⑤尽可能磨改非功能性牙尖,不磨改或少磨改功能性牙尖。

(2) 磨改方法——选择性磨改

①选磨部位

A. 非牙尖交错𬌗正常而牙尖交错𬌗有早接触:磨改上颌前牙的舌窝与后牙的𬌗窝。

B. 牙尖交错𬌗正常而非牙尖交错𬌗有𬌗干扰:只磨改上颌前牙从前伸运动开始所经过的斜面,以及上下颌后牙非功能性牙尖牙尖交错𬌗接触部位以外的斜面,切不可磨改舌/𬌗窝或功能性牙尖。

C. 牙尖交错𬌗有早接触而非牙尖交错𬌗又有𬌗干扰:唯此情况,可根据咬合情况适当磨改功能性牙尖。

②非牙尖交错𬌗𬌗干扰的消除

A. 前伸𬌗干扰:在前磨牙,𬌗干扰常位于上颌前磨牙牙尖的远中斜面或下颌前磨牙牙尖的近中斜面。在磨牙,𬌗干扰常位于上颌磨牙近中牙尖与远中牙尖的远中斜面,或下颌磨牙近中牙尖与远中牙尖的近中斜面。

B. 侧方𬌗干扰:有症状时应去除。工作侧𬌗干扰常位于上颌磨牙颊尖的舌斜面或下颌磨牙舌尖的颊斜面,可磨改非功能性牙尖的斜面,同时可适当降低牙尖高度。非工作侧𬌗干扰常位于上颌磨牙舌尖的颊斜面或下颌磨牙颊尖的舌斜面,仅磨改斜面而勿伤及牙尖高度。

4. 预防　在牙体修复时对𬌗面的恢复要尽可能遵循𬌗接触特征的要求。例如,要避免出现早接触点,后牙𬌗面需形成三点式咬合接触,静态咬合接触时要有正中接触等。避免咬合力作用在牙和充填修复材料交界处。充填修复后要仔细检查、调整,尤其是有附着丧失的牙齿,要避免继发性𬌗创伤。

第三节　继　发　龋

1. 常见原因　一是在洞形制备与操作时,未去净龋坏组织,邻近深窝沟或可疑龋未进行预防性扩展;洞缘未放在自洁区而留在滞留区;留有无基釉,受力折断;充填时受污染;垫底材料暴露、溶解;修复后洞缘存在菲薄边缘并且承力断裂。二是充填修复体与牙体组织间存在微渗漏。三是微生物因素和微环境变化。

2. 临床表现　充填修复后的牙齿再次发生龋损(图 15-5),多发生在洞缘、洞底或邻面牙颈部等部位。常可见充填修复体边缘牙体组织变色,充填修复体与牙体之间产生缝隙。

3. 处理　去除充填修复体及继发龋坏

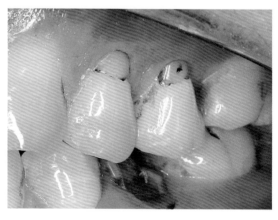

图 15-5　继发龋

组织,依据修复材料的性质和具体的牙体缺损情况设计洞形,重新按正规操作备洞充填或嵌体修复。牙体缺损严重者需行冠修复。

4. 预防　严格遵守牙体预备原则去净龋坏组织,注意软化牙本质、无基釉和洞缘斜面的处理及预防性扩展。采取适当的措施去除玷污层(如采用化学法,或与超声波、激光联合应用)。充填时注意消毒和隔湿,合理使用成形片。不要暴露垫底材料,充填后封闭间隙。分次少量分送充填材料,迅速填入并充分压实。尽量选择性能稳定、收缩性小而粘接性强的修复材料。对于龋敏感患者或牙面易患龋的部位,最好选用含氟的充填材料或者局部使用氟化物。依据材料的性能,严格按照厂家建议的步骤和方法进行充填。选用密合性能好的材料作垫底。选用合适的粘接剂。此外,临床医师要尽可能提高修复材料表面光洁度。牙体修复后要定期检查并辅以 X 线片,及时治疗口腔中的龋损和牙周病,指导患者保持良好的口腔卫生习惯。

继发龋的发生率与所用的修复材料有相关性,但无论选择何种材料都不能完全避免继发龋。大多数研究认为,继发龋的发生率银汞充填最高,其次是复合树脂和玻璃离子充填,嵌体修复最低。但是,Gama-Teixeira 等和 Opdam 等的研究发现,采用复合树脂充填后继发龋的发病率较银汞合金充填者高,这可能与普通的复合树脂缺乏汞、银、锌、铜和氟化物等可以使龋静止的物质有关。关于用含氟材料来进行牙体修复,Hattab 等认为银粉玻璃离子能缓慢释放出氟离子,可以促进牙本质龋和牙釉质龋再矿化,减少微渗漏及继发龋的发生。在 Lobo 等的龋诱导化学模型中,树脂改良型玻璃离子防止继发龋的效果最佳。但 Hara 等研究发现,在使用含氟牙膏的情况下,玻璃离子在防止继发龋上并不能提供额外的保护。另外,Hayacibara 等的体外实验发现,玻璃离子的抑龋作用不仅是因为氟离子的释放,还有铝之类的物质释放,可以增强氟对三磷酸腺苷酶活性的抑制作用。变异链球菌的耐酸性依赖三磷酸腺苷酶的活性,这样变异链球菌的耐酸性和产酸性就被抑制,生长代谢受到了干扰,致龋性受到影响。

微渗漏一度被认为与继发龋的发生和发展相关。但是,近年来也有不少证据说明微渗漏并不一定会导致继发龋发生。这可能还与碳水化合物扩散进缝隙的距离、有机物质的扩散性能、缝隙中细菌的代谢活性以及缝隙中钙、磷、氟化物的浓度等一些因素有关。有学者报道,备洞后用 Nd∶YAG 激光缓慢扫描式照射洞缘牙釉质,可减少牙本质微渗漏,用 Er∶YAG 激光消融预备的窝洞,继发龋的发展要比用高速金刚砂车针预备者缓慢。

第四节　修复体折断、脱落

1. 常见原因　一是洞形制备因素,没有足够的抗力形和固位形,例如:洞的深度不够或垫底过厚;龈壁太窄或向根方倾斜;龈壁残留病变组织;龈壁未做平整;轴髓线角尖锐;无基釉未去净,充填体边缘牙体组织折裂缺损而导致充填体松动脱落;邻𬌗洞的𬌗面鸠尾与邻面洞大小不协调;鸠尾峡过浅或过窄;洞底不平等。二是充填修复材料性能不良或调制不当。三是粘接或充填方法不当,如粘接面表层制备不当、粘接面积小、酸蚀操作不当、粘接面被污染、光固化操作不当、充填材料未到固位形区、充填不紧密、银汞充填时未及时压除余汞等。四是过早承担咬合力或存在异常𬌗力。

2. 临床表现　充填修复体在口腔内经过一段时间后发生折断(图 15-6)或松动脱落。

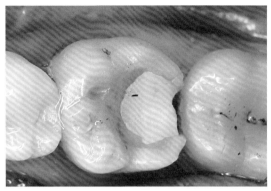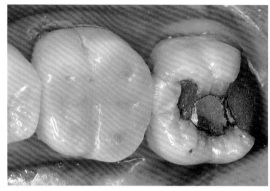

图 15-6　修复体折断

3. 处理　去除原残存的充填修复体,分析原因,针对洞形存在的问题,按照备洞原则修整洞形,选择合适的粘接材料和充填修复材料,按照正规操作调制材料,完成牙体修复。

4. 预防　牙体预备时注意抗力形和固位形,以及外形线的位置和形状等。选择合适的粘接材料,提高充填修复材料与牙体之间的粘接性能。正确调制充填材料,规范操作,紧密充填。注意调整咬合。嘱患者勿咬硬物,尤其在材料完全固化之前。注意各种牙体修复方法的适应证和禁忌证,如𬌗力大、磨耗重或有磨牙症时不适合做嵌体,根面龋的充填不宜使用银汞合金等。关于不同材料和修复方式对修复体折断、脱落率的影响,相关报道较多。有研究比较了不同材料对于老年人后牙邻面龋的充填效果,发现充填 1 年后充填物松动、脱落率银汞合金组最高,光敏复合树脂组次之,银粉玻璃离子组最低。树脂在固化过程中因材料收缩造成边缘不密合,微渗漏增加导致继发性龋坏,是充填物脱落的主要原因。瓷嵌体折断脱落少于复合树脂充填体,铸瓷嵌体折裂率高于金合金嵌体。Desai 等的体外研究表明,瓷嵌体修复的牙齿抗折断强度与正常牙齿相当甚至更高,而复合树脂直接充填后牙齿的抗折断强度降低。另有文献表示,嵌体厚度并不是影响瓷嵌体折裂风险的重要因素,树脂嵌体的抗折裂能力还与粘接剂有关。

第五节　牙齿折裂

1. 常见原因　临床常见的牙齿折裂类型包括牙尖折裂、牙隐裂、牙齿劈裂、牙根纵裂等。牙齿折裂除了特殊的牙体解剖形态、咬合力大、磨牙症、咀嚼硬物等原因,部分经过牙体修复的牙齿发生折裂与修复技术和材料相关。常见的原因包括:①牙体预备时磨除的牙体组织过多,削弱了牙齿的抗力。研究证实窝洞类型和峡部宽度与牙折的发生明显相关,复面洞发生牙折的概率大于单面洞,峡部宽度越大,越容易发生牙折。②牙体预备时,薄壁弱尖未降低咬合。③窝洞的点线角不够圆钝,造成应力集中。④邻𬌗面嵌体在咬合时对牙体组织产生楔力。⑤修复形成的牙尖过陡,使正常𬌗力产生的水平分力增加,或修复体存在咬合高点,均构成了创伤𬌗。⑥银汞合金固化过程中与水接触产生延缓性膨胀(图 15-7)。

2. 临床表现　折裂的部位和程度不同,临床表现也不同。患牙局部有粗糙感、锐利的边缘可损伤口腔黏膜,可对冷热刺激敏感,或出现咬合痛、不能咀嚼等。部分患牙伴随牙齿松动、牙周肿胀等牙周症状。

3. 处理　对于未影响牙髓健康的轻度牙尖折裂和牙隐裂，可去除原修复材料，重新进行牙体预备、树脂修复，修复时注意调改过陡牙尖，避免出现创伤秴。如牙尖折裂或隐裂涉及的牙体组织范围广，深度深，可考虑行全冠或高嵌体修复。如果伴发牙髓炎症状，可先行根管治疗，后行全冠修复。牙齿劈裂至龈下，如果能够通过冠延长手术或正畸牵引方法增加临床牙冠高度，保证生物学宽度，可选择保留患牙，行冠修复。如果无法保证生物学宽度或劈裂至髓室底，则

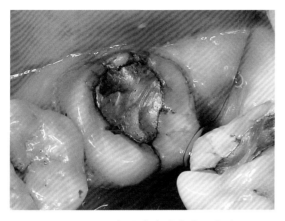

图 15-7　银汞合金膨胀致牙隐裂

一般选择拔除。牙根纵裂一般多发生于喜欢咀嚼较硬食物患者的第一磨牙，可以根据情况选择完全拔除或牙半切术后行根管治疗及冠修复。

4. 预防　①牙体预备时尽量保留健康的牙体组织，特别是边缘嵴和牙尖嵴等结构，尽量减少对牙齿抗力的破坏；②降低薄壁弱尖，保证点线角圆钝；③修复前全面评估咬合，避免出现创伤秴；④选择合适的修复材料，设计合理的修复形式，比如鸠尾峡部的大小和位置；⑤分层充填树脂，减少固化收缩产生的拉应力；⑥叮嘱患者减少或避免食用硬质食物。

（许庆安）

参 考 文 献

1. 樊明文. 牙体牙髓病学. 4 版. 北京：人民卫生出版社，2012.

2. 王光华，彭式韫. 牙体修复学. 3 版. 北京：人民卫生出版社，2007.

3. 周学东，叶玲. 实用牙体牙髓病治疗学. 2 版. 北京：人民卫生出版社，2013.

4. 樊明文，边专. 龋病学. 北京：人民卫生出版社，2003.

5. SCHUURS A H，GRUYTHUSAN R I，WESSELINK P R. Pulp capping with adhesive resin-based composite vs. calcium hydroxide：a review. Endod Dent Traumatic，2000，16（6）：240-250.

6. ECONOMIDES N，PANTELIDOU O，KOKAKAS A，et al. Short tem periradicular tissue response to mineral trioxide aggregate（MTA）as root end filling material. Int Endod J，2003，36（1）：44-48.

7. MENTE J，HUFNAGEL S，LEO M，et al. Treatment outcome of mineral trioxide aggregate or calcium hydroxide direct pulp capping：Long-term results. J Endod，2014，40（11）：1746-1751.

8. 李国华，赵京宁，王学英，等. TGF-β 复合 BMP 盖髓的组织学观察. 牙体牙髓牙周病学杂志，2000，10（6）：321-323.

9. 张明，冯岩，黄晓晶，等. 自酸蚀牙本质粘接剂对人牙髓成纤维细胞的毒性作用. 华西口腔医学杂志，2008，26（1）：94-97.

10. 赵信义. 流动性复合体洞衬垫底材料的临床应用. 牙体牙髓牙周病学杂志，2006，16（2）：116-117.

11. 孟焕新. 牙周病学. 4 版. 北京：人民卫生出版社，2012.

12. 赵铱民. 口腔修复学. 6 版. 北京：人民卫生出版社，2008.

13. 李秋红，万君. 嵌体失败 34 例原因分析. 口腔医学研究，2004，20（6）：644-645.

14. BARNES B. A year clinical evaluation of two composite resins in class-Ⅱ cavities. Out seas Med-Stomatol，1999，18（3）：175.

15. El-BADRAWY W A,LEUNG B W,El-MOWAFY O,et al. Evaluation of proximal contacts of posterior composite restorations with 4 placement techniques. J Can Dent Assoc,2003,69(3):162-167.

16. 池学谦,廉云敏,陈惠珍,等. 银汞合金嵌体与银汞合金充填体修复后牙邻殆 Ⅱ类洞的临床对照研究. 口腔医学,2007,27(4):212-213.

17. 丁英. 复合树脂直接充填与树脂嵌体修复治疗垂直型食物嵌塞的临床分析. 牙体牙髓牙周病学杂志,2008,18(4):229-231.

18. 易新竹. 殆学. 2 版. 北京:人民卫生出版社,2008.

19. 赖光云,李鸣宇. 继发龋的研究进展. 国际口腔医学杂志,2010,37(1):113-119.

20. 冯希平. 牙体充填后继发龋的产生和预防. 华西口腔医学杂志,2014,32(2):107-111.

21. GAMA-TEIXEIRA A,SIMIONATO M R,ELIAN S N,et al. Streptococcus mutons-induced secondary caries adjacent to glass ionomer cement,composite resin and amalgam restoration in vitro. Braz Oral Res,2007,21(4):368-374.

22. OPDAM N J,BRONKHORST E M,ROETERS J E,et al. A retrospective clinical study on longevity of posterior composite and amalgam restorations. Dent Mater,2007,23(1):2-8.

23. BOEKH C,SCHUMACHER E,PODBLIELSKI A,et al. Antibacterial activity of restorative dental biomaterials in vitro. Caries Res,2002,36(2):101-107.

24. HATTAB F N,AMIN W M. Fluoride release fromglass ionomer restorative materials and the effects of surface coating. Biomaterials,2001,22(12):1449-1458.

25. LOBO M M,GONCALVES R B,AMBROSANO G M,et al. Chemical or microbiological models of secondary caries development around different dental restorative materials. J Biomed Mater Res B Appl Biomater,2005,74B(2):725-731.

26. HARA A T,TURSSI C P,ANDO M,et al. Influence of fluoride-releasing restorative material on root dentine secondary caries in situ. Caries Res,2006,40(5):435-439.

27. HAYACIBARA M F,ROSA O P,KOO H,et al. Effects of fluoride and aluminum from ionomeric materials on *S. muatans* biofilm. J Dent Res,2003,82(4):267-271.

28. 李梅,朱晓斌,欧尧,等. Nd:YAG 激光对 Dyract 复合体充填微渗漏的影响. 临床口腔医学杂志,2001,11(17):261-262.

29. DESAI P D,DAS U K. Comparison of fracture resistance of teeth restored with ceramic inlay and resin composite:an in vitro study. Indian J Dent Res,2011,22(6):877.

30. HOLBERG C,RUDZKI-JANSON I,WICHELHAUS A,et al. Ceramic inlays:is the inlay thickness an important factor influencing the fracture risk? J Dent,2013,41(7):628-635.

第十六章　龋病微创治疗

微创治疗技术的理念是在造成最小创伤的前提下完成治疗过程。该概念始于1987年法国医生 Mouret 首创 1cm 胆囊手术,此后该技术被引入各个不同的医疗领域,由此开创了微创治疗的新纪元。随之,微创牙科技术应运而生。

微创牙科(minimally invasive dentistry,MID)又称为 micro dentistry,最根本的原则是在治疗过程中尽量保留牙体组织和结构。1992年,Dawson 和 Makinson 首先将微创治疗的概念引入牙科治疗。1995年,IADR 召开了 MID 专题会议,推动了微创牙科学的发展。

第一节　龋病微创治疗的背景

过去1个多世纪以来,龋病治疗都必须遵循 G. V. Black 提出的制洞原则,即需要将龋洞制备成底平壁直的洞形,增加鸠尾或倒凹以保证充填体的固位力。为了防止继发性龋,还则需在备洞时进行适当的预防性扩展。这些原则大大推动了临床龋病治疗技术的发展,取得了良好的临床效果。近年来,随着对龋病认识的深入、材料工业的发展,G. V. Black 的备洞原则受到了挑战,微创技术也走进牙体修复临床。

(一) 对龋病认识的深化

龋病的发生、发展不是一个不可逆的过程,早期龋病发生要经历一个脱矿与再矿化的过程,轻微的龋病损害经过人体唾液中的矿物质作用可以实现再矿化。脱矿与再矿化是一个平衡过程,只有当个体和环境发生变化,口腔中唾液的缓冲能力下降,饮食中碳水化合物含量大幅增加,口腔卫生状况急剧恶化时,可能打破平衡,使牙面脱矿,导致龋病发生。若这些条件获得改善,则龋病可以逆向发展,至龋病停滞,脱矿的牙釉质能得以恢复正常。

(二) 对氟化物作用的新认识

近数十年的研究报告证实,氟化物的临床应用取得了良好的防龋效果,许多国家采用氟化水源措施后使龋病发病下降了50%以上。但目前的研究证实,氟化物能长期延缓龋病损害的进展,并非预防龋病的发生。氟化物对萌出前的牙不起作用,牙萌出后通过牙表面矿物质特征的变化而起作用。由于对氟化物研究的这些发现,采用氟化物制剂促进龋病早期损害的再矿化成为可能。早期龋病损害的再矿化是微创治疗的基础。对于牙釉质表层的轻度损害只需略加打磨后使用氟化物制剂即可能使龋病过程逆转。

（三）龋病损害的早期诊断

当龋洞已经形成时再采用无创伤治疗已不可能,所以必须做到龋病早期发现、早期诊断才能获得良好的治疗效果。龋病早期诊断可通过仔细的临床视觉检查、用 WHO 探针认真探诊、X 线检查、光纤投照、荧光法检查以及电阻抗法探测完成。后面一系列先进的科技手段能帮助医生实现早期发现龋病损害的目的。

（四）新的牙科充填材料和非创伤性充填技术的成熟

由于新材料性能的改进,粘接强度增加,材料硬度提升,已接近传统银汞合金抗压强度,加之非创伤性修复治疗（ART）技术的成熟,允许在牙齿结构破坏最少的前提下对窝洞进行治疗。目前 G. V. Black 窝洞制备原则已不再主导充填手术。

第二节　龋病的早期诊断

一、传统的龋病诊断

传统的龋病诊断通过视觉观察牙的色、形、质改变。可采用肉眼检查,观察牙面色泽变化,龋病损害是否出现,有无龋洞形成,观察过程中可借助探针检查。应该采用 WHO 探针,其头部呈圆形,以免划伤牙釉质。

肉眼检查时应观察其色泽,如牙釉质表面是否有白垩色斑块,窝沟有无浅褐色或深褐色着色,牙面是否存在破损,有无龋洞形成,是否有充填物存在等。

二、龋病评分系统

根据牙光滑面或窝沟龋病视觉进行评分。光滑面龋变色评价分为:白色记 1 分,浅褐色记 2 分,深褐色记 3 分。龋损严重程度评价可分为:可视轻微龋损记为 F,初期龋损形成记为 E,牙釉质微小龋洞记为 M,牙本质暴露记为 D,较大龋损记为 L,牙髓暴露则记为 P。尽管有这些评分系统,但这些评分系统受人为主观因素影响较大,记录仍不够准确。目前国际上比较公认的龋病探测和评价系统多采用国际龋病检测和评估系统(international caries detection and assessment system,ICDAS)。该系统于 2002 年由龋病学家和流行病学家所创立,是基于 WHO 探针辅助下,肉眼检查龋病病损的视觉评分系统,是一种二维鉴定系统(2-digit identifications system),其分级内容见表 16-1、表 16-2、图 16-1。

表 16-1　ICDAS 龋损程度分级

分级	描述
0 级	健康牙,在牙面干燥的情况下观察,无因龋所致的牙釉质白垩色改变,如氟牙症、牙釉质发育不全、内源性和外源性着色、生理性磨耗、磨损、酸蚀
1 级	牙面湿润时观察,无龋源性牙釉质色泽改变。吹干牙面 5 秒后可见白垩色或棕色的早期牙釉质龋。无论牙面干燥或湿润,龋源性牙釉质改变仅局限于窝沟点隙底部,无扩展
2 级	湿润的牙面即可见龋源性牙釉质白垩色或棕色改变,吹干牙面 5 秒后仍可见牙釉质色泽改变,范围超过正常窝沟点隙

分级	描述
3 级	牙面湿润时可见龋导致的局部牙釉质崩解,表面不连续,窝沟点隙处可见棕色洞壁,无牙本质显露。对于继发龋,修复体边缘与牙面之间有<0.5mm 的龋洞,或透过牙釉质表面可见牙本质龋损的黑色暗影
4 级	牙面湿润时可见牙釉质下牙本质暗影,无牙本质显露
5 级	CPI 探针可探及明显龋洞并伴有牙本质暴露。对于继发龋,在修复体边缘与牙面间有>0.5mm 的龋洞
6 级	伴有牙本质暴露的大面积龋损,近髓

表 16-2　简化的 ICDAS 指数

0	健康牙	4	牙釉质下方的牙本质深的阴影
1	干燥后可见牙釉质改变	5	明显龋洞伴有牙本质暴露
2	明显的牙釉质改变	6	大面积龋坏
3	局部牙釉质崩解(未暴露牙本质)		

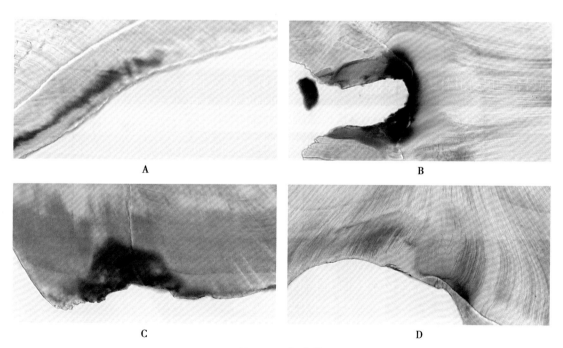

图 16-1　龋磨片
A. 平滑面龋　B. 窝沟龋　C. 牙釉质龋　D. 牙本质龋

三、龋病的早期发现和诊断

近年来随着科技的进步,新仪器的发明和应用,产生了一些有客观数据的龋病检测新方法。除影像学技术外,还包括电学技术、增强视觉技术和荧光技术。

（一）X 线检查

X 线检查有利于发现邻面龋、继发龋和隐匿性龋,适用于 ICDAS 3 或 ICDAS 4。在口腔检查时有些邻面龋容易遗漏,通过 X 线检查易于发现。在仔细观察 X 线片时,有些继发龋和隐匿性龋的表现有透射区域可诊断。对于邻面龋,在 X 线片上可对其龋损严重程度进行分类(图 16-2)。这一分类系统可以指导临床治疗,并有助于判断是否需要对患牙进行手术充填。

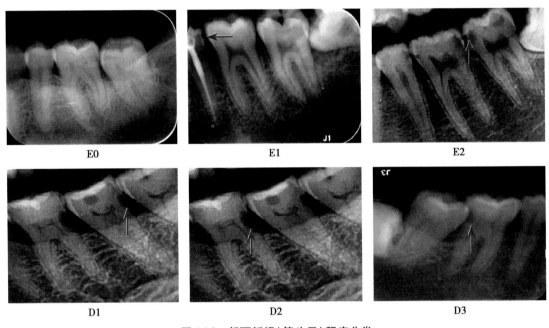

图 16-2　邻面龋损(箭头示)程度分类

邻面龋损程度分类如下:①E0,无龋;②E1,牙釉质外侧 1/2;③E2,牙釉质内侧 1/2;④D1,牙本质外侧 1/3;⑤D2,牙本质中 1/3;⑥D3,牙本质内侧 1/3。

（二）光纤透照

光纤透照(fiber optic transillumination,FOTI)是使用带有光纤的手机或直接用光纤透照用以发现 ICDAS 4 的邻面龋,这种检查方法比肉眼检查敏感度高。这种方法虽比一般肉眼检查好些,但其可靠性仍然不足,仍有遗漏。

（三）电阻抗法

电阻抗法(electronic caries monitor,ECM)是近年来新推出的龋病早期检查方法。与健康牙相比,龋损部位具有渗水结构,其电阻降低,因此可反映出不同数据。该法不仅能检测是否有龋病损害存在,而且可实现定量检测。其主要用于对咬合面龋损检查,不适用于邻面龋损。

（四）荧光法

以荧光法(fluorescence-based method)检测龋齿的仪器为定量光导荧光仪(quantitative light-induced fluorescence,QLF)。该仪器使用的高强度卤素灯,以蓝光 λ = 70nm 照射牙面,可发出绿色荧光。牙面矿化度降低时荧光量降低,通过电脑软件可进行定量分析。其优点是可以定量检测早期龋损,而且准确性高,能区分静止龋和进展龋。

第三节　龋病微创治疗

对于早期龋病损害,根据其损害程度轻者可采用再矿化法,不需要手术治疗;而较晚期的龋洞,也可采用比较保守的窝洞制备技术,在尽量减少侵入性手术的前提下实现完美的充填。

一、早期龋病治疗

目前认为牙釉质脱矿龋病发生并非完全不可逆过程。在龋病早期,一直存在脱矿与再矿化的平衡。因此,可通过再矿化而不是手术方法来实现早期龋病的治愈。

（一）再矿化治疗

使用再矿化制剂促使矿物离子在脱矿区域沉积,使已脱矿的牙釉质与牙本质再矿化,阻止龋病进程和继续扩展,防止龋洞形成,通过生物治疗达到治疗目的。

最早使用含氟制剂,氟离子渗透进入牙釉质和牙本质,形成氟磷灰石晶体,增强牙面抗酸能力,同时氟离子还能抑制细菌生长与繁殖。含氟牙膏、氟化物溶液、含氟漱口液、含氟涂料、氟化凝胶等均可达到使脱矿牙釉质早期再矿化的目的。

一种酪蛋白磷酸盐,酪蛋白磷酸多肽钙磷复合物(casein phosphopeptide-amorphous calcium phosphate,CPP-ACP)已在早期龋再矿化治疗中应用。它能将磷酸钙固定于牙表面,解离后的磷酸钙可维持牙表面钙离子浓度,缓冲 pH,抑制细菌生长和黏附,减少菌斑形成,降低牙釉质溶解性,增强牙体硬组织再矿化能力。

（二）渗透树脂技术

利用光固化树脂通过毛细作用力使其渗入早期缺损的牙釉质,进入表层下病损的微小孔道。堵塞微孔的树脂在龋损内部形成屏障,替代已脱矿的硬组织,从而使变松软的牙釉质得以增强。树脂渗透技术适用于邻面和平滑面的龋病损害。

为了促进树脂渗透,可采用酸蚀方法打开牙釉质表层结构,如使用 15%盐酸或 37%磷酸溶液。渗透树脂主要采用双酚 A-四乙二醇双甲基丙烯酸酯。制剂由树脂、光引发剂和乙醇组成。

（三）窝沟封闭剂

𬌗面点隙沟裂是龋病最好发的部位,使用窝沟封闭剂对牙面窝沟进行封闭,形成阻断微生物入侵的物理屏障,隔绝致龋环境,能有效阻止龋病发生。随着化学工业的发展,新材料不断应用于临床。流动树脂、含氟玻璃离子、树脂加强型加氟玻璃离子体、含无定形磷酸钙(ACP)的树脂封闭剂等材料单独或联合使用,可达到良好的临床效果。

临床观察证实,使用树脂窝沟封闭后可使龋病发生率大为降低。一份 meta 分析发现,6 000 余名受试者观察 2 年后,未封闭组龋病发生率为 40%,而封闭组仅为 6.25%。

二、微创去龋

（一）气动去龋

该法采用无损伤性或非侵入性方法去除龋坏组织。目前多采用气动法(air slurry polisher 或 airbrasion),该法利用高速粒子流撞击牙体组织,达到切割龋损组织的目的。其在预备过程中产热少,噪声和震动较小,预备的窝洞圆钝,易于使用复合树脂修复。

（二）化学-机械方法

这种预备方法是首先使用化学药物溶解龋损组织,然后用手动器械去除龋坏组织。目前使用的化学药物主要是次氯酸钠制剂,近年来又有蛋白酶制剂问世。目前临床上采用的是凝胶制剂,再配合手用工具完成去龋过程。

Carisolv 已在临床上使用 10 余年,该制剂由两组分构成,其中红色凝胶为三种氨基酸(亮氨酸、赖氨酸、谷氨酸)构成,另一组分为次氯酸钠。使用时将两组分混合注入龋洞,待龋坏组织软化后,再选择适宜工具清除龋坏组织。该法的优点为无噪声、无震动,不需麻醉。不足之处是耗时较长,部分患者仍需结合机械方法。

另有报告使用蛋白酶凝胶系统(SFC-Ⅷ gel)软化龋坏组织,将蛋白酶溶于磷酸二氢钠缓冲液中,比次氯酸钠系统更能识别降解的胶原。

（三）激光预备

多种激光已经用于窝洞预备,其中以 Er∶YAG 和 Er∶YSGG 最有效。激光预备的优点是准确、无震动,不需麻醉。由于激光可以封闭牙本质小管,故可预防术后牙本质敏感症。低能激光还具有杀灭变异链球菌的功能。使用激光备洞要特别注意激光对牙髓的损害。

（四）声波预备

该法利用涂有金刚砂的金属工作尖高频振荡产生的能量切割龋损组织。其适用于前牙和后牙邻面,切割精确,损伤小。此外,还可用于窝洞修形。

（五）ART 技术

ART 技术由 Frencken 首先提出,包括封闭和修复两种手段,以控制龋病发展。其一是用手动器械除去除软化、腐败的龋坏组织,然后用牙本质粘接修复材料填充早期龋洞,同时进行窝沟封闭。科学研究证实,恒牙修复体 3~5 年保存率达 80%。

（六）微创修复

已经形成的龋洞无需进行常规窝洞设计,仅需获得进入损害的入口,除去已被感染、降解和腐败的牙本质。对于龋洞边缘已脱矿的牙釉质以及洞底已脱矿但仍然坚硬的牙本质,可视为龋前状态,可予以保留,有待其再矿化。对于触点下方的邻面龋,可采用隧道修复,尽量保留边缘嵴,以避免破坏触点(图 16-3)。此外,也可从侧方进入龋洞,进行狭缝(slot)或微盒(minibox)制备(图 16-4)。使用非常细的金刚砂车针进入,尽量保留未被破坏的边缘嵴,

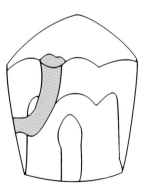

图 16-3　隧道制备示意图

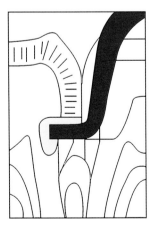

图 16-4　微盒制备示意图

殆面裂沟不需要制备,保留正常触点。

(樊明文)

参 考 文 献

1. 樊明文. 龋病的微创治疗. 中国实用口腔医学杂志,2012,5(8):453-455.

2. 华志祥,蔡传宝. 龋齿治疗中微创去腐技术的临床观察. 口腔医学研究,2016,32(6):652-653.

3. KUMAR A,YADAV N,SINGH S,et al. Minimally invasive surgery:Technique and review. Ann Maxillofac surg,2016,6(2):159-164.

第十七章　牙体硬组织非龋性疾病及其防治原则

牙体硬组织非龋性疾病是指发生在牙体硬组织上除龋病外的一类疾病的总称。其主要包括：牙颜色、结构、形态异常，牙急性和慢性损伤，与牙本质暴露相关的牙本质敏感。这类疾病病种较多，临床表现多样，治疗方法各异。本章将重点介绍几种具有代表性的牙体硬组织非龋性疾病。

第一节　牙釉质发育不全

牙釉质发育不全（enamel hypoplasia）指在牙发育期间，由于基因或者环境因素导致的牙釉质结构异常。根据病损的严重程度不同，有牙釉质形成不全和牙釉质钙化不全（enamel hypocalcification）两种表现形式。前者系牙釉质基质形成障碍所致，表现为点状、沟状或者片状的牙釉质实质缺损（图17-1）。后者则为基质形成正常而钙化不良所致，一般无实质缺损，表现为牙釉质透明度改变或变色（图17-2）。牙釉质形成不全和牙釉质钙化不全可单独发生，也可同时存在。

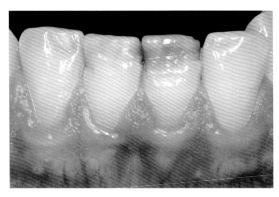

图17-1　牙釉质形成不全

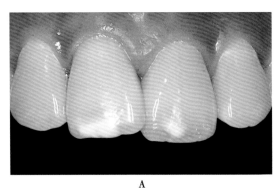

A

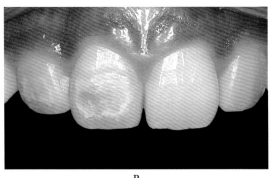

B

图17-2　牙釉质钙化不全
A. 牙釉质浑浊　B. 牙釉质变色

一、研　究　进　展

牙釉质发育分为初始的基质蛋白(釉原蛋白、成釉蛋白、釉蛋白等)分泌阶段和后期的钙化成熟阶段,在该过程中任何环节受到影响都会导致牙釉质发育不全。常见的牙釉质发育不全通常由后天的局部环境因素或者全身因素引起。局部环境因素如局部感染、创伤、放射线等。局部因素导致的牙釉质钙化不全仅局限于受影响区域,例如根尖周严重感染导致继承恒牙牙釉质发育不全,这种情况往往见于个别牙,以前磨牙居多,又称 Turner 牙。全身因素包括药物及全身代谢异常(营养失调、水痘、中耳炎、肺炎等)。由于牙胚形成及矿化呈现时空性,此类牙釉质发育不全的临床表现及累及的牙位与代谢异常等影响时间相关。

目前已有研究证实在牙釉质发育不全中,某些遗传性的基因异常可能通过影响基质蛋白的编码而影响牙釉质发育,大约 50% 是由于 *AMEL*、*ENAM*、*FAM83H*、*WDR72*、*KLK4* 和 *MMP20* 基因异常导致的,另 50% 病因尚不明确。同时,甲状旁腺功能异常或者维生素 D 代谢异常等影响全身矿化的先天性疾病中,也会出现牙釉质发育异常的临床表征。

在各类牙釉质发育异常中,有一类极为常见,其主要临床表现为局限于第一磨牙和切牙的界限分明的牙釉质浑浊或着色,2001 年 Weerheijm 等将其命名为磨牙-切牙矿化不全(molar incisor hypomineralization, MIH)。第一磨牙萌出后由于咬合力发生折裂(post-eruption breakdown, PEB)、牙体上存在于牙尖或光滑面的非典型性充填物以及第一磨牙的过早拔除,可作为辅助诊断的标准。根据这一标准,其发病率在各类流行病学调查中报道为 4%~25%。该病引起学者的广泛关注,除了由于其较高的发病率,还因其独特的临床表现。MIH 的临床表现为患牙牙冠奶白色或棕黄色边界分明的牙釉质浑浊,由于牙釉质孔隙增大导致牙齿敏感,牙髓长期处于亚临床炎症状态,难以麻醉,龋易感且龋病进展快。

二、临　床　表　现

乳牙牙釉质在出生前开始形成,经数月完成钙化。恒牙牙釉质从出生后开始形成(第一磨牙在出生前微量形成),经过数年完成钙化,如表 17-1 所示,这一过程在不同牙位呈现出时空顺序。若在某一时间牙釉质形成及钙化受到全身因素影响,那么在此时间段内处于相同发育状态的同名牙齿都会受累。反之,根据恒牙萌出后受累牙位,可以大致推断造成影响的事件发生的时段,从而解释病因。例如,在第一磨牙上发现牙釉质矿化不全,可以推断患者在 3 岁前可能出现全身代谢异常;第一磨牙、切牙形成较早,与乳磨牙同时进行,若在乳磨牙上发现牙釉质矿化不全,可以预测恒磨牙和切牙有很大概率出现牙釉质发育缺陷;如果整个乳牙列或者恒牙列均受累,则考虑基因异常,这时应建议专科治疗及基因诊断。

表 17-1　牙釉质发育不全的发生牙位与牙发育的时空关系

种类	牙齿名称	硬组织开始形成	牙釉质完成
乳牙	中切牙	4 月龄(胎龄)	1.5 月龄
	侧切牙	4.5 月龄(胎龄)	2.5 月龄
	尖牙	5 月龄(胎龄)	9 月龄

续表

种类	牙齿名称	硬组织开始形成	牙釉质完成
	第一乳磨牙	5 月龄（胎龄）	6 月龄
	第二乳磨牙	6 月龄（胎龄）	11 月龄
恒牙	切牙	3~12 月龄	4~5 岁
	尖牙	4~5 月龄	6~7 岁
	第一前磨牙	1~2 岁	5~6 岁
	第二前磨牙	2~2.5 岁	6~7 岁
	第一磨牙	出生时	2.5~3 岁
	第二磨牙	2.5~3 岁	7~8 岁
	第三磨牙	7~10 岁	12~16 岁

三、治 疗 特 点

牙釉质发育不全的治疗应遵循微创原则选择适当的方法,其治疗特点如下。

1. 粘接要点　发育不全的牙釉质机械性能降低,牙釉质中无机质含量降低,有机质含量增加。有研究表明,不论采用自酸蚀还是全酸蚀粘接系统,树脂和发育不全牙釉质形成的树脂突明显少于对照组,粘接力显著低于对照组。因此,若采用复合树脂直接修复,应尽量去净发育不全的牙釉质至健康牙釉质边界,可采用5%次氯酸钠处理粘接面以减少有机质的影响。

2. 磨牙牙釉质发育不全的治疗路径　第一磨牙是牙釉质发育不全最常受累的患牙。其具有敏感、易磨耗、龋易感等特点,对于此类患牙,需做到早诊断、早预防、早治疗。

刚萌出的下颌第一磨牙即可进行再矿化治疗,如有敏感症状应同时使用脱敏制剂,定期使用氟化物防龋。对于部分萌出的磨牙,可行窝沟封闭表面,待磨牙完全萌出便于隔湿后,改用流动树脂进行封闭,这样做可以减少磨牙萌出后被咬折的概率。PEB 或龋损一旦发生,应及时行充填治疗。若是在非承受咬合力的区域,可以选择玻璃离子或者树脂改性玻璃离子充填,钙化不全的牙釉质不必完全去净。若充填区域需要承受较大咬合力,则建议使用复合树脂充填,备洞时需去净矿化不全的牙釉质以提供优质粘接面。对于中重度 PEB 可选择嵌体或全冠修复。

牙釉质发育不全的治疗方法总结见表 17-2。

表 17-2　牙釉质发育不全的治疗方法

临床分型	治疗方法
牙釉质钙化不全:牙釉质形态基本完整,仅有色泽和透明度的改变	随访观察,必要时可选择复合树脂修复、瓷贴面修复
牙釉质形成不全:牙面有实质性缺损,牙釉质表面出现带状或窝状的棕色凹陷,后牙牙尖缺损	防龋处理,必要时可选择玻璃离子修复、复合树脂修复、瓷贴面修复、嵌体或全冠修复

第二节 氟 牙 症

氟牙症(dental fluorosis)又称氟斑牙或斑釉(mottled enamel),是在牙齿发育期间,摄入过量氟导致的牙釉质发育异常。氟牙症是地区性慢性氟中毒的突出症状,临床表现为在同一时期萌出牙的牙釉质上有白垩色、褐色的斑块,严重者还并发牙釉质的实质缺损。

一、研 究 进 展

1901年开始有氟牙症的记载,1931年Churchill首先肯定水中氟含量过高是本病的病因。1935年Smith用鼠做实验,再次肯定了人体氟的摄入量过高导致了氟牙症。氟牙症是由于在牙齿发育的重要阶段摄入过量的氟导致的,是否发生氟牙症主要由氟的摄入量及摄入时机而决定。

氟牙症的发病机制尚未完全明了,目前认为主要包括以下几方面。

(1) 氟对成釉细胞的直接作用:研究表明氟离子可以通过MAP kinase信号通路影响成釉细胞的分化及调节,从而影响基质细胞的内吞作用及细胞内降解。同时,氟的摄入可改变成釉细胞的数量及成釉细胞在成熟期的调节速率。高浓度的氟还能促进成釉细胞凋亡及网状变性。

(2) 氟可使牙釉质的蛋白水解酶活性降低,减少基质蛋白水解。正常牙釉质中基质蛋白在成熟期会全部水解,使牙釉质基质发生钙化。但在氟暴露的牙釉质中基质蛋白尚有保留,导致牙釉质基质钙化不全。

(3) 氟可与磷灰石晶体结合,从而改变晶体的表面结构,增加其与胶原蛋白的结合能力,降低胶原蛋白的水解速率,减少成熟期胶原蛋白水解并抑制晶体生长。

(4) 氟还可以通过影响基质的pH影响牙釉质钙化,使牙釉质中的钙含量降低,影响水解酶的活性等。

氟牙症的病理表现主要为表层下牙釉质形成大量钙化不全的孔隙,随着氟摄入量的增加,孔隙的数量及深度也增加。如果这种孔隙所占的体积大,就会引起牙釉质表面塌陷,形成窝状牙釉质钙化不全。钙化不全区可伴有不同程度的着色。着色是由于氟斑牙萌出后牙釉质基质遇光逐渐发生化学变化或外来色素的渗入所致。

氟牙症的主要表现为牙着色或牙缺损,这对患者的颜面美观及心理健康都可能造成一定的影响。随着微创牙科理念的深入人心和微创牙科治疗技术的发展,对氟牙症的治疗也倾向于更加保守的治疗方案。如漂白技术、微研磨技术、渗透树脂技术等,对没有明显牙体缺损、轻度染色的患牙是行之有效的方法。

防止饮用水中氟含量过高是氟牙症预防的关键。控制总氟摄入量是预防儿童氟斑牙的根本措施,在控制总摄氟量的基础上,高氟区儿童需要加强营养,尤其要关注母乳喂养,慎用含氟牙膏,避免长期接触含氟物品等。

二、临 床 意 义

1. 临床分类 临床上可以简单地将氟牙症按着色和缺损情况分为白垩型(轻度)、着色型(中度)及缺损型(重度)(图17-3),便于归类治疗。

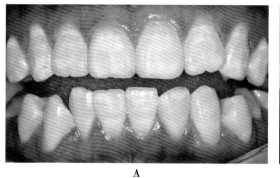
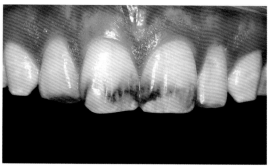

A   B

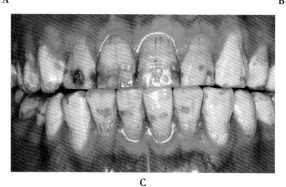

C

图 17-3　氟斑牙分类
A. 轻度氟斑牙(白垩型)　　B. 中度氟斑牙(着色型)　　C. 重度氟斑牙(缺损型)

1942 年,H. T. Dean 根据氟中毒的程度将氟牙症分为 6 类,如表 17-3 所示。Dean 所提出的这种分类法最早用于氟牙症流行病学调查,也是世界卫生组织推荐使用的分类标准。该分类标准虽然对氟牙症的严重程度不够敏感,但其具有历史意义,使目前的调查资料与以往的资料具有可比性,故仍然是氟牙症分类的"金标准"。

表 17-3　Dean 氟牙症分类标准

计分	临床特征
正常(0)	牙釉质表面光滑,有光泽,通常呈浅乳白色
可疑(0.5)	牙釉质的半透明程度有轻度改变,从少数白垩纹到偶见白色斑点,临床不能诊断为氟斑牙而又不完全正常的情况
极轻(1)	小的呈纸样白色不透明区,不规则地分布在牙面上,但不超过牙面的 25%
轻度(2)	牙面上的白色不透明区更广泛,但不超过牙面的 50%
中度(3)	牙釉质表面有显著的磨损,呈黄褐或棕褐染色,外表很难看
重度(4)	牙釉质严重受累,发育不全明显,棕褐染色广泛,影响整个牙的外形

2. 鉴别诊断　氟牙症主要需要与同为发育性疾病的牙釉质发育不全鉴别,其鉴别诊断如表 17-4 所示。

表 17-4　氟牙症与牙釉质发育不全的鉴别

氟牙症	牙釉质发育不全
斑块呈散在云雾状,边界不清,与生长发育线不相吻合	白垩色斑的边界较明确,其纹线与牙釉质的生长发育线相平行吻合
常发生在多数牙,上颌前牙常见	单个牙或一组牙,中切牙及第一磨牙常见
有高氟区生活史	

三、治 疗 方 法

各型氟牙症的治疗方法如表 17-5 所示。

表 17-5　氟牙症的临床分型与治疗方法

临床分型	治疗方法
白垩型(轻度)	外漂白、微研磨、渗透树脂、复合树脂直接修复、贴面修复
着色型(中度)	外漂白、微研磨、复合树脂直接修复、贴面修复
缺损型(重度)	复合树脂直接修复、全冠修复

氟牙症可选择的治疗方法有外漂白、微研磨、渗透树脂、复合树脂直接修复、贴面修复以及全冠修复。其中,外漂白、微研磨、渗透树脂是氟牙症的保守治疗方法。现有的临床研究表明,诊所式漂白对轻度或中度氟牙症有一定的颜色改善,但单次诊所式漂白难以取得满意的效果,需要增加漂白次数。有医生尝试诊所式漂白和家庭式漂白联合使用的方案治疗氟牙症,取得了较好的疗效。目前氟牙症建议的漂白方案是家庭式漂白或诊所式漂白和家庭式漂白联合使用。

近年来,微研磨和渗透树脂也用于轻度氟牙症的治疗,对有实质性缺损或重度染色的氟牙症采用侵入性的复合树脂直接修复,甚至全冠修复。

第三节　四 环 素 牙

四环素牙(tetracycline stained teeth)指在牙发育矿化期间,摄入四环素类药物所导致的牙着色。1956 年国外最早报道四环素牙,我国从 20 世纪 70 年代开始有四环素牙的报告。20 世纪 80 年代以后,国内已基本控制孕妇和儿童服用四环素类药物。目前,随着四环素类药物使用的减少,这类疾病的发病已逐渐少见。

一、研 究 进 展

四环素是一类广谱抗生素,由于其抗菌谱广、抗菌作用强、毒性低,从 20 世纪 50 年代起开始广泛应用于临床。四环素牙的发生及着色程度与使用四环素的种类、剂量,治疗持续时间以及患者年龄等有密切关系。不同的四环素类药物引起的牙色改变各有特点。四环素、地美环素引起的牙变色常为黄色,金霉素多为灰褐色,而土霉素可使牙变灰暗。孕期最后 3

个月的母亲及10月龄前的幼儿服用四环素能引起患儿乳牙变色,6月龄到6岁则导致恒前牙变色,8岁以前则引起恒牙后牙变色。

四环素牙的发病机制尚无定论,学者们推测有4种可能的机制:①四环素类药物先与唾液获得性膜中的糖蛋白结合,并不断酸蚀牙釉质,暴露于空气中发生氧化或由于细菌的代谢活动,四环素类药物的苯环降解形成不溶性的黑色醌;②四环素类药物与血浆蛋白结合后沉积于胶原丰富的牙体组织,并在光照下缓慢氧化,该沉积物仅在继发性牙本质或修复性牙本质形成过程中沉积,而牙釉质的发育不受影响;③含铁血黄素降解产生的铁离子与四环素类药物螯合形成不溶性物质;④四环素类药物在牙本质形成过程中发生沉积。目前,多数学者认为四环素类药物很可能选择性地结合牙齿硬组织中的钙离子,形成四环素钙荧光黄色复合物,并主要沉积在牙本质外层及牙釉质牙本质交界处。该四环素钙复合物在阳光照射起初呈现明亮的黄色,以后逐渐由黄色变成深灰色或棕褐色。当四环素类药物的摄入超过一定阈值,四环素钙复合物还能抑制牙髓细胞的胶原合成,以及抑制牙体硬组织矿化的两个临界相,即核化及晶体的增大,甚至导致牙釉质发育不全。此外,四环素对骨组织中的钙离子也有较高的亲和力。在儿童骨形成期间,四环素可能沉积到骨组织内并结合为四环素钙复合物,导致骨染色以及影响骨组织的矿化过程。

二、临 床 表 现

四环素牙表现为黄色、灰黄色、灰褐色等,严重者甚至出现牙釉质发育不全。根据牙着色类型和缺损情况,四环素牙可以分为以下4种类型(图17-4)。

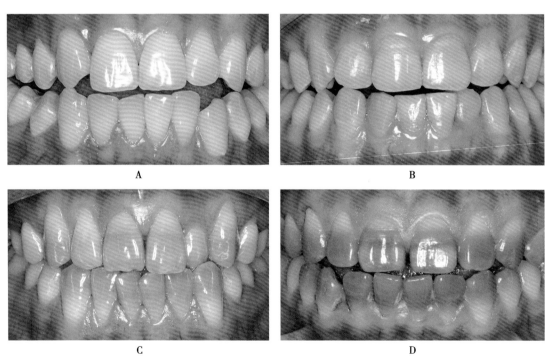

图 17-4　四环素牙的临床分型
A.轻度　B.中度　C.重度　D.极重度

（1）轻度：牙面呈现黄色或灰色，且分布均匀，没有带状着色。

（2）中度：牙面呈现棕黄色或灰褐色，且分布均匀，无带状着色。

（3）重度：牙面可见明显的带状着色，颜色呈黄-灰色或黑色，可伴有牙体缺损。

（4）极重度：牙表面着色深，严重者可呈灰褐色，并伴有牙体缺损。

三、治　疗　方　法

四环素牙可选择的治疗方法有外漂白、贴面修复及全冠修复。其中，漂白治疗是四环素牙最保守的治疗方法。现有的研究表明，诊所式漂白对轻度或中度的四环素牙有一定的颜色改善。但是，单次诊所式漂白难以取得满意的效果，需要增加漂白次数。有人尝试诊所式漂白和家庭式漂白联合的方案治疗四环素牙，高浓度漂白剂冲击，打开牙体硬组织表面，配合低浓度漂白剂缓慢渗入，降低了漂白剂的副作用，取得了较好的效果。目前四环素牙建议的漂白方案是家庭式漂白或诊所式漂白和家庭式漂白联用。不同类型四环素牙的治疗方法总结见表 17-6。

表 17-6　四环素牙的临床分型与治疗方法

临床分型	治疗方法
轻度	外漂白（诊所式漂白、家庭式漂白，或二者联用）
中度	外漂白、复合树脂贴面修复、瓷贴面修复
重度	复合树脂贴面修复、全冠修复
极重度	全冠修复

为防止四环素牙的发生，妊娠和哺乳的妇女以及 8 岁以下的儿童不宜使用四环素类药物。

第四节　牙　外　伤

牙外伤是指牙的急性损伤，包括牙震荡、牙脱位和牙折。这些损伤可单独发生，亦可同时出现。对牙外伤患者，应注意查明有无颌骨或身体其他部位的损伤，方可进入牙外伤的诊治。

牙震荡和牙脱位是牙外伤中牙齿完整性得以保留的一类。牙震荡（concussion of the teeth）是指牙周膜的轻度损伤，通常不伴牙体组织缺损，伤后患牙有伸长不适感、轻微松动和叩痛，龈缘还可有少量出血。若做牙髓活力测试，受伤后无反应，而在数周或数月后反应开始恢复。

牙脱位（dislocation of the teeth）则是牙受外力作用脱离牙槽窝。由于外力的大小和方向不同，可有部分脱位和完全脱位，且常伴牙龈撕裂和牙槽突骨折。部分脱位表现为牙向唇（舌）向偏离，常有疼痛、松动和移位等表现，并同时出现咬合障碍，X 线片示牙根尖与牙槽窝的间隙明显增宽；也有向根尖方向嵌入者，临床牙冠变短，切缘低于咬合面。完全脱位者，牙完全脱离或仅有少许软组织相连,牙槽窝内空虚。

牙折(tooth fracture)包括冠折、根折和冠根联合折。冠折(crown fracture)分为牙釉质裂纹、牙釉质折裂、牙釉质牙本质折裂不伴牙髓暴露、牙釉质牙本质折裂伴牙髓暴露(图17-5)。根折(root fracture)按部位分为根上1/3、根中1/3和根尖1/3,根折中最常见者为根尖1/3。冠根联合折(crown-root fracture)涉及牙釉质、牙本质和牙骨质的折裂,牙髓常暴露。

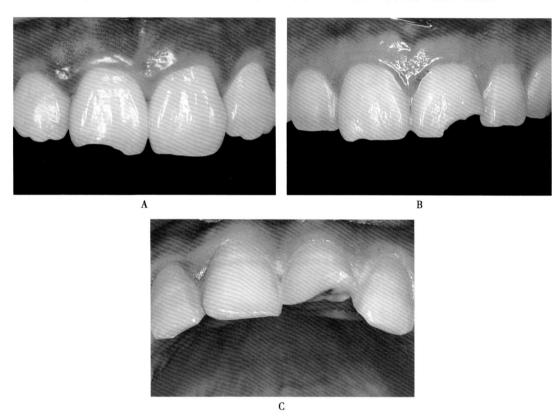

图17-5 冠折
A.牙釉质折裂　B.牙釉质牙本质折裂不伴牙髓暴露　C.牙釉质牙本质折裂伴牙髓暴露

X线检查是诊断根折的主要依据,但不能显示全部根折病例,必要时可行CBCT检查。若X线片显示可疑的根折影像,可拍摄2张额外的根尖片,调整中心射线的角度大于±15°,以明确折裂线的位置。

一、研 究 进 展

牙震荡和牙脱位均有牙周膜和牙髓组织的损伤,牙周膜轻者充血水肿,重者撕裂,而牙髓则出现充血、变性,甚至坏死。因此,牙震荡和牙脱位的修复和愈合方式都涉及牙髓组织的反应和相应的并发症,特别是牙脱位后的牙再植。

牙震荡和牙脱位常发生以下并发症。

(1)牙髓坏死:嵌入性脱位的发生率最高,几乎100%,其次是完全脱位牙和其他部分脱位牙,牙震荡也有发生。发育成熟牙与年轻恒牙相比,前者更易发生牙髓坏死。

（2）牙髓腔变窄或消失：发生率占牙脱位的 1/4，这是由于牙脱位后，牙髓组织内及根尖部血供受到影响，导致牙髓组织变性，加速了牙髓腔内钙化组织的形成，这是轻度牙脱位的反应。严重的牙脱位常导致牙髓坏死。牙根未完全形成的牙受伤后，牙髓常能保持活力，但也更易发生牙髓腔变窄或闭塞。嵌入性脱位牙牙髓坏死的发生率很高，故很少出现牙髓腔闭塞。

（3）牙根外吸收：坏死牙髓的存在能促使牙根吸收，具体原因尚不完全清楚。牙根吸收最早在受伤 2 个月后发生，少数病例并发牙内吸收。

（4）边缘性牙槽突吸收：嵌入性和𬌗向性脱位牙特别易丧失边缘牙槽突。

牙脱位后牙再植的牙周组织愈合方式如下。

（1）牙周膜愈合：即牙与牙槽之间形成正常牙周膜愈合。这种概率极小，仅限于牙脱位离体时间较短，牙周膜尚存活，而且又无感染者。

（2）骨性粘连：牙根的牙骨质和牙本质被吸收并由骨质所代替，发生置换性吸收，使牙根与牙槽骨紧密相连。临床表现为牙松动度减少，X 线片示无牙周间隙。这种置换性吸收发生在受伤后 6~8 周，可以是暂时的，能自然停止，也可以呈进行性，直至牙脱落。这个过程可持续数年或数十年。

（3）炎症性吸收：在被吸收的牙根面与牙槽骨之间有炎症性肉芽组织，其中有淋巴细胞、浆细胞和分叶粒细胞。再植前牙干燥或坏死牙髓的存在，都是炎症性吸收的原因。炎症性吸收在受伤后 1~4 个月 X 线片即可显示，表现为广泛的骨透射区和牙根面吸收。如系牙髓坏死引起，及时采取根管治疗术，常能使吸收停止。

组织学上，牙脱位后牙髓组织的修复性反应可分为以下 7 种：①规则的修复性管状牙本质；②不规则的修复性牙本质，伴牙本质小管数量减少；③不规则的修复性牙本质，伴含细胞性牙本质（骨性牙本质）；④不规则的新生骨组织；⑤规则的板状骨或牙骨质；⑥内吸收；⑦牙髓坏死。

牙折的预后不同。牙齿发生冠折后，依据其折断深度，预后效果不一。总体而言，冠折后患牙牙髓坏死的平均发生率约为 3.5%。仅牙釉质折裂时，牙髓几乎不会出现坏死，患牙经充填修复后具有良好的预后。当折裂至牙本质时，2%~6% 的患牙会出现牙髓坏死。当釉牙本质界折裂且伴有半脱位时，牙髓坏死率可达 25%。当牙齿发生冠折时，应尽早就诊，进行充填修复治疗，未进行充填治疗的患牙约有半数会发生牙髓坏死。当牙齿发生根折时，约有 1/3 的牙齿会发生牙髓坏死，2/3 的牙齿会发生髓腔根管阻塞，60% 的牙齿会发生牙根吸收。所以，当牙齿发生根折后，我们不能盲目地进行治疗，首先要依据患牙条件评估其预后情况，依据患者年龄及牙根发育情况判断牙髓血运重建的可能性，同时依据牙折片动度、是否发生错位并结合牙再植的位置及固定的类型来综合判断其预后指标。

根折的治疗首先应是促进其自然愈合，即使患牙似乎很稳固，也应尽早用夹板固定，以防活动。一般认为，根折越靠近根尖，预后越好。当根折限于牙槽内时，对预后是很有利的，但折裂累及龈沟或发生龈下根折时，治疗常复杂而且预后亦差。

二、临 床 处 置

1. 牙震荡　1~2 周内应使患牙休息，必要时降低咬合以减轻患牙的咬合负担。多数情况下无需行松牙固定,若数个牙同时累及,则可以考虑使用不损伤牙周膜的粘接夹板固定。随访4~6周,若影像学检查及牙髓活力测试正常,则无需继续观察;若牙髓活力减退,仍需继续观察。牙震荡患牙的远期并发症有牙髓坏死及牙根外吸收,主要发生于根尖孔发育完成的患牙。若出现牙髓坏死迹象时,应立即行根管治疗术。

2. 牙脱位

(1)部分脱位牙:应在局麻下复位,结扎固定2~3周,若有牙槽骨骨板破坏,则需固定6~8周。对于延期复诊的脱位牙,不可强行压入复位,任其自然调整复位或正畸治疗是更为安全的方法。术后3个月、6个月和12个月进行复查,若发现牙髓已坏死,应及时行根管治疗。

(2)嵌入性牙脱位:在复位后2周应行根管治疗术,因患牙常常伴有牙髓坏死,而且容易发生牙根吸收。对嵌入性脱位牙,其治疗决策主要与牙根的发育相关(表17-7)。

表 17-7　嵌入性牙脱位的治疗方法

牙根情况	患者年龄	嵌入牙槽窝深度	复位方法		
			自发复位	正畸牵引	外科手术
牙根未发育完成	6~11 岁	不超过 7mm	****	—	—
		大于 7mm	****	*	**
牙根已发育完成	12~17 岁	不超过 7mm	***	—	—
		大于 7mm	—	*	**
	大于 17 岁	不超过 7mm	—	*	**
		大于 7mm	—	*	**

****治疗方法具有显著优越性。
***治疗方法具有更好愈合的趋势。
**治疗方法具有较好的操作实用性及便于后续的根管治疗。
*治疗方法可供选择。

(3)完全脱位牙:在0.5小时内进行再植,90%患牙可避免牙根吸收。因此,牙脱位后,应立即将牙放回原位,如牙已落地污染,应就地用生理盐水或无菌水冲洗,然后放入牙槽窝内。如果不能即刻复位,可将患牙置于患者的舌下或口腔前庭处,也可放在盛有牛奶、生理盐水或自来水的杯子内,切忌干藏,并尽快到医院就诊。

对完全脱位牙,若无严重的牙周炎,脱位的牙槽窝相对完整,应根据患者年龄、患牙离体时间进行相应的处理。

1)完全脱位牙脱位时间在1小时内的再植流程

①用自来水冲洗脱位牙10秒,患者自己将脱位牙迅速植入脱位牙槽窝内是最为可取的方法,否则需要将牙放入生理盐水、唾液或牛奶里保存。

②如果牙齿被污染,仅使用生理盐水冲洗牙根及根尖孔,无需采取其他的消毒方法。

③如果根尖孔未发育完成,使用1:20的多西环素混悬液(1mg多西环素:20mL生理盐水)浸泡5分钟,增加牙髓再血管化的概率。

④检查并复位牙槽窝的骨折,用生理盐水冲洗。

⑤使用指法轻轻复位,缝合牙龈。

⑥使用牙周夹板固定脱位牙7~10天,并拍摄根尖片确认复位。

⑦口服抗生素3天,12岁及以下儿童服用青霉素类抗生素,12岁以上患者使用四环素类抗生素。

⑧根尖孔发育完成的患牙,在牙固定7~10天后及拆除牙周夹板之前,完成根管治疗。

⑨根尖孔未发育完成的患牙,牙再植在3小时内完成者,仍有牙髓再血管化的可能性,不要贸然拔髓。

⑩术后1个月、3个月、6个月、12个月随访观察,如有牙根吸收迹象时,则需尽快施行根管治疗。

2)完全脱位牙脱位时间在1小时以上的牙再植流程

①去除根面牙周膜,清除牙髓组织。

②将脱位牙置于2.4%氟化钠酸性溶液(pH 5.5)处理20分钟。

③体外完成根管充填。

④清除牙槽窝内的血凝块。

⑤使用指法轻轻复位,缝合牙龈。

⑥使用牙周夹板固定脱位牙4周,并拍摄根尖片确认复位。

⑦术后1个月、3个月、6个月、12个月随访观察。

3. 牙折　依据牙折的类型、治疗方法和策略,总结如表17-8、表17-9所示。

表 17-8　冠折的治疗方法

冠折类型	治疗方法
牙釉质裂纹	复合树脂修复折裂纹(可选),6~8周后牙髓活力监测
牙釉质折裂	复合树脂修复缺损,6~8周后牙髓活力监测
牙釉质牙本质折裂不伴牙髓暴露	①即刻(过渡性)修复:玻璃离子或临时冠修补,6~8周后牙髓活力监测 ②永久修复:牙折片再粘接复位(可选)、复合树脂修复、瓷贴面修复、全冠修复
牙釉质牙本质折裂伴牙髓暴露	①暴露牙髓即刻处理:直接盖髓术、活髓切断术、牙髓摘除术、牙髓血运重建术 ②永久修复:牙折片再粘接复位(可选)、复合树脂修复、瓷贴面修复、桩核冠及全冠修复

表 17-9　冠根联合折的治疗方法

冠根联合折类型	治疗方法
折裂表浅未伤及牙髓	拔除松动牙折片,使用牙周刮治器械平整折裂根面,待牙周状况稳定后,将牙折片粘接复位(可选)或使用复合树脂修复缺损
冠方折裂部分未超过牙根长的1/3(非美学考虑)	拔除松动牙折片,完成根管治疗术后,行牙龈切除术和牙槽骨修整术以充分暴露断面,桩冠修复

冠根联合折类型	治疗方法
冠方折裂部分未超过牙根长的1/3（美学考虑）	拔除松动牙折片，根尖孔发育完成的患牙行根管治疗术，根尖孔未发育完成的患牙则行牙髓切断术，再通过正畸牵引暴露断面，行牙龈切除术和牙槽骨修整术达到牙龈形态对称协调，临时冠修复及借助邻牙固定维持6个月，最后完成桩冠修复
冠方折裂部分为牙根长的1/3，剩余牙体组织满足桩核冠修复要求	彻底清除牙髓，即刻完成根管充填或待牙再植后完成根管充填。完整分离牙龈并拔除牙根，检查牙根无纵折纹后，将牙根放入牙槽窝内低于牙槽嵴顶1mm的位置，可适当旋转牙根以达到最佳的牙周膜表面接触，利用邻牙粘接固位，并拍摄根尖片确认其复位，2~3周后牙根稳固，此时可进行根管内氢氧化钙封药，6个月后完成根管充填及桩冠修复。如果需根管充填，则要在牙再植前完成
冠方折裂部分超过牙根长的1/3，且折裂线与牙体长轴一致	拔除患牙

第五节　牙　磨　损

牙磨损（tooth wear）是牙体硬组织非细菌因素的累积性破坏，包括增龄、酸蚀、磨损等因素的综合作用，导致牙体硬组织形态和功能的改变。概括起来，临床上牙齿磨损的表现形式有正常生理咀嚼过程造成的磨耗（attrition）；酸和机械综合作用导致的酸蚀磨损，又称为牙酸蚀症（dental erosive）；因非正常咀嚼造成的磨耗且已达到病理程度，即磨损（abrasion）。图17-6中展示了牙磨损的两种情况。

如图17-7所示，实际上，同为牙磨损的磨损、牙酸蚀症、磨耗是相辅相成、很难区分的。

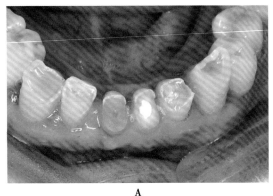
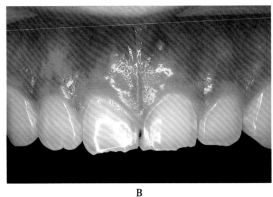

图17-6　牙磨损
A.磨损　B.牙酸蚀症

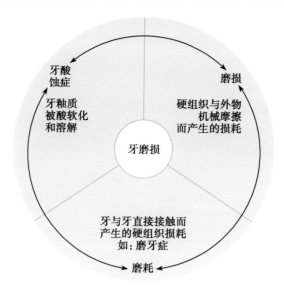

图 17-7　牙磨损中磨耗、磨损、牙酸蚀症的相互关系

一、研究进展

随着年龄的增长,由于咀嚼造成的牙体硬组织殆面的生理性磨耗在临床中较为常见。一般发生在殆面或切缘,但在牙列紊乱时,亦可发生在其他牙面。恒牙萌出数十年后,后牙殆面和前牙切缘就有明显的咀嚼磨损。开始在牙尖或嵴上出现光滑的小平面,切缘稍变平,随着年龄的增长,咀嚼磨损也更加明显,牙高度降低,牙殆平面变平,同时牙近远中径变小。在牙的某些区域,牙釉质被磨耗成锐利的非边,相邻牙的接触点互相摩擦,也会发生磨耗,使原来的点状接触变为面状接触,很容易造成食物嵌塞、邻面龋以及牙周疾病。

病理性的牙体硬组织丧失即磨损在临床上依然很常见。磨损发生后,牙本质暴露,易出现冷热酸痛的牙本质敏感症状。随后,在牙本质暴露部分形成透明层,髓腔内对应于牙本质露的部分形成修复性牙本质。修复性牙本质形成的量取决于暴露牙本质的面积、露出的时间和牙髓的反应。随着修复性牙本质的形成,牙髓腔的体积可逐渐缩小。随着磨损的发生,牙体硬组织边缘嵴和发育沟发生改变,形成不规则高陡牙尖或平面。高陡牙尖可造成殆创伤,而平面代替了正常的凸度,从而增加了牙尖向对颌牙间隙楔入食物的概率,继而易导致牙周病及邻面龋。过度磨损后,牙髓腔暴露,导致牙髓炎和根尖周疾病。

近年来,随着生活习惯的改变,牙酸蚀症的发病率明显上升,发病人群趋于年轻化,饮食习惯成为牙酸蚀症的主要发病因素。由于牙酸蚀症是无细菌参与的情况下牙齿受酸侵蚀,牙体硬组织发生的慢性进行性丧失,所以和磨损、磨耗一并称为牙磨损。牙酸蚀症的牙体缺损表现为光滑杯状、不规则、圆形边缘、发光的自然平面,结构薄弱,受累牙面非一定在咬合接触面。其常伴有牙齿敏感、牙髓暴露甚至咬合关系紊乱等表现。

二、临床意义

临床上最常见的分型是根据牙齿磨损深度进行分类。表 17-10 为牙磨损的分类及相应处理方法的总结。

表 17-10　牙磨损程度与治疗

临床分型	治疗方法
生理磨耗期:局限在牙釉质层内	无需特殊处理
磨损过渡期:磨损范围从牙釉质层深入部分牙本质层	1. 有牙本质敏感,脱敏处理 2. 对不均匀的磨损进行适当的调𬌗,磨除尖锐牙尖和边缘 3. 去除和改正引起病理性磨损的原因
磨损病理期:(𬌗高度降低)完全进入牙本质层	除上述 3 条以外: 4. 有食物嵌塞者,应恢复正常的接触关系和重建咬合面溢出沟。磨损过重且有颞下颌关节紊乱病时,应做𬌗垫或覆盖义齿修复,以恢复颌间垂直距离 5. 有牙髓和根尖周病时,按常规进行牙髓病、根尖周病治疗

第六节　牙酸蚀症

牙酸蚀症是指牙受酸侵蚀,牙体硬组织发生进行性丧失的一种疾病。牙酸蚀症长期被认为是与酸雾或酸酐接触的人员的一种职业病,但这种认识是片面的。牙酸蚀症实际上泛指众多由物理和化学因素导致的牙体硬组织丧失中,以酸的作用为主要病因的一个亚类。其他引起牙体硬组织丧失的理化因素还包括磨耗以及磨损。这些因素常常共同作用于牙体,导致不同程度的牙体硬组织丧失。因此,对于某个有硬组织丧失的牙齿而言,究竟是哪种因素导致了这种结果往往难以区分。

近年来报道了许多酸蚀症的流行病学研究结果,由于缺乏统一的评价标准,难以对这些结果进行横向比较。此外,由于样本人群的年龄、性别、居住环境、生活习惯以及调查牙位等的差异,酸蚀症的患病率数据差异很大。但现有证据表明,牙酸蚀症是一种普遍的疾病,文献报道的 18~88 岁人群患病率达 4%~82%。

一、研　究　进　展

近年来对酸蚀症的病因有了一些新的认识。总体来说,引起酸蚀症的发病因素包括化学因素、生物因素及行为因素三方面(表 17-11),这些因素间具有交互作用(图 17-8)。

表 17-11　牙酸蚀症的危险因素

饮食	摄入酸性饮料(碳酸饮料、果汁、葡萄酒等)以及食物(柑橘类水果、沙拉酱等)的频率
全身性疾病	胃食管反流病、饮食失调、酒精成瘾 影响唾液流率的全身性疾病:唾液腺疾病、头颈部放疗史、舍格伦综合征、糖尿病、慢性肾功能衰竭
药物	酸性药物(水杨酸类、维生素 C) 具有减少唾液分泌的副作用的药物:治疗精神病的药物、抗胆碱药物、抗组胺药物、止吐药、治疗帕金森病的药物、毒品
职业/运动	职业酸暴露 运动相关的酸暴露(游泳池水、酸性运动饮料)

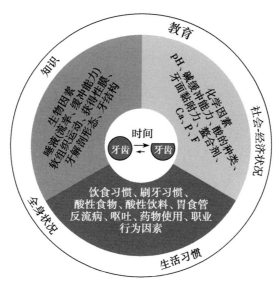

图 17-8 不同因素在牙酸蚀症发病过程中的交互作用

（一）化学因素

多种酸性物质,例如酸性饮食（柑橘类水果、果汁、碳酸饮料、葡萄酒等）、酸性药物［维生素 C、阿司匹林、含乙二胺四乙酸（EDTA）的漱口液等］、胃酸（常见于胃食管反流病患者）以及工业酸酐、酸雾、经氯气处理的游泳池水等均可引起牙体硬组织进行性丧失。其中,酸性饮食导致的牙酸蚀症最为常见。

许多实验表明,酸性饮食引起牙酸蚀症的能力不完全取决于其 pH,还与其矿物质含量（钙、磷、氟等）、钙螯合能力以及碱缓冲能力相关。其中,溶液的 pH 和矿物质含量决定了其对牙体硬组织的饱和度,也就是发生酸蚀溶解现象的原始驱动力。如果某种溶液对牙体硬组织成分表现为过饱和,酸蚀溶解就不会发生。如果某种溶液对牙釉质或牙本质成分为轻度的欠饱和,与溶液接触的浅层牙体组织则将发生脱矿,继而导致溶液局部 pH 和矿物离子浓度升高,直至该处溶液对牙体硬组织成分呈饱和态,脱矿过程终止。研究证明,向橙汁等酸性饮料中加入钙剂可显著降低其对牙釉质的脱矿作用。除了氢离子对牙体硬组织的直接攻击,柠檬酸等物质在溶液中电离产生的酸根阴离子具有钙螯合能力,可通过与钙离子形成复合物使其脱离牙齿晶体表面。研究表明,常见果汁中的柠檬酸可将唾液中多达 32% 的钙离子螯合,显著降低唾液对牙体硬组织的过饱和状态,加速酸蚀脱矿的发生。此外,酸性饮食的碱缓冲能力越强,唾液则越难有效中和,其结果是酸蚀时间的进一步延长。

（二）生物因素

唾液、获得性膜、牙形态、牙与软组织的相互位置以及舌等生物学因素与酸蚀症的发生密切相关。唾液具有稀释、中和和清除口腔内酸性物质的能力,并可通过钙、磷的离子效应减缓牙釉质在酸中的溶解。研究表明,部分酸蚀症与低唾液流率及降低的唾液缓冲能力相关,但唾液再矿化对酸蚀脱矿后的牙体硬组织硬度及耐磨性的修复作用目前尚有争议。另有证据表明,牙表面的获得性膜可通过其屏障作用减少酸与牙面的直接接触,从而降低酸蚀脱矿的速度。此外,舌、颊等软组织的运动以及吞咽习惯也可影响酸在口腔内的清除速率。然而,部分研究也提供了舌的运动对牙酸蚀症的发生有促进作用的证据,指出舌对牙面的机械磨损是呕吐所致牙酸蚀症的重要促进因素。

（三）行为因素

当牙齿受酸侵蚀的同时，行为因素也会影响牙体硬组织丧失的程度。有研究表明，酸性饮食导致牙酸蚀症的严重程度与其在口腔中的滞留时间成正相关。酸性饮食的频繁摄入常常导致唇颊面及𬌗面的牙酸蚀症，而舌腭面的病损较为罕见，往往与慢性呕吐相关。每日摄入碳酸饮料，或柑橘类水果每日进食超过 2 次者，其牙酸蚀症的风险显著升高。频繁、大量的液体搅动（例如将饮料在口腔内鼓漱的习惯）会通过不断更新与牙表面相接触的液体从而促进牙表面的溶解。因此，部分学者推荐使用吸管来减少饮料与牙齿的接触机会。由于唾液分泌的节律性，夜间的酸暴露（如婴幼儿睡前摄入酸性饮品、夜间胃食管反流等）更为危险。一些研究也报道了体育运动与牙酸蚀症的相关性，其原因可能为运动脱水所致的唾液分泌减少、酸性运动饮料的摄入增加以及剧烈运动所致的胃食管反流增加。另一种特殊的牙酸蚀症高危人群是职业游泳运动员。因游泳池常采用加氯消毒法，如果未经严格的 pH 控制（推荐 pH 为 7.2~8.0），其 pH 可达 2.7。此外，频繁刷牙者、酗酒者以及职业葡萄酒品酒师，其患牙酸蚀症的风险也明显增加。

二、临 床 意 义

1. 病变特征　牙酸蚀症早期受累牙面表现为光滑且伴有丝绸样光泽的病损，随着病情的进展，牙齿的原始形态开始出现改变（图 17-9）。

发生于光滑面的牙酸蚀症常可见牙面凸起部分变平坦或出现凹陷，且宽度明显大于深度，并可伴有波浪形的病损边界。初期病损位于釉牙骨质界冠方，有时可见牙龈边缘保留完好的牙釉质界线。这一现象可能是由于牙龈边缘局部残留的菌斑阻碍了酸的扩散，或是由于龈沟液的酸中和作用所致。图17-10 显示的是一名 36 岁的牙酸蚀症患者口内的患牙情况，前牙唇面、舌面，后牙颊面均显示不同程度的酸蚀磨损。

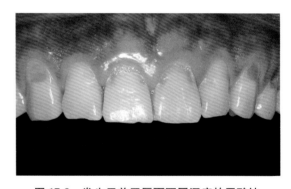

图 17-9　发生于前牙唇面不同深度的牙酸蚀症病损

牙酸蚀症需要和楔状缺损相鉴别。楔状缺损发生于釉牙骨质界上或稍偏根方，典型的病损是牙冠一侧可见锐利边缘，且与牙釉质表面约成直角，病损的牙根侧常已累及根面。楔状缺损的病损深度一般大于宽度。随着牙酸蚀症病情的进展，可见牙尖变圆钝，牙尖或切嵴出现沟裂以及充填物高于相邻牙齿表面等现象。在病损严重的病例中，整个𬌗面正常的解剖形态完全消失。

牙酸蚀症还需要与磨损相鉴别。磨损常表现为带有锐利边缘的平坦病损，且形态特点与对𬌗牙或修复体相吻合。发生于𬌗面的牙酸蚀症有时与生理性磨耗极难鉴别。这是由于对于某一个特定患者而言，究竟何种程度的牙体硬组织丧失属于病理性非常难以界定，除非这种程度的硬组织丧失已经影响牙齿的美观或引起疼痛及功能障碍。另外，如果将某一时

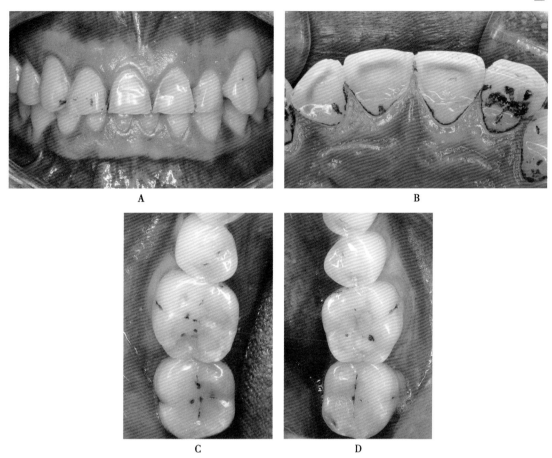

图 17-10　牙酸蚀症患者的患牙状况
A. 前牙唇面　B. 前牙舌面　C. 右侧下颌后牙　D. 左侧下颌后牙

刻的牙酸蚀症病损定义为病理性,如果能保持其非活跃状态,在未来的某一时刻该病损可能重新被界定为生理性磨耗的范围之内。

因此,在做出病理性的牙酸蚀症诊断之前,还必须综合考虑牙体硬组织丧失的严重程度、当前的病变进展活跃性以及患者的年龄。此外,全面的病史采集(包括全身健康状况、饮食、生活习惯等)以及唾液流率的测定也是必不可少的。

2. 预防　当已做出酸蚀症的临床诊断,或发现患者符合一个或多个酸蚀症的危险因素时,则应该对患者进行更为全面的风险因素评估,并根据评估结果采取适当措施预防新病损的形成。病因相关的化学因素、生物学因素及行为因素都应纳入评估范围。推荐对患者进行全面的病史采集。其中请患者详细记录至少连续 4 天的详细饮食情况很有帮助,包括每日所有食物、药物及营养补充剂摄入的时间、剂量及方式等。医生可以利用这些评估患者日常饮食的酸蚀风险。在详细的病史采集和分析的基础上,可根据不同患者的主要危险因素为其制订个性化、有针对性的预防措施。

(1) 牙酸蚀症的病史采集

1) 病历(全身性疾病及牙科病历)

2) 牙体硬组织非龋性疾病病损情况及牙位

3）请患者记录至少连续 4 天的详细饮食情况（用于评估其酸蚀风险）。患者可能忽略的与酸蚀症相关的因素：①饮食，如花草茶、酸性糖果、酒类、运动饮料等；②胃肠道症状，如呕吐、口腔内酸味、胃痛、神经性厌食症等；③药物，如镇静剂、止吐药、抗组胺药等。

4）检测唾液流率和缓冲能力

5）口腔卫生习惯（方法、频率、漱口水类型、牙膏摩擦剂等）

6）是否有酸相关的职业暴露

7）是否曾接受头颈部放射治疗

8）取牙列印模，制作研究模型或拍 X 线片

（2）牙酸蚀症的预防措施

1）通过减少摄入酸性饮食的频率和接触时间来降低酸暴露（如仅吃三餐）。

2）避免睡前摄入酸性饮食。

3）避免将酸性饮料在口中含漱，避免分小口反复摄入酸性饮料，应使用吸管并避免将酸性饮料吸向牙面。

4）避免酸暴露后立即刷牙（如呕吐、摄入酸性饮食后），应使用水、含氟漱口水、碳酸氢钠（小苏打）漱口水漱口。

5）避免酸暴露前刷牙（获得性膜对酸蚀有保护作用）。

6）使用软毛牙刷、磨料较细的含氟牙膏，避免使用 pH 过低的牙膏或漱口水。

7）定期使用氟保护漆、氟凝胶等。

8）饮用经过改良的引起牙酸蚀症风险较小的饮料。

9）摄入酸性饮食后，通过咀嚼无糖口香糖或含片来刺激唾液分泌，更推荐使用无酸性的无糖含片，因咀嚼口香糖可能会对酸蚀软化的牙体组织产生新的磨耗。

10）通过咀嚼无糖口香糖来减少餐后胃食管反流。

11）对于有内源性牙酸蚀症的患者（胃食管反流性或精神性），建议转诊至专科诊治原发疾病。

3. 修复治疗　当牙酸蚀症导致的牙体硬组织丧失达到一定程度时，需要进行修复治疗来恢复牙齿的美观和功能。这些情况包括：①牙齿的结构完整性受到破坏；②暴露的牙本质产生敏感症状；③牙酸蚀症导致美观问题；④牙体缺损危及牙髓健康。制订治疗方案时，应充分考虑患者的口腔健康状况和需求。以往对于严重的牙酸蚀症患牙常选用全冠、桥、覆盖义齿等修复方法，随着树脂类修复材料和粘接技术的进步，采用微创树脂粘接技术修复包括后牙𬌗面在内的牙酸蚀症病损已成为可能。必须注意的是，在修复治疗前必须对引起牙酸蚀症的病因和危险因素进行全面的筛查并采取应对措施，否则病情仍会继续进展，最终导致修复失败。牙酸蚀症的治疗也必须始终遵循尽可能保守的原则。研究表明，现有的所有修复材料在酸性环境下都有不同程度的破坏（包括表面粗糙度增加、硬度降低、结构破坏等）。其中，瓷和树脂类材料表现出较好的耐久性。而传统的玻璃离子材料因其在酸的作用下易于崩解，不推荐用于牙酸蚀症病损的永久修复。

牙酸蚀症修复治疗的另一个难点在于，尽管患牙的牙冠高度往往有不同程度的降低，但是其仍与对颌牙保持咬合接触。因此，修复治疗常常会遇到空间不足的问题。为了尽可能避免进行创伤性的全口咬合重建，可联合正畸治疗获取修复需要的咬合间隙。这种方案也适合于一组牙（例如前牙区的所有牙）都被牙酸蚀症累及的情况。

4. 序列治疗策略　鉴于牙酸蚀症是一种多因素的慢性疾病,在必要的修复治疗的同时必须结合全面有效的预防措施和口腔卫生宣教,定期复查,延长患牙和修复体的保存时间。

根据垂直方向牙体组织丧失的程度,牙酸蚀症的治疗建议如下。

(1) 垂直方向牙体硬组织丧失<0.5mm,用牙本质封闭剂处理或直接树脂修复。采用专用的牙本质封闭剂或牙本质粘接剂保护牙本质表面可有效缓解酸蚀所致的牙本质敏感,并可有助抵御之后的酸攻击。其缺点是留存时间较短,需定期重复封闭。对于酸蚀导致的牙面沟裂及修复体与牙体组织间的裂隙,可用复合树脂直接粘接修复,消除局部酸性物质滞留区,减少周围牙体硬组织的进一步丧失。

(2) 垂直方向牙体硬组织丧失<2mm,采用树脂材料直接修复。如果仍有 1~2mm 的咬合间隙,可采用复合树脂直接粘接修复患牙𬌗面的天然形态。对于唇颊舌腭面的局限性病损也可采用树脂修复。这种修复方法的优点是简单且修复材料与病损的适合性较好。但对于牙酸蚀症同时累及𬌗面及唇颊舌腭面且病损已融合的患牙,直接修复较为困难。

(3) 垂直方向牙体硬组织丧失>2mm,采用瓷贴面或高嵌体进行咬合重建。如果上颌前牙已大范围酸蚀破坏,可使用瓷贴面修复牙体生理外形。如果后牙 2 个或 2 个以上牙面受累,且垂直方向牙体硬组织丧失大于 2mm 时,可采用全瓷高嵌体修复。

(4) 垂直方向牙体硬组织丧失>4mm,采用全瓷冠进行咬合重建。对于大于 2 个牙面严重受累且垂直方向牙体组织缺损大于 4mm 的患牙,应考虑采用全瓷冠进行咬合重建修复。注意这种修复方式仅仅适用于非常严重的牙酸蚀症病例。

第七节　牙本质敏感症

牙本质敏感症(dentin hypersensitivity,DH)是由于牙釉质的完整性受到破坏,造成牙本质小管暴露,从而使牙齿对温度、化学物质和机械刺激等因素产生短暂锐痛,且不能被诊断为其他牙齿病损的一种临床病症。

由于人群个体差异以及各地区评价牙本质敏感的标准不同,牙本质敏感的发生率为4%~57%。牙本质敏感在任何年龄段都可能发生,大多数发生在 20~50 岁年龄段,发病的高峰年龄在 40 岁左右。2008 年,中华口腔医学会预防口腔医学专业委员会组织专家在全国6 个直辖市和省会城市开展了我国城市地区成人牙本质敏感的流行病学调查。结果显示,我国城市人群中牙本质敏感的患病率为 29.7%,在 50~59 岁年龄段高发,女性发病率高于男性。牙本质敏感症的好发牙位依次为尖牙、第一前磨牙、切牙、第二前磨牙以及磨牙,其中颊侧颈部边缘区域最为好发。

一、研究进展

1. 定义的衍变　关于牙本质敏感的描述用语十分混乱,出现过牙本质过敏症(dentin hypersensitivity,DH)、牙齿敏感(tooth sensitivity)和牙齿过敏(tooth hypersensitivity)等名词。英文教材中则多数使用"dentin hypersensitivity"一词。在中文教科书中,2008 年前一直使用的"牙本质过敏症"就是从英文版教材中的"dentin hypersensitivity"直译过来的。牙本质敏感一直被定义为一种症状而非一种疾病。2008 年,中华口腔医学会牙本质敏感专家组参考加拿大口腔医学会出版的牙本质敏感指南,确定使用专业术语"牙本质敏感",并定义为"暴露的牙本质对外界刺激产生短而尖锐的疼痛,并且不能归因于其他特定原因引起的牙体缺损或病变,典型的刺激包括温度刺激、吹气刺激、机械性刺激或化学刺激"。但是,多种口腔疾病都可能导致牙本质敏感症状,牙本质敏感的排除法定义仍然未明确牙本质敏感是一个独立的疾病还是症状,因此,口腔医学界在牙本质敏感定义的问题上一直存在争议。

2. 危险因素　牙本质暴露是牙本质敏感发生的首要条件,但并非所有暴露的牙本质都会出现牙本质敏感症状。造成牙本质暴露的主要因素是牙龈退缩和牙釉质缺失,而腐蚀又是诱发暴露牙本质发生敏感症状的最主要原因。所有能引起牙龈退缩以及牙釉质缺失的因素都可能引起牙本质敏感,如磨耗、楔状缺损、外伤、龋病、大量进食酸性食物、牙周萎缩,以及胃食管反流病等全身性疾病等。除此之外,一些牙科治疗,如牙冠预备、牙齿漂白以及牙周的洁刮治等也有可能引起牙本质敏感。牙菌斑在牙本质敏感发生的作用尚存在不小的争议,一部分学者认为牙菌斑不是牙本质敏感发生的重要因素,而另一部分学者则认为牙菌斑产生的酸会溶解玷污层,开放牙本质小管。在临床表现上,牙本质敏感还有一些未能解释清楚的情况存在,如敏感症状可能随自身健康以及气候的变化而变化,个别牙釉质完整的牙也能发生敏感等。

3. 发生机制　牙本质敏感的发生机制近年来未有进展,总的来说还是包括牙本质纤维传导学说、神经学说、流体动力学说等 3 种学说,其中流体动力学说被广泛认可。

二、临 床 意 义

1. 临床表现和诊断　牙本质敏感症的临床表现主要是刺激痛,当刷牙或者进食时,由于受到外界的冷热酸甜或者机械刺激,患者感受到短暂而尖锐的疼痛。牙本质敏感症的诊断主要依赖病史收集和临床检查。收集病史最简单的方法就是询问患者近期是否有牙齿敏感不适的情况出现,如果存在则需要进一步询问敏感时间、诱发因素、是否摄入过量酸性食物、是否存在胃酸反流以及进食障碍等疾病。

临床检查一般包括探诊、温度试验和主观评价三种方法。

(1) 探诊:主要是用探针在牙齿的敏感位置轻轻滑动,常用于牙齿咬合面的敏感检查。

(2) 温度试验:较常用的是冷空气喷吹法,即在室温下利用三用气枪将空气吹向敏感牙面。该方法目前已被标准化,气温为 18~21℃,气压为 60kPa,时间为 1 秒。检查时注意隔离邻牙,常用于牙齿颈部敏感部位的检查。

(3) 主观评价:目前常用的评价方法包括疼痛 3 级评判法(verbal rating scale , VRS) 和数字化疼痛评判法(visual analogous scale , VAS) 。值得注意的是,牙本质敏感症的诊断必须排除其他可能导致牙齿敏感的实体疾病,如龋病、牙髓炎、牙釉质发育不全、充填体折断、充填体边缘微渗漏等。同时,还应注意鉴别疼痛的性质,如存在跳痛、刺激去除后的持续疼痛、夜间痛、自发痛、需要医药缓解的疼痛、放射性疼痛、咬合痛等性质的疼痛则需要进一步检查。

2. 处理原则和方法

(1) 预防:牙本质敏感症应从预防开始,应对就诊人群进行牙本质敏感预防宣教,主要是去除危险因素,如减少摄入酸性食物和饮料,掌握正确的刷牙方法,及时治疗牙周炎、磨牙症等相关疾病。对于高危人群,可以建议其预防使用脱敏牙膏。

(2)治疗方案:根据病因及治疗原则,牙本质敏感建议采用序列诊疗(图 17-11)。

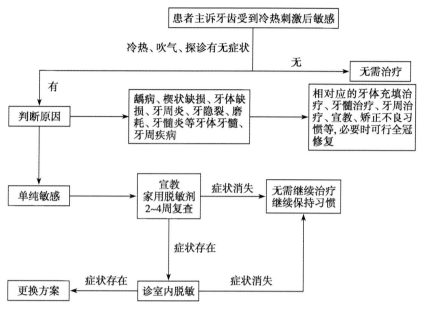

图 17-11 牙本质敏感的序列治疗方案

(3)治疗方法:牙本质敏感症的治疗旨在消除任何可能导致牙本质暴露或牙本质小管开放的因素。治疗牙本质敏感症的途径总结起来为降低神经兴奋性和降低牙本质小管通透性。其治疗方法主要包括家庭治疗和椅旁治疗。

1)家庭治疗:使用简单、方便,可用于多颗牙的治疗。家用脱敏用品包括牙粉、牙膏、漱口水和口香糖。脱敏牙膏是最常见的非处方脱敏用品,大多数脱敏牙膏都含有钾盐,如氯化钾、柠檬酸钾和硝酸钾。

在进行 2~4 周家庭治疗后,应重新检查牙本质敏感的程度。如果疼痛仍未缓解,患者应该开始下一阶段的治疗——椅旁治疗。

2)椅旁治疗:主要针对有限数量牙齿的治疗,由专业医务人员操作。常用的方法有:药物(钾盐、氟化物、树脂粘接剂、生物玻璃、碳酸羟基磷灰石纳米晶体、酪蛋白磷酸肽-无定形磷酸钙、激光等,对极其严重的敏感牙或发生牙髓炎症的患牙,可采用牙髓治疗。

(李继遥)

参 考 文 献

1. GARG N,JAIN A K,SAHA S,et al. Essentiality of early diagnosis of molar incisor hypomineralization in children and review of its clinical presentation,etiology and management. Int J Clin Pediatr Dent,2012,5(3): 190-196.

2. DENBESTEN P,LI W. Chronic fluoride toxicity:dental fluorosis. Monogr Oral Sci,2011,22:81-96.

3. MUNOZ M A,ARANA-GORDILLO L A,GOMES G M,et al. Alternative esthetic management of fluorosis and hypoplasia stains:blending effect obtained with resin infiltration techniques. J Esthet Restor Dent,2013,25(1): 32-39.

4. KUMAR A,KUMAR V,SINGH J,et al. Drug-induced discoloration of teeth:an updated review. Clin Pediatr (Phila),2012,51(2):181-185.

5. ANDREASEN J O,ANDREASEN F M,Andersson L. Textbook and color atlas of traumatic injuries to the teeth. 4th ed. New Jersey:Wiley-Blackwell,2007.

6. SHELLIS R P,ADDY M. The interactions between attrition,abrasion and erosion in tooth wear. Monogr Oral Sci, 2014,25:32-45.

7. DUGMORE C R,ROCK W P. A multifactorial analysis of factors associated with dental erosion. Br Dent J, 2004,196(5):283-286.

8. 中华口腔医学会牙本质敏感专家组. 牙本质敏感的诊断和防治指南. 中华口腔医学杂志,2009,44(3):132-134.

9. GANSS C,LUSSI A. Diagnosis of erosive tooth wear. Basel:Karger Publishers,2014.

10. LUSSI A. Dental erosion:from diagnosis to therapy. Basel:Karger Publishers,2006.

第十八章 儿童龋病

儿童龋病目前仍然是儿童口腔科的常见病和多发病,包括乳牙龋病和年轻恒牙龋病。随着社会的发展,发达国家儿童患龋率已呈下降趋势。尽管发展中国家儿童龋病发病率差别很大,但总体而言患龋率明显高于发达国家。儿童龋病一直是重点防治的常见病之一。本章将介绍儿童龋病的发病特点、发病的相关因素及治疗技术。

第一节　儿童龋病的发病情况及特点

一、儿童龋病的流行病学

乳牙在萌出后不久即可患龋,临床常见 6 月龄的婴儿两颗上颌中切牙尚未完全萌出,近远中面及唇面已患龋。并且随着年龄的增长,乳牙的患龋率发生了明显的变化。

由图 18-1 可见,乳牙患龋状况在一岁左右呈直线上升,七至八岁时达到高峰,此后由于乳、恒牙替换,新生恒牙陆续萌出,患龋率明显下降。

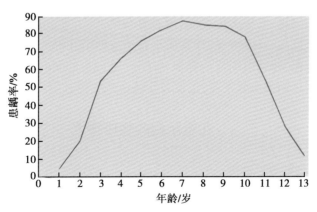

图 18-1　15 054 名 1~13 岁儿童乳牙患龋率

根据第四次全国口腔健康流行病学调查报告统计,我国 5 岁儿童患龋率为 70.1%,比 10 年前上升了 5.8 个百分点;12 岁儿童恒牙患龋率为 34.5%,比 10 年前上升了 7.8 个百分点,农村高于城市。这说明儿童患龋情况已呈现上升态势。世界卫生组织(World Health Organization,WHO)以 12 岁儿童平均龋齿数作为评判各个国家龋病流行的衡量标准,规定 12 岁儿童平均龋齿数 1.2 颗以下为龋病流行很低水平。根据 WHO 的数据,全球 12 岁儿童平均龋齿数为 1.86 颗,其中美国为 1.2 颗,日本为 1.4 颗,韩国为 1.8 颗。本次调查发现,我国 12 岁儿童平均龋齿数仅为 0.86 颗,说明我国目前仍处于低水平。5 岁和 12 岁儿童每天 2 次刷牙率分别为 24.1%、31.9%,含氟牙膏使用率分别为 42.1%、55%,因预防口腔疾病和咨询检查就诊的比例分别为 40%、43.2%,说明儿童家长对口腔卫生服务的利用水平在不断提升。调查还发现,5 岁儿童龋齿中经过充填治疗的比例为 4.1%,相较于 10 年前的 2.8% 有所提高;12 岁儿童龋齿中经过充填治疗的比例为 16.5%,而 10 年前仅为 11.2%,这一数据较 10 年前上升了近 50%,城市充填率高于农村。这一现象多与经济发展、口腔疾病防治的投入、卫生宣教工作的开展及口腔保健意识的提升有关。

《"健康中国 2030"规划纲要》提出,要加强口腔卫生,将 12 岁儿童患龋率控制在 25% 以内。《中国防治慢性病中长期规划(2017—2025 年)》提出,实施儿童局部用氟、窝沟封闭等口腔保健措施,12 岁儿童患龋率控制在 30% 以内。《"十三五"卫生与健康规划》亦提出将口腔健康检查列入常规体检。近年来,随着口腔预防及治疗知识的传播和普及,我国儿童龋病流行处于低水平,儿童家长对口腔卫生服务的利用水平有所提升。但是,与 WHO 和我国制定的口腔健康目标还有相当的距离。

二、乳恒牙的解剖生理特点

乳牙较恒牙易患龋,这与乳牙的解剖形态、组织结构密切相关。乳牙牙颈部明显缩窄,牙冠近颈部之 1/3 处隆起,邻牙之间为面接触,𬌗面的点隙裂沟以及牙列中的生理间隙等均易导致食物滞留,且易成为不洁区。同时,乳牙的牙釉质、牙本质薄,矿化程度低,抗酸性弱。

年轻恒牙是指牙齿虽已萌出,但未达𬌗平面,在形态和结构上尚未完全形成及成熟的恒牙。年轻恒牙由于尚处于不断萌出中,临床牙冠显得低,牙根尚未形成,根尖孔呈开阔的漏斗状,髓腔整体宽大,根管壁薄。年轻恒牙萌出不久,磨耗少。因此,年轻恒前牙多见明显的切缘发育结节与舌边缘嵴,后牙多见较深、形态复杂的窝沟,难以自洁。年轻恒牙的硬组织薄、矿化程度低、溶解度高、渗透性强,牙本质小管比成熟恒牙的大,牙本质小管周围及牙本质小管间的矿化程度低,牙髓组织比成熟恒牙疏松,未分化的间叶组织细胞较多,纤维成分较少,成纤维细胞多,牙髓的血管丰富,生活力旺盛。

三、儿童龋病的临床特点

(一) 乳牙龋病的特点及类型

1. 乳牙龋病的特点

(1) 患病率高、发病早:我国乳牙龋患病率高达 60%~80%,且发病时间早,7 岁左右达高峰,乳牙萌出不久就有可能患上龋病,各地区发病率不一,但均高于恒牙。

(2) 龋齿多发、龋蚀范围广:在同一个口腔内的多数乳牙会同时患上龋病,也常在一颗牙的多个牙面同时发生龋病,且发病部位及发病年龄阶段均有明显的特点。年轻恒牙龋蚀主要发生在𬌗面和邻面。乳牙龋蚀除发生在𬌗面和邻面外,还较常发生在乳牙的唇面、舌面等光滑面和牙颈部。龋蚀的分布往往具有对称性,检查的时候常发现一侧乳磨牙相邻的部位有龋坏,另一侧相邻的部位也有龋坏,有时甚至殆面、近中、远中及唇(颊)面会同时发生龋坏。

(3) 龋蚀发展速度快:乳牙硬组织矿化程度较恒牙低,牙体因龋蚀会很快崩坏,并在短期间会转变为牙髓炎、根尖周炎,甚至残冠、残根等。

(4) 自觉症状不明显:乳牙龋发展快,且自觉症状不如恒牙明显,常被家长忽视,直至发展成牙髓病或根尖周病时才来就诊。

(5) 修复性牙本质的形成活跃:龋蚀促使乳牙修复性牙本质的形成活跃,此防御功能有利于龋病的防治。修复性牙本质具有保护牙髓,防御细菌感染牙髓的功能。

2. 乳牙龋病的类型 乳牙龋病的类型在临床上和恒牙龋病相同,可以分为浅龋、中龋和深龋,也可以分为窝沟龋及平滑面龋。但与恒牙龋病相比,乳牙龋病又有其独特的临床表现。

(1) 奶瓶龋(nursing bottle caries):因长期使用奶瓶而发生的早期广泛性龋齿,好发于上颌切牙的唇面,且较快发展成广泛性龋(图 18-2)。但奶瓶龋少见于下颌乳前牙,可能与吸吮时下颌和下唇的运动、瓶塞所附牙齿的位置、接近舌下腺和下颌下腺导管的开口等因素有关。与奶瓶龋有关的因素包括:乳牙刚萌出不久,牙面结构不成熟更易受酸的作用而脱钙;奶瓶内的牛奶和含糖、含酸的各类饮料可以长时间地黏附于牙面;患儿长时间放在口中吮吸,或含奶瓶入睡;此外,加上唾液分泌少,口腔自洁作用差等。

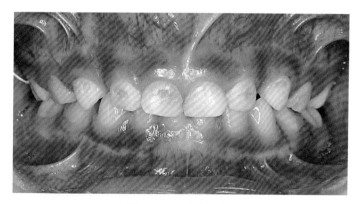

图 18-2 早期奶瓶龋

(2) 环状龋:乳前牙唇面、邻面龋坏迅速发展可形成围绕牙颈部、环绕牙冠的龋坏(图 18-3)。环状龋多发生于牙冠中 1/3~颈 1/3 处,有时切缘残留少许正常的牙釉质、牙本质。环状龋在恒牙中十分少见。经病理学观察分析,环状龋的形成与乳牙牙颈部出生后牙釉质矿化程度低有关。环状龋的发生和局部食物容易滞留及自洁作用较差亦有关。龋蚀向两侧扩展,而不易向矿化程度高、抗酸性强的出生前牙釉质扩展,以致形成环状,在切割食物的过程中极易在牙颈部龋蚀部位发生断裂,造成牙冠缺失和牙髓暴露。

(3) 猛性龋(rampant caries):Massler 把突然发生的、范围广、进展快速、侵及不易患龋的下颌前牙,而且随龋蚀的进展很快发生牙髓感染的这类龋病称为猛性龋(图 18-4)。其可发生于儿童和成人,但很多临床报告证实此病好发于 13~18 岁的青少年。有学者认为猛性龋与情绪不稳定有关。另外,口腔卫生较差而且喜食甜食的患儿也常常发生猛性龋。

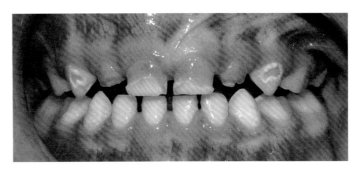

图 18-3　环状龋

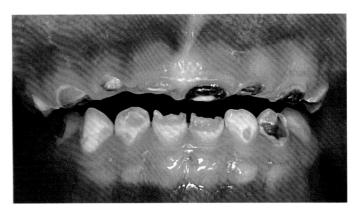

图 18-4　猛性龋

（二）年轻恒牙龋的特点

1. 发病早　第一磨牙 6 岁萌出，龋病发生早，患龋率高，常被误认为乳牙而被家长忽视。

2. 矿化程度低易患龋　年轻恒牙处于发育阶段，矿化程度低，溶解度高，耐酸性差，易患龋。

3. 龋坏进展快　年轻恒牙硬组织薄，牙本质小管粗大，管间牙本质矿化低，一旦发生龋坏进展快，易形成牙髓感染和根尖周组织炎症。

4. 第一磨牙常出现潜行性龋（隐匿性龋）　临床上常见第二乳磨牙远中面龋坏未经及时治疗，导致相邻第一磨牙近中面脱矿或龋洞形成，通过𬌗翼片进行诊断，对进行过或未进行过窝沟封闭的年轻恒磨牙来说都是十分重要的。

5. 受乳牙患龋状态的影响　年轻恒牙龋病受乳牙患龋状态影响。一些学者通过对儿童龋齿进行纵向研究发现，7 岁儿童第一磨牙患龋的最好预测根据是儿童在 5 岁前有 3 颗或更多的乳磨牙患龋，乳牙列龋坏者的年轻恒牙患龋率甚至可达乳牙列无龋者的 4 倍。因此，当患儿乳牙列龋坏较重时，应及时复查，早期预防并及时治疗。

第二节　儿童龋病发病的相关因素

儿童龋病与成人龋病的致病机制相同，但是，儿童龋病的发生发展还有许多自身的特点。

一、食物因素与儿童龋病

食物与儿童龋病的关系十分密切,并且儿童饮食具有自身的特点,如食物含糖量高、精细、种类多、黏性大,儿童摄入饮食频率高,口内存留时间长等。

饮食中的蔗糖、葡萄糖、果糖、麦芽糖等均具有一定的致龋性,并且可作为合成牙菌斑内多糖的底物,为牙面的细菌提供营养和能量,使细菌在牙面上定居、生长繁殖。蔗糖被认为是致龋因素,甚至被认为是病因之一。牛奶中的乳糖、水果及蔬菜中的糖(内源糖)对牙齿健康的危害非常小。小分子的单糖或双糖即使在口腔中短暂停留也易被微生物迅速利用。大分子的淀粉或蛋白质则因不易分解而难以被利用。随着人类进化,食物逐渐精细,尤其是儿童食品,如精制面粉经过加热处理与糖混合制成的食物(如饼干等)则像糖本身一样具有致龋性,也可通过一系列的分解而被微生物利用。国内外学者早就对黏性固体含糖食物对牙齿的危害进行了大量研究,并已有定论,认为黏性固体含糖食物具有明显的致龋性。

进食频率对儿童患龋的影响亦不容忽视。国内文献多支持吃糖的频率与龋病成正相关,龋病发病和进展不完全取决于吃含糖食品的数量,而在于每天吃含糖食品或进餐的次数。儿童每日吃甜食次数与乳牙龋关系最大,即每日吃甜食的次数越多,儿童口腔中的 dmft 越高。有文献指出,当以高频率进食易于附着于牙面不易清洁的糖时,患龋的危险性最大。

食物在口内存留时间越长,食物中的糖作用于牙面的时间越长,龋病的发病率和严重程度越高。由于患儿常口含食物,饭后不及时刷牙漱口,食物内不易致龋的大分子淀粉在唾液淀粉酶的作用下转化为致龋的糖,进而增加了患儿龋病的发病概率。

二、口腔卫生习惯与儿童龋病

龋病是由菌斑中的细菌发酵产酸使牙釉质脱矿溶解所引起的。因此,去除菌斑对于预防龋病至关重要,良好的口腔卫生习惯可以帮助控制菌斑,并帮助预防儿童龋病的发生发展。例如,餐后漱口、尽早刷牙、养成刷牙习惯、使用含氟牙膏、每日刷牙 2 次以上、睡前不再进食、家长协助儿童刷牙并定期进行口腔检查等,均可有效抑制菌斑,控制儿童龋病的发生发展。

但是,由于儿童自控能力差、口腔卫生保健意识不足、行为能力欠佳、龋病易感性较强等因素,导致口腔卫生习惯较差,进而成为儿童龋病发生发展的相关因素之一。随着家长及儿童对口腔健康认识的提高,对口腔功能及美观要求的提高,越来越多的家长选择进行早期矫治及正畸矫治,间隙保持器、矫治器等易使食物残渣及菌斑附着,增加了口腔内细菌的数量,如不能保持良好的口腔卫生,那么戴矫治器后患龋的可能性会增加。不同的喂养方式以及喂养时间等因素也会对婴幼儿的牙、牙列造成不同程度的影响。近年来,变异链球菌已被证明是致龋微生物中最重要和最具毒性的细菌。有学者研究证明,新生儿口腔内未检测到变异链球菌,只有乳牙开始萌出后才能检测到,且变异链球菌主要从母亲的口腔传入婴儿口腔,母亲口腔内变异链球菌的状况与婴儿口腔内变异链球菌的数目成正相关。因此,婴儿期间亲子互动需要掌握科学的方式,避免细菌直接感染。同时,国内外已有诸多学者对喂养方式进行了研究,但国内家长关于喂养方式仍存在不少误解,喂养方式选择及应用不当可能会给儿童牙、牙列、颌骨甚至全身的发育带来不利影响,如婴儿含奶瓶睡觉、喂食后未及时清洁牙面等。

三、家庭因素与儿童龋病

儿童的家庭背景也是影响乳牙患龋的重要因素之一,其父母的文化程度、家庭经济条件、幼儿是否为母乳喂养、家长的口腔保健知识等对儿童乳牙龋病有显著的影响。关于这方面国内外学者做了大量的调查和研究。有学者指出儿童母亲的文化程度和家长的口腔保健知识与儿童龋病的发生成负相关。亦有研究发现父母的受教育程度对儿童的饮食习惯和口腔卫生习惯有重要影响。还有学者指出由于经济收入低的家庭家长的口腔保健知识缺乏,儿童龋齿的发生明显多于经济条件好的家庭。对于儿童的龋病发生来说,家庭的社会经济地位是仅次于年龄的影响因素。有学者认为家庭的社会地位和经济基础与儿童龋齿的关系非常密切,远远超过刷牙与龋齿的关系和食糖与龋齿的关系。

父母是儿童最早和最常模仿的对象,是儿童获得口腔保健知识的重要来源。儿童口腔健康行为的学习过程被认为是儿童模仿家长行为的过程,开始于婴幼儿期,可延续到青少年期。所以家长对口腔健康的认知度和重视度直接影响儿童的口腔保健观念和具体措施的执行。如果父母的文化程度低、口腔保健知识缺乏,其指导儿童卫生保健的能力就较弱,儿童患龋的概率就高;反之,如果家长的受教育水平高,口腔健康意识良好,在他们的言传身教下,其子女发生龋病的概率就会降低。而父母如果有良好的口腔保健行为和习惯,也会在日常生活中给其子女树立良好的榜样。可见,家庭背景及家长的口腔保健意识对儿童龋病有着明显的影响,儿童龋病的发生不仅与儿童自身相关,与其家长口腔卫生意识的关系更为密切。

第三节 儿童龋病的预防和治疗

一、儿童龋病的防控策略

现在控制龋病的方法多种多样,但是每种方法的作用程度不同,且没有一种方法能完全控制龋病,所以在对儿童龋病控制的过程中,需要考虑各种可能发挥作用的措施以期能成功控制龋病的进展。

1. 增强营养、均衡饮食 在牙齿发育及萌出阶段,营养均衡是降低牙齿龋易感性的根本保障。儿童的生长发育是一个整体相互作用的结果,严重的营养不良不但会影响儿童的机体发育,还会导致牙釉质发育缺陷、唾液腺发育不良、颌骨钙化不良等,这些均将降低牙齿对龋侵蚀的抵抗力。因此,加强营养、均衡饮食在儿童龋病的防控中尤为重要。

2. 养成良好的口腔卫生习惯 研究显示,增加日常刷牙次数可以对口腔卫生起到积极的影响。对学龄前儿童持续一定强度的刷牙对菌斑控制很有效。有学者的临床试验显示,对低氟地区的学龄儿童进行临床和影像学检查,发现在 20 个月的时间内经常用牙线清洁邻牙间隙可以减少 50% 的乳牙邻面龋坏。牙线使用时间越长,效果越持久。但是,当停止使用牙线后防止龋坏的效果也随之消失。去除菌斑的自我保健基本措施是刷牙和正确使用牙线。

正确的刷牙方法能有效去除菌斑与软垢。有研究表明,餐后漱口、开始刷牙的年龄、每日刷牙次数、含氟牙膏的使用等因素均与龋齿的发生相关,提示口腔卫生行为对儿童龋病具有较强的预防效果。有学者证实,儿童开始刷牙越早,且坚持早晚刷牙,防龋效果就越好。学龄前儿童刷牙需成人监督和帮助,否则不易坚持或刷得不彻底。经过刷牙训练的儿童与对照组比较,菌斑明显减少。在有成人帮助刷牙的儿童中,患龋率明显低于其他儿童。应用含氟牙膏是适用于低氟区和适氟区的一种有效的自我防龋方法,学龄前儿童可在家长或监护人帮助监督下少量使用。对于婴儿期的儿童,家长应在每次喂养后,用清洁的纱布将示指包好,蘸温开水擦洗儿童的牙面,以保护新萌出的乳牙。幼儿可先由家长帮着刷牙,以后逐渐掌握正确的刷牙方法。

3. 定期进行口腔检查　平时要注意经常自我检查口腔,每半年至 1 年可请口腔医师检查一次,以早期发现龋齿,及时治疗。由于儿童的乳牙龋病发展得很快,家长要经常查看儿童的牙齿,发现情况及时就医。

4. 减少碳水化合物的摄入量　大量研究证明了龋齿与饮食的关系。餐间是否吃零食、进食和饮水频率都与龋病发生有关。一些研究证实每天的食糖量与龋病的发生成正相关,因此,建议减少食糖量和摄糖频率,尤其是摄糖频率。下面的反应式可以解释儿童牙齿龋坏的过程。

发酵的碳水化合物+口腔菌斑→含酸的菌斑,酸+易患龋牙齿→牙齿腐蚀龋坏

5. 使用氟化物和局部抗菌药物　氟在预防龋病方面有着重要作用,其中包括促进牙釉质再矿化、增强牙釉质抗脱矿能力、降低菌斑中的酸性产物。氟化物可分为全身用氟和局部用氟。全身用氟包括氟化水、饮食补充氟(如水、盐、牛奶)。局部用氟包括氟化牙膏、局部涂氟、全麻患者局部涂氟、家庭用氟化漱口水和凝胶。此外,也可以使用两种或多种方法联合氟化治疗,但需要遵循一个准则:只用一种全身用氟方法结合一种或多种局部用氟方法,并注意用量。

6. 窝沟封闭　早期的氟研究指出,氟对防止邻面及光滑面龋很有效,但对窝沟点隙区域没有保护作用,对于如何消除窝沟龋的研究已经持续了很多年。1923 年,有学者提出可以使用钻针打开所有的窝沟点隙并用银汞充填。对于预防窝沟龋尝试过多种化学制剂,包括硝酸银、含氧化锌的亚铁氰化钾,由于各种材料的性能不足,没有一种方法能够长期成功保持。现在窝沟封闭剂被口腔领域成功应用,许多临床研究显示,窝沟封闭剂可以有效预防龋病发生。氟与窝沟封闭的联合运用对防龋是十分有效的。

7. 及时治疗龋坏病变　完善的龋病治疗对于龋病控制来说也很重要。对于不能遵医嘱应用非充填方法控制龋病的患儿(如使用氟化物和/或抗菌药、合理饮食、菌斑控制),只能选择龋洞充填治疗。当出现猛性龋时,首先需要处理的是找出导致龋坏的最可能因素,停止或减慢龋坏进展;其次,医师要指导患儿家长和/或患儿改正不良习惯,养成良好的口腔卫生习惯,防止龋病复发。患儿依从性好,良好的口腔卫生习惯和饮食习惯至关重要。如果患儿开始龋齿治疗是在全麻或镇静条件下,可以将口腔内存在的龋坏牙齿一次治疗完毕。如果在诊室常规治疗则需要多次复诊。去除表浅的龋坏并用玻璃离子或氧化锌丁香酚材料充填可以暂时减慢龋坏进展、保护牙髓。表浅的龋坏容易一次去除,如果有广泛的龋坏病变,则需要多次治疗。对于年龄较大的患儿,能够耐受冲洗和抗菌药物治疗,可以在保持口腔卫生

习惯的情况下开始修复和其他治疗,同时结合局部涂氟预防龋病进一步发展。

二、儿童龋病的治疗原则

(一) 乳牙龋病的治疗原则

Ⅰ、Ⅱ类洞预备的传统方式不仅包括龋坏本身,还包含容易积存食物和菌斑的潜在龋坏区域。提倡髓壁平,但是要避免在髓壁与轴壁处形成锐利的线角,轴髓线角圆钝可以减少应力集中,以做到完善充填。尽管传统的Ⅰ类洞预备、修复在一定情况下是最佳的治疗方法,但是对大多数的Ⅰ类洞来说传统方法并不适合,现在已被利用粘接修复和流体材料的保守修复方法所替代。同样,传统的Ⅱ类洞预备和修复虽未被淘汰,但是随着治疗技术和粘接材料的发展,其应用越来越少。银汞合金充填的Ⅱ类洞的颊舌侧都需要扩展到自洁区,窝洞设计时扩展较大,由于乳磨牙间广泛的面面接触、颊侧龈1/3处明显膨出,需要在预备时做到颈部与邻牙在无龋区接触。理论上的鸠尾峡部预备宽度是两牙尖之间距离的1/3,轴髓线角作为脆弱区域应预备成斜角或是带沟槽以减小应力集中,并提供充足的充填空间。

(二) 年轻恒牙龋病的治疗原则

1. 牙体硬组织硬度比成熟恒牙差,弹性、抗压力等较低,备洞时应减速切削,减少牙釉质裂纹。

2. 髓腔大,髓角高尖,龋病多为急性,备洞时应避免意外露髓,在去腐多采用慢速球钻和挖匙。

3. 牙本质小管粗大,牙本质小管内液体成分多,髓腔距离牙齿表面近,牙髓容易受外界刺激,在去腐备洞过程中及充填修复时要注意保护牙髓,注意无痛操作。龋坏达牙本质中层及以下时需要间接盖髓,选择合适的垫底材料。

4. 当年轻恒磨牙萌出不全,远中仍有龈瓣覆盖部分牙冠时易发生龋坏。

(1) 如果龋病波及龈瓣下,需推开或去除龈瓣,去腐备洞充填。

(2) 如果龋病边缘与龈瓣边缘平齐,可以去腐备洞后进行玻璃离子暂时充填,待完全萌出后,进一步进行永久充填修复。

5. 年轻恒牙自洁作用差,进行龋病充填时,应注意对与龋坏相邻的窝沟点隙进行防龋处理。在年轻恒牙窝洞制备时不应采用预防性扩展,提倡采用微创的预防性树脂充填术。即在窝沟点隙龋仅限于牙釉质或牙本质表层时,去净腐质后,用复合树脂充填窝洞,然后其余相邻的深窝沟用封闭剂封闭,这种修复技术称为预防性树脂充填术。较制备传统的银汞合金洞形做预防性扩展相比,预防性树脂充填术保留了更多的健康组织,对年轻恒牙来说,是一种值得推广的微创技术。

6. 年轻恒牙的修复能力强,其深龋治疗必要时可考虑二次去腐修复。

7. 年轻恒牙存在垂直向和水平向移动,所以其修复治疗应以恢复解剖形态为主,不强调邻面接触点的恢复。

三、儿童龋病治疗

1. 玻璃离子水门汀(glass ionomer cement,GIC) GIC 是目前充填材料中热胀系数最接近人体牙体组织的充填材料。儿童口腔临床常用的 GIC 材料有传统型、树脂加强型、复合体、高强度 GIC 和金属加强型 GIC。GIC 的特性符合微创牙科技术的需求：①化学粘接可以最大可能地保存牙体组织；②治疗效用的氟浓度可防止脱矿，促进再矿化；③有与牙体相近的特性，如热膨胀系数等；④无聚合收缩。GIC 充填材料可从日常使用含氟牙膏、含氟漱口水等口腔环境中吸取氟元素，并且再将其重新释放。使用玻璃离子充填前，隔湿是非常重要的。GIC 不仅可以用于牙体修复，还可用于年轻恒牙的垫底、窝沟封闭及粘接正畸托槽。GIC 的氟释放和再充氟特性使其成为微创牙科技术的最佳选择，且促进了其发展。

2. 复合树脂（composite resin）　复合树脂是目前临床上广泛应用的牙体缺损充填修复材料。其具有坚固耐用、美观性好、窝洞预备要求低、粘接性能好等特点，应用广泛，但对技术要求高，而且要求严格隔湿。复合树脂分为传统复合物、微填料复合物、小颗粒杂合复合物、光固化复合物及树脂嵌体等。

3. 树脂改良的玻璃离子复合物（resin-modified glass ionomer cement）　光固化玻璃离子或复合体的树脂成分可以通过光固化或化学催化剂加速材料的固化过程，其边缘封闭性好，具有玻璃离子和复合树脂的优点，适合乳牙修复。

4. 乳前牙透明冠　乳前牙透明树脂冠是一种外壳透明、与牙齿形态相近的预成冠，内部中空以容纳树脂，修复后去除冠套。乳前牙透明树脂冠美观逼真，能较好地恢复解剖形态及邻接关系，可缩短固化时间及整个治疗时间。同时，其还可对乳前牙进行修复塑形，适用于乳前牙Ⅳ类洞、乳前牙多面洞、牙体大面积缺损而无法制备固位形的乳前牙残冠、牙髓治疗后的乳前牙、外伤后的乳前牙等。

5. 预成金属冠（preformed metal crown，PMC）　作为冠修复材料，PMC 是一个预先成形的、与牙齿非常贴合的不锈钢金属牙冠，套在乳牙上可以保护牙齿并能增强牙齿强度，保护乳牙正常健康地被恒牙替换。用金属冠恢复乳磨牙的外形和咀嚼功能，恢复患牙正常的咬合关系，防止充填物脱落、继发龋产生和牙体组织折断，因此能有效保护用许多其他方法无法修复功能的乳牙，特别是对于波及 2 个及 2 个以上牙面的龋坏和牙髓治疗后的乳牙。其可保证继承恒牙顺利萌出，减少恒牙列错𬌗畸形的发生并促进后期颌面部正常发育。此外，其对高风险的大面积龋齿有保护作用，且耐用、经济实惠。前牙冠修复时唇侧可以用树脂和瓷贴面增加美观性。

6. 陶瓷铸造材料瓷贴面　其应用于前牙美观性好，但是由于操作要求高，临床应用较少。

7. 树脂嵌体（resin inlay）　考虑青少年牙弓位置不断变化，咬合面、解剖形态关系不稳定，18 周岁前患儿不能进行永久修复治疗。而对于大面积缺损的并经过根管治疗的儿童磨牙、前磨牙，越来越多的医师选择应用复合树脂嵌体恢复缺损，树脂嵌体可以调改，被称为永久性临时修复体。有研究表明复合树脂嵌体固位率为 96.4%，边缘密合性及色泽协调性较好，牙髓状况良好，与修复体相关的牙龈指数略有增加。同时，随着 CAD/CAM 技术的日趋完善，椅旁嵌体修复越来越受到青睐。

四、儿童口腔诊疗的行为管理

牙科恐惧症不仅是一个精神健康问题，还是一个关乎公众健康的难题。儿童正处于心理结构初步形成的关键时期,作为特殊的患者群体,更要注意避免心理创伤。传统治疗方法在诊断和治疗方面对患儿会造成较重的生理和心理创伤。微创理念提倡的就是通过镇静全麻技术,使患儿处于安静或意识可逆性丧失、痛觉降低或消失的状态,以减少治疗过程中出现的疼痛、恐惧对患儿的心理造成创伤。目前主要的治疗方法有笑气镇静技术、药物镇静技术及全麻治疗技术等。微创诊疗技术可以无痛非侵入性准确诊断病变,尽量保留健康牙体组织,减小创伤,更注重对患儿心理的保护,以达到满意的诊疗效果。

为了减少儿童对牙科治疗的恐惧及抗拒心理,国外选择的治疗方法是逐步评估、酌情处置。在治疗过程中可以注意并做到以下几点。

1. 初诊或复诊时详细记录　用药史和牙科治疗史;进行龋病风险评估;完成临床检查并通过牙髓活力测试,制订龋病治疗计划;根据需要拍摄 X 线片;评估合作性;给予局部治疗(氟保护漆),使患儿对牙科治疗的焦虑、恐惧情绪得以缓解。

2. 评定标准　至少一颗牙齿龋坏(龋洞和/或脱矿)。

3. 建立有效的交流　解释龋病形成的原因及过程;制订患儿自我控制目标,包括饮食、口腔卫生、含氟牙膏(氟化钠或氟化亚锡)、再矿化治疗,叮嘱家长注意监督。

4. 修复治疗　根据情况修复龋坏组织,选择临时修复治疗或封闭治疗;不配合的儿童可以选择全麻或镇静治疗。

5. 定期复查　龋病风险评估;临床检查和龋病治疗计划;拍摄根尖片;重新制订自我菌斑控制目标;评估合作性;局部涂氟。

对于高风险儿童需要每 1~3 个月复查一次,中等风险的儿童需要每 3~6 个月复查一次,低风险的儿童则需要每 6~12 个月复查一次,以便发现问题,早期处理,避免儿童出现疼痛症状再进行治疗,增加儿童对龋病治疗的恐惧和抗拒,以此对患龋儿童的心理进行保护。早期预防性牙科就诊(early preventive dental visit,EPVD)在国外被专业人士和学术界广为提倡。通过早期检查和预防,可减少充填修复及相应费用。

第四节　微创和无痛治疗技术在儿童龋病治疗中的应用

一、微创治疗技术

龋病是儿童口腔最常见的疾病,儿童龋病的治疗成功与否和远期效果很大程度上取决于患儿是否配合治疗。传统的治疗方法是用低速、高速手机去净腐质,备洞充填,一些儿童会对手机运转的声响和喷水产生恐惧感,抗拒治疗。另外,传统治疗需要牺牲部分健康牙体组织以形成一定的抗力形和固位形,而且由于龋坏的形状和深浅程度不一,可能在去腐质的时候或多或少连带去除部分健康牙体组织,特别是对于近髓的深龋,不但去腐质时的压力、震动和产热可能刺激牙髓造成不适或疼痛,还可能造成意外穿髓,出现疼痛感后儿童更不易合作,而去不净腐质又会造成远期治疗效果不佳,充填物易脱落。

微创技术是医疗领域发展的必然趋势,为了能够在去腐质的同时尽量减少对正常牙体组织的破坏并减少疼痛感,人们研究了多种替代手机去龋的方法,如空气喷磨、超声去龋、激光去龋以及化学机械去龋等新的技术及疗法。

（一）化学-机械去腐法

化学-机械去腐法具有操作简单、患者疼痛感轻微、儿童和家长都易接受的特点，是目前对儿童龋病治疗最有效的替代方法之一。

牙本质龋的外层牙本质已经被细菌感染入侵并产生坏死崩解，是龋损的主体部分，腐质多较软，可用挖匙等手术器械去除。其内层牙本质可发生软化脱矿，但尚无细菌入侵，可能发生再矿化。因此有学者提出去腐的标准应是去除细菌感染层，保留可以再矿化的脱矿层，这一理论使微创技术有了可行性。

化学-机械去腐法是一种无痛微创去腐新技术，它可以有选择性地精确去除龋坏牙本质，对牙髓刺激性小，并发症少，效果理想。其方法是先用化学凝胶使龋洞内的龋坏组织软化，然后使用专门的手用工具将软化的龋坏组织轻柔地刮除，形成无龋的牙本质表面。

凝胶的主要成分为次氯酸钠和 3 种携带不同电荷的氨基酸（谷氨酸、亮氨酸、赖氨酸）。次氯酸钠中的氯离子有很强的分解坏死组织能力，在高 pH 下，次氯酸钠与氨基酸组发生反应，形成比较稳定的新物质氯代氨基酸，氯离子变得不再活跃，不会对健康组织如牙髓和牙龈等软组织造成侵害，但氯离子的电性被保留下来，所以保留了其对龋坏牙本质的化学作用。由于龋坏的不饱和胶原纤维蛋白肽链是由携带正电荷或负电荷的亲水性粒子团和不带电的疏水性粒子团碎片紊乱排列而成，之前形成的 3 种氯代氨基酸分别通过静电吸引龋坏胶原蛋白纤维肽链中的粒子团，打破了不饱和肽链结构，使龋坏的牙本质软化。此时用专门的手用工具即可将软化的龋坏组织轻易去除。氯代氨基酸软化龋坏牙本质的能力不及次氯酸钠，所需的作用时间较长，但对健康牙本质和牙髓无害，使去腐过程微创微痛。

此法的优点是：①去除龋坏组织更具选择性，不损害健康的牙釉质和牙本质，创伤性小；②对近髓部位的龋坏去除更精确，可减少机械性穿髓等并发症的发生；③避免了传统窝洞制备产生的热损伤、切割、震动、压力等对牙髓组织的刺激，疼痛感轻，减少了局部麻醉的需要；④避免了手机运转时的机械声音和喷水对儿童造成的恐惧心理，使儿童易于合作，提高了治疗质量；⑤减少了玷污层的产生，使牙本质和充填材料拥有更好的粘接性。

化学-机械去腐法非常适合儿童龋病（图 18-5，图 18-6）的治疗，有着广阔的临床应用前景。

（二）激光去腐法

1. **激光的特点**　激光技术作为新技术在口腔疾病的诊断和治疗中受到众多学者和临床医师的关注。激光是由受激发射的光放大产生的辐射。激光的重要特征主要是波长、强度（功率）和脉冲的发射方式。不同类型的激光性能存在差异，在口腔领域有着不同的适用范围。目前应用于口腔领域的激光主要有以下几种：CO_2 激光、Nd∶YAG 激光、Er∶YAG 激光及 Er,Cr∶YSGG 激光。

（1）CO_2 激光：其波长为 10.6μm，在儿童口腔领域，CO_2 激光主要用于软组织手术，如口腔溃疡、系带切除术和牙龈切除术等。应用 CO_2 激光治疗口腔溃疡定位准确，不出血，术野清晰，对病灶周围的组织几乎没有影响，不引起生物副反应，术后无疼痛或疼痛轻微。但是，CO_2 激光在使用过程中会

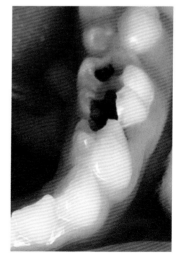

图 18-5　乳牙龋病

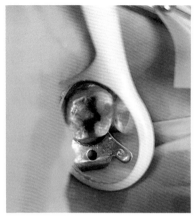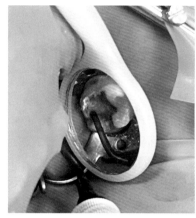

图 18-6　年轻恒牙深龋

产生大量的热,使组织迅速碳化。新型的 CO_2 激光设备通过采用超脉冲模式以减少碳化,但会延迟伤口愈合。

(2) Nd：YAG 激光:其波长为 $1.06\mu m$,可用于软组织手术、预防龋齿、根管消毒以及牙齿漂白等。在牙体牙髓病治疗方面,Nd：YAG 激光被视为首选,其在穿透性和杀灭细菌方面的测试表现了最好的效果。Nd：YAG 激光应用于手术时杀菌和止血效果好,创面干净呈痂状,大部分门诊手术无需麻醉和缝合,手术时间短,术后反应轻,特别适合儿童口腔内的手术。

(3) Er：YAG 激光:其波长为 $2.94\mu m$,Er 激光在口腔领域应用广泛,可用于软组织和硬组织疾病的治疗,具有明显的优越性。它可以迅速被组织中的水分和羟基磷灰石吸收,产生"微爆炸",使靶组织被除去。同时,在冷却水的作用下,对牙釉质、牙本质和牙髓都不会产生热损伤,牙髓温度升高不超过 5℃。目前,在儿童口腔领域的 Er 激光主要用于酸蚀牙釉质、去除龋坏组织、窝洞预备和牙髓治疗等。

(4) Er,Cr：YSGG 激光:Er,Cr：YSGG 激光又名水激光,其波长 $2.78\mu m$,与水的吸收峰值($3.0\mu m$)接近,以接受了激光能量的水颗粒为治疗介质,激活水雾和组织中的羟基产生"微爆炸"现象,从而有效去除软硬组织。水激光则完全避免了热的产生,因而也不会产生疼痛,并通过调节水汽比例和能量参数,使手术部位产生一种类似于吗啡样电生物刺激效应,从而阻断神经传导,达到镇痛目的,90%以上的操作不需要麻醉。整个治疗过程安全、方便、快速、精确,适用于各年龄段,尤其是怕痛的患儿的龋病治疗。

2. 激光在儿童龋病治疗的效果评价

(1) 预防龋病:激光防龋的机制是通过改变牙体组织的晶体排列结构,增强抗酸性;牙釉质、牙本质和牙骨质表面熔融,有机质气化,使牙齿表面的有机通道达到封闭状态;增加氟化钙的摄入;激光具有杀菌作用,使菌体爆炸,蛋白质变性,Er：YAG 激光杀菌率最高,可达99.64%;激光照射后,产生粗糙的牙釉质表面,但激光照射后仍需进行酸蚀处理;激光与传统的防龋方法如涂布含氟凝胶、流体复合树脂窝沟封闭术联合使用时,具有明显的协同作用。

(2) 龋病诊断:视诊、探诊和影像学检查是目前临床常用的龋病诊断方法,但视诊、探诊及影像学检查能够明确诊断的龋病大多龋损组织已无法通过自行再矿化方法完成修复,是无法逆转的不可逆性龋。目前已有一系列激光仪器用于牙体疾病和畸形的早期诊断,如激光龋病诊断仪是最新应用的一种龋病检测设备,其照射牙体表面,病变的牙体组织比健康的牙体组织表现出更强的荧光反应,仪器自带的锥形探头可检测窝沟龋,可以对窝沟的每一个点进行检测,可以判定任意点的龋损程度,有利于对不同位点的龋损程度进行精确检测。激光检测仪具有客观性、可重复操作性,提高了窝沟龋、隐匿性龋和余留龋的检出率。

(3)治疗龋病:激光对水有较高的亲和力,通过使硬组织内的水分气化,产生"微爆炸"作用,进而去除牙体硬组织。由于龋坏组织含水量比健康的牙本质及牙釉质高,使得激光可以选择性地清除病变组织,从而保存了健康牙体组织。研究表明,用牙钻备窝洞,洞壁上会出现车针预备而产生的微小裂隙,而用 Er:YAG 激光照射后牙体组织会形成类似片层、弹坑状不规则的结构改变,窝洞未见微小裂隙,因为激光照射后留下的牙釉质表面整洁,釉柱排列清晰,断端圆钝,牙本质小管口开放,经激光照射后去除的管间牙本质多于管周牙本质,形成了典型的袖口样外观。经过激光照射后的牙体组织进行复合树脂充填时可使两者之间的界面呈连接紧密的镶嵌型,更加紧密牢固。乳牙激光备洞后推荐自酸蚀粘接进行树脂充填。

3. 应用前景和注意事项　激光的生物学热效应是激光生物效应的主要因素。激光的参数如波长、功率、能量和模式等对生物组织都有不同的影响,而生物组织的性质如密度、弹性、热导率、比热、含水量等也会对激光产生不同的反射。现有研究有限,对牙釉质进行照射时激光强度是否对活体牙髓产生不良影响还有待探究。对于儿童的患牙,特别是乳牙(根尖区有发育中的恒牙胚)及年轻恒牙(根尖尚未发育完全),激光是否适合用于儿童的牙体牙髓治疗、具体的激光种类和参数选择、是否需要结合辅助手段,这些问题尚需进一步研究。

在儿童口腔医学领域,最基本的目标是预防和中断口腔疾病和软组织畸形,减轻患儿的恐惧心理。牙科恐惧症产生的原因主要是用注射器对软硬组织进行麻醉以及其他有害刺激(比如传统涡轮机产生的噪声、振动和疼痛等)。激光可以很好地避免上述问题。除此之外,激光的杀菌及止血效果好,有一定的麻醉作用,伤口愈合快,术后反应轻,适用于所有患者,特别是儿童患者。

儿童的口腔健康状况对儿童的身心发展有很大影响,儿童患者由于年幼,易对治疗过程产生恐惧,同时乳牙和年轻恒牙的理化特征也与恒牙有所不同,所以在接诊儿童患者时选择合适的治疗方式显得尤为重要。目前,激光已被应用于龋病防治、切除牙体硬组织,同时还可以广泛应用于软组织的切除及软组织疾病的治疗,正确选择和使用不同种类的激光可以给患儿和口腔科医师提供极大的便利。更重要的是,激光治疗具有微创、疼痛不明显和噪声小等特点,在儿童口腔疾病治疗方面有明显的优势。

二、无痛镇静治疗技术

(一)牙科全麻技术

龋病是儿童口腔最常见的疾病,在进行治疗的过程中,大多数儿童都会有牙科畏惧倾向,出现不合作行为,给儿童口腔科医师的工作带来了很多困难。随着医学的发展,出现了儿童口腔全麻技术。

口腔全麻技术(dental general anesthesia,DGA)是通过吸入或注射等方式应用麻醉药物,使儿童在保持呼吸等生理活动的情况下进入无意识状态,在严密的监护下进行牙科治疗的一种行为管理技术,由经过专门训练的麻醉师和儿童口腔科医师共同完成。通过应用 DGA,可以使一些极端不合作的儿童或智障儿童等得到相对安全、有效的口腔治疗,减少儿童和家长的痛苦,也降低儿童口腔医师的操作风险。

DGA 治疗儿童口腔疾病的应用范围包括龋病、牙髓病、根尖周病、前牙外伤的治疗,窝沟封闭术、牙齿涂氟,及拔牙、舌系带手术等儿童外科手术等,几乎可以应用于儿童口腔科所有疾病的处置。

对于 DGA 技术的安全性国外学者已经做过很多研究。全麻下药物对中枢神经系统产生可逆可控的抑制,使儿童完全失去意识,手术完毕后意识逐渐恢复清醒,不会留任何后遗症。儿童没有任何痛苦,不会对口腔治疗产生不良心理阴影,治疗效果也相对更好。

美国儿童牙科学会(AAPD)规定 DGA 的适应证:①由于心理或情绪上的不成熟和/或精神、身体或医学上的残疾而导致不能合作的患者,如脑瘫、自闭症、智力低下等;②因急性感染、解剖变异或过敏而局麻无效的患者;③极度不合作、恐惧、焦虑或无法沟通的儿童或青少年;④需要重要的外科手术的患者;⑤应用全麻可以保护精神心理和/或减少医疗风险的患者;⑥需要即刻的、复杂的口腔治疗患者;⑦某些患有全身性疾病使用局麻药物不安全的儿童,年龄较小无法配合的患者如 3 岁以下的婴幼儿。DGA 的禁忌证:①需要最低限度的牙科治疗的健康、合作的患者;②存在医学上不宜进行全麻的身体条件。

DGA 最常见的并发症为喉痉挛,其次是支气管痉挛。鉴于 DGA 技术也存在一定的风险,2007 年 AAPD 修订 DGA 技术的一些相关操作要求及注意事项如下:①方便的急救设备;②生命体征监测和记录;③详细询问患者的既往史和现病史、身体状况以及适应证;④术前评价;⑤训练有素的医师和麻醉师;⑥急救药物、设备和记录;⑦对患者术前术后的指导;⑧对患者全麻苏醒的监护管理以及离院标准的确定。术中记录内容必须包括:①患者全程的心率、血压、呼吸频率以及血氧饱和度监测;②所用药物的名称、给药途径、时间、剂量以及患者的反应(包括局麻);③不良反应及处理;④达到可离院标准时的时间、状况以及监护人员签名。

利用 DGA 对不合作儿童进行龋病治疗(图 18-7)效果非常好,但在应用 DGA 之前,医师必须与家长进行充分的交流,将 DGA 技术及其适应证、禁忌证、并发症等如实告知,消除其心理顾虑,让家长自愿签署知情同意书。要收集患儿家族史、现病史和既往病史,并对患儿做常规体检如实验室检查、胸部 X 线片等,进行完善的生理评估,检测儿童体重,禁食水。配备相应的监护和急救设备,如心电监护仪、呼吸机、给氧装置、吸引器、输液用品及气管切开插管等器械,以免发生紧急情况。

家长在从医师的介绍中初次听说 DGA 时多会存在疑虑、恐惧和担忧,而看到其应用效果后就会持有肯定的态度。我国对 DGA 的接受程度较低,一方面家长对这一技术很陌生,担心全麻操作本身的安全性或全麻药物会影响儿童大脑发育等;另一方面 DGA 技术的治疗成本相对较高,对于治疗儿童龋病需承担全麻费用,普通收入家庭大多难以承受,所以宁愿放弃对儿童口腔疾病的治疗也不用 DGA。这些因素都制约了它的发展。目前国内少数几家知名口腔专科医院已经开展了 DGA。作为一种安全、高效且人性化的技术,随着人们认知度的提高,必将广泛地应用于儿童口腔科治疗中。

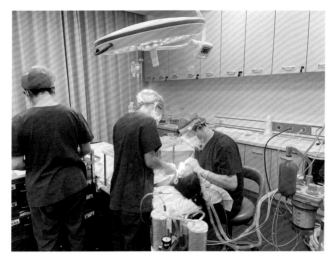

图 18-7　全麻下进行儿童龋病治疗

（二）笑气镇静镇痛技术

1. 镇痛原理　笑气即 N_2O，为无色、有甜味的惰性无机气体，其化学性能稳定、不燃烧、不爆炸，是一种吸入性镇静或镇痛药。它是通过抑制中枢神经系统兴奋性神经物质的释放和神经冲动的传导及改变离子通道的通透性而产生镇痛的药理作用。

笑气对呼吸道无刺激，不与血红蛋白结合，对心、肺、肝、肾功能无损害，吸入体内后显效快，30~40 秒即产生镇痛作用，停止吸入后数分钟作用消失，无任何副作用。患者通过该设备吸入不同比例的笑气和氧气（N_2O 和 O_2）的混合气体，达到镇痛目的（图 18-8）。笑气和氧气混合气体中笑气含量为 50% 以下只能达到镇静作用，50%~70% 时可产生镇痛作用，80%以上才能达到麻醉作用。

2. 笑气镇静镇痛的适应证

（1）对牙科治疗感到非常紧张害怕者。

（2）曾经有恐怖的牙科治疗经历者。

（3）局部麻醉难以达到效果者。

（4）有严重的恶心呕吐反射者。

（5）不能接受传统牙科治疗者。

（6）难以合作的儿童等。

3. 笑气镇静镇痛的禁忌证

（1）慢性阻塞性肺疾病者。

（2）上呼吸道感染者。

（3）鼻堵，不能用鼻呼吸者。

（4）极度焦虑者。

（5）严重精神失常者。

（6）年龄太小、智力障碍及自闭症儿童、重症肌无力者。

4. 笑气镇痛的优点

（1）镇痛效果好。

（2）不抑制呼吸及循环功能,安全无副作用。

（3）始终保持清醒,患者能主动配合治疗。

（4）显效快,作用消失亦快,无蓄积作用。

（5）有甜味,无呼吸道刺激,患者乐于接受。

（6）使用方便,不需要特殊设备和麻醉师就可以达到理想的镇痛要求。

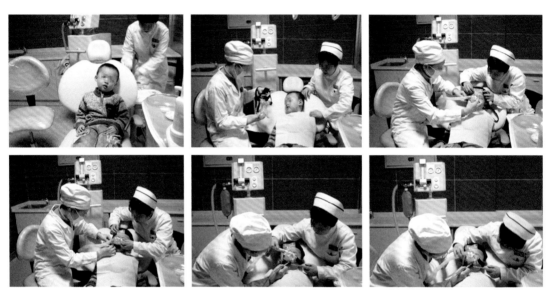

图 18-8　笑气镇静下治疗儿童龋病

（三）口服镇静药物技术

口服镇静类药物一般是苯二氮䓬类,使患者处于不兴奋或浅睡眠状态。一项牙科临床前用药法调查发现,口服给药途径在儿童口腔科最受欢迎。因为该途径的优点是操作简单、安全,患者容易接受,能降低过敏反应的发生率。其缺点是药物起效慢,最快也需 15~30 分钟;临床有效时间短,一般不超过 0.5~1 个小时;镇静状态不易控制;很难确定适宜的剂量。

1. 适应证　轻度焦虑的患者。

2. 常用药物及使用方法

（1）盐酸咪达唑仑:治疗前 30~60 分钟给药,剂量为 0.5mg/kg,20~30 分钟起效,可产生顺行性遗忘。

（2）三唑仑:治疗前 1 小时服用 0.125~0.25mg,30~60 分钟起效,有效操作时间为 1~2 小时。

（黄　洋）

参 考 文 献

1. 王兴. 第四次全国口腔健康流行病学调查报告. 北京:人民卫生出版社,2018.

2. 葛立宏. 儿童口腔医学. 4 版. 北京:人民卫生出版社,2013.

3. 中华人民共和国国家统计局. 2010 年第六次全国人口普查主要数据公报(第 1 号). 中国计划生育学杂

志,2011(8):511-512.

4. 岳松龄. 龋病学. 成都:四川人民出版社,1983.

5. 任凌云,曹秀芹. 幼儿龋齿与口腔卫生相关因素分析. 医学综述,2008,14(21):3353-3354.

6. TINANOFF N,PALMER C A. Dietary determinants of dental caries and dietary recommendations for preschool children. Public Health Dent,2000,60(3):197-206.

7. PAES LEME A F,KOO H,BELLATO C M,et al. The role of sucrose in cariogenic dental biofilm formation-new insight. J Dent Res,2006,85(10):878-887.

8. KRASSE B. The Vipeholmdental caries study:recollections and reflections 50 years later. J Dent Res,2001,80(9):1785-1788.

9. MENNELLA J A,PEPINO M Y,REED D R. Genetic and environmental determinants of bitter perception and sweet preferences. Pediatrics,2005,115(2):216-222.

10. 刘良,陈桂红. 儿童龋病与饮食习惯的研究概述. 中国现代药物应用,2008,2(3):109-111.

11. WILLIAMS S A,KWAN S Y,PARSONS S. Parental smoking practices extant caries experience in preschool children. Caries Res,2002,34(2):123-125.

12. 王小竞. 微创技术用于儿童口腔疾病诊治. 中国实用口腔科杂志,2012,5(8):440-453.

13. 王璐,赵月萍. 激光在儿童口腔疾病治疗和预防中应用的研究进展. 吉林大学学报(医学版),2013,39(5):1072-1075.

14. 葛立宏. 全身麻醉下儿童牙齿治疗技术在我国应用现状及展望. 口腔医学,2016,36(3):193-196.

15. 汪晓彤,葛立宏. 喂养方式对儿童牙、牙列、颌骨生长发育的影响. 北京大学学报(医学版),2015,47(1):191-195.

16. 葛立宏. 儿童口腔医学临床治疗方法和理念更新. 中华老年口腔医学杂志,2013,11(1):53.

17. 马文利,葛立宏,白瑞春. 复合树脂嵌体在儿童恒牙应用的临床初步观察. 现代口腔医学杂志,2000,14(2):101-102.

18. 郑黎薇,邹静,夏斌,等. 儿童乳磨牙金属预成冠的修复治疗. 国际口腔医学杂志,2017,44(2):125-129.

19. 胡玮玮,郗红,张宇娜,等. 儿童口腔科无痛治疗技术的研究进展. 中国妇幼保健,2014,29(1):158-161.

第十九章　老年龋病

　　随着社会经济的不断进步以及公共卫生和医疗技术水平的提高,人类的预期寿命不断延长。人口老龄化已经成为全球各国面临的重要挑战。第七次全国人口普查结果显示,我国当前总人口超过14.1亿,其中60岁及以上人口占总人口的18.7%,而65岁及以上人口占总人口的13.5%,人口老龄化程度进一步加深。

　　老年人群口腔健康是全身健康的基础,维护口腔健康需通过自我和专业的口腔预防保健治疗。老年龋病是在以细菌为主的多种因素作用下,发生在牙体硬组织的慢性进行性破坏疾病,其发病率高且分布极广,是危害老年人口腔健康的常见多发病。第四次全国口腔健康流行病学调查结果显示,全国65~74岁老年人恒牙患龋率为98.0%,恒牙龋均为13.33。龋病一旦发生应早期干预,如果不及时治疗,可进一步发展为牙髓炎和根尖周炎,继而引起牙槽骨和颌骨炎症,形成病灶,从而可能引发心血管系统、呼吸系统、消化系统、内分泌系统、免疫系统等多个系统的疾病,严重危害老年人的健康。因此,老年龋病的防治对提高老年人的生活质量,保证老年人的身心健康有重要作用。

第一节　老年人口腔增龄性改变

　　随着人口老龄化趋势的加快,与增龄相关的疾病发病率急剧增加,增龄是一个生理学和形态学上缓慢、自然的衰老过程,了解与增龄有关的全身、口腔局部的生理改变和与疾病过程相关的病理生理改变尤为重要。

一、全身各系统的增龄性变化

　　机体老化是一个逐渐发展的全身性衰退过程,老年人体内的新陈代谢平均以0.5%的速度下降,分解代谢大于合成代谢。但是,不同老年人之间这些变化差异很大,即使同一老年人身体各系统、各脏器的变化也是迥异的。

　　(一)循环系统的增龄性变化

　　随着年龄的增加,心肌细胞逐渐萎缩,收缩力减弱,心内膜和心瓣膜的纤维成分增加,弹性降低,导致心排血量减少,从30岁起搏出量以年均1%的速度递减,到70岁时约下降40%,出现心脑供血不足或心律失常。同时,动脉壁有脂类沉积和纤维组织斑块形成,血管变窄,冠心病和脑血管疾病的发病率明显升高。小血管纤维组织增生,血管壁的弹性降低,末梢阻力增大,收缩压和舒张压均可升高。

（二）呼吸系统的增龄性变化

上呼吸道的上皮细胞减少,黏膜变薄,防卫功能下降。嗅上皮中的血管减少,嗅细胞退变,嗅神经萎缩,嗅球、嗅鞘细胞变性,老年人普遍有嗅觉减退及鼻干燥感。由于肺组织弹性降低,肺泡面积减少,30 岁时的肺泡面积为 $75m^2$ 左右,70 岁时下降到 $60m^2$ 左右。肺活量降低,每年减少 15～21mL,最大通气量每年减少 0.55%,而残气量则随年龄增加而逐年上升。呼吸道黏膜萎缩,支气管分泌物不易排出,痰液潴留,支气管上皮细胞和浆细胞分泌的免疫物质及肺上皮细胞分泌的肺表面活性物质亦随年龄增加而减少,降低了呼吸系统的防御能力,反复感染造成老年性慢性支气管炎,或继发肺气肿、肺心病。

（三）消化系统的增龄性变化

由于牙齿脱落,咀嚼食物受限,胃肠道的消化吸收功能减弱,影响食物的消化和吸收,出现食欲减退、便秘。食管上括约肌压力下降,松弛延缓,食管收缩幅度减少,食管体部多相收缩减弱,食管下括约肌出现松弛不完全和食管扩张减退等,部分老年人会出现吞咽困难和胸痛。各种胃黏膜保护机制改变及胃黏膜受损易感性增加,均降低了对损伤反应的能力,故老年人胃黏膜易受损,胃溃疡较多见。肝脏血流灌注减少,增龄使肝细胞的上皮生长因子蛋白酶活性下降,增加了老年肝对饮食、饮酒、吸烟、营养状况等各种刺激的敏感性。胰腺重量减轻,胰管上皮细胞增生,叶间质组织纤维化、腺细胞退化等现象,使得胰腺对促胰腺素及其他营养物刺激的反应也减弱。

（四）泌尿系统的增龄性变化

老年人的肾小球数目减少,60 岁时较 40 岁时减少约 50%。肾脏动脉硬化,导致肾小球输入小动脉闭塞或玻璃样变,使肾小球滤过率、肾血流量、肾小管排泄及重吸收功能均明显降低。膀胱壁萎缩,易发生膀胱炎。前列腺肥大引起排尿困难,易发生慢性尿潴留。肾脏的浓缩能力减退,因此尿多而频,特别是夜尿多。肾间质细胞和集合管细胞分泌前列腺素的能力随年龄增长而逐年下降,使老年人易患血栓性疾病。肾脏生成维生素 D_3 的能力随年龄增长而降低,导致体内钙代谢发生障碍,这也是老年人多发骨质疏松的因素之一。

（五）内分泌系统的增龄性变化

垂体内分泌的老化改变包括生长激素逐渐降低;促性腺激素、促卵泡激素、促黄体生成素随年龄增长升高,促甲状腺激素开始升高;老年期甲状腺、胰腺、性腺等内分泌功能减弱,体内原有的平衡被破坏,需要建立新的平衡,此时容易出现黏液性水肿、糖尿病和更年期综合征等。

（六）骨骼肌肉系统的增龄性变化

骨盐成分增加,骨骼的脆性增大,容易发生骨折。同时,颈部及腰椎关节可有骨质增生,压迫神经根,引起疼痛和关节活动不利。骨骼肌可因活动减少而逐渐萎缩,弹性降低,导致运动障碍。

（七）神经系统的增龄性变化

老年人大量的神经元细胞萎缩和死亡,神经递质细胞减少,神经纤维出现退行性改变,神经纤维传导速度逐年下降,脑血流量减少,因而对周围事物不感兴趣,记忆、分析、综合能力减退,表情淡漠,出现神经衰弱、失眠、更年期综合征及痴呆。

二、口腔内的增龄性变化

口腔组织的变化随年龄增长而发生,部分或全部失牙是老年人口腔的特点,牙周萎缩的发病率也随年龄增长上升,95%的老年人口腔黏膜有黑色素沉着,牙齿的形态和颜色也可发生变化,整体改变包括磨耗和磨损造成的牙齿形态改变,以及继发性牙本质的形成导致的色素沉着和光线折射不同造成的颜色改变。老年人口腔组织结构的增龄性改变又常伴有疾病的因素,如老年人牙体的增龄性变化又必然受到牙齿磨耗的影响,牙周组织的增龄性改变又受到牙周病变的影响。

(一) 牙体硬组织的增龄性变化

牙釉质覆盖于牙冠表面,半透明,呈乳白色或淡黄色,是人体中最硬的组织,无机物占总重量的 96%～97%,其余为有机物和水,有机物不足 1%。釉柱是牙釉质最基本的结构,由羟基磷灰石晶体和晶体间隙组成。牙釉质的结构中既没有细胞,也没有血液循环,其改变均根据离子交换的机制而发生。随着年龄的增长,牙釉质晶体吸附了越来越多的无机和有机离子,体积不断增长,导致晶体间微孔缩小,甚至消失,使牙釉质通透性下降。由于晶体间的微孔通常是由水占据的,故牙釉质含水量下降,牙釉质脆性、硬度、密度也相应增加,但密度在中年以后逐渐趋于稳定。牙釉质增龄性变化的重要表现是牙釉质表层结构的改变。表层牙釉质和口腔环境(唾液、菌斑)及表层下牙釉质长期不断的离子交换可导致表层成分改变。表层和表层下牙釉质的化学成分明显不同,表层含更多的氟、钙、锌、硅、锡等元素,尤其氟含量大约为表层下的 10 倍。并且,表层含有更多的矿物盐,晶体排列呈多向性,晶体间空隙较小,硬度、密度高、含水量少等。随着年龄的增长,表层和表层下牙釉质的成分差异趋于稳定,这就使成熟牙釉质表面对酸的溶解性降低,对龋损的破坏有一定的抵抗力。

牙骨质覆盖于牙根表面,在牙颈部较薄,在根尖和磨牙根分叉处较厚。牙骨质色淡黄,硬度与骨相似,无机盐含量为 45%～50%,有机物和水为 50%～55%。无机物与牙釉质、牙本质一样,主要是钙、磷,以羟基磷灰石晶体形式存在。有机物主要是胶原和蛋白多糖。牙骨质的组织学结构由细胞和矿化的细胞间质组成,矿化基层呈板状排列,在其陷窝内有牙骨质细胞,与骨的结构相似。但牙骨质没有血管,牙骨质细胞的分布不如骨细胞规则。和骨组织一样,牙骨质具有吸收和新生的特点,具有修复功能。在正常情况下,牙骨质是不易吸收的,但在乳牙替换、牙根部出现病理改变时,或随着衰老的发生,牙骨质吸收的发生率和吸收区域的面积均有所增加。牙骨质还有不断新生的特点,萌出牙和埋伏牙均随着年龄的增长出现牙骨质明显增厚,尤以根尖区最为明显。在人的一生中,都发生着牙骨质的沉积,其总厚度从 10 岁到 75 岁几乎增长了 3 倍。牙齿切缘及𬌗面的正常磨耗引起的牙齿变短可由根尖部细胞性牙骨质的不断沉积得以补偿。根尖周炎症导致的牙根病理性吸收,在病变治愈后亦可由新牙骨质的沉积而修复。因牙移位导致的牙根生理性吸收,也可在移位停止后随之修复。牙骨质形成增加可导致牙骨质细胞的营养缺乏、牙骨质细胞退变,常常可以在牙骨质深层发现空虚的陷窝。牙骨质的成分也随着年龄的增长而发生改变,如镁和氟的含量都明显上升。牙骨质新生具有修复和补偿的功能。牙齿由于正常咀嚼所致的生理性磨耗和病理性磨损如夜磨牙、紧咬牙、刷牙力量过大、酸蚀、不良习惯等,导致牙釉质丢失均可以由牙骨质的继续沉积得到补偿。此外,当牙根表面有小范围吸收或牙骨质折裂时,也可由牙骨质的新生来修复。

（二）牙髓-牙本质复合体的增龄性变化

牙本质和牙髓由于其胚胎发生和功能相互关系密切,常合称为牙髓-牙本质复合体。牙髓-牙本质复合体的增龄性变化一方面使其对抗外界刺激的抵抗能力增强,如牙本质小管闭合使得龋的侵蚀减慢,同时外界的刺激又加速了牙髓增龄变化的发生,这些刺激促使有更多的髓周牙本质形成。另一方面,增龄性变化又削弱了牙髓的自身修复能力。在年轻牙齿,牙髓细胞的代谢能力较强,有利于牙本质病变的修复。即使造牙本质细胞变性、死亡,牙髓深层的未分化间质细胞也可以分化为新的成牙本质细胞,形成修复性牙本质,保护牙髓。随着年龄的增长,这种修复的潜能逐渐下降。因此,老年人的盖髓术、活髓切除术成功率很低,通过牙本质桥来修复基本是不可能的。此外,随着牙本质年龄的增长出现继发性牙本质、修复性牙本质沉积,导致髓室及根管体积明显缩小,甚至消失,髓角变低,髓室顶底距离变小,加上老年牙髓的髓石形成,特别是弥散性钙化的形成及根管的病理性钙化,老年牙髓病及根尖周病的治疗难度增大。老年人与青年人牙髓的区别主要是在于其纤维成分增多而细胞数量减少,至70岁时细胞数只是年轻时的5%,纤维组织增加,成纤维细胞核变小,染色质着色变深,细胞代谢能力减弱,胶原失去嗜银性。Ⅰ型、Ⅱ型胶原增加,抗蛋白水解性增强,牙髓活力降低,发生退行性变,如脂肪性变、空泡性变、纤维性变等。血管明显减少,且出现钙化、粥样硬化,周缘神经纤维也明显减少。老年人牙髓组织超氧化物歧化酶(SOD)含量明显降低,组织自身抗氧化、清除自由基的能力相对减弱。牙髓组织中成牙本质细胞和牙髓细胞的细胞凋亡指数逐渐下降,提示牙髓细胞的新陈代谢率与年龄成反比。髓腔变小,髓角变低或消失,根管及根尖极狭细乃至完全堵塞,根管走向也变得复杂,牙髓内的神经纤维和血管数目减少,牙髓敏感性降低,管周牙本质增加,硬化牙本质形成,牙髓钙化,脆性增加。牙髓组织的增龄性变化,特别是牙髓的变化及髓腔和根管的变小变细,将影响牙体牙髓病的发展及临床表现,对老年人牙髓病、根尖周病的诊疗有指导意义。

（三）牙周组织的增龄性变化

随着年龄的增长,牙周组织的增龄改变包括:牙周膜厚度变化,牙周膜中胶原纤维增多,直径增大,细胞成分减少。牙周膜厚度在年轻人约为0.21mm,在成人约为0.18mm,到老年时则减少到0.15mm左右。结合上皮附着水平缓慢向根方移动至牙骨质表面。

牙槽骨的增龄性变化:随年龄的增长,牙槽嵴的高度降低,与身体其他骨一样可出现生理性骨质疏松,骨密度逐渐减低,骨的吸收活动大于骨的形成。血管减少,代谢率及修复的功能下降,牙骨质及牙槽骨的牙周膜侧更加不规则,牙骨质的量随着年龄的增长而不断增加。骨髓被脂肪代替,由红骨髓变为黄骨髓。光镜下见牙槽窝骨壁光滑含有丰富的细胞成分,变为锯齿状,细胞数量减少,成骨功能明显降低,埋入的穿通纤维不均匀。老年人牙周组织的这些改变,易导致老年人根龋、牙周创伤、食物嵌塞发生,这就要求口腔医师在临床上更加注意留心老年人牙周疾病的防治,定期检查、复查,去除食物嵌塞,消除咬合创伤,保持口腔清洁。

（四）唾液腺的增龄性改变

唾液腺随年龄的增长发生结构改变,如出现萎缩性变化,间质发生纤维化或实质萎缩,腺泡常被结缔组织或脂肪组织代替,腺泡在腺体体积中占据的比例减少,导管比例升高。在老年人中几乎不含功能型腺泡,唾液分泌减少,一般老年人每日的分泌量仅为年轻人的1/3。70%的45岁以上人群中,常见腺体内淋巴细胞浸润,软腭部小唾液腺体出现大量脂肪沉积。

唾液分泌减少,流速减低,冲刷能力减弱,使口腔黏膜干燥、弹性减低,口腔自洁能力降低,影响食物吞咽。

（五）口腔软组织的增龄性改变

因牙槽嵴骨不断吸收,与之相关联的软组织也发生相应的位置变化,如附着在颌骨周围的唇颊系带与牙槽嵴顶的距离变短,甚至与嵴顶平齐,唇颊沟及舌沟间隙变浅,致使口腔前庭与口腔本部无明显界限。唇颊部因失去硬组织的支持,向内凹陷,上唇丰满度丧失,面部皱褶增加,鼻唇沟加深,口角下陷,面下1/3距离变短,面容明显呈衰老状。因肌张力平衡遭到破坏,失去正常的张力和弹性,加上组织萎缩,黏膜变薄变平,失去正常的湿润性和光泽,且敏感性增强,易导致疼痛和压伤。

由于牙列缺失,舌失去牙的限制,造成舌伸展扩大,如久不做全口义齿修复,不但可造成舌形态改变和功能失常,且可导致舌与颊部内陷的软组织接触,使整个口腔为舌所充满。临床上,有的患者还出现味觉异常和口干等现象。

第二节　老年龋病的发病特点

老年龋病是在以细菌为主的多种因素作用下,发生在老年人牙体硬组织的慢性进行性破坏性疾病,表现为无机质脱矿和有机质分解。

老年人由于自身的生理特点,龋病的好发部位和好发牙位与年轻人有所不同。在恒牙列,下颌第一磨牙患龋率最高,而下颌前牙患龋率最低,龋病最常发生于牙根面或修复体的周围。年轻恒牙和老年恒牙龋损的好发牙面有差异,年轻恒牙龋损的好发牙面以咬合面居首位,而老年人龋损的好发牙面以根面为主。这是因为老年人随着年龄的增长,磨牙𬌗面磨损,牙尖和沟窝逐渐消失,使𬌗面成为光滑面,食物不易存留,菌斑不易积聚,发酵产酸的可能性降低。此外,牙釉质表面氟含量逐年增加,抗酸能力加强,使老年人𬌗面龋减少,而以根龋为主。老年人根龋发病率高的原因:一方面,老年人的牙龈萎缩和牙骨质暴露,加之两相邻牙的接触点因长时间磨耗,由点接触逐渐变成面接触而使牙间隙易发生食物嵌塞,根面堆积的菌斑不易被清除,为根龋的发生创造了条件;另一方面,老年人口腔组织器官萎缩、自洁作用减退、唾液分泌量减少、全身性疾病的影响等因素,加之不正确的刷牙方法和使用劣质牙刷及牙膏使唇颊侧牙龈退缩,也可造成菌斑堆积而产生龋。同时,全身各系统的病理生理改变使得老年人全身情况复杂,如Sjögren综合征(干燥综合征),或因头颈部肿瘤在接受放射治疗时破坏了唾液腺,全身抵抗力下降,加之老年人自身护理及口腔保健能力下降,口腔卫生状况差,易发生急性龋。而且,修复体在老年人口内停留的时间较长,口腔环境改变或修复体周围缺损从而导致继发龋,使得老年继发龋的发病率高。本节将从老年根龋、老年急性龋、老年继发龋三方面分别阐述老年龋病的发病特点。

一、老 年 根 龋

根龋(root caries)是指发生在老年人群中牙根面或釉牙骨质界处的龋损,一般先发生于牙骨质,其龋坏发展可累及牙本质。主要发生于牙龈退缩、牙根暴露的牙齿,是老年口腔疾病中常见的危害较大的疾病之一,具有广泛的流行性、临床损害的特殊性及防治的复杂性。

老年根龋常发生于牙周组织退缩的牙根部,与牙釉质比较,根部牙骨质具有特殊的化学组成和解剖结构,一旦暴露于口腔后,机械和化学刺激使其比牙釉质更易受到损伤而发生龋坏。老年人由于牙周组织退缩,牙龈萎缩,牙颈部及根面暴露,造成食物嵌塞后不易清洁产生菌斑,从而导致根龋的发生率升高。暴露在口腔环境中的牙根面较牙冠更易发生龋病,覆盖在牙根面的牙骨质矿化程度大大低于覆盖在牙冠部的牙釉质,牙釉质含无机盐96%,而牙骨质含无机盐仅为45%~50%。牙根面较粗糙,有许多小的陷窝,极易附着牙菌斑,而且清除比较困难。牙菌斑中有大量产酸的细菌,吸收糖以后经过代谢产生多种酸,使根面的pH下降,造成脱矿,逐渐形成龋病。牙冠部龋的临界pH为5.0,而牙根面脱矿临界pH为6.0~6.8,牙骨质比牙釉质对酸更为敏感,更容易发生龋病。牙骨质对龋病的抵抗力比牙釉质低,一旦发生龋病,牙骨质很容易发生脱钙,在菌斑的作用下牙骨质发生软化,形成根龋。由于牙骨质较薄,龋很快就使牙本质受累,引起牙本质龋。

老年人机体变化的本质是细胞功能衰退,牙齿、牙周组织同样亦有衰退表现。根龋发生的部位常在任何牙齿的牙龈退缩处牙骨质面,如下颌前牙、前磨牙邻面、唇面,并向邻颊面、邻舌面发展,也可由楔状缺损继发而来。根龋发生早期,牙骨质表面在菌斑细菌的作用下,表层下无机物脱矿,有机物分解,牙骨质的结构和完整性遭到破坏。由于根龋直接暴露在口腔环境中,又因根面牙骨质结构的特点,脱矿和再矿化现象交替进行,故龋病进展缓慢,病变较浅,多为颜色改变,龋坏部位呈浅棕色或褐色边界不清晰的浅碟状(图19-1)。龋损进一步发展,逐渐形成龋洞,根龋向深层进展比较缓慢,但横向发展较快,沿颈缘根面扩散形成环形,最后形成环状龋。病变从牙骨质侵入牙本质时,向根尖方向发展,一般不向冠方发展侵入牙釉质,在颈部牙釉质下潜行性发展形成无基釉。严重者破坏牙本质深层,造成根部牙体硬组织严重缺损,使牙齿抗力下降,在咬合压力作用下可导致牙齿折断而形成残根,丧失牙齿功能。根龋多为浅而广的龋损,早期深度0.5~1mm时不影响牙髓,疼痛反应轻,患者可无自觉症状。根龋向深部发展,可累及牙髓,对酸、甜、冷、热刺激产生激发痛,引起牙髓炎及根尖周炎,如得不到及时治疗,也会造成牙齿缺失。

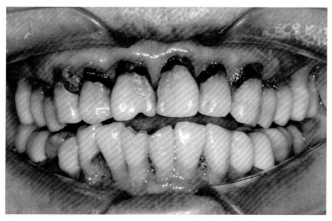
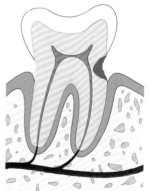

图 19-1 根龋临床特征:牙龈退缩处牙骨质面呈浅碟状缺损

20世纪80年代初期Katz等提出了根龋的诊断标准:有粗糙的龋洞形成,表现为根面上形成一个暗褐色、脱色的龋洞,或者探查在根面上有粗涩样感觉;无粗糙龋洞形成,在根面上出现暗褐色、脱色区域,活动性损害可能表现为用中等压力探查有粗涩感,非活动性损害可能表现为探查无任何感觉。

1. 诊断方法 根据上述标准,根龋可以采用以下方法明确诊断。

(1) 视诊:观察暴露的牙根部有无浅棕色、黑色改变,有无龋洞形成。

(2) 探诊:用尖头探针探查根面有无粗糙、钩挂或进入的感觉,被探面是否质地变软,探查时患者是否感到酸痛或敏感,还可探查龋坏的范围、深度,有无穿髓孔等。早期根龋的颜色与周围正常组织不易鉴别,应仔细探查。也可借助其他方法,如荧光显示法,即用氯化羟类染料涂擦在牙面上,2~3分钟后用清水洗净,用紫外光照射,龋坏部位可发出荧光,有助于诊断。

(3) 温度刺激试验:在隐蔽部位不易探查到的根龋,可用冷热水刺激试验进行检查。由于牙骨质较薄且呈片状结构,老年患者根面浅龋呈浅碟状,且患者对外界刺激常常缺乏主观感觉,故易漏诊。

(4) X线检查:视诊、探诊均不易发现的部位可用X线进行检查。龋损在X线片上显示透射影像。

2. 根龋分类 根据病损程度分为三类。

(1) 根面浅龋:病损局限于牙骨质,若发生在釉牙骨质界处,一开始也可为牙本质龋。患者一般没有症状,主要表现为牙色的改变,但未见龋洞形成,多呈浅棕色,随时间延长,病损颜色加深,探诊或牙线检查可有粗糙感,X线检查利于发现近远中邻面处隐蔽部位的早期龋损。

(2) 根面中龋:病损范围在牙本质的表1/3与中1/3之间,患者对酸甜饮食敏感,过冷过热饮食可能产生一过性酸痛感,冷刺激尤为显著。检查一般可查及龋洞形成,呈黄褐色或深褐色,活动期质地偏软,静止期质地偏硬,探诊时可伴酸痛或敏感不适。

(3) 根面深龋:病损达牙本质的髓1/3。患者症状较明显,遇冷、热和化学刺激时,产生的疼痛较中龋时更加剧烈。与中龋相比,体征更明显,容易被发现。注意与慢性牙髓炎相鉴别。深龋的患牙不探及穿髓点,虽然对于温度刺激可出现敏感,但仅当冷、热刺激进入病损部位时才出现疼痛反应,而刺激去除后症状不持续。慢性牙髓炎一般有自发痛史,有时可探及穿髓孔,温度刺激龋损部位或非龋损部位时,均引起疼痛反应,程度重,持续时间较长,有时可伴轻度叩痛。

二、老年急性龋

老年急性龋(acute caries)常发生于高龄老年人,是一类快速进展的龋病,其突出特点为病变发展较快,数月内即可形成龋洞;洞内病变组织颜色较浅,呈浅棕色;质地较软而且湿润,很容易用挖器剔除,因此又称作湿性龋。

1. 发病原因 ①多种因素导致老年人容易发生食物嵌塞,如龋坏、继发龋,或牙龈退缩,牙齿磨耗严重,邻面关系破坏等,使得老年人本就薄弱的牙体组织容易龋坏;②随着年龄的增长,口腔唾液流量减少,质地黏稠,流动性差,冲洗作用减低,加之老年人咀嚼功能下降,牙体自洁功能减低;③老年人患多种全身性疾病,如糖尿病、肝脏疾病、内分泌疾病等,导致口腔局部环境改变,特别是引起唾液分泌减少时,如Sjögren综合征(干燥综合征)或因头颈部肿瘤在接受放射治疗时破坏了唾液腺的患者;④老年人自身护理及口腔保健能力下降,口腔卫生保健差。

2. 临床表现　老年人急性龋常发病迅速,可在短期内波及牙齿的各个面,特别是大量发生在牙颈部的根面龋坏。表现为在短期内患者的多数牙、多数牙面甚至牙尖、牙嵴均遭受龋病袭击,并很快形成龋洞,洞内龋坏牙本质很软,且几乎不变色,牙釉质表面有多数弥散性白垩色变。主要为根面,范围大,发展快,病变组织质软,可用挖匙刮除,颜色较淡呈褐色,短期内可导致牙体组织崩脱或牙体折断,龋坏较深,波及髓腔,多无症状主述,偶有冷热刺激痛,老年人可出现大面积的根龋导致牙齿颈部折断。患者可在较短的时间(6~12 个月)内全口多数牙齿及牙面同时患龋,连平时不易患龋的下颌前牙、不易滞留生物膜的前牙切端、后牙牙尖等部位均可患龋。龋病进展极为迅速,患牙可在 1 年时间内形成残冠或残根。患者多伴有严重的全身性疾病,如干燥综合征,或因头颈部肿瘤行放射治疗,其共同特征是患者唾液量较正常人明显减少。

3. 预防　老年急性龋发展快,波及范围广,对老年人的口腔状况影响很大,因此对老年急性龋的预防十分重要。老年急性龋的预防应包括长期预防措施、局部预防措施和全身预防措施。长期预防措施应是贯穿一生的预防措施,如刷牙、口腔洁治、窝沟封闭、定期口腔检查等。局部预防措施包括定期口腔检查,保持口腔清洁。有的老年人行动不便,口腔不易清洁,宜由家人或助手帮助清洁,刷牙后可用牙线清洁邻面,达到清除菌斑的目的。当老年人牙龈萎缩、牙颈部根面暴露时,宜用涂料或激光等方法进行处理,防止根龋的发生。全身预防措施包括饮食方面既要加强营养,又要注意少进食黏稠的甜食,以改善口腔状况,而对有全身性疾病,如高血压、老年痴呆、舍格伦综合征,或头颈部放疗的患者以及服用抗胆碱药、抗抑郁药、利尿药等影响唾液分泌药物的老年患者,则应在加强对全身性疾病治疗的同时,积极控制龋病的危险因素,降低老年急性龋的发生。

三、老年继发龋

龋病充填治疗后在洞缘、洞壁或洞底等处再度发生龋坏,称为继发龋(recurrent caries)。继发龋的发生与龋病治疗过程中的各个环节以及充填材料的性能有密切关系,老年人继发龋的发病率较高。老年继发龋的发生除了制备窝洞时未去净龋坏组织,充填时洞口封闭不严密等原因,很重要的影响因素是修复体在老年人口内停留的时间较长,口腔环境改变或修复体周围缺损从而导致继发龋。

目前继发龋还缺乏足够科学的诊断方法,临床上主要依靠目测、探诊、染色、X 线片等常规龋病检测手段来诊断。继发龋一般发生在充填体边缘,可见牙体组织颜色改变,呈墨浸状,质软,形态也有改变。当患者出现冷、热、酸、甜刺激敏感症状时,可帮助诊断。时间较长者还可波及牙髓,出现牙髓炎的症状。当怀疑继发龋时,应拍摄 X 线片,见到充填体周围有透射影像时,可进一步明确诊断。

老年人由于口腔增龄性变化,牙齿颜色变黄、色泽更深,加之外源性色素沉着导致检查时易漏诊继发龋。当视诊见到充填物边缘变色时,应注意与微渗漏和充填物正常老化变色鉴别。有研究表明,探诊检查出的牙本质软硬度对于继发龋的诊断无统计学意义。充填体边缘的染色与残留龋和继发龋容易混淆。近年来一些新的检测方法的应用大大提高了继发龋诊断的特异性及灵敏度,如免疫荧光技术和共聚焦激光扫描显微镜技术、定量光敏荧光技术等。明确诊断后,应及时治疗。治疗方法主要是去除原有充填体和继发龋后重新充填。目前由于粘接技术在临床充填术中的应用增加了洞缘的密合度,封闭严密,可降低微渗漏的发生,从而降低继发龋的发生。

第三节　老年龋病的治疗

老年人在患有口腔疾病的同时,还可患有多种全身性疾病。全身性疾病可影响口腔疾病的发生发展,如糖尿病与牙周病变有关系,骨质疏松对颌骨、牙槽骨有影响等。全身性病变还可影响口腔疾病的治疗,如高血压、心脏病对口腔的麻醉、拔牙、开髓等治疗均有一定的影响。因此,医护人员不仅要有老年口腔疾病的专业知识,还要对老年常见病有所了解,在老年龋病治疗过程中应更多考虑局部与全身因素的关系。此外,老年人由于记忆力减退,逻辑推理能力减弱,因此,可能对病史叙述不清,并且常受行动不便的限制,这就要求医护人员在语言交流、操作的体位和技巧方面更加注意。

老年人龋病的治疗对提高老年人的生活质量,保证老年人的身心健康具有重要的现实意义,老年龋病与全身系统性疾病密切相关。由于老年人常常多病共存一体,多症状共聚一身,多药共用一人,多器官共同受累,全身情况复杂,所以老年人龋病不是小病,可能是全身性疾病的危险信号,龋病的危害已超过牙齿本身,关系着全身多脏器的功能。

老年龋病以根面牙骨质龋为主,由于其位置特殊,组织结构也与牙冠不同,在操作处理和隔离唾液方面都有一定困难。对于早期根龋来说,可以采用再矿化的治疗方法,如氟化物制剂、天然药物、臭氧等防治老年龋病。对于已经形成牙体组织缺损的老年龋病病损,无论是根龋、平滑面龋还是邻面龋,都要进行充填修复治疗。

一、保 守 治 疗

老年龋病可采用药物治疗、再矿化治疗及其他非手术治疗方法终止病变发展。这适用于龋坏深度仅限于牙骨质或牙本质浅层,呈平而浅的龋洞;龋坏部位易于清洁或自洁;龋洞洞壁质地较硬,颜色较深,呈慢性或静止状态。

1. 药物治疗　药物治疗是指采用化学药物治疗龋损,终止或消除病变的治疗方法,常用75%氟化钠甘油糊剂、8%氟化亚锡溶液、酸性磷酸氟化钠(APF)溶液或含氟凝胶等。局部联合应用氟化物和氯己定效果良好。氟化物能有效干扰牙体硬组织的脱矿过程,促进再矿化。氯己定为广谱抗生素,能有效控制根面细菌及龋的活动性,使活动龋转变为静止龋。此外,还可使用CPP-ACP(酪蛋白磷酸肽-无定形磷酸钙)。CPP-ACP由牛奶中提取的酪蛋白与具有生物活性的钙离子、磷酸盐离子复合形成。目前,以其为主要成分的护牙素在临床上广泛应用。

2. 再矿化治疗　再矿化治疗是指采用人工方法使脱矿的组织再次矿化,恢复其硬度,终止或消除早期龋损的治疗方法。再矿化液有多种配方,主要为含有不同量的钙、磷和氟,按一定比例配制成的漱口液。为了增强其稳定性,常在再矿化液中加入钠和氯。临床应用可采用含漱或湿敷的方式,其中含漱适用于全口多颗牙齿的再矿化,湿敷适用于个别牙齿的再矿化。

二、非创伤性修复治疗

非创伤性修复治疗(atraumatic restorative treatment,ART)是世界卫生组织推荐的一种治疗根龋的新方法,其中最主要的是化学-机械去龋系统。该系统是通过使用次氯酸钠和三种氨基酸混合制成的凝胶来破坏龋损中的不饱和胶原纤维,从而软化龋坏的牙本质,再配以专门的手用器械,去除龋坏组织,最后用充填材料修复龋损。优点:凝胶仅作用于龋坏的牙体组织,能保留更多健康的牙体组织,有利于牙体形态的恢复;手用器械清理后形成了凹凸不平的表面,有利于修复材料的粘接;减少了牙钻的使用,减轻了老年患者对牙科治疗的焦虑,同时也减少了热的产生,对剩余牙体组织没有温度的刺激;使用安全,无交叉感染,工具易于消毒,操作过程中没有水雾与粉尘的产生,大大降低了感染的风险。

三、充填修复治疗

同常规的充填修复治疗相比,老年龋病的修复治疗具有其特殊性。

1. 对于老年人的根龋,在备洞时要体现微创原则,特别是在切割牙体硬组织时,患者会产生酸痛感。由于老年人对酸痛感的忍受性较低,同时多患有其他系统性疾病,因此在制备洞型时一方面要尽量减少对牙髓组织的刺激,避免损伤牙髓;另一方面动作要轻,做好治疗前的医患沟通工作,必要时在局部麻醉状况下治疗,以减轻老年患者的心理负担和痛苦。窝洞制备时除了采用传统的涡轮手机,还可采用激光去龋,其优点是精确、无震动、无异味,且由于激光可封闭牙本质小管,因而可防止术后敏感的发生。

2. 由于牙齿的增龄性改变,继发性牙本质和修复性牙本质形成,老年人牙面至髓腔的距离较年轻人更远。在去除龋坏组织时,如果在年轻人已穿髓,但在老年人可能距牙髓组织还有一定距离。因此,要熟悉老年人牙体解剖形态的生理学变化,对病变的程度进行预判。

3. 位于釉牙骨质界处的根龋形成的龋洞一般不是典型的Ⅲ类洞或Ⅴ类洞,而是两者的结合,可累及颊、舌、近中及远中面,可用龋检测液确定根龋的范围。

4. 由于老年人患龋部位的特殊性,一般为根龋,所在的部位不直接承受咬合压力,因此在去除龋坏组织时,对窝洞的抗力形与固位形要求较低,为了尽量多地保留健康牙体组织,在去龋时不必加深窝洞,可用细裂钻或小球钻沿洞壁修整,使窝洞呈口小底大、洞缘圆缓的形状。

5. 对老年人的根龋进行治疗时,可应用传统型或光固化树脂改良型玻璃离子或复合树脂。在龈下区和根分叉区等隔湿效果不好的部位,可考虑使用传统型玻璃离子。树脂改良型玻璃离子材料能释放高浓度氟离子、粘接性好、强度较高,且有良好的微膨胀性和美观性,常用于根龋的充填。老年根龋的研究发现,放线菌与变异链球菌均为根龋的优势菌。玻璃离子可以通过释放氟发挥一定的抗菌作用和促进再矿化,因此可在老年根龋的治疗中采用以玻璃离子垫底,待其完全凝固后再以复合树脂覆盖的方法,发挥材料的生物、机械和美学优势。复合树脂粘接系统也在防治老年龋病方面进行着不断改进,包括添加氟化物和抗菌药物等。此外,激光辅助照射根面可以显著增加其吸收氟的能力,预防根龋的发生。

6. 针对老年急性龋,特别是大范围的根面急性龋,应及早进行修复,以及时终止龋病的发展。对近髓脱矿的牙本质,若无法一次去净,可采用逐步去龋的方法,去除部分龋坏组织,以氢氧化钙等药物盖髓,观察无牙髓炎症状后再行永久充填。如临床已出现牙髓炎症状,则需要进行相应的治疗。对治疗后的牙齿要定期随诊,一旦进行了牙髓治疗,则宜去净龋坏。在完成牙髓治疗后,行严密的冠部修复,有利于防止龋病的进一步发展。

第四节　老年龋病的管理

龋病的发生不是由单一因素造成的,而是多因素相互作用造成的。目前临床治疗龋病的主要方法是充填术。然而,仅仅依靠充填术来控制龋病是远远不够的,如何能更有效地预防及控制老年龋病的进展是近年来研究的热点。口腔医师应以疾病控制为考核点,加强龋病的临床管理,将疾病风险评估与预防的理念、疾病预防措施和个性化整体治疗设计融为一体,纳入口腔医疗临床各项工作中,达到提高疗效、提高效率的目标。

老年龋病管理是以龋病风险评估为基础,调控影响龋病发生发展的多种因素,恢复微生态平衡,进而控制龋病进展和恢复牙齿的结构与功能。老年口腔疾病的诊疗模式已经由以往的传统模式转变为生物-心理-社会医学模式。在诊疗过程中需要考虑老年患者的特征,了解其全身状况,充分评估口腔疾病治疗风险,分析老年患者的社会心理状况,并根据循证医学原则,制订个性化治疗方案,配合多学科协作治疗,从而为老年患者提供优质、舒适及合适的口腔预防与治疗措施。目前,老年龋病综合管理体系的建立需要遵循"4P"原则,即促进(promotion)、风险预测(prediction)、预防措施(prevention)、个性化处理(personalization)。"4P"原则不是一种技术,而是疾病管理的理念。

(一) 健康促进和健康教育

每位口腔医师都应该有健康促进的理念,具体做法包括:①指导患者全面理解龋病机制;②布置分发各种科普宣传资料;③充分利用椅旁教育等。利用椅旁进行口腔科保健指导,时机最恰当,效果最好。因此,口腔医师需要担负起治疗与健康教育的双重职责。通过健康教育,使老年患者学会正确的刷牙方式,养成刷牙及漱口的良好习惯,保持口腔卫生,勤刷牙、勤漱口,定期复查,定期洁治,充分提高其对于口腔卫生的重视程度。

(二) 术前疾病预测与风险评估

口腔医师在治疗前需要对所有患者进行龋病风险评估。龋病的风险因素包括:①菌斑滞留;②牙发育不良;③唾液量改变;④糖消耗不当;⑤无氟的接触;⑥以往患龋经历;⑦口腔内的治疗装置等。其中,减少及消除菌斑是最重要的预防措施。同时,对于老年人来说,随着口腔组织的增龄性变化,咀嚼效率的改变,对食物的爱好亦发生变化,再加之组织老化,味觉和消化功能下降,饮食结构往往发生改变。食物是引起龋病的重要因素,虽然食物中的营养物质可增强牙齿的抗龋力,但是它还能通过细菌代谢产物的局部作用直接引起龋病。此外,老年人唾液分泌量减少,唾液的缓冲功能减弱,故老年人患龋风险明显升高。

(三) 预防措施

应将龋病防控措施纳入所有口腔治疗计划与措施中。定期口腔检查,定期进行洁刮治,去除菌斑和牙石,改善口腔环境,针对已发生的口腔疾病进行相应处理。发现口腔病变及时主动就医,做到早发现、早诊断、早治疗。配戴可摘局部义齿时要考虑易患龋的区域,同时要求义齿应有良好的适合性,包括义齿的边缘、卡环及其附件的形态、冠修复的边缘位置等。良好的义齿修复除考虑审美外,还应有利于对菌斑的控制。对于固定义齿则要考虑牙冠边缘的适应性。

(四) 个性化处理

对龋病的综合管理还要求制订针对每个个体的具体方案。处理已发生的口腔疾病,根据其身体状况、患龋危险因素、口腔卫生状况等风险评估结果,告知患者、指导患者自我防护,及时安排复诊。

(五) 老年龋病的随访

老年龋病尤其是根龋进展较快、波及范围广,对老年人的口腔状况影响很大。除了进行有效的预防,还应在完成相应的治疗后建立有效的随访,包括:①检测椅旁口腔卫生宣教的结果,如有无正确掌握刷牙方法维持口腔卫生;②建立以龋病与牙周病监控为重点的患者口腔健康档案,及时检测牙周状况,避免牙根进一步暴露及菌斑、牙石的附着;③将龋病风险控制措施纳入口腔其他疾病治疗计划中;④根据随访的结果,对龋病的综合管理还要求进一步制订符合具体患者的龋病控制方案,来达到长期维持患者健康的口腔状况的目标。

总之,我国老年口腔医学研究已形成了自身发展的特色和规模,在一些领域已处在国际先进行列。老年人口腔健康对全身健康和生存质量有着显著的影响,口腔健康是人类文明的标志,促进老年人的口腔健康对应对人口老龄化挑战具有重要的现实意义。

(吴红崑)

参 考 文 献

1. 周学东,岳松龄. 实用龋病学. 北京:人民卫生出版社,2008.

2. MAGUIRE A. ADA clinical recommendations on topical fluoride for caries prevention. Evid Based Dent,2014,15(2):38-39.

3. KATHURIA V,ANKOLA A V,HEBBAL M,et al. Carisolvan innovative method of caries removal. J Clin Diagn Res,2013,7(12):3111-3115.

4. BANTING D W. The diagnosis of root caries. Journal of Dental Education,2001,65(10):991-996.

5. FEE P A,MACEY R,WALSH T,et al. Tests to detect and inform the diagnosis of root caries. The Cochrane Database of Systematic Reviews,2020,2020(12):CD013806.

6. JEPSEN S,BLANCO J,BUCHALLA W,et al. Prevention and control of dental caries and periodontal diseases at individual and population level:consensus report of group 3 of joint EFP/ORCA workshop on the boundaries between caries and periodontal diseases. J Clin Periodontol,2017,44(Suppl 18):S85-S93.

7. LIM J,PARK H,LEE H,et al. Longitudinal impact of oral health on geriatric syndromes and clinical outcomes in community-dwelling older adults. BMC Geriatrics,2021,21(1):482.

8. CHÁVEZ E M,WONG L M,SUBAR P,et al. Dental care for geriatric and special needs populations. Dent Clin North Am,2018,62(2):245-267.

9. PENTAPATI K C,SIDDIQ H,YETURU S K. Global and regional estimates of the prevalence of root caries-Systematic review and meta-analysis. The Saudi Dental Journal,2019,31(1):3-15.

10. CHAN A K Y,TAMRAKAR M,JIANG C M,et al. A Systematic Review on Caries Status of Older Adults. International Journal of Environmental Research and Public Health,2021,18(20):10662.

11. BRACKETT M G,RYAN J M,HADDOCK F J,et al. Use of a modified matrix band technique to restore subgingival root caries. Oper Dent,2018,43(5):467-471.

12. TONPRASONG W,INOKOSHI M,SHIMIZUBATA M,et al. Impact of direct restorative dental materials on surface root caries treatment. Evidence based and current materials development：A systematic review. The Japanese Dental Science Review,2022,58:13-30.

13. CAI J,PALAMARA J,MANTON D J,et al. Status and progress of treatment methods for root caries in the last decade:a literature review. Aust Dent J,2018,63(1):34-54.